LÉONARD DE VINCI

Le corps… à la croisée des sciences et de l'art

Médecine à travers les siècles

Collection dirigée par le Docteur Xavier Riaud

L'objectif de cette collection est de constituer « une histoire grand public » de la médecine ainsi que de ses acteurs plus ou moins connus, de l'Antiquité à nos jours.
Si elle se veut un hommage à ceux qui ont contribué au progrès de l'humanité, elle ne néglige pas pour autant les zones d'ombre ou les dérives de la science médicale.
C'est en ce sens que – conformément à ce que devrait être l'enseignement de l'histoire –, elle ambitionne une « vision globale » et non partielle ou partiale comme cela est trop souvent le cas.

Dernières parutions

Michel A. GERMAIN et Corinne BECKER, *Guérir du Lymphœdème. Histoire et avancées médicales*, 2022.
Maxime GATELIER, Quentin LECARDINAL, *Prothèses dentaires de soldats de la Première Guerre mondiale. Étude médico-légale*, 2022.
Philippe HECKETSWEILER, *Les maladies et la mort de Gustave Flaubert. Rouen 1821 – 1880*, 2022.
Pierre AUBRY et Bernard-Alex GAÜZÈRE, *La France et ses médecins en Extrême-Orient du XVIe au milieu du XXe siècle*, 2022.
Michel E. BERTRAND, *La cardiologie interventionnelle. Histoire et évolution*, 2022.
Pierre AUBRY et Bernard-Alex GAÜZÈRE, *La France et ses médecins dans les océans Indien et Pacifique du XVIe au XIXe siècle*, 2022.
Xavier RIAUD, *Aux origines de l'odontologie médico-légale. Des « Sherlock Holmes » français…*, 2022.
Dominique LE NEN et Frédéric DUBRANA (dir.), *La médecine… art ou science ?*, 2022.
Pierre AUBRY et Bernard-Alex GAÜZÈRE, *La France et ses médecins aux Amériques du XVIe au XIXe siècle*, 2021.
Frédéric DUBRANA, *La naissance de la médecine opératoire en Occident. De Hammourabi au concile de Latran*, 2021.
Patrice PINET, *Les philosophes, la maladie et la médecine de Hegel à Michel Foucault*, 2021.
Patrice PINET, *Les philosophes, la maladie et la médecine d'Épicure à David Hume*, 2021.
Jacques VASSAULT, *Contribution à l'histoire de l'asile d'aliénés d'Évreux. Tome III : Les comportements*, 2021.
Michel A. GERMAIN, *La reconstruction du nez. Une longue histoire chirurgicale*, 2021.

Sous la direction de
Dominique Le Nen et Pascal Brioist

LÉONARD DE VINCI

Le corps… à la croisée des sciences et de l'art

L'Harmattan

Des mêmes auteurs

DOMINIQUE LE NEN

L'anatomie au creux des mains. Au confluent des sciences et de l'Art. Éd. L'Harmattan, Paris, 2007
Sciences et Arts. Représentations du corps et matériaux de l'Art. Éd. Vuibert, Paris, 2009
La main de Léonard de Vinci. Éd. Springer, Paris, 2010
Léonard de Vinci: un anatomiste visionnaire. Éd. L'Harmattan, Paris, 2010
Léonard de Vinci, l'aventure anatomique. Éd. E/P/A Hachette, Paris, 2019
Le fabuleux destin de la main. Éd Donjon, Vannes 2019
Leonardo da Vinci, la aventura anatomica, Larousse Éd. Barcelona, 2020
Pierre Le Damany, un grand médecin breton. Éd. L'Harmattan, Paris, 2020
Médecine : art ou science ? Éd. L'Harmattan, Paris, 2022

PASCAL BRIOIST

La Renaissance. Éd. Atlande, Neuilly sur Seine, 2003
Léonard de Vinci, arts, sciences et techniques. C.n.r.s. Éds, Paris, 2011
Léonard de Vinci, homme de guerre. Alma Éds, Paris, 2013
Croiser le fer : violence et culture de l'épée dans la France moderne. Éd. Champ Vallon, Ceyzerieu, 2013
Louise de Savoie : 1476-1531. Presses universitaires François Rabelais, Tours, 2015
Table de la Renaissance : le mythe italien. Éd. Presses universitaires de Rennes, 2018
Les audaces de Léonard de Vinci. Éd. Stock, Paris, 2019
Léonard de Vinci. Carnets. Éd.Quarto Gallimard, Paris, 2019
En âge florissant, De la Renaissance à la Réforme. Éd. La découverte, Paris, 2020
François 1er. Éd. Presses universitaires de France, Paris, 2020

5-7, rue de l'Ecole-Polytechnique, 75005 Paris
http://www.editions-harmattan.fr
ISBN : 978-2-14-029130-2
EAN : 9782140291302

LISTE DES AUTEURS

Barboux Enola. Étudiante en Médecine. CHU BREST.

Ben Salem Douraied. Department of Radiology, University Hospital La Cavale Blanche. BREST.

Borotikar Buschan. Senior Research Scientist. IMT Atlantique BREST LATIM INSERM U1101. BREST

Bouaoud Jebrane. Service de chirurgie maxillofaciale et chirurgie plastique, Hôpital Necker - Enfants malades, Assistance publique - Hôpitaux de PARIS.

Brioist Pascal. Professeur des Universités en Histoire. Conseiller scientifique au Clos-Lucé. Spécialiste de Léonard de Vinci. Centre d'études supérieures de la Renaissance. TOURS

Burdin Valérie. IMT Atlantique BREST LATIM INSERM U1101. BREST

Comar Philippe. Professeur de dessin et de morphologie à l'École Nationale supérieure des Beaux-Arts de Paris. Scénographe, Commissaire d'expositions et écrivain. Ancien élève des Beaux-Arts de Paris. PARIS

Cronier Patrick. Maître de conférences des Universités en anatomie. Chirurgien. ANGERS

Dasic Julia. Peintre, illustratrice. PARIS

De Langle Christine. Historienne de l'Art. Art majeur. PARIS

Dubrana Frédéric. Professeur des Universités, chirurgien. Docteur en philosophie. CHU – BREST

El-Behciry Mohamed. Ingénieur de recherche. Data Integration and Visualization in Augmented and Virtual Environments (DIVA), Institut Pasteur, PARIS

Gaucher François. Chirurgien. Centre Hospitalier Général, QUIMPER

Gleyze Pascal. Chirurgien Orthopédiste, Membre de l'Académie de Chirurgie. Philosophe des Sciences et expert en Santé publique, COLMAR

Khonsari Roman Hossein. Chirurgien plasticien. Service de chirurgie maxillofaciale et chirurgie plastique, Hôpital Necker - Enfants malades, Assistance publique - Hôpitaux de PARIS; Centre de Référence Maladies Rares CRANIOST. Université de Paris; PARIS

Laulan Jacky. Chirurgien orthopédiste. CHU – TOURS

Laurenza Domenico. Professeur. Historien des sciences. Conseiller scientifique de bgC3 (Bill Gates Catalyst3, Seattle – Kirkland). Spécialiste de Léonard de Vinci. Université de FLORENCE – ITALIE

Lefèvre Christian. Professeur des Universités en Anatomie. Chirurgien. Membre de l'équipe « Information physiologique pour l'appareil locomoteur » (IPAL), LATIM (Unité INSERM) BREST

Le Floch-Prigent Patrice. Chirurgien. Membre de l'Académie Nationale de Chirurgie, PARIS

Le Nen Dominique. Professeur des Universités, chirurgien. CHU – BREST. Chercheur associé en Épistémologie, Histoire des Sciences et des Techniques. Centre François Viète. NANTES/BREST

Letissier Hoël. Maître de Conférence des Universités, chirurgien. CHU – BREST. Membre de l'équipe « Information physiologique pour l'appareil locomoteur » (IPAL), LATIM (Unité INSERM). BREST

Masson Jean-Baptiste. Professeur. Ingénieur. Integration and Visualization in Augmented and Virtual Environments (DIVA), Institut Pasteur, PARIS

Monsuez Jean Jacques. Cardiologue. Assistance publique des Hôpitaux de PARIS

Pennuto Concetta. Maître de conférences en Histoire des Sciences. Centre d'études supérieures de la Renaissance. TOURS

Petitjean Océane. Interne des Hôpitaux, CHU – BREST

Pieters Corinne. Professeure de philosophie. Université Paris 5 ; Faculté de médecine René Descartes. PARIS

Rongières Michel. Maître de conférences des universités, chirurgien. CHU – TOULOUSE

Salhi Asma. Laboratory for the treatment of Medical Imaging (LaTIM), INSERM U1101, BREST

Savéan Joel. Membre de l'équipe « Information physiologique pour l'appareil locomoteur » (IPAL), LATIM (Unité INSERM). BREST

Seizeur Romuald. Professeur des Universités en Anatomie. Neurochirurgien, CHU - BREST

Tirard Stéphane. Professeur des Universités. Épistémologie, Histoire des Sciences et des Techniques. Centre François Viète. NANTES

Von Finkestein Joachim. Chirurgien plasticien. STARNBERG – Allemagne

Préambule

Un colloque international consacré à Léonard de Vinci a été organisé dans la ville de BREST, les 5 et 6 décembre 2019, année de commémoration du cinq-centenaire de sa mort.

C'est autour de ses travaux anatomiques et des représentations du corps que s'est articulé ce colloque, où des orateurs de renommée nationale et internationale ont ouvert les yeux d'un public passionné sur Léonard de Vinci et le corps humain, le corps au travers des âges, le corps « dans tous ses états ». Ce colloque, dont la plupart des communications sont à l'origine des textes de cet ouvrage, a été l'occasion de retourner sur les traces de Léonard au XVIe siècle pour le resituer par la technologie moderne dans le monde du XXIe siècle ; d'établir un pont entre le siècle de Léonard et le nôtre autour de ses recherches anatomiques, en s'aidant de notre technologie pour franchir cette « distance ». Créer, valoriser des passerelles entre la Renaissance et l'époque contemporaine, entre sciences et arts, autour de la connaissance et de la représentation du corps était un des objectifs de ce colloque qui a réuni artistes, anatomistes, historiens, philosophes et ingénieurs.

Pour ceux qui penseraient que Léonard s'est invité pour la toute première fois à BREST, ce serait oublier un « détail » de notre histoire.

Faisons brièvement un retour sur le passé.

1870...

Les troupes prussiennes menacent la France, les chefs-d'œuvre du Louvre sont mis à l'abri. L'opération est top secrète ! Près de 300 tableaux, dont des œuvres de Véronèse, Le Caravage, Paul Rubens, Raphaël et Léonard de Vinci, dont la Joconde, sont discrètement évacués dans l'arsenal de Brest par train.

« Le plan initial est de les acheminer ensuite vers les colonies, via Rochefort et à bord de la frégate Hermione (homonyme de celle de La Fayette), dans l'hypothèse où les Prussiens arriveraient jusqu'en Bretagne. Ce second voyage n'interviendra jamais : l'évacuation des œuvres étant suspendue suite à l'abdication de Napoléon III, pris à Sedan le 2 septembre 1870. Une défaite qui scelle le sort du Second Empire. Conséquence directe : les tableaux du Louvre vont demeurer, plus d'un an durant (le temps que la

situation politique se stabilise), entreposés dans un bâtiment rive gauche, proche de la porte Tourville[1]. »

Ce colloque est pour ainsi dire un juste retour de Léonard de Vinci, qui s'est invité aux *Ateliers des Capucins*, à BREST. Ce lieu mythique l'aurait certainement séduit, tant le fondu imperceptible entre l'histoire et le présent, l'ancien et le moderne, l'art architectural et la science de la conception, font de ce lieu un espace idéal pour un tel projet.

Je ne remercierai jamais assez Jocelyne Cormier, pour son aide et sa disponibilité sans faille, mes collaborateurs, en particulier Pascal Brioist, grand spécialiste de Léonard de Vinci, conseiller scientifique du Clos-Lucé, le « musée Léonard de Vinci » français, et les orateurs qui ont participé au colloque, tout juste trois mois avant le premier confinement, sans mesurer que les difficultés de circulation liées aux grèves dans les transports se sont avérées « secondaires » à côté de la paralysie totale que nous avons connue peu après.

Dominique Le Nen

[1] Il y a 150 ans, « La Joconde » cachée à Brest – Le Télégramme. https://www.letelegramme.fr/soir/il-y-a-150-ans-la-joconde-cachee-a-brest-14-10-2020-12638150.php

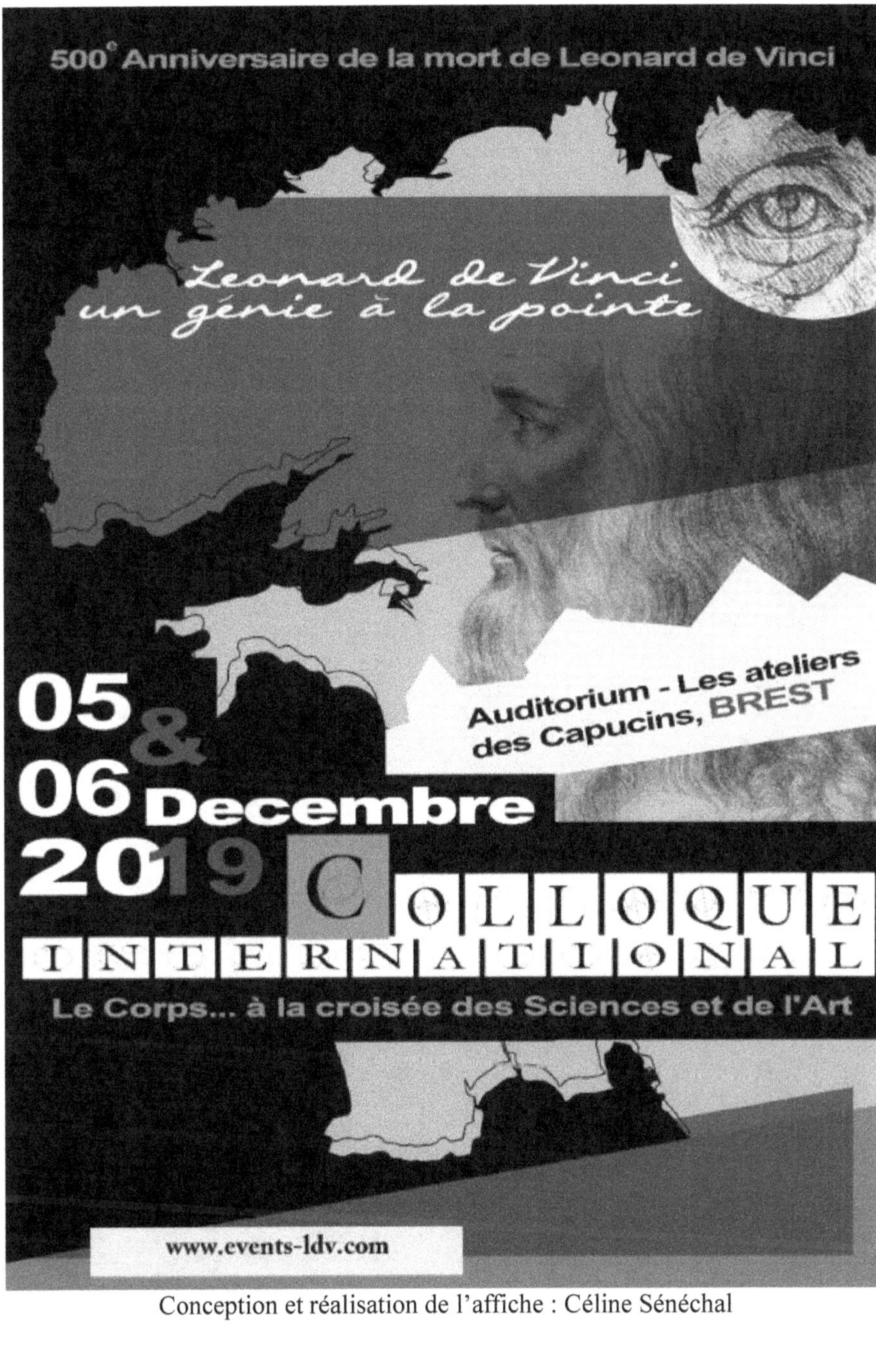

Conception et réalisation de l'affiche : Céline Sénéchal

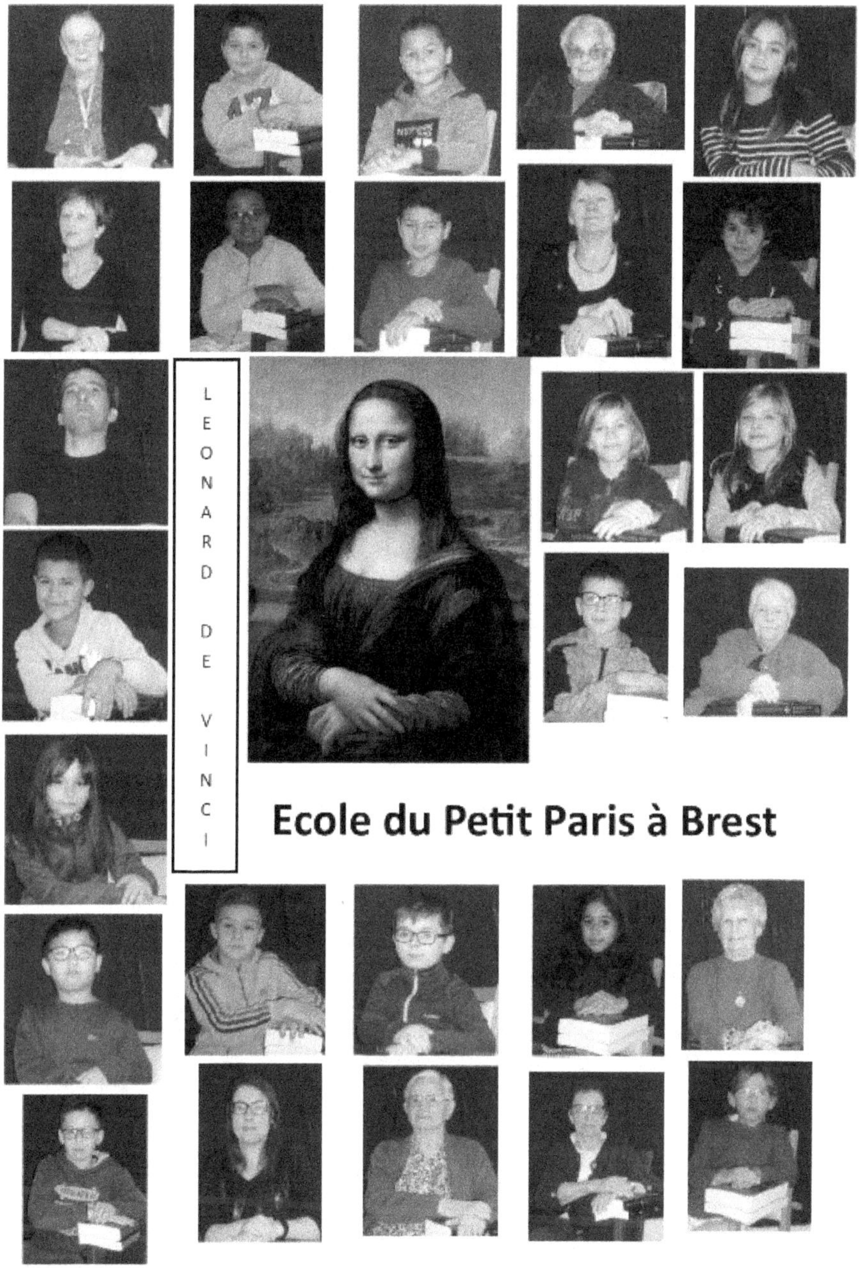

En introduction du colloque, un groupe d'élèves de CM2 dirigé par Gaël Priser, leur professeur, a présenté ses travaux de l'année sur le thème : Léonard de Vinci. Ici par exemple un patchwork représentant des élèves et des pensionnaires volontaires d'une EHPAD qui prennent la pose de la Joconde.

PARTIE I

LE CORPS DANS LE CONTEXTE DE LA RENAISSANCE

Le réalisme anatomique dans l'art à la Renaissance

Patrick Cronier

Avertissement : Cet exposé se réfère à certains détails d'une iconographie multiple qu'il est impossible de figurer ici de façon exhaustive. Plutôt que de choisir quelques images célèbres qui ne sont pas forcément les plus démonstratives, je laisse le lecteur intéressé consulter les images d'Internet. Beaucoup sont directement accessibles par Wikipédia ou Wikimédia (*) ou sur le site officiel du Louvre (**). Pour les autres, j'ai précisé en note les coordonnées d'un site sur lequel l'image est identifiable sans ambigüité.

Le réalisme est le caractère de ce qui est une description objective de la réalité. Par réalisme anatomique nous entendrons la façon dont un artiste s'est efforcé de faire une représentation du corps humain aussi réelle que possible en figurant certains détails anatomiques. Ceci s'intègre bien au cadre d'une recherche d'absolu largement répandue à la Renaissance. Précisons d'emblée que ceci n'a rien à voir avec le réalisme en tant que concept de représentation brute ou crue de la vie quotidienne, apparu au XIXe siècle en réaction au Romantisme. Il ne s'agit pas non plus de la représentation crue des dissections qui commençaient à être pratiquées à la Renaissance.

Au milieu du XVe siècle, le théoricien des arts Leon Battista Alberti formule dans son célèbre ouvrage *De Pictura* (rédigé en 1435, imprimé en 1511) un concept essentiel dans l'histoire de la représentation du corps humain et qui a fait florès : *« ... de même si tu peins une figure nue, tu dois au préalable mettre en place et les os et les muscles que tu cacheras ensuite sous les chairs et la peau... de manière à laisser comprendre où se trouvent les muscles*[2] *»*. Il faut bien reconnaître que compte tenu des connaissances anatomiques de l'époque, ceci relevait initialement de la théorie, voire du fantasme. Jusqu'en 1543, date de la publication par Vésale de la célèbre « *Fabrica* », les connaissances d'anatomie d'un artiste, quand elles n'étaient pas perturbées par des dogmes douteux, étaient le fruit de son observation du vivant et très exceptionnellement de quelques dissections.

C'est à cette époque qu'est né une sorte de mythe (toujours d'actualité) selon lequel les plus grands maîtres de l'époque, notamment Michel-Ange et Léonard, devaient une partie de leur suprématie artistique à la pratique de la dissection. Vasari, lui-même artiste et historien des arts avec « Les Vies » (*Le Vite de' più eccellenti architetti, pittori et scultori italiani, da Cimabue insino a' tempi nostri*, 1550) n'est probablement pas étranger à l'origine de ce mythe et l'on peut d'ailleurs se demander s'il ne s'agissait pas là d'un moyen de

[2] Alberti LB., *De pictura*, Paris, Éd. Allia, 2007, p. 51-52.

justifier sa médiocrité personnelle dans la mesure où il n'aurait pas eu accès, lui, à la dissection ?

Un dessin de Michel-Ange, intitulé plus tard : *Étude d'homme écorché* (1518, Royal Collection, Londres) [1] et une planche de Léonard, *Étude de la musculature du dos* (1508, Windsor Castle Royal Library) [2] sont très régulièrement montrés pour étayer implicitement ce propos. Ils représentent en fait des dessins caricaturaux de morphologie de surface de sujets vivants, destinés à servir de notes pour des réalisations artistiques éventuelles ultérieures et n'ont absolument rien à voir avec le fruit d'une dissection. Les reliefs sont très accentués pour être bien « lisibles » et prennent même un caractère nettement géométrique chez Léonard. Chez ce dernier, il est facile de mesurer la différence entre ces études et les dessins représentant des dissections réelles, très schématiques eux aussi, mais réalisés dans un but totalement différent, celui de comprendre le fonctionnement.

Michel-Ange a bien réalisé quelques dissections, mais ses exceptionnelles performances dans le rendu des corps sont bien plutôt en rapport avec son extraordinaire sens de l'observation. Cela est évident quand on considère les reliefs de la région postérieure de l'épaule, parfaitement figurés sur ses fresques ou ses sculptures. Ceux-ci dépendent de l'état de contraction ou d'étirement des muscles selon la position ou le mouvement et n'ont rien à voir avec les formes identifiées sur le cadavre, contrairement à ce qui a été supposé pendant des siècles. Par exemple, sur l'omoplate, deux muscles pratiquement juxtaposés comme l'*infra-épineux* et le *grand rond*, ayant des reliefs à peu près similaires sur le cadavre, peuvent se manifester sur le vivant par une saillie volumineuse ou au contraire une sorte de dépression selon qu'ils sont contractés ou étirés à leur maximum. Ces différences sont d'autant plus marquées que les muscles ont un fonctionnement grossièrement opposé, et que très souvent l'un prend sa forme la plus globuleuse tandis que l'autre est étiré à son maximum.

Quant à Léonard, il a probablement disséqué une trentaine de corps[3], mais ses préoccupations lors des dissections étaient avant tout de comprendre le fonctionnement du corps humain. Une bonne part de ses dessins classés « anatomiques » sont d'ailleurs (cf. supra) des études de morphologie (anatomie de surface) de sujets vivants musclés, sur lesquels les tendons ne sont pratiquement pas visibles. Beaucoup de ses dessins de dissection sont surtout des notes dont certaines probablement dessinées de mémoire au lendemain d'une dissection nocturne, s'attachant à figurer les muscles par des

---

[3] Texte de Don Antonio de Beatis, Voyage du Cardinal d'Aragon en Allemagne, Hollande, Belgique, France et Italie (1517-1518), d'après un manuscrit du seizième siècle, avec une introduction et des notes par Madeline Havard de la Montagne, Paris, 1913 : *« il nous l'a montré et nous a dit, en outre, qu'il avait fait la dissection de plus de trente cadavres ».*

fuseaux grêles voire des sortes de cordelettes dont les insertions sont essentielles pour analyser la fonction. Il explique cependant que cette *« démonstration est aussi nécessaire aux bons dessinateurs que les dérivés des mots latins aux bons grammairiens, car, forcément, on représente mal les muscles des figures* [comprendre personnages] *dans leurs mouvements ou actions, si l'on ne connaît les muscles qui les déterminent »*[4]. Il n'existe pas à ma connaissance dans l'œuvre de Léonard de cas où il ait appliqué ce concept. Il a aussi manifestement eu recours à l'examen attentif de personnes cachectiques chez lesquelles on peut déceler la forme de certains faisceaux musculaires en raison de l'absence de pannicule adipeux. La dénutrition extrême est de plus en plus rare dans nos pays actuellement, mais était sans doute beaucoup plus courante à l'époque de Léonard. La dénutrition entraîne une quasi-disparition de la graisse sous-cutanée, ce qui facilite l'examen des muscles sous-jacents recouverts seulement par un mince voile cutané. D'autre part, leurs différents faisceaux sont atrophiés, nettement séparés les uns des autres. Ceci est particulièrement net pour le *grand pectoral*, avec un aspect tout à fait caractéristique de cachexie sur plusieurs dessins de Léonard [3]. On peut par ailleurs avoir la certitude sur au moins un de ses dessins anatomiques, *Étude des musculatures de l'épaule du cou et du thorax* (planche RL 19003r /c.1510-1511) (fig. 1) que le sujet représenté était vivant, avec la contraction isolée du *faisceau claviculaire* du *grand pectoral* dans une position donnée. Contrairement à une opinion répandue, la contraction d'un muscle, et notamment celle d'un muscle large, n'intéresse pas obligatoirement la totalité des faisceaux de ce muscle. Pour le *grand pectoral*, la contraction isolée du *faisceau claviculaire* est assez courante dans les gestes quotidiens. Il est facile de le constater soi-même devant la glace : lorsqu'on écarte les bras à l'horizontale, la contraction des muscles de l'épaule et notamment du *deltoïde* provoque le positionnement du bras un peu en dehors, dans le prolongement de l'omoplate. Si l'on veut positionner le bras vers l'avant, il devient nécessaire de contracter en plus le *grand pectoral*, mais seulement le *faisceau claviculaire* de ce muscle. Les autres faisceaux, *sterno-costal* et *abdominal* sont antagonistes du *deltoïde* et s'opposeraient donc au maintien du bras à l'horizontale. Sur le dessin en question, le *faisceau claviculaire* fait un relief bien marqué correspondant à son état de contraction, alors que le reste du muscle est décontracté, formant une courbe. Léonard avait déjà bien analysé ce détail dans le *Saint Jérôme* (Musée Pio Clementino, Vatican, 1480-1482) [*]. Saint Jérôme, justement cachectique en raison du jeûne qu'il s'imposait dans le désert, s'apprête à se frapper le thorax à l'aide d'une pierre dans sa main droite. Pour ce faire, il contracte de façon isolée le *faisceau claviculaire* du *grand pectoral* qui fait une saillie caricaturale, d'autant plus marquée que le tableau est inachevé et que le reste du *grand pectoral* est dans une ombre

[4] Léonard de Vinci, *Les carnets*, Tome 1, Paris, Éd. Gallimard, 2000, p. 121, feuillet B4r.

très prononcée. Cette image correspond parfaitement à celle d'un individu cachectique.

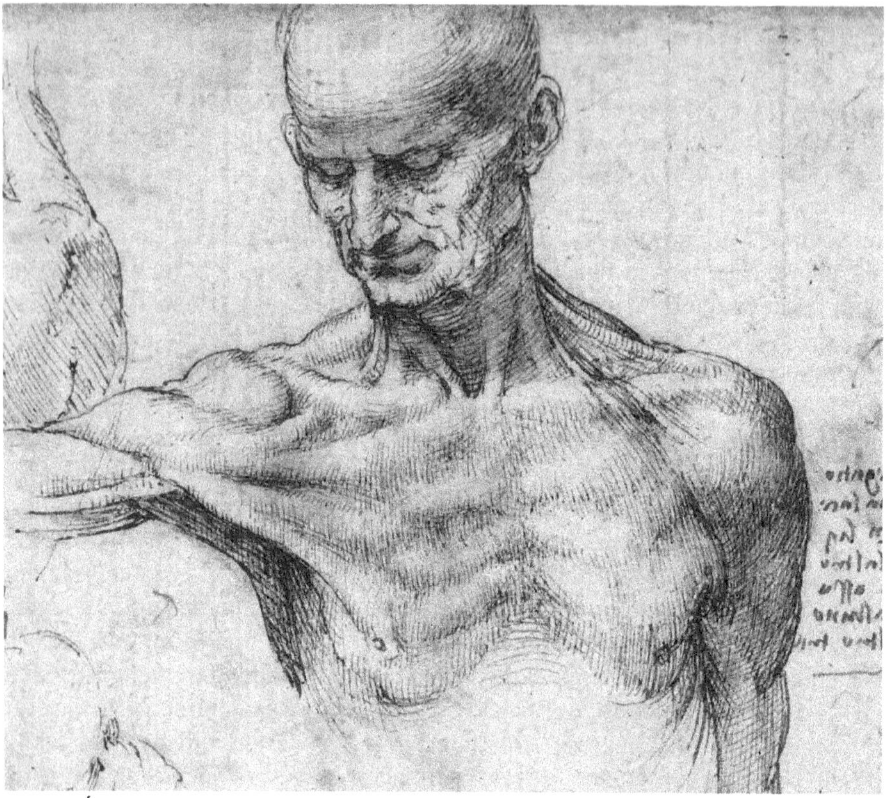

Fig. 1. Étude des musculatures de l'épaule du cou et du thorax (détail de la planche RL 19003r/Royal Collection Trust/© Her Majesty Queen Elizabeth II 2022)

En synthèse, en ce qui concerne les dissections, les compétences artistiques de Léonard ont probablement été plus utiles à ses recherches anatomiques que l'inverse !

La pratique de la dissection qui, sans être complètement impossible, se déroulait probablement dans des conditions assez difficiles, a donc bénéficié paradoxalement d'une certaine aura. Quelques artistes ont même eu recours à une sorte de mystification en inventant des images fantaisistes de dissection d'après une morphologie de surface de sujet vivant. Domenico del Barbiere, dans sa célèbre gravure : *Deux squelettes et deux écorchés* (1540, Bibliothèque Nationale des Beaux-Arts, Paris) [4] montre avec une mise en scène spectaculaire deux écorchés, l'un de face et l'autre de dos, accompagnés de leur squelette dans la même position. Bien des choses sont discutables dans la représentation des squelettes. Par exemple au niveau de l'avant-bras, lorsque la main pivote dans une position donnée, c'est seulement le *radius* qui pivote sur lui-même et qui entraîne la main. L'autre os, l'*ulna* (*cubitus*) est fixe et ne fait, lui, que des mouvements de flexion extension au niveau du coude. Ce mouvement du *radius* par rapport à l'*ulna* permet de placer la main entre les deux positions extrêmes de *pronation* (paume de la main vers le bas lorsque le coude est fléchi) et de *supination* (paume de la main vers le haut lorsque le coude est fléchi) en parcourant un angle de 180°. Domenico del Barbiere ignorait manifestement ces notions de physiologie et pour pouvoir placer correctement la main sur l'un de ses squelettes, il a eu recours à une sorte de courbure majeure de l'*ulna* formant comme un gros cal vicieux en dessous du coude, alors que ce dernier os est normalement rectiligne et qu'on peut facilement s'en assurer en le palpant sous la peau depuis le coude jusqu'au poignet. Quant à la musculature des écorchés, elle aussi témoigne d'un fonctionnement très imaginaire. La face postérieure de l'épaule montre des muscles fusiformes et bien affirmés qui entourent l'omoplate. Ces muscles sont complètement fantaisistes, et n'ont rien à voir avec les données d'une dissection, mais très curieusement, les reliefs figurés correspondent assez bien à ce qu'on peut observer sur un sujet vivant musclé. L'artiste s'est donc permis d'imaginer sur ce pseudo écorché la forme des muscles en fonction des reliefs observés sur le vivant.

Alessandro Allori a mis en scène le concept d'Alberti[5], avec les dessins d'un membre inférieur (Musée des Offices, Florence, 1565) [5] et ceux d'une main (Musée du Louvre, 1565) [5]. On y voit le squelette puis les muscles et les tendons, et enfin l'aspect sur le vivant. Il a manifestement participé à des dissections, mais au niveau de la cuisse, il a dû compenser par l'imagination les difficultés rencontrées avec la dissection en regard de la hanche. En effet, lorsqu'on réalise un écorché d'un membre, après avoir enlevé la peau et le tissu graisseux sous-cutané il est nécessaire d'enlever la membrane d'enveloppe (*fascia*) qui entoure l'ensemble des muscles. Sur le côté de la cuisse, cette membrane d'enveloppe est très résistante et prend la forme d'une véritable nappe tendineuse, le *fascia lata*, sur laquelle viennent s'insérer deux muscles : le *tenseur du fascia lata* et le *grand fessier*. Après ablation du *fascia lata*, l'artiste s'est trouvé un peu démuni pour figurer correctement ces deux muscles, et s'est permis d'inventer une morphologie vraisemblable, un peu comme Domenico del Barbiere l'avait fait pour l'épaule. Cependant, l'ensemble de son écorché témoigne manifestement d'une bonne observation lors d'une dissection. Les *tendons des muscles fibulaires* par exemple, sont clairement figurés sur la face latérale du talon, séparés par la petite saillie

[5] Dans le *De pictura* de 1435, *Op.cit.*, Leon Battista Alberti (1404-1472) base sa célèbre méthode de composition, partant des processus de création artistique. Cette méthode consiste à *« trouver en imagination la place des os, puisque ces derniers, n'étant pas flexibles, occupent toujours une place déterminée. Puis on doit attacher en leur lieu les nerfs et les muscles, et enfin, en dernier lieu, donner aux os et aux muscles leur vêtement de chair et de peau »* (p. 51).

osseuse de la *trochlée péronéale*, alors que ceci est très difficile à percevoir sur le sujet vivant. Ses dessins de la face dorsale d'une main (Musée du Louvre, 1565) laissent aussi une large part à l'imagination. Il n'avait pas appréhendé lui non plus les notions du positionnement du squelette lors des mouvements de pronation et supination. Les tendons, quant à eux, sont placés de façon assez fantaisiste, mais ce « désordre » peut aussi s'expliquer par une dissection un peu poussée. En tout cas, il y a bien eu une dissection, car le dessin montre deux tendons profonds : les *extenseurs radiaux du carpe*, bien en place, alors que ces tendons sont très rarement visibles sur le sujet vivant.

La Renaissance est riche d'exemples de réalisme anatomique dans l'art. La représentation des reliefs des muscles de la face postérieure de l'épaule est probablement l'un des critères les plus performants pour juger du réalisme anatomique. La morphologie change complètement selon la position de l'épaule, et tel muscle qui forme une saillie volumineuse dans une position donnée correspond au contraire à une dépression plus ou moins marquée dans une autre. L'exemple le plus frappant est le cas de l'*infra-épineux* dont nous avons déjà parlé, au milieu de la face postérieure de l'omoplate ; il est entouré de muscles qui prennent une forme globuleuse dans la position où il est, lui, étiré à son maximum. C'est par exemple la position d'un sujet qui se redresse du sol, appuyé sur son membre, le bras contre le tronc, légèrement en arrière et un peu tourné en dedans. La *Fresque du jugement dernier* (chapelle Sixtine, 1536-1541) [*] de Michel Ange en fournit un exemple parfait, avec un individu qui sort de terre au moment de la résurrection.

Un personnage du *Miracle de l'esclave libéré* (Galleria dell'Academia, Venise, 1548) [*] de Tintoret est à peu près dans la même position. Il s'agit d'un soldat habillé, mais son vêtement se comporte comme une sorte de drapé mouillé qui souligne parfaitement les reliefs. Là aussi le rendu des volumes est assez exact bien que légèrement caricatural.

Dans *l'Incrédulité de Saint Thomas* par Salviati (Musée du Louvre, v.1540) [*], l'évangéliste de gauche, debout, porte un livre avec l'épaule approximativement dans la même position. Les reliefs sont très légèrement différents, car l'épaule est pendante, mais le rendu des volumes est remarquablement exact sur le plan anatomique.

Plus tardivement (1583), la peinture du *Triomphe de Venise* au plafond du palais des Doges, par Véronèse [*], fournit aussi un bel exemple d'observation chez un personnage féminin un peu « enveloppé », avec l'épaule dénudée dans la même position. Malgré des conditions défavorables avec des muscles forcément moins développés et masqués par un pannicule adipeux prononcé, l'artiste a quand même remarqué et figuré très discrètement la dépression caractéristique.

En revanche, pour la célèbre peinture *Le Combat de David et Goliath* (1550) [*], Daniele da Volterra, pourtant élève de Michel-Ange, s'est contenté d'appliquer une recette au lieu d'examiner attentivement son modèle. Les reliefs de l'épaule de David sont remarquables, mais ne correspondent pas du tout à la position du bras !

Sur le très célèbre *Esclave rebelle* (Musée du Louvre, 1513) [*], sculpture destinée initialement à orner le tombeau de Jules II, le sens de l'observation de Michel-Ange se révèle extraordinaire. Le sujet est justement dans la position qui met bien en valeur la dépression de *l'infra-épineux*. Le bras est en rotation extrême, car la main est dans le dos, à la hauteur de l'omoplate opposée. Le sujet, très musclé, n'a pratiquement pas de graisse sous-cutanée et les reliefs musculaires sont parfaitement visibles, comme chez les individus qui participent actuellement aux compétitions de culturisme. Michel-Ange a même marqué quelques discrets sillons entre les fibres musculaires de l'*infra-épineux* étiré à son maximum. Surtout, il a figuré un petit relief triangulaire, parfaitement net, au niveau de l'angle latéral de la dépression triangulaire en question. Ce relief correspond au muscle *petit rond*, qui passe en principe totalement inaperçu entre l'*infra-épineux* et le *grand rond*. Michel-Ange est le seul à avoir repéré et figuré ce très discret détail morphologique. Il l'a probablement figuré aussi, de façon beaucoup moins précise, sur le fameux personnage qui sort de terre, dans la *Fresque du Jugement dernier* (cf. supra), sous la forme d'un petit « nodule » au niveau de l'extrémité du tendon du *grand rond*.

Lorsque le bras est écarté et levé nettement au-dessus de l'horizontale, l'*infra-épineux* est contracté, raccourci au maximum, et la dépression fait place à une saillie plus ou moins marquée. Ceci a été parfaitement figuré par Dirk Bouts, sur un personnage de *La chute des Damnés* (Palais des Beaux-Arts, Lille, 1470) [*]. Ceci est également assez remarquable sur un personnage en prière de la fresque *Les Élus au Paradis* par Luca Signorelli, réputé pour le rendu anatomique de ses personnages (Chapelle San Brizio, Cathédrale d'Orvieto, 1499-1502) [*], avec des reliefs un peu caricaturaux, comme en fera plus tard Michel-Ange sur ses fresques. Ces reliefs sont bien observés. Pour des raisons anatomiques, le corps musculaire de l'*infra-épineux* est globuleux le long du bord de l'omoplate, alors que la dépression subsiste un peu plus en dehors entre le d*eltoïde* et le *grand rond*. Le muscle qui soutient l'épaule depuis la nuque, le *trapèze*, est légèrement contracté, ce qui témoigne de l'examen attentif d'un modèle prenant brièvement la pose. Ceci est d'autant plus remarquable que quelques mètres plus loin sur la fresque voisine, la *Résurrection de la Chair* (1499-1502) [*] toujours par Lucas Signorelli, le rendu anatomique est beaucoup plus fantaisiste. L'un des personnages qui sortent du sol présente une épaule presque ridicule. Le relief du *deltoïde* est divisé très géométriquement en trois voussures destinées à figurer les trois chefs du *deltoïde*, qu'on peut observer exceptionnellement sur le sujet musclé. Ceci correspond manifestement à l'application d'une recette par l'artiste, mais malheureusement ce *deltoïde* est « inséré » d'une façon totalement saugrenue sur le côté de la cage thoracique, une dizaine de centimètres en dessous de la clavicule. Il n'est pas vraisemblable que les deux personnages aient pu être peints par le même artiste.

La célèbre *Étude pour la Sibylle Libyque* de Michel-Ange (Metropolitan Museum of Arts, 1511) [6], dessin préparatoire pour la fresque de la chapelle Sixtine, est intéressante à plusieurs points de vue. Michel-Ange a utilisé comme d'habitude un homme musclé comme modèle, en le transformant en femme sur la fresque définitive. Le sujet a le bras levé et écarté, destiné à supporter un énorme livre. Curieusement, malgré l'effort que le personnage est supposé faire, les muscles de l'épaule ne sont pas contractés, et il existe une dépression non seulement au niveau de la *fosse infra-épineuse*, mais également au niveau de la partie haute de l'omoplate, au-dessus de l'*épine* (*fosse supra-épineuse*). En fait ceci s'explique parfaitement. Comme il s'agit d'un dessin assez élaboré, le sujet a dû prendre la pose pendant un certain temps. Or il est totalement impossible de rester dans cette position au-delà de quelques minutes. Il faut donc imaginer que le membre était soutenu, soit par une corde en hauteur, mais la main n'est pas dans la bonne position pour s'accrocher à un lien, soit plus probablement, par un support sous le bras, au niveau du coude par exemple. Il est possible que Michel-Ange ait bien pris en compte ce détail, car l'aspect est beaucoup moins caricatural sur la fresque définitive, avec une musculature à peu près compatible avec la position et l'effort.

Ce même dessin préparatoire étudie avec une minutie particulière les reliefs du coude. Sur la face latérale, il est normal de noter une petite saillie osseuse, qui correspond à l'*épicondyle latéral de l'humérus*. Michel-Ange a également représenté de façon très claire une deuxième saillie juxtaposée, vers l'avant-bras. Cette saillie correspond, elle, au très discret relief de la *tête radiale*. Ce relief n'est observé qu'exceptionnellement sur les sujets anatomiques, probablement moins d'une fois sur cinquante, et à condition d'avoir un éclairage favorable à jour frisant. Michel-Ange est le premier à avoir remarqué ce minime détail, lequel d'ailleurs n'est pratiquement plus décelable sur la fresque définitive. Des siècles plus tard on pourra le discerner à nouveau sur une sculpture de Jean Baptiste Pigalle, *Voltaire Nu* (Musée du Louvre, 1776) où il n'est décelable qu'avec l'éclairage artificiel.

Paul Véronèse (qui a pourtant fait preuve ultérieurement d'un bon sens de l'observation (cf. supra) s'est permis de figurer une multitude de saillies totalement fantaisistes sur l'épaule du démon central de la *Tentation de Saint Antoine* (Musée des Beaux-Arts, Caen, 1552-1553) [7]. Ces sortes de boursoufflures multiples sont tout à fait évocatrices des figurations en « sac de noix » que fustigeait déjà Léonard quelques dizaines d'années auparavant[6]. On pourrait aussi argumenter qu'il s'agit d'un démon et que son épaule n'est pas forcément « humaine » !

La célèbre gravure du *Combat d'Hommes nus* (Cleveland Museum of Arts, v.1470) [*] d'Antonio Pollaiolo, illustre parfaitement les préoccupations de la Renaissance. C'est un prétexte pour représenter le corps humain et sa musculature dans différentes attitudes. Pollaiolo est censé avoir disséqué, rien n'est moins sûr. Il a par exemple figuré sur tous ses personnages les digitations des insertions du *muscle dentelé antérieur* sur les côtes dans la partie basse de l'aisselle. Ces reliefs sont représentés sous la forme de petites bosses oblongues superposées qui témoignent davantage de l'application d'une recette que de l'observation personnelle de sujets vivants ou écorchés. Le *muscle grand dorsal* des personnages chez lesquels il est visible s'insère manifestement sur l'omoplate au lieu de continuer jusqu'à l'humérus. L'erreur la plus flagrante (et la plus évitable) concerne la morphologie du *biceps*. Chez un combattant au coude semi-étendu et à l'avant-bras en semi-pronation, le *biceps* est figuré avec une saillie très globuleuse. Il suffit de s'auto-examiner pour s'apercevoir que le *biceps* ne prend cette forme très volumineuse que lorsqu'il est raccourci à son maximum. Il faut d'une part que le coude soit fléchi, mais d'autre part que l'avant-bras soit en supination. Le *biceps*, en effet, s'insère sur le *radius*, l'os qui pivote dans les mouvements de pronation et supination, et lorsque le *biceps* est en position de raccourcissement maximum, le radius est pivoté au maximum, en supination. Cette constatation relève actuellement du bon sens populaire et tous les individus qui veulent montrer l'importance de leur musculature adoptent systématiquement cette position avantageuse. Même si, évidemment, il n'est pas possible de connaître le « bon sens populaire » à l'époque de la Renaissance, il est fort probable que cette constatation était parfaitement connue depuis l'Antiquité, même sans aucune notion de physiologie musculosquelettique.

La *malléole latérale (externe)* de la cheville descend normalement plus bas que la *malléole médiale (interne)*. Elle est souvent présentée à tort au même niveau comme sur *le Christ du Calvaire avec Job au pied de la croix* de Francesco Raibolini (Musée du Louvre, 1514) [**], ou même franchement plus court comme sur le Christ de la sculpture *Calvaire avec la Vierge et Saint-Jean,* de Sainte Gertrude de Nivelles (Musée du Louvre, XVe siècle) [**]. Un tel cal vicieux aurait été particulièrement mal supporté.

La *tête humérale* est figurée en position incompréhensible, comme dans une luxation-fracture, sur le *Christ mort* de Hans Holbein le jeune

---

6 Léonard de Vinci, *Le traité de la peinture*, Trad. Keller A., Paris, Éd. Jean de Bonnot, 1977, p. 143.

(Kunstmuseum de Bâle, 1521) [*] dont le réalisme, pourtant saisissant, a fortement impressionné différents commentateurs. Il est très vraisemblable qu'Holbein a utilisé un cadavre réel comme modèle. En témoigne la couleur du visage et des extrémités, qui n'a pourtant rien à voir avec un début de décomposition comme cela est souvent avancé, mais est tout à fait caractéristique des cadavres exposés à l'air depuis quelques jours, phénomène bien connu des laboratoires d'anatomie. Le cadavre qui a servi de modèle était donc celui d'un sujet présentant une luxation-fracture de l'épaule, peut-être même ancienne et consolidée en position vicieuse, car il n'y a aucune trace de suffusion sanguine traumatique sur cette épaule, et les deux derniers doigts repliés en crochet pourraient correspondre à des séquelles neurologiques du traumatisme (?)

Les tendons du dos de la main, relativement visibles sous la peau, présentent une disposition anatomique particulière. Les tendons de *l'extenseur commun des quatre derniers doigts* divergent en éventail depuis une coulisse fibreuse commune au milieu du poignet. Le tendon correspondant au 5e doigt n'est généralement pas visible, comme si l'extenseur commun n'avait que trois tendons, mais ce dernier doigt possède en outre son *extenseur propre du 5e doigt*, autonome, à distance, parallèle au *5e métacarpien.* Ce positionnement particulier est parfaitement analysé sur le *Christ bénissant* de Giovanni Bellini (Musée du Louvre, 1470) [*]. En revanche, sur la statue *la Madeleine* de Donatello (Museo dell'Opera del Duomo, Florence, 1455) [*], les tendons sont très marqués sous la peau et *l'extenseur propre du 5e doigt* semble confondu avec *l'extenseur commun* dans l'éventail divergent de ses tendons.

Au niveau du pied, le gros tendon généralement bien visible, qu'on sent nettement sous la peau devant la cheville du côté médial (interne) correspond au *tibial antérieur*, qui se termine un peu plus bas sur le côté médial du pied sur un os du tarse. Sur la *Madeleine*, Donatello l'a pris pour l'*extenseur propre de l'hallux* (gros orteil), en poursuivant son relief jusqu'à l'Hallux. Cette méprise était très commune au Moyen-Âge. Généralement, les tendons extenseurs des orteils étaient seuls figurés, divergeant en éventail depuis la cheville jusqu'aux orteils, comme sur les pieds du Christ d'une statue encore très médiévale, la *Vierge de Piété* (entourage du maître du retable de Rimini, Musée du Louvre, 1430) [**]. Même cent ans plus tard, on retrouve cette méprise sur une statue de transi, sorte de mort-vivant, la *Mort Saint Innocent* du Cimetière des Innocents à Paris (Musée du Louvre, 1530) [**].

Le tendon du *tibial postérieur*, qui passe derrière puis sous la *malléole médiale* (interne) de la cheville, est beaucoup plus difficile à voir. On le devine sur un personnage d'une peinture de Pontormo, *Le Souper à Emmaüs* (Galerie des Offices, Florence, 1525) [*]. Michel-Ange l'a parfaitement figuré sur *l'Esclave rebelle* (Musée du Louvre, 1513) [*], de même que celui du *court fibulaire*, derrière et sous la malléole latérale, qu'on voit également très bien sur *l'ébauche de Gisant de Catherine de Médicis* par le sculpteur florentin Girolamo della Robbia (Musée du Louvre, 1513) [**]. Cette statue n'est pas terminée, car elle a été refusée par la commanditaire, mais il est intéressant de noter sur cette ébauche de transi ce tendon parfaitement figuré par quelques coups de ciseaux, alors qu'il est rarement visible sur le vivant. Ceci témoigne d'un sens de l'observation peu commun.

Il existe curieusement un pli palmaire transverse (pourtant en principe associé à une trisomie 21), sur la paume de *Saint Jérôme* dans la fresque *Trinité et Saints* d'Andrea del Castagno (Basilique Santissima Annunziata, Florence, 1454) [*]. Même si cette « anomalie » est retrouvée chez environ 2 % des individus normaux, il est probable que sa présence sur cette fresque relève plutôt de la technique de peinture que de l'observation exacte d'un modèle.

Au niveau de l'abdomen, les *muscles droits de l'Abdomen* (les « abdominaux » du langage ordinaire) sont maintenus dans une gaine aponévrotique (fibreuse) très résistante. Ils sont nettement séparés, chacun dans sa loge fibreuse au niveau de la partie haute, sus-ombilicale de l'abdomen. Un peu en dessous de l'ombilic, en revanche, il n'y a plus qu'une aponévrose (membrane fibreuse) plus ou moins tendue devant les muscles. Cette disposition anatomique constante, associée à des adhérences sous-cutanées est responsable de la présence d'un sillon vertical, bien marqué en sus-ombilical et disparaissant dans la partie basse de l'abdomen. Ce sillon, visible dans environ un tiers des cas sur le sujet, constitue un élément structurant intéressant pour les artistes, et sa présence sur les œuvres d'art est fréquente. Il est parfaitement représenté par exemple, sur la *Naissance de Vénus* de Botticelli (Galerie des Offices, Florence, 1485) [*], un *Autoportrait nu* de Dürer (Artsammlung, Weimar, 1500-1512) [*], *Andrea Doria en Neptune* d'Agnolo Bronzino (Pinacoteca di Brera, Milan, 1540-1550) [*]. Ce peintre qui défendait, comme Léonard dans les décennies antérieures, la supériorité de la peinture sur la sculpture, y compris pour rendre le relief, s'est appliqué à porter des ombres caricaturales pour bien marquer le sillon. Il s'agissait manifestement d'un élément important et bien connu depuis l'Antiquité. On le retrouve même sur une minuscule ébauche de décor en bas-relief de ruine antique en arrière-plan du *Portrait d'un Vieil Homme* de Luca Signorelli (Staatliche Museen, Berlin, 1500) [*]. Deux petits personnages (Castor et Pollux ?) sont figurés par quelques coups de pinceau, dont celui d'un sillon sus-ombilical très marqué. On peut aussi détecter cet élément anatomique dans une verrière (« vitrail ») du XVIe siècle (chapelle Notre-Dame de Kergoat, Quéménéven, Finistère) représentant le *Jugement dernier* [*]. L'âme d'une pécheresse, sous la forme d'un corps de jeune fille, est maintenue par un démon tandis qu'elle tente de s'échapper vers le ciel. Au niveau de l'abdomen, le sillon sus-ombilical est nettement marqué en grisaille sur cette pièce qui n'a pas été restaurée (je remercie Madame Anne Pinto, restauratrice en verrières pour cette précision). Par ailleurs, le réalisme anatomique aurait voulu que la cuisse droite de ce petit personnage soit figurée un peu plus bas, pour pouvoir s'articuler avec le bassin. Malgré tout, l'aspect obtenu est probablement plus esthétique et représente mieux les efforts désespérés du personnage. Le sillon est en revanche incompréhensible, en sous-ombilical, sur *l'Adam* de la verrière *Tentation d'Adam et Eve* de la Cathédrale Sainte-Marie d'Auch, par Arnaud de Moles (1507-1513) [*]. Il est possible qu'il s'agisse d'une erreur de restauration.

La figuration des veines superficielles à une époque où l'on ignorait la physiologie de la circulation veineuse est particulièrement intéressante. Dans l'Antiquité, les veines étaient traitées avec une grande attention dans l'art grec, probablement en raison de leur rôle vital supposé de distribution du sang. Certaines veines superficielles qu'on peut remarquer une fois sur dix sur le vivant, comme la *veine céphalique du bras* par exemple, y sont figurées à titre systématique. Même la représentation de veines qui ne sont visibles qu'exceptionnellement comme les *veines sous-cutanées abdominales* y est presque la règle. L'intérêt croissant pour ces statues antiques au moment de la Renaissance a manifestement joué un rôle important.

La figuration des veines superficielles de la main et de l'avant-bras est courante, comme sur le *David* de Verrocchio (Musée du Bargello, Florence, 1466-1469) [*] ou le *David* de Michel-Ange (Galleria dell'Academia, Florence, 1501-1504) [*]. La *veine céphalique du bras* est également figurée sur ce dernier d'une façon très subtile, à peine visible. Elle est beaucoup plus nette sur le Christ de la *Piéta Bandini* (Museo dell'Opera del Duomo, Florence, 1546) [*], œuvre inachevée de Michel-Ange à la fin de sa vie. On peut même se demander si la présence de cette veine n'aurait pas joué ultérieurement un rôle (religieux) magique comme en témoigne une patine très importante de cette région de la statue, malgré son caractère inachevé. Cette patine pourrait témoigner comme pour d'autres œuvres d'art, de la ferveur populaire des très nombreuses personnes venues la toucher à ce niveau, mais ceci n'est bien sûr qu'une supposition un peu osée. Cette *veine céphalique* est bien mise en relief par l'éclairage frisant sur la peinture de Bramante *Le Christ à la Colonne* (Pinacoteca de Brera, Milan, 1490) [*]. Léonard, qui a bien étudié cette veine dans ses dissections, ne l'a en revanche jamais représentée sur ses œuvres d'art. La *veine basilique du bras* est figurée plus rarement, comme sur le *Christ* d'une *Pietà* de Cosmé Tura (Musée du Louvre, 1474) [**].

Il est enfin un détail anatomique tout à fait extraordinaire que Michel-Ange est le premier à avoir relevé. Les veines superficielles des membres sont munies par endroits, surtout au niveau d'une confluence veineuse, de valvules destinées à empêcher le reflux du sang. Au niveau de ces valvules, la veine présente un très discret renflement sphérique caractéristique. Sur le vivant, il est très courant actuellement de visualiser ces petites dilatations veineuses au pli du coude au moment d'une prise de sang. Sur le *David* (Galleria dell'Academia, Florence, 1501-1504) [*], Michel-Ange a figuré très subtilement au niveau du pli du coude droit deux de ces petites dilatations, l'une sur l'origine de la *veine céphalique*, l'autre sur celle de la *veine basilique*. Il faudra attendre deux siècles pour retrouver de telles subtilités avec Antonio Canova.

Au niveau du visage, il est très fréquent de visualiser sur le vivant certaines veines superficielles dilatées chez les individus d'âge mûr, particulièrement à l'occasion de certaines émotions. La *veine temporale superficielle*, discrète sur le *Chancelier* de *La Vierge au Chancelier Rolin* par Jan Van Eyck (Musée du Louvre, 1435) [*] est fréquemment clairement figurée comme sur le *Portrait d'un chartreux* par Petrus Christus (Metropolitan Museum of Arts, New York, 1446) [*] où sa mise en évidence bénéficie d'un éclairage rasant. Elle est également bien mise en valeur par la patine sur le *buste de Giovanni di Antonio Cellini* par Antonio Rossellino (Victoria & Albert Museum, Londres, 1456) [*]. La *jugulaire externe*, quant à elle, est visible sur le célèbre *Condottiere* d'Antonello da Messina (Musée du Louvre, 1475) [*], avec un éclairage rasant sur le côté du cou. Sur le *David* de Michel-Ange (Galleria dell'Academia, Florence, 1501-1504) [*] sa mise en évidence dépend des conditions d'éclairage, comme pour toutes les sculptures, contrairement aux peintures pour lesquelles l'éclairage est choisi par l'artiste. A peine visible avec l'éclairage diurne zénithal de la galerie, elle devient au contraire parfaitement nette avec l'éclairage artificiel. Elle est très discrète mais indiscutable, sur une *étude de Judas pour La Cène* de Léonard (Windsor Castle Royal Library, 1495) [8]. Elle est au contraire figurée de façon caricaturale sur un personnage de la *Déposition de Croix*, de Rosso Fiorentino (Pinacothèque Communale, Volterra, 1521) [*]. Ceci est particulièrement réaliste et remarquablement observé, car ce personnage est penché en avant, le thorax appuyé sur la partie haute de la croix. La veine est turgescente sous l'effet de l'hyperpression thoracique et l'on peut même distinguer clairement la *veine jugulaire antérieure* un peu plus en avant. Il s'agit à ma connaissance de la seule œuvre d'art sur laquelle une telle veine est figurée. Enfin, la *veine jugulaire externe* est probablement figurée exceptionnellement chez une femme, la *Marie-Madeleine* de la *Descente de Croix* de Rogier Van der Weyden (Musée du Prado, Madrid, 1435) [*]. Dans le même tableau, la *veine frontale* est parfaitement claire sur le *Joseph*, avec un relief bien marqué en Y, de même que la *veine temporale superficielle*, formant un réseau bleuté sur la tempe, ces veines participant clairement de façon très réaliste à l'émotion du personnage en larmes. La *veine frontale,* bien visible sur le *Joseph* de la *Présentation au Temple* d'Andrea Mantegna (Gemäldegalerie, Berlin, 1454) [*], forme un petit relief vertical médian sous la couronne des cheveux. Sur le *Buste Reliquaire de San Rossore* par Donatello (Musée national San Matteo, Pise, 1424-1427) [*], elle forme un relief d'autant plus évident que la dorure a été très érodée à son niveau. Elle est parfaitement réaliste sur une autre sculpture de Donatello, une *Tête de Prophète*, (Musée du Bargello, Florence, v.1440) [9], où elle forme un relief vertical médian, se bifurquant en Y à sa partie haute, sous les cheveux.

Les veines superficielles de la partie basse de l'abdomen (*veine circonflexe iliaque superficielle* et *veine épigastrique inférieure*) que Léonard avait disséquées (mais jamais représentées dans ses œuvres d'art) sont très rarement observables sur le modèle. Il est possible de les voir, outre lors de certaines pathologies exceptionnelles, et encore de façon non systématique, chez les sujets faisant du culturisme, avec un régime spécial pour supprimer la graisse sous-cutanée. Elles n'ont jamais été figurées par Michel-Ange. Elles étaient en revanche certainement visibles sur une statue antique, le fameux *Laocoon*, découverte en 1506 à Rome (Musée Pio Clementino, Vatican) [*]. Elles sont parfaitement figurées sur la copie réalisée par Baccio Bandinelli en 1523 (Galerie des Offices, Florence) [*], ainsi que sur la copie du Primatice, moulage en bronze de l'original, à la demande de François 1er (château de Fontainebleau, 1540) [10]. On ne les discerne plus en revanche sur l'original qui a été restauré à cet endroit. On voit bien la *veine circonflexe iliaque superficielle* sur un petit modelage préparatoire en cire (73 cm), projet de statue monumentale (jamais réalisée) pour *Hercule et Cacus* (Bode Museum, Berlin, v.1525) [11], justement élaboré par Baccio Bandinelli. Sur ce même modelage, d'autres veines superficielles sont parfaitement figurées, y compris la *veine thoraco-épigastrique*, pendant supérieur des veines inférieures, ainsi que celles du membre supérieur. Il n'est pas interdit de penser que c'est la réalisation de la *copie du Laocoon* qui a attiré l'œil de l'artiste sur ces veines superficielles. Encore plus exceptionnellement, il est possible de discerner la *veine épigastrique inférieure* sur le *Christ* d'une Peinture de Prospero Fontana, la *Mise au Tombeau* (Pinacothèque Nationale, Bologne, 1540-1550) [12]. La partie basse de l'abdomen bénéficie d'un éclairage rasant soulignant son très subtil relief. Sur le *Christ mort soutenu par deux Anges* de Giovanni Bellini (autrefois attribué à Dürer, Museo Correr, Venise, 1460) [*], les deux *veines épigastriques inférieures* sont parfaitement visibles, de même que toutes les veines superficielles des membres supérieurs, y compris la *veine basilique* du bras

Au niveau des yeux, des détails infimes peuvent prendre une importance considérable, car notre cerveau est programmé pour discerner, souvent inconsciemment, les plus infimes variations du regard qui constituent un élément essentiel de nos interactions sociales. C'est à partir de la Renaissance que les élégantes ont utilisé en collyre des décoctions de *Belladone* pour dilater leurs pupilles et paraître plus attirantes, d'où son nom d'*Atropa Belladonna* (Belle Dame). C'est une des particularités de l'Atropine, médicament très utilisé de nos jours. Je n'ai pas trouvé de portrait sur lequel cette dilatation des pupilles soit patente. Sur le plan physiologique, le diamètre de la pupille est avant tout influencé par la luminosité. Il s'agit du réflexe photomoteur qui se manifeste par une contraction de l'iris et donc un rétrécissement de la pupille sous l'effet de la lumière. Léonard avait bien appréhendé ce détail, mais il supposait que les deux yeux avaient un fonctionnement autonome, alors que le réflexe est bilatéral et symétrique. La très discrète *anisocorie* (différence de diamètre des pupilles) de *La Joconde* (Musée du Louvre, 1503-1519) [*] à peine perceptible compte tenu du *sfumato*, a parfois été considérée comme intentionnelle, en rapport avec un éclairage légèrement différent des deux yeux (?) Nous pensons, pour notre part qu'elle est plutôt en rapport avec les limites de la technique de peinture, le diamètre étant très difficile à appréhender de façon précise. En tous cas, sur *La Joconde*, les deux pupilles ne sont pas parfaitement centrées, alors que les yeux sont bien vus dans leur axe puisqu'elle « nous regarde ». Il n'y a pas de raison de penser que la minime anisocorie soit plus intentionnelle que cette petite anomalie relativement plus « flagrante ». Ce problème de centrage des pupilles est beaucoup plus caricatural sur le *Portrait de Musicien* (Pinacothèque Ambrosienne, Milan, 1485) [*] avec la pupille gauche très excentrée vers le haut. Curieusement, ceci ne change pas notre impression devant ce visage, et il faut un examen attentif pour le percevoir. Nous sommes capables de détecter la direction d'un regard en fonction de la position de l'iris sur la sclère (le blanc de l'œil) ce qui a une importance considérable dans les interactions sociales, et d'ailleurs la moindre anomalie de direction (strabisme) nous est perceptible. En revanche, une anomalie de centrage de la pupille dans l'iris n'est pas spontanément détectée, car elle ne joue pas de rôle spécifique (elle n'a pas de signification) et est exceptionnelle… en dehors des représentations artistiques ! Ce problème de centrage de la pupille est retrouvé fréquemment à des degrés divers sur des portraits de peintres tout aussi minutieux. Sur le *Portrait d'une Femme* par Rogier Van der Weyden (Gemäldegalerie, Berlin, 1435 1440) [*], les pupilles sont excentrées de plusieurs millimètres sans que cela soit spontanément détectable. Sur le célèbre *Condottière* d'Antonello da Messina (Musée du Louvre, 1475) [*], l'excentration des pupilles est plus faible, totalement imperceptible, de l'ordre d'un millimètre ou deux. Ce qui frappe en revanche dans ce portrait est son regard pénétrant qui a toujours fait une forte impression chez le spectateur depuis l'origine. En fait, la profondeur de ce regard est en rapport avec la présence d'un large reflet bien net au niveau des deux yeux, correspondant à une fenêtre ouverte. La preuve peut en être obtenue facilement : un montage photographique supprimant cet éclat lui donne un regard complètement vide, ayant perdu toute son acuité. Sur le portrait de Hieronymus Holzschuer par Albrecht Dürer (Gemäldegalerie, Berlin, 1475) [*], le reflet, plus complexe, est celui d'une fenêtre fermée, comportant la croix du châssis à quatre carreaux. Sa suppression photographique donne un effet indéniable mais moins spectaculaire.

La présence d'un reflet dans le regard commence surtout avec la peinture du XVᵉ siècle. Auparavant, il est parfois possible de détecter une très discrète tache blanche dans les yeux de certains personnages, mais à partir de la Renaissance, ce reflet devient beaucoup plus fréquent. Très curieusement, la *Joconde* (Musée du Louvre, 1503-1519) est le seul des quelques portraits de Léonard qui ne comporte pas du tout de reflet dans le regard. Contrairement à Antonello, Léonard n'a jamais figuré de reflet intense, mais il existe habituellement sur ses portraits un très discret éclat qui souligne le regard (sauf sur le portrait d'Isabelle d'Este, un dessin de profil strict). Un montage photographique nous permet là aussi de formuler une hypothèse : lorsqu'on rajoute un reflet dans les yeux de *la Joconde*, très modéré pour rester dans le *sfumato* cher à Léonard, notre perception de ce visage change de façon très surprenante. *Mona Lisa* devient aussitôt beaucoup plus vivante, beaucoup plus proche, presque malicieuse. Même son fameux sourire s'en trouve modifié. L'effet produit est tellement caricatural qu'il devient hautement probable que cette absence de reflet soit intentionnelle. Compte tenu des nombreuses années pendant lesquelles Léonard a apporté des modifications à son chef-d'œuvre, il est difficile d'imaginer qu'il n'ait pas essayé de poser un reflet à un moment où un autre. En fait, il faut se souvenir qu'à cette époque une dame respectable se devait de dissimuler ses sentiments et ses émotions. L'absence de reflet est manifestement un élément essentiel du mystère qui accompagne le fameux sourire de la Joconde, peut-être même l'élément prédominant. Très curieusement, malgré les innombrables commentaires dont elle a fait l'objet, ceci n'a jamais été évoqué.

Iconographie

1 https://www.lelivrescolaire.fr/page/6835980
2 https://www.eurographics.ca/fr/1700-64182.aspx?o=1750-64182
3. planche RL 19001v. /c.1510-1511
https://phys.org/news/2010-03-leonardo-anatomical-fascinate-modern-day-anatomist.html.
4 www.ensba.fr/ow2/catzarts/images/Est000012_e-91480.JPG
5.http://www.lerma.it/erma_assets//BookStore/Preview/00012680-preview.pdf
6 https://www.metmuseum.org/fr/art/collection/search/337497
7 https://mba.caen.fr/oeuvre/la-tentation-de-saint-antoine
8 https://www.leonardodavinci.net/study-for-the-last-supper-judas.jsp
9.http://lepetitrenaudon.blogspot.com/2014/01/le-printemps-de-la-renaissance-la.html
10.https://www.chateaudefontainebleau.fr/collection-et-ressources/les-collections/sculptures/laocoon-et-ses-fils/

11 Google Arts
12 Alamy
* Image facilement accessible sur Wikipédia ou Wikimedia
** site officiel du Louvre

L'anatomie aux XVe-XVIe : état de la question

Michel Rongières

La nuit vivante se dissipe à la clarté de la mort[7]

We all now that the triumph for a historian of science is to prove that nobody ever discover anything[8]

La Renaissance doit beaucoup à l'Art et inversement, mais elle doit beaucoup aussi à l'anatomie.

Cette anatomie « renaissante » est une discipline sensuelle, visuelle, elle repose autant sur la description du monde réel des choses vues, le *« visus »*, que sur la transmission contrôlée de la parole *« l'auditus »*[9]. L'Homme du nouveau microcosme étant le centre des préoccupations de « l'humaniste et du renaissant », l'anatomie fait revivre cet « envers viscéral de la beauté » qu'est le cadavre disséqué, cher à Sendrail[10], en lui permettant de revêtir une forme qui se meut, qui vit ; et alors c'est sensuellement que notre corps apparaît à notre toucher autrement que sous l'aspect d'une chose. Le corps humain ne se connaît que sensuellement et il ne s'enseigne que sensuellement. La craie et le tableau noir, chers aux successeurs de nos anatomistes renaissants, les schémas et dessins en couleurs illustrant nos manuels d'enseignement, sont une preuve de l'inextricable matière reliant anatomie-corps et peinture-art. La renaissance n'est rien sans l'anatomie, parce que l'anatomie n'est rien sans l'art peint et sculpté de la Renaissance. Marcantonio della Torre et Léonard de Vinci travaillant en cachette, Van Calcar et Vésale vérifiant les gravures sur bois avant d'imprimer *la Fabrica*, c'est plus qu'une image… une révolution. C'est le début de l'image comme support de la science. Faire de l'anatomie, c'est faire part de l'art en médecine, montrer la merveilleuse organisation du corps. Et pourtant, rien n'est plus scientifique que l'anatomie, car tout est toujours à la même place et toujours vérifiable depuis des siècles, sans évolution. Mais là, il y a des divergences de vues…

---

[7] Foucault M., *Naissance de la clinique*, Paris, PUF Quadrige, 1963.

[8] Hadamard J., in *: The Royal Society Newton Tercentenary Celebrations*, vol 1, Cambridge, University Press, 1947, p 37.

[9] Koyré A., *Léonard de Vinci 500 ans après*, in : *« Études d'Histoire de la pensée scientifique »*, Paris, Gallimard, 1973.

[10] Sendrail M., *Le serpent et le miroir*, Paris, Plon, 1954

Les bases intellectuelles de l'anatomie

L'imprimerie d'abord

On attendra 1470 pour qu'une presse téméraire édite un livre médical écrit par un contemporain, Jean Jacobi : « *Tractus de regemine pistilentito* », présentant un intérêt sommaire. Bientôt vont se dessiner des villes à vocation plus scientifique : les centres de prédilection seront d'abord italiens à Rome, Venise, Padoue, franchissant les frontières pour s'étendre à Lyon, Paris — déjà se profile l'ombre des grandes universités médicales qui abriteront les chantres de l'anatomie. Pourtant l'anatomie reste peu représentée en ce siècle. Elle est traitée à l'aune des anciens — les livres anatomiques rencontrés chez les éditeurs sont ceux d'Hippocrate, Galien, Rhazès... Ce sont des traités non illustrés. On ne rompt pas avec une tradition galénique exhortant l'anatomiste instruit à se contenter du texte, l'iconographie dépréciée étant superflue et même synonyme d'inculture réservée aux barbiers et aux chirurgiens. Ainsi, peu d'incunables traitant d'anatomie seront illustrés. Une allusion très discrète à l'anatomie sera faite dans l'ouvrage de Jean de Ketham, le « *Fasciculus Medicinae* », au travers d'une gravure traitant d'anatomie ; un traité d'ophtalmologie sera aussi imprimé avant 1500 ainsi que le premier traité de chirurgie, en 1497, « *Das ist das buch der cirurgia* » par Brunschurg. Mais ces ouvrages présentent un intérêt scientifique modeste et leur intérêt tient lieu aujourd'hui de témoins historiques de coutumes révolues.

La production livresque ne reflète pas entièrement les découvertes anatomiques de cette fin de siècle, débutantes mais d'expression maladroite. De grands anatomistes exerceront et contribueront à la connaissance du corps humain et plus indirectement à l'ébauche du grand chef-d'œuvre du XVIe siècle.

Vésale et l'enseignement par le livre

« Ici me vient à l'esprit l'opinion de certains qui condamnent catégoriquement le fait de proposer aux étudiants en histoire naturelle des dessins, quelques excellents qu'ils soient, non seulement de plantes, mais de parties du corps humain ; il importe d'apprendre ces matières, non d'après des images, mais par la dissection soigneuse et l'observation directe des choses. Je me rangerais volontiers à leur avis, si ces images très ressemblantes — plaise au ciel que les typographes ne les détériorent jamais — avaient été jointes au texte dans le but d'encourager les étudiants à se contenter des planches et de s'abstenir de la dissection des corps, mais la

vérité n'est-elle pas plutôt, qu'avec tous les moyens dont je dispose, j'exhorte les candidats en médecine à s'y livrer de leurs propres mains. »[11]

Andreas Vesalius Bruxellensis (Bruxelles 1514 — Zante 1564), Vésale, est bien le fondateur de l'anatomie moderne. Daremberg[12] peut bien mettre en doute ce fait historique, encore faut-il expliquer pourquoi, et justifier l'importance de ce génie par l'étude de ses œuvres, par la signification et le but de son travail, mais surtout par sa méthode[13]. Le *« De Humani Corporis Fabrica de 1543 »*[14] est un des plus beaux livres de tous les temps ; l'émotion que l'on ressent à le tenir dans les mains et à le regarder, avec ses presque 700 pages, est intense. Premier manuel d'anatomie, comportant une somme éducative, mais aussi une méthode d'enseignement de l'anatomie dans un livre qui souvent fera référence aux anciens, mais qui définitivement se veut un regard neuf et direct de l'anatomie strictement humaine disséquée par son auteur sans interprétation dogmatique.

La dissection anatomique à visée pédagogique. La période médiévale

« Ces derniers (le lecteur "lettore" lit en latin) à la façon des geais, parlant de choses qu'ils n'avaient jamais abordées de près, mais qu'ils ont prises dans les livres et confiées à leur mémoire, sans jamais regarder les objets décrits, plastronnent, juchés sur leur chaire, et y vont de leur couplet. Les autres sont tellement ignorants des langues qu'ils ne peuvent fournir aux spectateurs des explications sur les pièces disséquées ; il leur arrive aussi de lacérer les organes que le physicien leur ordonne de montrer. Celui-ci, qui n'a jamais mis la main à une dissection, se contente de son commentaire et mène sa barque en pilote ombrageux. »[15, 16]

La dissection des singes, pour ressemblante qu'elle fût, ne pouvait pas toujours être transposable à l'homme. Galien est critiquable pour un anatomiste du XXe siècle, et il le fut par Vésale, mais pour son temps, l'homme n'était qu'un animal de la création comme un autre, et on ne se trompait pas à penser que le corps animal était peu différencié d'une espèce à l'autre, tous étaient des créations de Dieu. L'homme en était le maître, la perfection absolue, mais toucher au corps mort pouvait sembler interdit.

---

[11] Vésale A., *Préface d'André Vésale à ses Livres sur l'anatomie*, suivie d'une lettre à Jean Oporinus, son imprimeur, Bruxelles, Éd. Arscia S.A., 1961, p. 43.

[12] Daremberg Ch., *Histoire des Sciences médicales*, Tome I, Paris, Baillère, 1870.

[13] Canguilhem G., *Le normal et le pathologique*, Paris, Quadrige, PUF, 1991.

[14] Vésale A., *De Humani Corporis Fabrica*, Bâle, Oporinus, 1543.

[15] Vésale A., *Préface d'André Vésale à ses Livres sur l'anatomie. Op.cit.*, p. 28.

[16] Castan Ph., *Naissance médiévale de la dissection anatomique*, Montpellier, Sauramps Medical, 1985, p. 184.

Vésale plus tard modifiera la vision et le concept de corps humain pour le mettre au-dessus de toutes les espèces, en fondant une nouvelle anthropologie positive, où il s'intéresse à l'humain et plus aux animaux. Il faudra attendre Linné et Cuvier pour intégrer l'homme dans la longue série animale. Mais en plein crépuscule de ce qu'on appelle le Moyen-Âge, il y avait urgence à repenser l'homme, et à lui redonner sa place dans la nouvelle cosmologie qui se dessinait alors. Le faire l'égal de l'animal, insister sur le caractère inessentiel du corps devant l'esprit et donner la primauté de la mort devant la vie terrestre étaient des concepts religieux, certes, mais bien utiles pour maintenir le peuple inculte à sa place de serf, homonymie animale bien intéressante. La Renaissance, c'est donc aussi sortir de cette condition « d'esclavage scolastique ».

Il y a d'importantes différences entre les conceptions sur la mort et les interdits sur le caractère sacré du cadavre. L'église chrétienne d'Orient était, semble-t-il, plus ouverte ; en effet, pendant la première pandémie de peste qui atteint Byzance entre VIe et VIIIe siècles, elle autorisa les autopsies pour comprendre la maladie.

Certains historiens ont vu dans la lutte continuelle de Frédéric II de Hohenstaufen, la cause de la levée de certains interdits sur la dissection humaine (contesté par S Gouguenheim[17]). Peut-être est-ce une des raisons de cette nouvelle éthique ; son ouverture d'esprit, son éducation sicilienne très imprégnée d'orientalisme furent un ferment essentiel qui ont fait de l'Empereur un humaniste, voire un « Renaissant » avant l'âge. Fidèle à l'Église — ses actes écrits en font foi —, sa curiosité intellectuelle, ses interrogations perpétuelles souvent naïves pour un moderne, de nature philosophique théologique et même métaphysique, lui suggérant une correspondance riche avec un vizir du sultan d'Égypte, sa volonté de comprendre sans dogmatisme, étaient révolutionnaires pour cette époque, mais il ne fut pas le seul. Son comportement était incompatible avec le pouvoir ecclésiastique, et les différents papes qui se sont succédé auraient bien voulu le faire aller à Canossa comme son illustre ancêtre Frédéric Barberousse. C'est Frédéric II qui rend obligatoire la dissection anatomique comme enseignement probatoire à la médecine.

Toutefois à cette époque, la thanatopraxie qui n'est qu'une pratique limitée de la dissection, mais qui nécessite des connaissances importantes, était pratique courante pour les prélats, qui étaient embaumés. Pendant les diverses croisades, les squelettes des croisés étaient rapatriés en terre chrétienne, après

[17] Gougenheim S., *Frédéric II Un empereur de légendes*, Paris, Perrin, 2015.

avoir été bouillis. Ces dérogations sont fréquentes (Saint-Louis le premier avait été transporté tel quel). Boniface VIII l'interdit le 27 septembre 1299, par la bulle *Detestande feritatis,* cette bulle est incluse dans un ensemble de lois-canons pour l'Église *Extravagantes communes,* qui règleront les pratiques de mise en terre et de comportement vis-à-vis des corps morts, mais en aucun cas il ne s'agit d'interdiction de disséquer.

Au XIIIe siècle, une ordonnance royale substitue et autorise à Salerne la dissection des cadavres à celles des cochons ! Le 7 mars 1308, elle précise ce qu'elle autorise et augmente le nombre de cadavres à disséquer. On attribue à cette époque à Mundinus la première dissection humaine de l'époque moderne occidentale, officiellement répertoriée. Mais pour l'essentiel, c'est une prescription médico-légale. En 1302, Guillaume de Varignano a profité d'autopsies à la recherche de poison pour étudier les parties internes du corps. La rareté de la dissection anatomique contrastait avec la grande ouverture d'esprit envers les autres disciplines médicales et les autres sciences musulmanes, mathématiques, physique, astronomie, etc.

Le transfert de ces connaissances vers l'Occident médiéval s'est fait ponctuellement grâce à des érudits rares et très précoces, comme Gerbert d'Aurillac[18], le pape de l'an mil[19]. Il est souvent considéré comme un préhumaniste[20]. Mais aussi grâce à des souverains de stature exceptionnelle (« *Stupor mundi* ») comme Frédéric II de Hohenstaufen, Empereur d'Allemagne et Roi de Sicile (1194-1250)[21]. La curiosité intellectuelle de Frédéric II n'avait aucune limite ; ses correspondances personnelles et amicales avec les sultans arabes et leurs vizirs sont célèbres ainsi que sa façon personnelle de récupérer Jérusalem sans combattre, mais son érudition et son ouverture vers la culture arabe et les sciences n'était pas très catholique, il fut excommunié plus d'une fois. Un moine[22] du XIIIe siècle rapporte dans ses chroniques que l'Empereur faisait des expériences, en particulier pour savoir si on digérait mieux après un effort ou après une sieste, il fait manger deux hommes à satiété, fait dormir l'un et courir l'autre, puis les fait tuer et disséquer... conclusion évidente. Légende ou vérité ? Avec lui tout était possible, à cette époque surtout. Ce qui est certain, c'est qu'il a imposé la

18 Enfant trouvé, moine à Aurillac, étudiant à Barcelone, Ecolâtre de Reims, évêque de Ravenne, puis pape sous le nom de Sylvestre II, mort en 1003.

19 Voir : Riché P., *Gerbert d'Aurillac, le pape de l'An Mil*, Paris, Fayard, 1987 (réimp. 2006), 332 p.

20 Voir : Riché P., *Les Carolingiens*. Hachette Histoire, et Werner FK. *Histoire de France*, Tome I : *Les origines*., sous la direction de J. Favier, Poche Histoire, 1993.

21 Benoist-Méchin J., *Frédéric de Hohenstaufen ou le rêve excommunié*, Paris, Librairie Académique Perrin, 2008.

22 Guyotjeannin O., *Salimbène de Adam, un chroniquer franciscain*, Belgique, Brepols, 1996.

dissection et l'étude de l'anatomie, pour avoir le droit d'obtenir le diplôme de médecin. En 1238, il impose des dissections publiques à Salerne. Il passait souvent outre les interdits religieux et il a dû lutter constamment contre l'Église, parce qu'il était en avance sur la Renaissance de plus de deux siècles. Parce qu'il n'y a pas de document attestant de cette dissection, on continue à dater la première dissection en Occident de 1341 à Padoue (Gentile da Foligna), 1376 à Montpellier, 1478 à Paris, après 1550 en Espagne !

Après le déclin de l'École Salernitaine, à la fin du XIIIe siècle, la dissection humaine fut à nouveau interdite par l'Église catholique. Paradoxalement c'est l'autopsie qui permit à nouveau « d'anatomiser » des corps, mais sans volonté de connaître le corps normal, mais simplement pour élucider la cause de celle-ci. Ceci nous amène au premier cas de dissection médico-légale en 1302, une dissection post-mortem pour suspicion d'empoisonnement.

Mondino da Luzzi publia vers 1316 son livre *« Anathomia »* ; c'est le premier ouvrage anatomique écrit en latin par un auteur occidental médiéval. Les dissections sont les siennes propres, sur des cadavres humains, mais les descriptions sont faussées par son attachement au dogme galénique, il ne pense pas par lui-même. Ses dissections ne font que confirmer les écrits de Galien, par ce qu'il ne sait pas voir et décrire. Le foie a quatre lobes, l'estomac est sphérique, l'utérus possède sept compartiments... en a-t-il vraiment disséqué ?

En France, à Montpellier, Henri de Mondeville (1270-1320), pur produit de l'école de Bologne, enseigne avec sérieux l'anatomie, dès 1304. Mais ses rares dissections n'apportent rien de plus que les descriptions de Galien, car cet auteur continue de voir l'anatomie non humaine de Galien dans un cadavre disséqué sans méthode.

Rappelons ici que c'est une chose de voir un cadavre disséqué, c'en est une autre de regarder pour décrire, pour comprendre. C'est cela que ces médecins anatomistes n'étaient pas capables de faire. Vésale sera non seulement un précurseur dans la manière de regarder et de s'interroger, mais aussi, et surtout, il lèguera une méthode de dissection et un matériel, qui fait de son œuvre un véritable ouvrage d'enseignement.

Bertucci (+ 1347), le successeur de Mondeville à Bologne, fut le maître de Guy de Chauliac. En 1410 Pietro d'Argellata (+ 1423) autopsie le corps du pape Alexandre V, mort trop brutalement.

Le relais de Bologne fut pris par l'Université de Padoue qui pendant trois siècles sera le centre intellectuel universitaire du monde. La première dissection y fut réalisée par Gentile de Foligna, en 1341. Puis la pratique de « l'anatomisation » humaine se répandit : Venise en 1368, Florence en 1388, Sienne en 1427, Perugia en 1457, Gênes en 1482, Pise en 1501, et nous entrons alors dans la Renaissance italienne, bien plus précoce qu'ailleurs. Où est la limite ? Où commence véritablement le besoin de savoir, le regard nouveau sur l'homme ? Est-ce dans le fait de la dissection ou dans ce que les anatomistes y ont vu ? La Renaissance de la Médecine et de la Science en général est italienne, Padouane en particulier.

L'enseignement de l'anatomie diffuse donc directement de Bologne à Montpellier et à Padoue, qui deviendront les deux centres européens de rayonnement du savoir médical.

L'apport du XVe siècle

Le XVe siècle survient alors, qui voit apparaître de grands bouleversements. C'est de la conjonction de plusieurs faits historiques, de plusieurs découvertes apparemment indépendantes, que naissent les plus grands progrès. De la diffusion du savoir naît le savoir. L'imprimerie naissante, la prise de Constantinople par les Turcs de Mehmet II en 1453, la fuite des savants et le retour en Occident des manuscrits grecs et hébreux originaux, vont accélérer le mouvement humaniste préfiguré au moins en Italie, dès le XIIIe siècle. Galien enfin, retrouvé dans son texte original, sera encore plus adulé pour mieux être critiqué et déstabilisé plus tard. C'est le lieu ici de détruire cette fausse notion de dénaturation des textes grecs par les traductions arabes[23], parce qu'il n'y a jamais eu de traductions faites par les Arabes, mais des traductions faites par des médecins érudits, chrétiens nestoriens, soucieux de la fidélité au texte original. Hunayn ibn Ishaq[24] en est le meilleur exemple. Ce médecin était un traducteur infatigable, mais aussi un philologue, qui cherchait la meilleure copie du manuscrit le plus ancien, comparant les documents, recoupant les manuscrits pour être sûr de leur authenticité. Il va traduire du grec au syriaque puis du syriaque à l'arabe, parfois directement et il recherche et crée les mots arabes correspondant au mieux au terme grec à traduire. Ce ne sera pas le cas des traducteurs latins, sauf peut-être Gérard de Crémone, et encore moins des moines copistes

---

[23] Le Coz R., *Les médecins nestoriens au Moyen-Âge : Les maîtres des arabes*, Paris, L'Harmattan, 2004. Lire aussi : *Les chrétiens dans la médecine arabe*, Paris, L'Harmattan, 2006.

[24] Voir aussi : Leclerc L., *Histoire de la médecine arabe. Exposé complet des traductions du grec. Les sciences en Orient, leur transmission à l'Occident par les traductions latines.* in 8°, 2 volumes, Paris, Éd. E.Leroux, 1876.

ignares. Les traducteurs du XVe siècle s'intéresseront au texte grec de nombreux auteurs, et oublieront les textes arabes.

À l'aube de la Renaissance italienne, l'artiste, dans le but de mieux décrire et dessiner le corps de l'homme aussi bien immobile qu'en mouvement, dissèque par lui-même, car il comprend que les livres anciens ne peuvent rien lui apporter. C'est le parti que prendra Léonard de Vinci qui a disséqué par lui-même une trentaine de cadavres[25]. D'autres artistes prendront celui de dessiner sous la conduite d'un anatomiste qui peut leur demander de dessiner leurs dissections afin de les ajouter au livre. C'est le travail de Joseph Van Calcar en partie, élève du Titien et de Vésale.

La naissance de l'illustration anatomique n'est qu'une des conséquences de la Renaissance de l'Art, et le corollaire direct en est une utilisation meilleure des connaissances morphologiques exactes et des proportions du corps, obtenues par la dissection humaine. On comprend mieux alors l'Hercule de Michel Ange, les peintures de Léonard, du Titien, et Vésale peut penser sa *Fabrica* dès lors qu'il a tous les outils disponibles en plus de sa volonté de connaître.

La dissection et le corps au XVIe siècle

« .... L'histoire de l'anatomie est aussi l'histoire d'un cadavre qui au cours des années, s'affranchit de son statut d'objet à préserver à cause du souvenir de l'âme qui l'habitait, pour devenir objet d'un culte scientifique, lieu de production de connaissance. »[26]

Au Moyen-Âge, nous avons vu que le pouvoir ou les institutions en général se réservaient le droit d'autoriser une ou des dissections dans un cadre strictement contrôlé ; ce n'est pas étonnant, tout était vécu comme cela. L'historiographie est alors précise sur les dates de dissection officielle, sur les décrets et ordonnances autorisant, limitant ou interdisant « l'anatomisation ».

Il n'en est plus de même au siècle de la Renaissance. La science médicale par l'anatomie est en marche vers plus de savoir. Dans le même temps, le corps est désacralisé. Plus humain, il perd son caractère d'enveloppe pour l'âme, de créature divine. Créé à l'image de Dieu, l'homme cadavre ne pouvait être réduit sous le scalpel en morceaux abjects et sanguinolents. Toutefois, on remarquera que cette époque fut une des plus cruelles, l'homme

---

[25] Léonard de Vinci, *Dessins anatomiques*. P. Huard, Éd. Roger Dacosta, 1968.
[26] Carlino A., *Marsia, Sant'antonio ed altri indizi : Il corpo punito e la dissezione tra quattro e cinquecento*, in : *Le Corps à la Renaissance*", Actes du XXXe colloque de Tours, Paris, Aux amateurs de Livres, 1987, p. 129-138.

vivant, lui, pouvant être massacré en toute impunité, souvent avec la bénédiction des ecclésiastiques et du Pape — la Saint-Barthélemy en 1572 en est un bel exemple. On ne pouvait donc pas tuer un homme deux fois. Cette époque passionnante, fascinante, terrible, à la fois mystérieuse et esthétique, fut tournée comme aucune autre avant elle, vers l'occulte et la démonologie, dont les ouvrages se vendaient mieux que la belle littérature humaniste. La perte des valeurs scolastiques et théologiques officielles, la disparition de la peur de Dieu, de même qu'une profonde révolte contre le comportement des prélats romains, ont donné du courage au peuple. Le rire, si caractéristique de cette époque qui jubile dans la misère est la preuve d'une libération, mais aussi c'est pour certains le rire du Diable[27].

On a donc le sentiment d'une libéralisation de la dissection, qui est prise en charge par les médecins dont le statut se constitue et se renforce. La dissection est bonne pour l'homme, elle est donc agréable à Dieu, c'est ce que déclareront les élus et clercs de l'Université de Salamanque, bien connus pourtant pour leur orthodoxie catholique intransigeante.

Les autorités ecclésiastiques régulent, mais n'interdisent plus la dissection. Nous verrons que c'est le peuple qui, sous l'emprise de ses croyances religieuses et superstitieuses, ne comprendra jamais l'utilité de ce qu'il considère comme un sacrilège. Les idées populaires sur la dissection, et l'utilisation des organes au XXe siècle ne sont pas plus évoluées — il suffit de voir l'Italie qui interdit les dissections.

Le condamné à mort est le seul à être officiellement donné aux anatomistes pour les dissections. C'est une deuxième mort pour eux, certains dans leurs dernières volontés expriment le souhait de ne pas être anatomisé, la peur d'être dépecé, leurs organes dispersés, et de ne pouvoir être entier pour la résurrection. Ils craignaient plus pour leur destin *post-mortem* que pour leur exécution à laquelle aucune grâce n'était à attendre. L'élite intellectuelle, et avec elle les clercs qui en constituaient la partie la plus importante, étaient tout à fait prêts à accepter la dissection et la désacralisation momentanée « *ad hoc* » du cadavre. Mais les discours moraux, religieux, culturels et archaïques liés à ce corps mort furent plus forts dans les mentalités populaires, loin des préoccupations scientifiques.

Les dissections attestées par les différents anatomistes de cette époque sont très nombreuses, et même réparties pendant toutes leurs années d'existence,

[27] Voir Le Nom de la Rose d'Umberto Eco.

et en des villes différentes ; puis ajoutées les unes aux autres, on aboutit à un chiffre énorme.

Le seul recours est le pillage clandestin des cimetières, où la récupération de condamnés à mort non autorisée sur les gibets. Vésale décrit ces pratiques, et ne nie pas l'avoir fait pour ses maîtres, pour lui-même puis avec et pour ses élèves, pour l'enseignement et surtout pour ses travaux. Berengario da Carpi, l'un de ses prédécesseurs qui dit avoir disséqué cent cadavres humains, l'a-t-il fait au rythme des autorisations institutionnelles ? Certes non. Vésale décrit un acte héroïque, car il transgresse un interdit pour le bien de la science et de la connaissance. Dans son livre *La Fabrica*, il raconte ses exploits nocturnes. Mais surtout il les représente dans certaines des lettrines du livre. Le « L » et le « O » ont pour sujet respectivement le condamné à mort et le vol des cadavres dans les cimetières. Le « L » représente une femme morte pendue qui est décrochée par un « amour » — symbolisant l'étudiant en médecine — , à droite, un ecclésiastique avec une croix en main domine la foule. Ce dernier légitime l'acte qui est représenté. Le petit « O » représente un décapité, ici les soldats représentent l'autorité et la légitimité de l'acte commis par les étudiants. Le « I » voit des petits amours voler un cadavre de nuit, certains se déguisent en soldats pour donner le change.

Les compagnies de justice et la préparation des cadavres

En 1472, une Bulle de Sixte IV reconnaît l'anatomie comme une discipline utile, mais tolérée. Elle est officiellement autorisée par Clément VII. La résistance tient à la force des théories humorales, le respect des anciens et les difficultés techniques de la dissection même manière.

En 1450, apparaissent en Italie des compagnies de justice, qui prennent en charge les condamnés à mort. Les confrères de ces sociétés de miséricorde accompagnent ceux-ci du lieu de détention à l'échafaud, puis à leur inhumation. Ils devaient leur assurer une fin la plus sereine possible et leur garantir une sépulture digne. Ils assistaient aux exécutions, dans le territoire de leur compétence, et en écrivaient le déroulement, pour rendre compte de leur œuvre charitable, au moment de leur réunion en congrégation. Leurs archives nous donnent de précieux renseignements sur le nombre de cadavres autorisés officiellement à la dissection, car ils étaient chargés de veiller aux dissections et de récupérer les restes. Dans le Livre de la compagnie de Saint-Jean des Fiorentini de Rome, on ne trouve qu'une vingtaine de cadavres donnés aux médecins de l'Archigymnase romain pour être disséqués entre 1517 et 1580. La liste des condamnés à mort à Florence entre les XVIe et XVIIIe siècles révèle un cas unique, livré aux anatomistes de Santa Croce. Il apparaît donc une inadéquation importante entre ce qui est autorisé et contrôlé, et ce qui est effectivement réalisé, comme les livres de Vésale et de Colombo le démontrent à eux seuls. La différence est de l'ordre d'un à dix.

Anatomie, art et Renaissance

Il paraît évident que peintres et anatomistes ont collaboré. Jakob Burckhardt (1818-1897), grand historien de l'art, écrit ceci : *« ... En effet, l'étude fréquente de l'anatomie a probablement fait plus que tout autre chose pour détruire la croyance en l'influence magique de diverses parties du corps, tandis que dans le même temps l'observation incessante et la représentation de la forme humaine ont rendu l'artiste familier avec une magie d'une tout autre sorte. »*

La comparaison entre le corps humain microcosme et le monde macrocosme dans lequel nous vivons prend de l'importance durant la Renaissance, en particulier avec l'image forte représentée par la publication historique la même année en 1543, du livre de André Vésale « La fabrique du corps humain » et le livre de Copernic « De la révolution des orbes célestes ». L'Homme étant remis au centre du monde à sa juste place en même temps que le soleil était mis au centre de l'univers[28].

Vésale est un humaniste de formation comme Sylvius, un anatomiste et un chirurgien. Cette curiosité du corps en fait non pas un grand découvreur, mais un observateur qui va donner à la science médicale naissante une technique pour la dissection, des règles pour l'observation des parties du corps, une méthode pour l'enseignement. Il remonte aux manuscrits grecs de Galien qu'il traduit et comprend l'erreur de Galien, la transposition de l'animal à l'homme. Il est pour l'anatomie ce que Léonard est pour l'art.

« Les rapports nouveaux entre la peinture et la nature, l'exactitude de l'observation et l'exigence de précision ont joué un rôle essentiel tant dans l'anatomie que dans l'histoire naturelle. »[29]

« Au travers de ce dessin, Léonard "sublime" la préhension et extrapole l'observation statique du cadavre à la réalité dynamique de la vie. On peut conclure qu'il disséqua pour mieux dessiner la réalité, combinant ainsi une

---

[28] voir Canguilhem G., *L'Homme de Vésale dans le Monde de Copernic : 1543*, Conférence faite à l'académie Royale de Belgique en 1964, in : *Études d'Histoire et de Philosophie des sciences*, Paris, Vrin, 1989 (1re éd. 1968).

[29] Grmek M.D., R Bernabeo R., *Histoire de la pensée médicale en Occident*, Tome 2, Paris, Seuil, 1997. J'ai eu l'occasion de discuter de ce détail avec le Professeur Grmek lui-même et pour lui l'apport des anatomistes à la peinture était évident, même si l'inverse a été plus important.

vision artistique et fonctionnelle de l'anatomie, ce qui explique d'une certaine manière la raison pour laquelle il ne dessina pas toujours exactement et fidèlement ce qu'il observa. » [30]

L'anatomie, entre art et science au XVIe siècle : autopsie d'un regard[31]

« L'étourdissante maîtrise du corps humain dont vont faire preuve les peintres, les sculpteurs, les graveurs de la Renaissance, en particulier en Italie, allait désormais être tributaire de ce précisément à quoi elle cherche, tant bien que mal, à échapper : la finitude et la mort. Le cadavre des hommes allait ouvrir la voie. La peinture de la Renaissance, née avec l'observation anatomique, donne l'homme à voir parce qu'elle offre le corps à lire, la chair à déchiffrer. »

« Dans leur détermination à percer les mystères du corps humain, les artistes de la Renaissance italienne précédèrent, historiquement, les anatomistes. Ils furent à l'origine d'une passion du corps qui draina, dans un fécond sillage, celle de médecins toujours avides d'une connaissance approfondie des mécanismes du corps, fût-il réduit à son cadavre, à sa rigidité organique. Ce qui lia les peintres aux anatomistes fut bien le regard commun porté sur l'homme. »[32]

Conclusion

Paradoxalement, l'anatomie se voit actuellement enlever de nombreuses heures d'enseignement comme d'autres disciplines basiques, au profit d'un enseignement surprenant ou mal inséré. Il ne faudrait pas oublier que l'anatomie est à la source parce que c'est le corps de l'homme qui en est le sujet d'étude. L'être-là qu'est l'Homme n'est pas un sujet pour une « science », dans le sens de science qui progresse ; son anatomie n'a pas changé, mais il faut l'enseigner à chaque génération d'étudiants-médecins et à bien d'autres encore. Le corps tout comme la maladie ne sont pas une politique, pas plus que la pluie qui tombe, l'orage qui éclate, la fleur qui éclot. La nature et la Vie ne font pas de politique[33]. Les décideurs et les pédagogues croient que seules les matières médicales qui progressent parce qu'elles sont scientifiques sont bonnes à enseigner. Galien s'est trompé parce qu'il ne

---

[30] Le Nen D., Laulan J., *La main de Léonard de Vinci*, Éd. Springer, Paris, 2010, p. 91.

[31] Pieters C., *L'anatomie entre art et science au XVIe siècle : autopsie d'un regard*, in : Communication et langages, n° 127, 1er trimestre 2001. Dossier : Le corps saisi par l'image. p. 61-77. doi : 10.3406/colan.2001.3061 http://www.persee.fr/doc/colan_0336-1500_2001_num_127_1_3061

[32] Pieters C. *Ibid.*

[33] Comte-Sponville A., *L'écologie est-elle une politique*, France-Culture, juin 1993.

connaissait pas le corps humain, et c'est en cela que la médecine qu'il défendait et qui est devenue un dogme homologué par les scolastiques, mais également enseigné bien avant le Moyen-Âge, n'a pas survécu à la simple observation, et aux travaux qui ont vraiment débuté au XVIe siècle. Ce découpage en sciences basiques, comme disent les Anglo-saxons, ou en disciplines fondamentales de la médecine, comme nous préférons dire, permet de lier les parties que nous étudions pour mieux en comprendre le tout, mais avouons que l'Humain est écarté. Nous sommes loin de cette médecine hippocratique qui ne voulait concevoir la Maladie et L'Homme que comme un tout « atomique » au sens propre du terme, et que l'anatomie n'en est pas le contraire, mais signifie le geste de l'ouvrir de bas en haut.

« Ainsi, ceux-là mêmes qui se sont donné pour tâche la maîtrise d'un art, s'attachent-ils à ce point à l'une des branches de celui-ci que, ne pouvant plus s'en dégager, ils délaissent les autres qui tendent cependant au même résultat. Ils ne produisent dès lors rien de remarquable et n'atteignent jamais la fin qu'ils se sont proposée, ils s'écartent sans retour de la véritable nature de l'art[34]. »

Ce que je complèterai par cette phrase corollaire de Georges Canguilhem[35] : *« La médecine est un art aux confins de plusieurs sciences. »*

Qui ne connaît pas notre corps ne peut comprendre celui-ci. Il ne faudrait pas l'oublier. Décidément j'ai bien la conviction que l'anatomie est bien vivante.

Je finirai par cette belle phrase de Montaigne : *« Nous sommes merveilleusement corporels*[36] *? »*

Bibliographie

Benoist-Méchin., *Frédéric de Hohenstaufen ou le rêve excommunié*, Paris, Librairie Académique Perrin, 1991.

Canguilhem G., *Le normal et le pathologique*, Paris, Quadrige, PUF, 1991.

[34] Discours d'inauguration à l'Académie de médecine ?... Non, préface d'Andréas Vésalius de Bruxelles, en 1543 à son fameux livre !

[35] Canguilhem G., *Le normal et le pathologique*, Paris, Quadrige, PUF, 1991.

[36] Montaigne M. *De la physionomie,* Livre III, chap 12, *Les Essais,* Classiques Garnier, 2019.

Canguilhem G., *L'Homme de Vésale dans le Monde de Copernic : 1543*, Conférence faite à l'académie Royale de Belgique en 1964, In » Études d'Histoire et de Philosophie des sciences, Paris, Vrin, 1989.

Carlino A., *Marsia, Sant'antonio ed altri indizi : Il corpo punito e la dissezione tra quattro e cinquecento*, In « Le Corps à la Renaissance », Actes du XXXe colloque de Tours, Paris, Aux amateurs de Livres, 1987.

Castan Ph., *Naissance médiévale de la dissection anatomique*, Montpellier, Sauramps Medical, 1985.

Comte-Sponville A., *L'écologie est-elle une politique*, France-Culture, juin 1993.

Daremberg Ch., *Histoire des Sciences médicales*, Tome I, Paris, Baillère, 1870.

Eco U., *Le nom de la rose*, Grasset, 1990.

Foucault M, *Naissance de la clinique*, Paris, PUF Quadrige, 1963.

Gougenheim S., *Frédéric II Un empereur de légendes*, Paris, Perrin, 2015.

Grmek M.D., Bernabeo R, in : *Histoire de la pensée médicale en Occident*, Tome 2, Paris, Seuil, 1997.

Guyotjeannin O., *Salimbène de Adam, un chroniqueur franciscain*, Belgique, Brepols, 1996.

Hadamard J., In *The Royal Society Newton Tercentenary Celebrations*, vol 1. Cambridge, University Press, 1947, p 37.

Koyré A., *Études d'Histoire de la pensée scientifique,* Paris, Éd. Gallimard, 1973.

Leclerc L., *Histoire de la médecine arabe. Exposé complet des traductions du grec. Les sciences en Orient, leur transmission à l'Occident par les traductions latines*. in 8°, 2 volumes, Éd. E. Leroux, Paris, 1876.

Le Coz R., *Les médecins nestoriens au Moyen-Âge : Les maîtres des Arabes*, Paris, L'Harmattan, 2004.

Le Coz R., *Les chrétiens dans la médecine arabe*, Paris, Éd. L'Harmattan, 2006.

Le Nen D., Laulan J., *La main de Léonard de Vinci*, Éd. Springer, Paris, 2010.

Léonard de Vinci, *Dessins anatomiques*, Présentés par P. Huard, Paris, Éd. Roger Dacosta, 1968.

Montaigne M., *De la physionomie,* Livre III, chap 12, *Les Essais.* Classiques Garnier, 2019.

Pieters C., *L'anatomie entre art et science au XVIe siècle : autopsie d'un regard*, in : Communication et langages, n° 127, 1er trimestre 2001. Dossier : Le corps saisi par l'image. p. 61-77.

Riché P., *Gerbert d'Aurillac, le pape de l'An Mil*, Paris, Fayard, 1987 (réimp. 2006).

Riché P. *Les Carolingiens.* Hachette Histoire, et Werner FK. Histoire de France, Tome I : Les origines., sous la direction de J. Favier, Poche Histoire, 1993.

Sendrail M., *Le serpent et le miroir*, Paris, Plon, 1954

Vésale A., *De Humani Corporis Fabrica*, Bâle, Oporinus, 1543.

Vésale A., *Préface d'André Vésale à ses Livres sur l'anatomie, suivie d'une lettre à Jean Oporinus, son imprimeur*, Bruxelles, Éd. Arscia S.A., 1961.

Corps de femmes : Léonard face à la différence des sexes

Concetta Pennuto

De nombreuses études, auxquelles nous ferons référence tout au long de cet article, permettent aujourd'hui d'analyser et de comprendre les recherches anatomiques de Léonard sur l'appareil génital féminin, et ce que l'on observe des structures à l'intérieur du corps ou quand on se penche sur les *pudenda* (les organes génitaux). Léonard est une figure émergente dans le panorama des études anatomiques de la première modernité, car il n'est pas inséré dans le circuit de la formation médicale universitaire, mais participe en tout cas de la culture qui favorise la découverte du corps humain entre arts et médecine. C'est dans ce contexte, qu'entre la fin du XVe siècle et la première moitié du XVIe siècle, se situe l'essor d'une médecine qui souligne la spécificité du corps féminin sur les plans anatomique, pathologique et thérapeutique. Cette médecine s'appuie sur un milieu culturel favorable, dans lequel la différence des sexes et la singularité de la femme deviennent un motif d'engagement dans les soins, dans le respect des observations anatomiques et de la personne.

Dans cet article, je propose d'interroger quelques pages des études anatomiques de Léonard sur les structures de la génération du corps féminin à la lumière de ce contexte culturel. En effet, l'image de Léonard anatomiste du corps féminin, bien qu'explorée dans les différentes périodes de son activité, serait celle d'un représentant du prétendu « modèle sexuel unique »[37] ou encore celle d'un anatomiste imprégné des doctrines de textes médiévaux qu'il tenterait de corriger. Est-ce possible de repérer en Léonard des éléments permettant de mettre en lumière une attention à ce que les médecins du XVIe siècle appellent la *sexus differentia*, la différence de sexe[38] ? C'est sur la base de cette *differentia* qu'ils construisent une médecine appliquée aux maladies propres aux femmes et qui relèvent de structures du corps particulières ayant un impact sur les capacités physiques et psychologiques de la personne.

La rédaction de cet article a bénéficié de l'aide et des conseils de collègues que je souhaite remercier : Daniel Saulnier, Vasco Zara, Chiara Lastraioli. Un vif remerciement également à Pascal Brioist et Dominique Le Nen pour leur patience et bienveillance.

[37] Thomas Laqueur, *Making Sex. Body and Gender from The Greeks to Freud*, Cambridge, Massachusetts, and London, England, Harvard University Press, 1992 (Paperback edition), p. 85.

[38] L'expression se retrouve, entre autres, chez le médecin Luis Mercado (1525-1611). Voir Luis Mercado, *De mulierum affectionibus Libri IIII*, Venetiis, apud Felicem Valgrisium, 1587, Lib. I, Cap. I *De sexus differentia*, p. 1.

En 1529, le traité intitulé *La noblesse et l'excellence du sexe féminin* (*De nobilitate et praecellentia foeminei sexus*) d'Henri Corneille Agrippa (1486-1535) est publié à Anvers, soit 20 ans après sa rédaction[39]. En 1541, François Habert d'Issoudun (1508 ? — 1561 ?) propose une version en vers[40] du *De nobilitate* et l'ouvrage est traduit en anglais en 1542[41] ; c'est en 1555 que le traité d'Agrippa est inséré dans le monumental *Fort inexpugnable de l'honneur du sexe féminin* de François de Billon (1522-1566) pour constituer, dans cette version revisitée, une riche argumentation sur les vertus des femmes[42] :

---

[39] Henri Corneille Agrippa, *De nobilitate et praecellentia foeminei sexus*, Antverpiae, apud Michaelem Hillenium in Rapo, 1529. L'année suivante est publiée une version en langue française : Henry Cornelle Agrippa, *De la noblesse et preexcellence du sexe foeminin*, On le vend à Paris par Denys Ianot demourant en la rue Neufve nostre Dame à l'enseigne Sainct Iehan Baptiste, près Saincte Geneviefve des Ardens, (1530).
Le *De nobilitate et praecellentia foeminei sexus* a fait l'objet d'une édition critique et d'une traduction en 1990 : Henri Corneille Agrippa, *De nobilitate et praecellentia foeminei sexus*, Édition critique d'après le texte d'Anvers 1529, Préface de R. Antonioli, Établissement du texte par Ch. Béné, Traduction de Mme O. Sauvage, Notes de R. Antonioli, Ch. Béné, M. Reulos, O. Sauvage, Sous la direction de R. Antonioli, Genève, Librairie Droz, 1990. Je signale également la version anglaise moderne : Henricus Cornelius Agrippa, *Declamation on the Nobility and Preeminence of the Female Sex*, Translated and Edited with an Introduction by Albert Rabil Jr, Chicago and London, The University of Chicago Press, 1996.
Sur Agrippa, voir Cornelius Agrippa, *De occulta philosophia Libri tres*, Edited by Vittoria Perrone Compagni, Leiden — New York — Köln, Brill, 1992, *Introduction*, p. 1-50 ; Wolf-Dieter Müller-Jahncke and Paul Richard Blum, *Agrippa von Nettesheim (1486-1535). Philosophical Magic, Empiricism, and Skepticism*, dans *Philosophers of the Renaissance*, Edited by Paul Richard Blum, Translated by Brian McNeil, Washington D.C., The Catholic University of America Press, 2010, p. 124-132.

[40] François Habert, *Le jardin de foelicite, avec la louenge et haultesse du sexe feminin, en ryme françoyse*, Paris, On les vend par Maistre P. Vidoue, imprimeur libraire juré de Paris (1541). Voir Renée-Claude Breitenstein, « Traduction, transferts culturels et construction des publics dans deux éloges collectifs de femmes de la première moitié du XVIe siècle », *Études françaises*, 2011, Vol. 47 n° 3, p. 91-107.

[41] *A treatise of the nobilitie and excellencye of vvoman kynde, translated out of Latine into englysshe by Dauid Clapam*, A Londini, In aedibus Thomae Bertheleti typis impress.,1542. Pour la transcription du texte, voir : https://quod.lib.umich.edu/e/eebo/A10054.0001.001/1:1?rgn=div1;view=fulltext (dernière consultation : 2 mai 2021).

[42] François de Billon, *Le fort inexpugnable de l'honneur du sexe féminin*, On le vend à Paris, chez Ian d'Allyer, 1555, f. 122r-258v. Voir Renée-Claude Breitenstein, « Le savoir comme « vertu » : la redéfinition des valeurs dans les éloges collectifs de femmes au XVe et au XVIe siècle », dans *Revisiter la « querelle des femmes ». Discours sur l'égalité/inégalité des sexes, de 1400 à 1600*, Sous la direction d'Armel Dubois-Nayat, Nicole Dufournaud et Anne Paupert, *L'école du genre*, Saint-Étienne, Publications de l'Université de Saint-Étienne, 2013, p. 165.

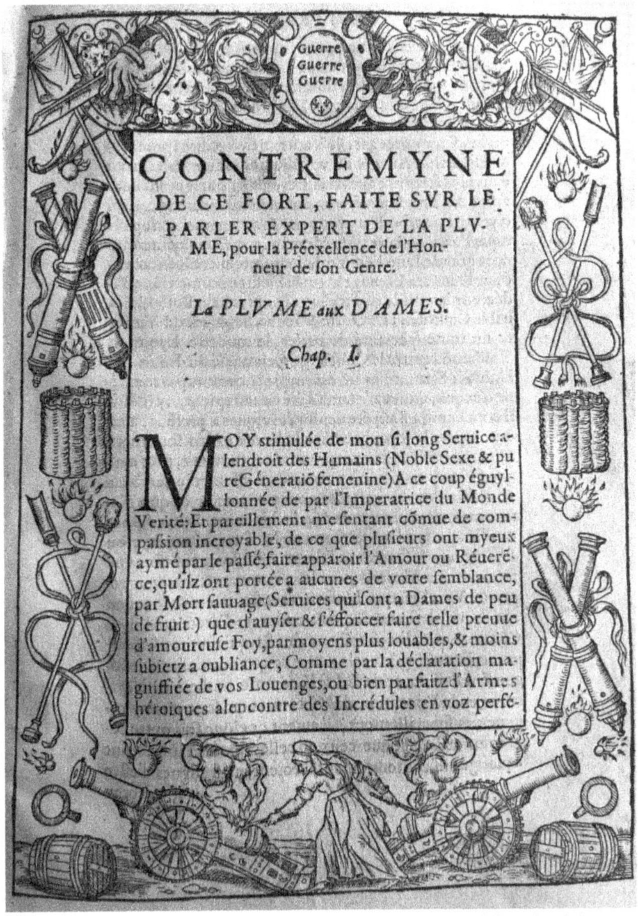
Guerre Guerre Guerre

CONTREMYNE
DE CE FORT, FAITE SVR LE PARLER EXPERT DE LA PLVME, pour la Préexcellence de l'Honneur de son Genre.

La PLVME aux DAMES.

Chap. I.

MOY stimulée de mon si long Seruice alendroit des Humains (Noble Sexe & pure Génératiō femenine) A ce coup éguyllonnée de par l'Imperatrice du Monde Verité: Et pareillement me sentant cōmue de compassion incroyable, de ce que plusieurs ont myeux aymé par le passé, faire apparoir l'Amour ou Réuerēce, qu'ilz ont portée a aucunes de votre semblance, par Mort sauuage (Seruices qui sont a Dames de peu de fruit) que d'auyser & s'éfforcer faire telle preuue d'amoureuse Foy, par moyens plus louables, & moins subietz a oubliance, Comme par la déclaration magnifiée de vos Louenges, ou bien par faitz d'Armes héroiques alencontre des Incrédules en voz perfé-

Fig. 1. François de Billon, *Le fort inexpugnable de l'honneur du sexe féminin*, Paris, Ian d'Allyer, 1555, f. 122r (Université de Tours, CESR).

La fortune du traité d'Agrippa s'appuie sur son choix programmatique, clairement affiché : en dédiant son texte à Marguerite d'Autriche (1480-1530), duchesse de Savoie et régente des Pays-Bas, Agrippa soutient l'excellence du sexe féminin, en raison de sa noblesse. Il s'insère ainsi non seulement dans ce mouvement de la première modernité que l'on appelle la « querelle des femmes »[43], mais également dans une démarche de

[43] Sur la « querelle des femmes » au XVIe siècle, voir au moins : Armel Dubois-Nayt, Nicole Dufournaud, Anne Paupert, *Revisiter la querelle des femmes : retour aux origines*, dans *Revisiter la « querelle des femmes »…*, *op. cit.*, p. 7-19 ; Renée-Claude Breitenstein, « Le savoir comme « vertu »…, *art. cit.*, p. 158-159 ; Joan Kelly, « Early Feminist Theory and the 'Querelle des Femmes' », *Signs*, Vol. 8 n° 1, 1982, p. 4-28 ; Éliane Viennot, *Les livres de la Querelle au XVIe siècle,* dernière mise à jour : 17 octobre 2019 : http://www.elianeviennot.fr/Querelle/Querelle-corpus16.html (dernière consultation: 2 mai 2021) ; Tatiana Clavier, « Modalités de diffusion et rhétoriques des discours misogynes et misogames imprimés à la Renaissance », *Glad !*, 4, 2018, p. 5.

reconnaissance des spécificités du corps féminin bien présente dans la médecine de la Renaissance. Les premiers mots de l'ouvrage soulignent la diversité physique et l'égalité spirituelle des sexes :

« Dieu très bon très grand, Père et créateur de tous les biens, qui possède à lui seul la fécondité des deux sexes, a créé l'homme à son image et l'a créé mâle et femelle : distinction de sexe qui ne consiste qu'en la situation différente des parties pour lesquelles la procréation exigeait une diversité. Mais il a attribué à l'homme et à la femme une âme identique et de forme absolument semblable, où la différence des sexes ne se manifeste nullement. La femme a reçu en partage la même intelligence que l'homme, la même raison, le même langage. [...] Ainsi, en raison de l'essence de l'âme, il n'existe entre l'homme et la femme aucune prééminence de noblesse d'un sexe sur l'autre, et, de naissance, ils ont égales dignité et liberté l'un et l'autre. Mais, mise à part l'âme d'essence divine, pour tout ce qui constitue l'être humain l'illustre espèce féminine se trouve infiniment supérieure, j'oserais le dire, à la rude gent masculine. [...]

La femme a été créée d'autant supérieure à l'homme que le nom qu'elle a reçu est supérieur au sien. Car Adam signifie terre, et Eve peut se traduire par vie. Et autant la vie est supérieure à la terre, autant la femme dépasse l'homme[44]. »

La diversité des corps et l'égalité de l'intelligence deviennent un *leitmotiv* d'Agrippa pour affirmer les capacités intellectuelles, politiques et militaires des femmes, en s'appuyant notamment sur la *Genèse*, comme Constance Jordan le montre : la femme n'a rien d'inférieur par rapport à l'homme, si ce n'est dans un contexte culturel qui la soumet à un manque d'éducation et la maintient dans un état de soumission[45]. D'autre part, la déclaration d'intention d'Agrippa émerge dès l'adresse au Seigneur Maximilien d'Outremont : la « princesse » destinataire du texte incarne « un exemple » et « un témoin » qui permet de contraster avec *« ceux dont la seule occupation est de critiquer le sexe féminin »*[46].

D'après Agrippa, non seulement les femmes ne sont inférieures aux hommes dans aucun des domaines du savoir[47], mais elles se révèlent même

[44] Agrippa, *De nobilitate... op. cit.* (Éd. 1990), p. 96.
[45] Constance Jordan, *Renaissance Feminism : Literary Texts and Political Models*, Ithaca and London, Cornell University Press, 1990, p. 122-125.
[46] Agrippa, *De nobilitate... op. cit.* (Éd. 1990), p. 92.
[47] *Ibid.*, p. 113-119. En particulier, p. 114 : *« Il n'existe nulle part un orateur doué d'un talent assez heureux pour avoir plus de persuasion que la dernière des prostituées. Quel arithméticien peut tromper une femme s'il fait une erreur de calcul en lui payant une dette ? Quel musicien l'égale pour le chant et le charme de la voix ? Les philosophes, les mathématiciens, les astrologues ne font-ils pas souvent de moins bonnes prédictions et de*

supérieures quant à certaines vertus ou à la constitution physique. Agrippa est médecin et chimiste, il s'appuie sur les textes d'Hippocrate, de Galien, d'Avicenne, de Pline l'Ancien pour argumenter sa thèse. C'est la femme qui manifeste le plus haut sentiment de la pudeur, en arrivant jusqu'à cacher son ventre à la vue et au toucher du chirurgien alors qu'elle souffre d'une tumeur[48]. Une pudeur qui amène le corps des noyées à flotter étendu sur le ventre, contrairement au corps des hommes, comme Pline l'Ancien et l'expérience le montrent[49]. C'est encore la femme qui contribue à la génération par la plus importante des semences, celle qui fournit la matière et la nourriture au fœtus, comme Galien et Avicenne l'attestent. Le lien entre mères et fils est alors beaucoup plus fort que le lien entre pères et fils, affirme Agrippa[50]. La supériorité physique de la femme est manifeste dès l'âge de 10 ans, quand elle peut commencer à procréer, l'homme n'étant mûr pour engendrer que plus tard[51]. Cette excellence physique et les capacités intellectuelles des femmes ont été étouffées par *« l'excessive tyrannie des hommes prévalant sur le droit divin et les lois naturelles »*, qui, par « des lois injustes » a maintenu *« la femme [...] oisive à la maison dès ses premières années, et comme si elle était incapable de fonctions plus importantes, elle n'a pas d'autre perspective que les aiguilles et le fil »*[52].

Les arguments portant sur la constitution physique et le contexte de pudeur et de soumission décrits par Agrippa ne restent pas inécoutés chez d'autres médecins. Ces derniers savent que les femmes sont particulièrement exposées à la négligence et à la faillibilité médicales par ignorance, parce qu'elles ne sont pas écoutées ou parce qu'elles sont traitées comme si elles étaient des hommes. Hippocrate l'avait déjà dit dans son traité *Maladies des femmes* :

---

moins bons pronostics que les femmes de la campagne ? et n'est-il pas fréquent qu'une bonne vieille soigne mieux qu'un médecin ? »

48 *Ibid.*, p. 102. Cette notion de pudeur vis-à-vis du soignant masculin est relevée dans les textes médicaux depuis Hippocrate. Voir *infra*, note 17.

49 Agrippa, *De nobilitate... op. cit.* (Éd. 1990), p. 102. Voir Pline l'Ancien, *Histoire naturelle*, Livre VII, Texte établi, traduit et commenté par Robert Schilling, Paris, Les Belles Lettres, 1977, XVII 77, 18, p. 66 : *« (18) Mares praestare pondere et defuncta viventibus corpora omnium animalium et dormientia vigilantibus ; virorum cadavera supina fluitare, feminarum prona, velut pudori defunctarum parcente natura »*. Les mâles sont plus pesants que les femelles ; tous les êtres ont le corps plus pesant après la mort que pendant la vie, dans le sommeil que pendant la veille. Les cadavres des hommes flottent sur le dos, les cadavres des femmes, sur le ventre, comme si la nature, même après la mort, ménageait la pudeur de ces dernières).

50 *Ibid.*, p. 103. Cf. Galenus, *De semine*, dans *Corpus Medicorum Graecorum*, Ediderunt Academiae Berolinensis Hauniensis Lipsiensis, V 3, 1, Edidit, in linguam Anglicam vertit, Commentatus est Phillip de Lacy, Berolini, In Aedibus Scientiarum, 1992, I 7, p. 87-91 ; Avicenna, *Liber canonis*, Venetiis, Octavianus Scotus, 1505, III 21, 1, 2 *De generatione embrionis*, f. 286r-287r.

51 *Ibid.*, p. 104.

52 *Ibid.*, p. 118.

« Souvent, chez les femmes qui ne connaissent pas la source de leurs souffrances, les maladies sont devenues incurables, avant que le médecin ait été instruit par la malade de l'origine du mal. En effet, par pudeur, elles ne parlent pas, même quand elles savent ; et l'inexpérience et l'ignorance leur font regarder cela comme honteux pour elles. En outre, les médecins commettent la faute de ne pas s'informer exactement de la cause de la maladie, et de traiter comme s'il s'agissait d'une maladie masculine ; et j'ai vu déjà plus d'une femme succomber ainsi à cette sorte d'affections. Il faut, dès le début, interroger soigneusement sur la cause ; car les maladies des femmes et celles des hommes diffèrent beaucoup pour le traitement[53]. »

En milieu universitaire, surtout quand la pathologie, l'anatomie et la clinique constituent un corpus de savoirs et de pratiques débouchant sur la thérapeutique, cette différence des sexes et la spécificité du corps féminin ne restent pas sans écho. À l'Université de Padoue, durant l'année universitaire 1572-73, le médecin Girolamo Mercuriale (1530-1606), professeur de médecine pratique, assure un cours sur la santé des femmes[54]. Dès le début du cours, Mercuriale invite les étudiants à réfléchir sur la condition de la femme qui pourrait un jour être leur patiente. L'exposé du professeur commence par une introduction sur la différence des sexes masculin et féminin. D'après Mercuriale, maints sont les signes qui permettent de distinguer les deux sexes, en particulier par rapport à la conception, à l'accouchement et à l'éducation (*conceptus, partus, educatio*)[55]. Cependant, ce n'est pas la force qui différencie le mâle et la femelle : dans la nature, on trouve des animaux femelles qui, dans leur genre, sont bien plus forts que les mâles, comme les ourses. Les opérations de l'âme ne distinguent pas les deux sexes non plus, continue Mercuriale, bien qu'Aristote et les péripatéticiens aient soutenu que les facultés des mâles sont plus brillantes que celles des femelles. D'après le médecin de Padoue, Platon et les platoniciens ont estimé, et à juste titre (*et recte)*, que les capacités d'étude et de raisonnement qui caractérisent les hommes et les femmes sont identiques[56]. Mercuriale déclare rester étonné de la manière dont Aristote a défini les

---

[53] Hippocrate, *Maladies de femmes*, dans *Œuvres complètes d'Hippocrate*, traduction nouvelle avec le texte grec en regard… par Émile Littré, Tome VIIIe, Paris, chez J. B. Baillière, 1853, I 62, p. 127.

[54] Sur Mercuriale, voir Jean-Michel Agasse, *Girolamo Mercuriale. Humanism and Physical Culture in the Renaissance*, dans *Girolamo Mercuriale, De arte gymnastica*, Édition critique soignée par Concetta Pennuto, Traduction (anglais) par Vivian Nutton, Firenze, Olschki, 2008, p. 861-1118.

[55] Girolamo Mercuriale, *De morbis muliebribus Praelectiones, Iam dudum a Gaspare Bauhino exceptae, ac paulo antea inscio autore editae, Postremo vero per Michaelem Columbum ex collatione plurium exemplarium consensu auctoris locupletiores, et emendatiores factae. Quarta vero hac editione et auctiores, et castigatiores adhuc redditae…*, Venetiis, apud Iuntas, 1601, I 1, p. 1.

[56] *Ibid.*

femmes et toutes les femelles, en les considérant comme des monstres. En réalité, que l'on examine la propagation des espèces ou l'utilité des femmes dans la gestion heureuse de la vie ou encore leur apport à la richesse de la vie, les femmes et les femelles se situent pour Mercuriale au premier rang de la nature. L'élément qui les caractérise vis-à-vis des hommes est la capacité à concevoir, à accoucher, à élever et à nourrir le nouveau-né. La nature les a dotées des outils aptes à accomplir ces opérations, alors que les hommes en sont dépourvus[57]. Ces instruments spécifiques aux femmes sont sujets à des maladies particulières qui touchent à la constitution et à la composition du corps : c'est ce qu'Hippocrate et les médecins modernes ont appelé les « maladies des femmes » (*morbi muliebres*). Les maladies qui atteignent ces organes féminins de la génération ne concernent donc pas les hommes, dont les organes de la génération diffèrent : ces maladies sont propres à l'utérus et aux seins des femmes, *uterus et mammae*[58].

En 1586, le médecin Caspar Bauhin (1560-1624)[59], ancien étudiant de Mercuriale à Padoue puis professeur à Bâle, insère le texte du cours dans la deuxième édition des *Livres de gynécologie* (*Gynaeciorum libri*)[60], à l'insu de son ancien professeur[61]. Ces *Livres de gynécologie* peuvent être considérés comme la première collection monographique de traités et de recueils de cas cliniques sur la santé des femmes à l'époque moderne. La santé des femmes repose sur la centralité de l'utérus dans leurs corps. Lors de la première édition des *Livres de gynécologie*, en 1566 à Bâle, le médecin Hans Caspar Wolf

---

57 *Ibid.*, p. 1-2.

58 *Ibid.*

59 Sur Caspar Bauhin, voir Huldrych M. F. Koelbing, *Bauhin, Caspar*, dans *Dictionnaire historique de la Suisse (DHS)*, version du 02.07.2002, traduit de l'allemand : https://hls-dhs-dss.ch/fr/articles/014280/2002-07-02/ (dernière consultation : 5 mai 2021) ; Michael Allaby, *Discovering the Earth. Plants, Food, Medicine, and the Green Earth*, New York, Facts On File, 2010, *The Bauhin Family*, p. 42-43.

60 Girolamo Mercuriale, *De morbis muliebribus*, dans *Gynaeciorum sive De mulierum affectibus Commentarii Graecorum, Latinorum, Barbarorum, iam olim et nunc recens editorum, In tres tomos digesti, et necessariis passim imaginibus illustrati*, Basileae, per Conradum Vvaldkirch, 1586, Tomus II, p. 1-195.
Sur ce recueil de textes gynécologiques, dont la première édition date de 1566 (Bâle) et la dernière de 1597 (Strasbourg), voir Helen King, *Midwifery, Obstetrics and the Rise of Gynaecology. The Uses of a Sixteenth-Century Compendium*, Aldershot, Ashgate, 2007.

61 Concernant cette édition et l'histoire éditoriale du cours de Mercuriale, voir Nancy Siraisi, *Mercuriale's Letters to Zwinger and Humanist Medicine*, dans *Girolamo Mercuriale. Medicina e cultura nell'Europa del Cinquecento*, Atti del convegno « Girolamo Mercuriale e lo spazio scientifico e culturale del Cinquecento » (Forlì, 8-11 novembre 2006), A cura di Alessandro Arcangeli e Vivian Nutton, Firenze, Olschki, 2008, p. 84.

(1532-1601)[62] s'inspire d'Hippocrate[63] pour démontrer que l'utérus est la cause de toutes les maladies des femmes, car c'est un organe aux multiples fonctions, qui sert pour engendrer et enfanter. Les liens avec les autres organes du bas ventre, du ventre moyen (thorax) et du haut ventre (tête) font de l'utérus l'élément clé de la santé au féminin[64]. L'étude de la priorité de l'utérus dans le diagnostic des maladies des femmes se concrétise pour ces médecins dans la découverte anatomique. C'est ainsi que Caspar Bauhin non seulement intègre le texte de Mercuriale et d'autres médecins et chirurgiens contemporains dans son édition des *Gynaeciorum libri*, avec une visée clinique et pratique qui émerge à la lecture des histoires des patientes, mais il n'hésite pas à enrichir le volume d'images d'anatomie, comme le frontispice de 1586 l'annonce[65].

---

62 Sur Hans Caspar Wolf, voir Karin Marti-Weissenbach, *Wolf, Kaspar*, dans *Dictionnaire historique de la Suisse (DHS)*, version du 09.10.2013, traduit de l'allemand : https://hls-dhs-dss.ch/fr/articles/025307/2013-10-09/ (dernière consultation : 5, mais 2021).

63 Hippocrate, *Des lieux dans l'homme*, dans Hippocrate, *Œuvres complètes*, Tome XIII, Texte établi et traduit par Robert Joly, Paris, Les Belles Lettres, 2003, chap. 47, p. 77 : *« Maladies appelées de femme. La matrice est la cause de toutes les maladies. »*

64 *Gynaeciorum hoc est De mulierum tum aliis, tum gravidarum, parientum et puerperarum affectibus et morbis Libri veterum ac recentiorum aliquot, partim nunc primum editi, partim multo quam antea castigatiores*, Basileae, per Thomam Guarinum, *1566*, f. a 2r-v.

65 *Gynaeciorum sive De mulierum affectibus Commentarii ..., op. cit.* À titre d'exemple, Bauhin insère, en complément de Mercuriale, le *De affectibus uterinis libellus* de Giambattista Da Monte (1498-1551), avec dix conseils médicaux ; des cas traités par Vittore Trincavelli (1489-1563) ; les traités sur la santé des femmes d'Albertino Bottoni (15…-1596), Jean Le Bon (1530 ?-1583 ?), Ambroise Paré (1510-1590) ; l'étude sur la coupe césarienne de François Rousset (vers 1530 — vers 1630) et d'autres textes de chirurgie.

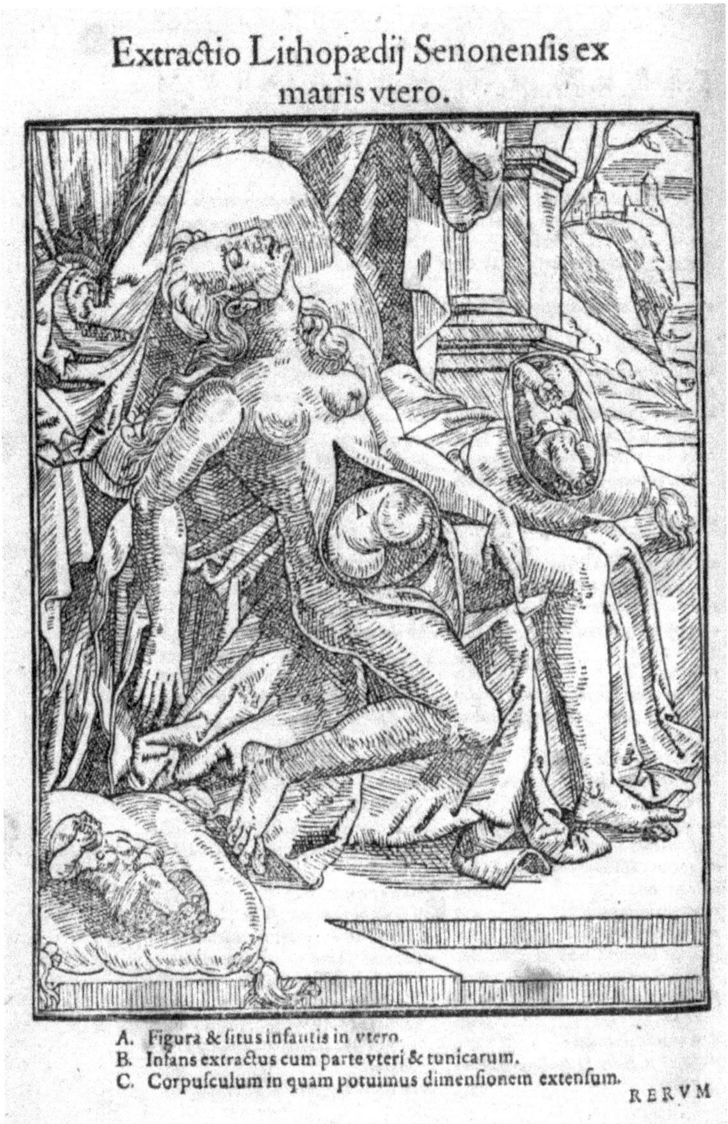
Extractio Lithopædij Senonensis ex
matris vtero.
A
A. Figura & situs infantis in vtero.
B. Infans extractus cum parte vteri & tunicarum.
C. Corpusculum in quam potuimus dimensionem extensum.
RERVM

Fig. 2. *Gynaeciorum sive de mulierum affectibus* …, Basileae, per Conradum Vvaldkirch, 1586, f. 565v (Collection BIU Santé Médecine)

Ce sont en effet l'anatomie et le dévoilement du corps féminin qui déterminent une approche de plus en plus clinique de la santé des femmes[66].

[66] Sur l'essor de l'anatomie à la Renaissance et, en particulier, le corps des femmes, voir Andrea Carlino, *La fabbrica del corpo. Libri e dissezione nel Rinascimento*, Torino, Piccola Biblioteca Einaudi, 1994 ; Rafael Mandressi, *Le regard de l'anatomiste. Dissections et invention du corps en Occident*, Paris, Éditions du Seuil, 2003 ; Katharine Park, *Secrets de femmes. Le genre, la génération et les origines de la dissection humaine*, Traduit de l'anglais (États-Unis) par Hélène Quiniou, Dijon, Les presses du réel, 2006 ; Cynthia Klestinec, *Theaters of Anatomy :*

Entre le XIVe et le XVIe siècle, on passe d'images dans lesquelles le corps de la femme est représenté avec un utérus figuré sur la base de la littérature existante ou d'observations d'animaux à des représentations d'un utérus et d'un corps de femme qui proposent un portrait de la personne vivante, exposant elle-même la structure de son propre corps dessiné *ad vivum* :

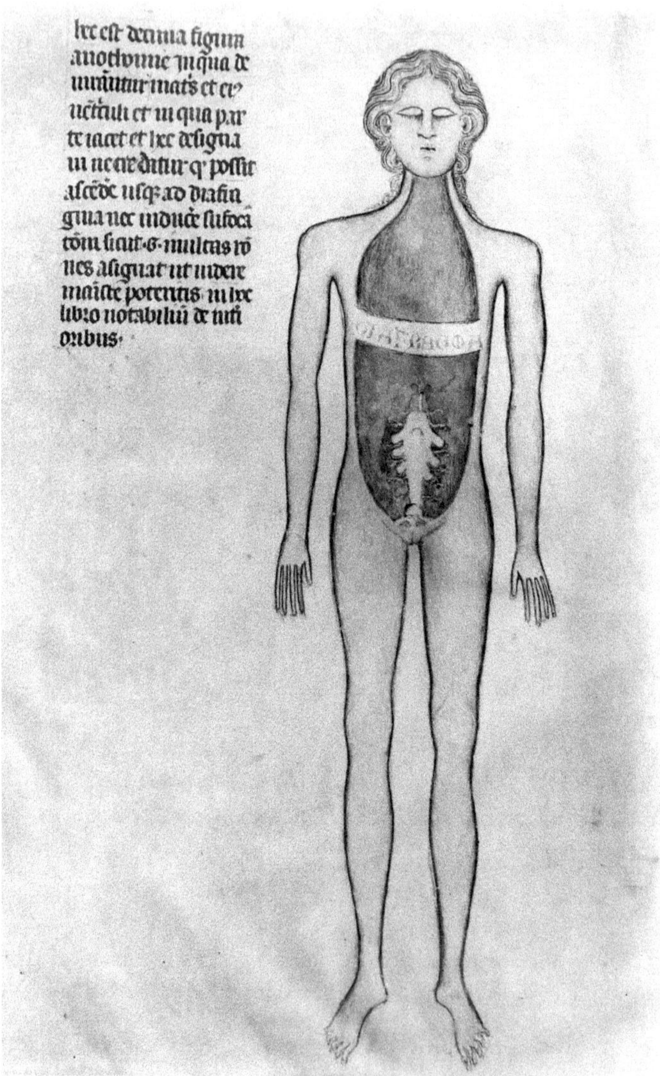

Fig. 3. Guido da Vigevano, *Anothomia* (1345), dans Ernest Wickersheimer, *Anatomies*, Paris, 1926 (Wellcome Collection)

Students, Teachers, and Traditions of Dissection in Renaissance Venice, Baltimore, Johns Hopkins University Press, 2011.

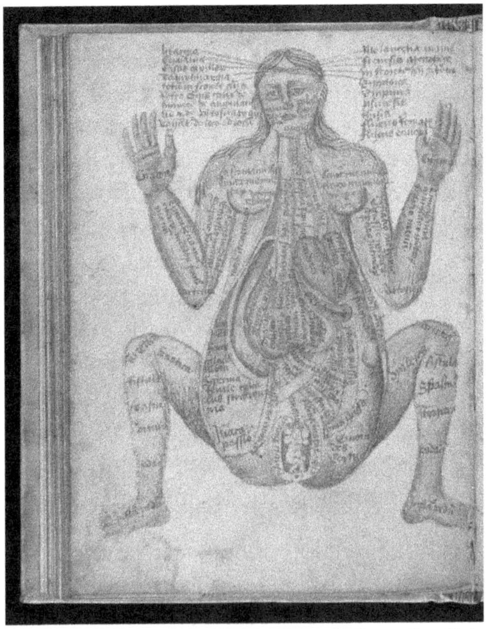

Fig. 4. London, Wellcome Library, MS 290 (XV[e] s.), Pseudo-Galen, *Anatomia*, f. 52v (Wellcome Collection)

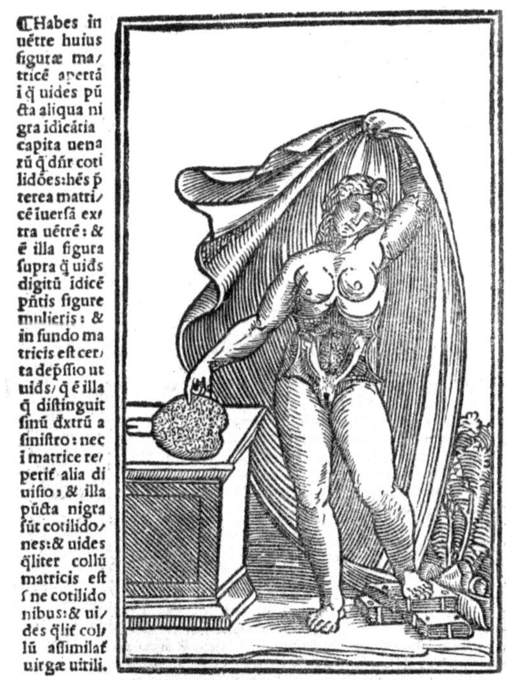

Fig. 5. Jacobo Berengario da Carpi, *Commentaria cum amplissimis Additionibus super Anatomia Mundini ...*, 1521, f. 226v (Wellcome Collection)

Dans cette dernière image (fig. 5) illustrant les *Commentaires à l'anatomie de Mondino* (1521) de Berengario da Carpi (vers 1460 – 1530), médecin et chirurgien, professeur d'anatomie et de chirurgie à l'université de Bologne, l'abdomen dévoile l'utérus dont il a été vidé : la femme pointe de son index la matrice extraite du corps et retournée, alors qu'elle écrase les livres de son pied gauche[67]. En qualité de professeur, Berengario adresse à ses étudiants un message fort qui est un engagement à travailler sur l'invisible par la dissection, avec un corps primant sur les livres qui restent fermés sous les pieds de la femme. La pudeur de la femme passe au second plan pour permettre au corps de s'exprimer sous les yeux du médecin. Le recours à l'anatomie n'est qu'un recours à un outil (*instrumentum*), précise Berengario, car l'anatomie est la discipline qui, par incision du corps, révèle les éléments cachés dans le secret du corps (*abscondita in occulto corpore*). C'est ainsi que le corps et ses membres, avec leur fonctionnement, leur constitution et leurs maladies, sont portés à la connaissance des médecins, explique l'anatomiste[68].

L'acte de voir et de laisser le corps parler pour raconter ses spécificités devient un principe méthodologique qui s'affirme dans le milieu universitaire au cours du XVIe siècle et il est d'autant plus nécessaire qu'il s'agit d'affirmer la différence d'un corps par rapport à un autre. Léonard de Vinci n'appartient pas au milieu universitaire formant des médecins qui doivent, après les études, être actifs dans le soin des patients et des patientes, mais il s'insère dans cette dynamique par sa contribution à la représentation du corps et à l'étude de son fonctionnement. Le corps féminin est différent du corps masculin : comme Agrippa, Léonard revient sur une physiologie spécifique à la femme qui détermine le fait que son corps flotte tourné vers le fond, alors que le corps masculin flotte sur le dos :

« Dans l'eau, les cadavres des mâles flottent sur le dos et ceux des femelles tournés vers le fond[69]*. »*

L'annotation que nous lisons dans les *Carnets* de Léonard date de 1494, soit huit ans après la publication de la première édition vernaculaire en italien de l'*Historia naturalis* de Pline l'Ancien par les soins du Florentin Cristoforo

---

[67] Sur cette image, voir K. Park, *Secrets de femmes…*, *op. cit.*, p. 156-160 ; Hélène Cazes, *Le corps des livres (I) : une allégorie de l'anatomie féminine (Jacobo Berengario da Carpi, Commentarii ... 1521)*, dans *Histoire du livre*, Hypothèses, 2019 : https://histoirelivre.hypotheses.org/author/hcazes

[68] Berengario da Carpi, *Commentaria cum amplissimis Additionibus super Anatomia Mundini una cum textu eiusdem in pristinum et verum nitorem redacto*, Bononiae, per Hieronymum de Benedictis, 1521, *Quid sit anatomia*, f. 6r.

[69] Léonard de Vinci, *Carnets*, Édition présentée et annotée par Pascal Brioist, Paris, Quarto Gallimard, 2019, V. *Physiologie*, De la démarche de l'homme, p. 273 (ca. 1494 ; H, 31 v.).

Landino (1424-1492)[70]. Le passage plinien est plus riche que la seule référence au flottement des corps et s'insère dans une vision de la différence des corps et des capacités entre les femmes et les hommes qui suit une représentation de l'être humain comme microcosme :

« On a observé que la hauteur de l'homme, des pieds à la tête, équivaut à la longueur de ses bras, prise à partir des doigts les plus longs ; on sait aussi que le côté droit est le plus fort, que parfois les deux côtés sont également forts et que, chez certains, la main gauche est prédominante, mais jamais chez les femmes. Les mâles sont plus pesants que les femelles ; tous les êtres ont le corps plus pesant après la mort que pendant la vie, dans le sommeil que pendant la veille. Les cadavres des hommes flottent sur le dos, les cadavres des femmes, sur le ventre, comme si la nature, même après la mort, ménageait la pudeur de ces dernières.[71] »

« Quanto e da pie al cochuzolo del capo, tanto e distendendo le braccia dalla punta del dito di mezo d una mano alla punta del dito dell altra. Alchuni hanno pre forza nella dextra. Alchuni nella sinistra. Alchuni parimente nell una et nell altra parte. Ma questo non interviene nelle femine. El corpo del maschio pesa più. E corpi morti d ogni animale pesono piu che vivi et edormenti piu che evigilanti. E corpi de maschi nell aqqua stanno supini et delle femine bocchoni, chome si la natura volessi nella morte ricoprire la verggona.[72] »

Lue en italien, la phrase de Léonard rappelle de près le texte plinien :

« I corpi de masci morti nell acqua stanno (nella) supini e lle femine bocchoni.[73] »

Dans l'incunable de 1486 en langue italienne, le chapitre plinien s'intitule « Les mesures du corps » (*Le misure del corpo*). Ces mêmes raisonnements résonnent dans les *Collectanea rerum memorabilium* de Solin (IIIe s.), texte

---

[70] Plinio Secondo, *Historia naturale tradocta di lingua latina in fiorentina per Christophoro Landino Fiorentino. Al serenissimo Ferdinando re di Napoli*, Venetiis, Opus Nicolai Iansonis Gallici, 1486.

[71] Pline l'Ancien, *Histoire naturelle*, Livre VII, *op. cit.*, XVII 77, 17-18, p. 66.

[72] Plinio Secondo, *Historia naturale…*, *op. cit.*, VII 17, *Le misure del corpo*, f. 64r-v.

[73] Bibliothèque de l'Institut de France, Manuscrits de Léonard de Vinci, Ms 2179, f. 31v : https://minerva.bibliotheque-institutdefrance.fr/viewer/1427/#page=72&viewer=picture&o=download&n=0&q= (dernière consultation : 6 mai 2021), ma transcription ; *Leonardo digitale* (https://www.leonardodigitale.com/sfoglia/manoscritto-h-dell-institut-de-france/0031-v/).
La réflexion revient dans d'autres passages de Leonardo sur la différence entre les hommes et les femmes. Voir : Léonard de Vinci, *Carnets*, *op. cit.*, V. *Physiologie*, De la croissance de l'homme, p. 270 (ca. 1490, C. A. 327v.) : *« A dimensions égales, une femme pèsera moins qu'un homme. Dans l'eau, une femme morte a la face tournée vers le fond, un homme en sens contraire. »*

bien connu des auteurs du XVe siècle[74]. En s'appuyant sur la notion de mesure et de pudeur, Solin souligne la différence entre les cadavres féminin et masculin flottant sur l'eau, ainsi que la priorité de la main droite sur la gauche. Chez Solin, émerge par ailleurs le portrait de l'être humain (*homo*) comme « petit monde », *minor mundus*, d'après les physiciens, nom qui renvoie aux philosophes de la nature et aux médecins[75]. La notion de proportion (*analogia*) et de mesures entre les membres du corps rappelle un célèbre passage de Vitruve (1er s.) sur les proportions des temples et de l'homme à partir du nombril : *« Le centre du corps humain est en outre par nature le nombril ; de fait, si l'on couche un homme sur le dos, mains et jambes écartées, et qu'on pointe un compas sur son nombril, on touchera tangentiellement, en décrivant un cercle, l'extrémité des doigts de ses deux mains et de ses orteils. Mais ce n'est pas tout : de même que la figure de la circonférence se réalise dans le corps, de même on y découvrira le schéma du carré. »*[76] Les représentations de ce modèle de l'être humain[77] sont bien connues, à partir des illustrations du texte vitruvien et de l'interprétation léonardienne :

---

[74] Voir Mary Ella Milham, *C. Julius Solinus*, dans *Catalogus translationum et commentariorum*, Volume VI, Editor in Chief F. Edward Cranz, Associate Editors Virginia Brown and Paul Oskar Kristeller, Washington D.C., The Catholic University of America Press, 1986, p. 73-85 ; Mary Ella Milham, *C. Julius Solinus. Addenda et corrigenda*, Volume IX, Editor in chief Virginia Brown, Associate Editors James Hankins and Robert A. Kaster, Washington D.C., The Catholic University of America Press, 2011, p. 259-260.

[75] C. Iulius Solinus, *Collectanea rerum memorabilium*, Iterum recensuit Th. Mommsen, Berolini, Apud Weidmannos, 1895, I 93-95, p. 24-25 : *« Mensurae ratio bifariam convenit : nam quantus manibus expansis inter digitos longissimos modus est, tantum constat esse inter calces et verticem : ideoque physici hominem minorem mundum iudicaverunt. parti dexterae habilior adscribitur motus, laevae firmitas maior : unde altera gesticulationibus promptior est, altera oneri ferundo accommodatior. pudoris disciplinam etiam inter defuncta corpora natura discrevit : ac si quando cadavera necatorum fluctibus evehuntur, virorum supina, prona fluitant feminarum. »* Concernant le mot *physicus*, voir Jerome J. Bylebyl, « The Medical Meaning of Physics », *Osiris*, 2nd Series, Vol. 6, 1990, p. 16-41.

[76] Vitruve, *De l'architecture*, Livre III, Texte établi, traduit et commenté par Pierre Gros, Paris, Les Belles Lettres, 1990, Chapitre 1-3, p. 7. Sur la fortune de Vitruve à la Renaissance, voir Lucia A. Ciapponi, *Vitruvius*, dans *Catalogus translationum et commentariorum*, Volume III, Editor in chief F. Edward Cranz, Associate Editor Paul Oscar Kristeller, Washington D. C., The Catholic University of America Press, 1976, p. 399-409.

[77] Voir Carlo Pedretti, *L'uomo vitruviano, anche donna*, dans Alessandro Nova et Domenico Laurenza (eds.), *Leonardo da Vinci's Anatomical World : Language, Context and 'Disegno'*, Venice, Marsilio Editori, 2011, p. 99-108.

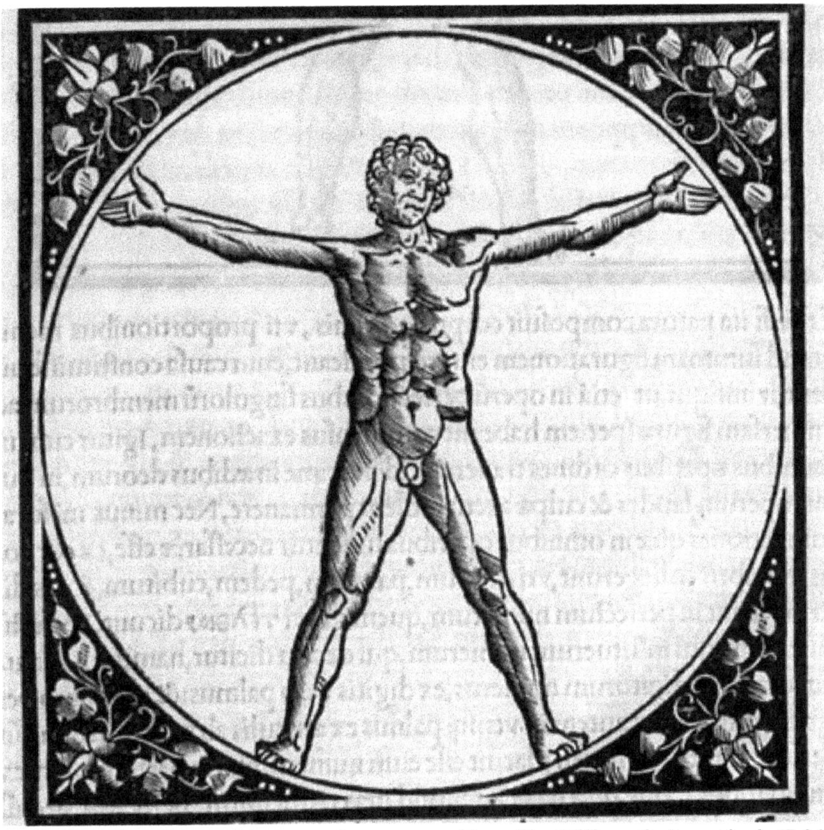

Fig. 6. Vitruvius, *De architectura*, Impressum Venetiis, Diligentia Ioannis de Tridino alias Tacuino, 1511, f. 22r (Université de Tours, CESR-BVH)

Par ailleurs, la centralité du nombril dans le corps humain est au cœur du geste de dissection anatomique à la Renaissance. Le médecin vénitien Niccolò Massa (1489-1569)[78] décrit l'acte de l'anatomiste au moment de commencer la dissection du corps dans son *Liber introductorius anatomiae*, publié en 1536[79]. Le livre est sans images, mais la langue latine est particulièrement efficace dans la description des gestes. La dissection commence, selon le rituel habituel, par le ventre, la partie du corps qui pourrit le plus vite. Le médecin qu'est Massa incise le ventre en forme de croix avec des gestes légers pour ne pas endommager la peau. Il part de l'apophyse xiphoïde jusqu'au

[78] Sur Niccolò Massa, voir Dennis E. Rhodes, « Appunti bibliografici su Niccolò Massa », *La Bibliofilia*, 2012, 114-2, p. 207-214 ; Lisa Roscioni, *Massa, Niccolò*, dans *Dizionario Biografico degli Italiani*, 2008, 71 : https://www.treccani.it/enciclopedia/niccolo-massa_(Dizionario-Biografico)/; Richard Palmer, « Nicolò Massa, his family and his fortune », *Medical History*, 1981, 25, p. 385-410.

[79] Sur ce texte, voir Giorgio Weber, Sensata veritas. *L'affiorare dell'anatomia patologica, ancora innominata, in scritti di anatomisti del '500. In appendice il « Liber introductorius anatomiae » (1536) di Niccolò Massa*, Firenze, Olschki, 2006.

pubis en ligne droite, en contournant le nombril pour qu'il reste intègre. Ensuite, il répète le geste au niveau des hypocondres à la hauteur du nombril et descend vers les hanches des deux côtés. La croix dessinée, il procède à l'isolement du nombril, rugueux et pour cela dit *vetula*. Le nombril est alors ligoté en suivant le cercle qu'on a dessiné avec le couteau au moment d'ouvrir le ventre en forme de croix. Cette action est le vrai commencement de la dissection, parce que c'est à partir de cette préparation du corps que le médecin peut procéder à écorcher le ventre, en séparant les différentes couches de peau[80]. Niccolò Massa dit profiter de ce moment pour montrer aux assistants la complexité du geste et le réseau des petites veines, ténues, capillaires, qui nourrissent la peau[81]. Les personnes qui assistent à ces dissections (*astantes*) constituent un public varié. Comme Massa l'explique dans la dédicace à Paul III (pape de 1534 à 1549), il pratique les dissections en présence de médecins, mais également de personnes cultivées dans les autres « bons arts » : « *una cum quampluribus non solum medicis, verum et aliarum bonarum artium cultoribus* »[82]. Massa collabore avec Girolamo Marcello, noble philosophe, et les chercheurs ont retrouvé des liens avec les milieux protestants et artistiques, proches de Tintoret, du Titien et de Giorgione[83]. Massa invite alors les personnes qui assistent à la dissection à ne pas oublier la différence des corps, à savoir tous les éléments qui, dans un geste répétitif et hautement spécialisé comme celui de la dissection à partir du centre du corps, permettent de comprendre les spécificités des individus par rapport à leur complexion, à leur âge et à leur sexe[84]. Les sens et l'intelligence, *sensus* et *ratio*, guident le médecin anatomiste, les artistes et les philosophes dans l'exploration de ce corps qui correspond à une représentation idéale, mais qui se concrétise dans une image physique du singulier[85].

Philosophie, arts visuels et médecine se rencontrent autour du corps à disséquer. Les arts visuels servent aux médecins pour répondre à la demande de visualisation et de représentation du corps comme il apparaît aux yeux et au toucher de la main. Le médecin anatomiste est l'historien du corps, il décrit le corps pour que l'objet s'imprime dans la mémoire, sans inventer, sans mentir, sans juger, comme l'explique le médecin Charles Estienne (1504 ? — 1564) dans son manuel d'anatomie à l'attention de ses étudiants au milieu du

---

80 Niccolò Massa, *Liber introductorius anatomiae, sive dissectionis corporis humani, nunc primum ab ipso auctore in lucem aeditus, in quo quamplurima membra, operationes, et utilitates tam ab antiquis, quam a modernis praetermissa manifestantur. Opus sane tam medicis, quam philosophis perutile, ut studiosis lectoris patebit,* Venetiis, In aedibus Francisci Bindoni ac Maphei Pasini impressum, 1536, Cap. 2 *De modo seccandi ventrem inferiorem*, f. 7r.

81 *Ibid.*, f. 7v.

82 *Ibid.*, f. 2r.

83 Voir A. Carlino, *La fabrica…*, *op. cit.*, p. 238.

84 N. Massa, *Liber introductorius…*, *op. cit.*, Cap. 1 *Prooemium totius operis*, f. 5v.

85 *Ibid.*, f. 5r.

XVIe siècle. Cette « vérité » du corps doit être manifeste à l'œil du médecin, comme celle d'un peintre ou d'un tailleur, dont l'œuvre est d'autant plus prisée *« qu'il approche de la nayfve figure des choses par luy representees, et si exactement proposees a la vueu des spectateurs que ses images peinctes ou eslevees remontrent lesdictes choses presque vifves et naturelles »*[86].

C'est ce que Léonard n'hésite pas à souligner dans ses réflexions sur l'anatomie. Comme nous le lisons dans les *Carnets*, réédités récemment par Pascal Brioist, Léonard propose au lecteur le portrait du corps humain *« comme si tu avais devant toi l'homme véritable »*[87]. La connaissance approfondie du corps disséqué peut se faire uniquement dans la rencontre entre l'œil de celui qui observe et le corps de la personne anatomisée : cette correspondance entre l'œil et le corps doit comporter des différentes perspectives d'observation afin de comprendre « l'origine de chaque membre »[88]. L'étude du corps est un acte qui demande une grande capacité à s'adapter à « la confusion » qui règne au moment de l'ouverture du cadavre, due à la présence du sang et des réseaux des veines, des artères, des nerfs, des tendons, des muscles, des os, ainsi qu'à la destruction des membranes causée par le couteau[89]. Plusieurs dissections sont alors nécessaires à celui qui veut étudier le corps humain et il faut, précise Léonard, qu'il ne se limite pas aux corps masculins, mais qu'il explore également le corps féminin : *« Il faudra aussi consacrer trois dissections au corps féminin, qui recèle un grand mystère — matrice et fœtus. »*[90] Ce que Léonard propose de révéler, c'est « la cosmographie du *minor mundo* » au moyen de quinze figures entières selon une cartographie du corps sur le modèle de la *Cosmographie* de Ptolémée[91].

---

86 Charles Estienne, *La dissection des parties du corps humain divisee en trois livres*, Paris, chez Simon de Colines, 1546, *Charles Estienne, docteur en médecine, a ses estudians en anatomie*, f. a 2 r.

87 Léonard de Vinci, *Carnets*, *op. cit.*, III *Anatomie*, L'ordre du livre, p. 225. Les annotations datent des années 1510-1513 (RL 19061 r.) : *Ibid.*, Pour un panorama sur Léonard et l'anatomie, voir Daniele M. Gibelli, Carmelo Messina, Claudia Piergigli, Andrea Cozzi, Francesco Secchi, Francesco Sardanelli, Chiarella Sforza, « L'anatomia di Leonardo da Vinci : un confronto tra arte, scienza e medicina », *Mefisto*, Vol. 4/1, 2020, p. 57-74 ; pour un panorama de la pratique de l'anatomie à Milan à l'époque de Léonard, voir Folco Vaglienti, « Pratica anatomica ospedaliera a Milano al tempo di Leonardo », *Mefisto*, Vol. 4/1, 2020, p. 147-164.

88 Léonard de Vinci, *Carnets*, *op. cit.*, III *Anatomie*, L'ordre du livre, p. 225.

89 *Ibid.*

90 *Ibid.*

91 *Ibid.*, p. 226. Sur les techniques utilisées en anatomie pour cartographier le corps à la Renaissance, voir Elisa Andretta et Rafael Mandressi, « *Anatomia artificiosa.* Usages et manipulations du corps à l'époque moderne », *L'Atelier du Centre de recherches historiques*, 2013, 11, on-line : https://doi.org/10.4000/acrh.5214 (dernière consultation : 7 mai 2021). Sur Léonard et l'anatomie géographique, voir Gianfranco Natale, « L'anatomia geografica di Leonardo da Vinci », *Mefisto*, Vol. 4/1, 2020, p. 83-98 ; concernant les enjeux au niveau de l'embryologie, voir Domenico Laurenza, « Un caso non noto dell'analogia micro-

À la mention de trois dissections du corps féminin semble faire écho un passage que nous lisons dans les feuilles d'anatomie conservées à Windsor : « *desscrivi le membra invechiate giovane e mezane* »[92]. La feuille (RL 19095r) sur laquelle Léonard rédige cette annotation est datée entre 1508 et 1509 et propose la représentation des organes génitaux féminins. L'année suivante, entre 1509 et 1510, Léonard dessine le corps féminin, notamment le torse et le bas-ventre, en montrant, en transparence, l'agencement des organes, leur constitution et leurs liens :

macrocosmica in Leonardo : la connessione tra embriologia e geologia », *Mefisto*, Vol. 4/1, 2020, p. 75-82.

[92] Voir Frank Zöller, *Leonardo da Vinci, 1452-1519, Tutti i dipinti e disegni*, Köhl, Taschen, 2007, n° 375, Castello di Windsor, Royal Library, RL 19095r, ma transcription ; *Leonardo digitale*, « Disegni anatomici a Windsor » : https://www.leonardodigitale.com/sfoglia/disegni-anatomici/0054-r/ (dernière consultation : 11 mai 2021) ; Royal Collection Trust, « The vulva and anus », RCIN 919095 : https://www.rct.uk/collection/919095/recto-the-vulva-and-anus-verso-the-male-and-female-reproductive-systems (dernière consultation : 11 mai 2021). Sur les dessins d'organes de la génération faisant partie de la collection de Windsor, voir Leonardo da Vinci, *Anatomical Drawings from the Royal Collection, Windsor Castle*, Firenze, Palazzo Vecchio, May/September 1979, Firenze, Giunti Barbera, 1979, *The Alimentary and Reproductory Systems*, p. 55-78.

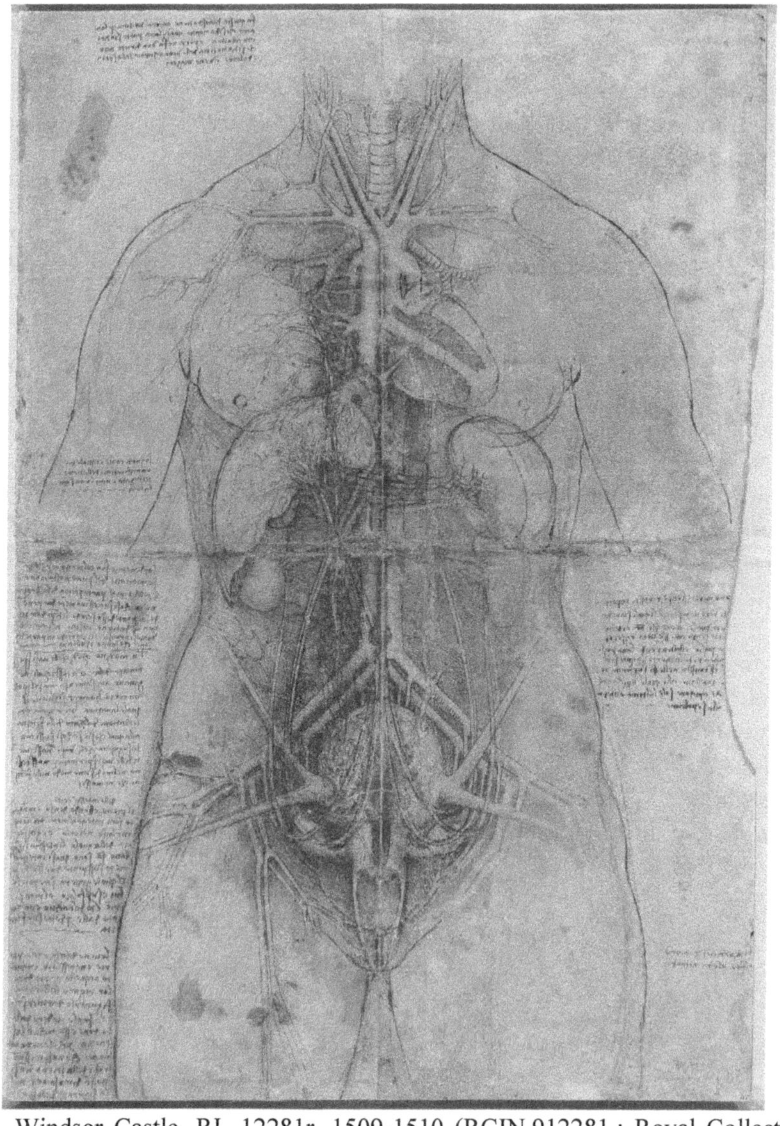

Fig. 7. Windsor Castle, RL 12281r, 1509-1510 (RCIN 912281 : Royal Collection Trust/© Her Majesty Queen Elizabeth II 2021)

Dans cette célèbre anatomie de femme, plusieurs éléments semblent relever d'une certaine littérature médicale, dans une rencontre entre l'œil et le corps qui n'arrive cependant pas encore à se libérer de la médiation du livre ou de l'anatomie animale[93]. La représentation de l'utérus propose le double

[93] Pour un descriptif, voir : https://www.rct.uk/collection/search#/56/collection/912281/the-cardiovascular-system-and-principal-organs-of-a-woman (M. Clayton and R. Philo, *Leonardo da Vinci : Anatomist*, London 2012 ; dernière consultation : 11 mai 2021)

plan de l'utérus gravide et rond avec la superposition, en transparence, de l'utérus à sept cellules — trois à gauche pour les embryons femelles, trois à droit pour les embryons mâles, une au milieu pour les hermaphrodites — dont la tradition médiévale et pseudo-galénique s'est perpétuée dans les représentations et les descriptions entre le XIVe et le XVe siècle (fig. 3). Synthèse de différents états du corps, cet utérus illustre une structure idéale qui rend compte d'une théorie médicale voulant affirmer la différence des sexes dès la conception, avec un positionnement symboliquement fort du sexe masculin sur la droite du corps de la mère. Cette tradition persiste comme élément culturel et va au-delà du résultat des observations sur le corps disséqué, en servant d'explication sur l'articulation des sexes[94]. D'autres structures sont représentées dans ce corps de femme en vue d'expliquer un phénomène physiologique, comme la production de lait. Léonard dessine un réseau de veines qui remontent de l'utérus jusqu'aux seins, selon une tradition antique qui persiste à la Renaissance quand les médecins envisagent un trou en forme de cœur au niveau du sternum des femmes pour faire passer ces veines[95]. L'articulation des veines et des artères au niveau des ovaires dans le dessin de Léonard ne correspond pas toujours à ce qu'un anatomiste aurait pu voir dans le corps, surtout l'artère ovarique gauche qui ne prend pas son origine de l'artère rénale gauche, comme c'est montré dans cette feuille, mais de l'aorte. André Vésale (1514-1564), professeur à l'université de Padoue[96], pourra montrer en 1543 l'agencement du réseau des artères ovariques dans *La fabrique du corps humain*. Dans la figure 8, on les voit représentées par les lettres *g* et *h* (*seminales arteriae*), la lettre *Q* indiquant l'aorte (*arteria magna*), le point *f* l'origine des artères séminales (ovariques), donc *g* et *h*, à partir de l'aorte :

[94] Voir Fridolf Kuldien, « The Seven Cells of the Uterus : The Docrine and Its Roots », *Bulletin of the History of Medecine*, 1965, 39, p. 415-423 ; Outi Merisalo, *An electronic edition of the pseudo-Galenic treatise variously entitled De spermate, Microtegni and De XII portis and a database on the manuscripts having transmitted this text*, 2008 : https://staff.jyu.fi/Members/merisalo/despermate.htm (dernière consultation : 11 mai 2021) ; Eadem, « The Early Tradition of the Pseudo-Galenic *De spermate* (Twelfth-Thirteenth Centuries) », *scripta*, 2012, 5, p. 99-109.

[95] Voir Michael Stolberg, « A Woman Down to Her Bones : The Anatomy of Sexual Difference in the Sixteenth and Early Seventeenth Centuries », *Isis*, 2003, 94, n° 2, p. 274-299.

[96] Sur la vie et l'œuvre de Vésale, voir C. D. O'Malley, *Andreas Vesalius of Brussels 1514-1564*, Berkeley and Los Angeles, University of California Press, 1964 ; Vesalius, *The fabric of the human body = De humani corporis fabrica libri septem*, An annotated translation of the 1543 and 1555 editions by Daniel H. Garrison, Malcolm H. Hast, Basel, Karger, 2014.

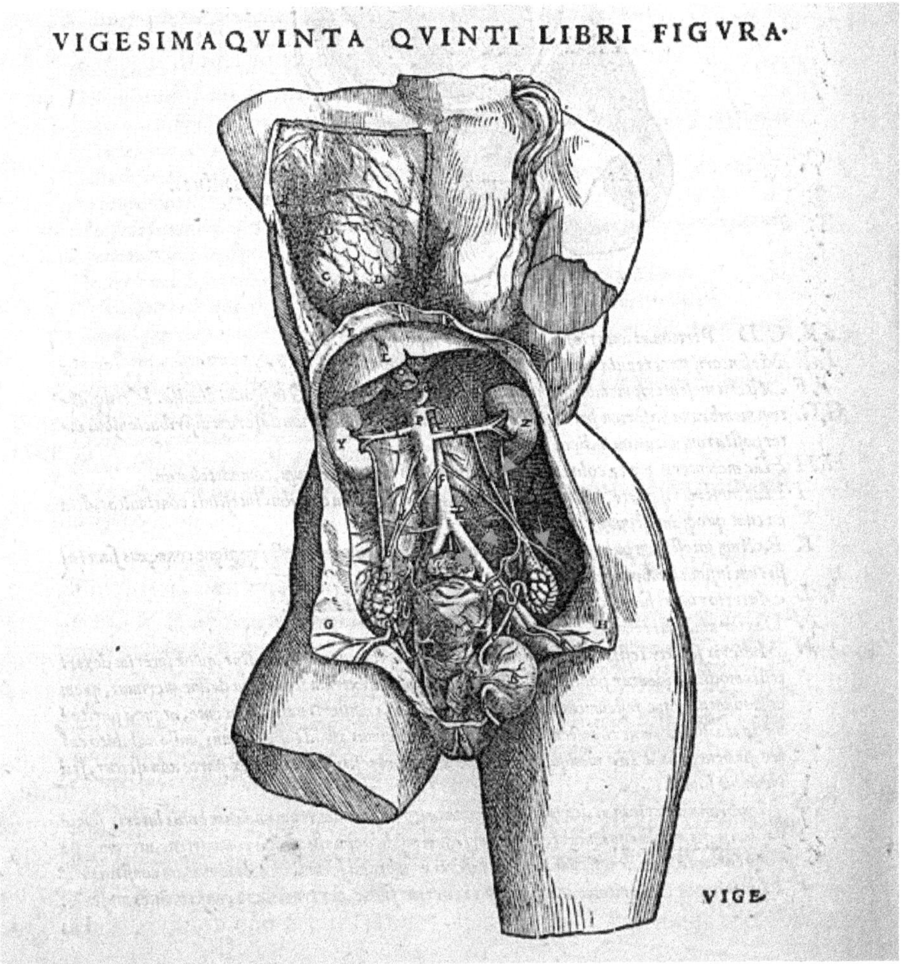

Fig. 8. André Vésale, *De humani corporis fabrica*, Basileae, Oporinus, 1543, Lib. V, fig. 25, p. 378 (Université de Tours, CESR-BVH).

Ce torse de femme, statuaire et sculpté, rappelant le côté féminin du torse du Belvédère qui sert de modèle à Vésale pour le torse masculin, laisse entrevoir les organes génitaux extérieurs de la femme (lettre ε)[97], élément qui

[97] Voir Glenn Harcourt, « Andreas Vesalius and the Anatomy of Antique Sculpture », *Representations*, 1987, n° 17, p. 28-61 ; Sachiko Kusukawa, *Picturing the Book of Nature. Image, Text, and Argument in Sixteenth-Century Human Anatomy and Medical Botany*, Chicago, The University of Chicago Press, 2012, p. 213-218.
D'ailleurs, le frontispice de la Fabrique met en scène la dissection d'un corps féminin grâce à l'habileté de Jan Steven von Calkar, sur lequel voir : Jean Hazard, « Jan Stephan van Calcar, précieux collaborateur méconnu de Vésale », *Histoire des sciences médicales*, 1996, XXX, n° 4, p. 471-480 ; Monique Kornell, *« Jan Steven van Calcar c. 1515 — c. 1546, Vesalius' Illustrator »*, dans Rinaldo F. Canalis, Massimo Ciavolella (eds.), *Andreas Vesalius and the Fabricq in the Age of Printing. Art, Anatomy, and Printing in the Italian Renaissance*, Turnhout, Brepols, 2018, p. 99-130.

intéresse davantage Léonard, surtout quand il passe de la représentation de l'intégralité du torse et du bas-ventre à la représentation de sections spécifiques du corps. En effet, les dessins anatomiques de Léonard montrent l'intérêt qu'il porte aux organes de la reproduction : au début des années 1490, il représente l'acte du coït en section longitudinale dans les feuilles d'anatomie conservées au Château de Windsor[98]. C'est aux années 1508 et 1510 que remonte la plus grande partie des sections anatomiques sur la reproduction, avec une attention particulière pour les organes génitaux masculins et féminins (1508-1510)[99], ainsi que pour le développement du fœtus (1510-1512)[100].

Comme Robert Zwijnenberg le rappelle, Léonard réalise le dessin de manière à mettre en relief les différents organes avec un esprit de composition qui résume les connaissances acquises et les expériences visuelles du corps[101]. Autour des années 1510, la manière d'opérer de Léonard semble changer : ce n'est plus un corps entier qui est montré avec les organes génitaux, mais ce sont des morceaux de corps qui s'affichent au premier plan pour être figurés devant les yeux[102]. Le corps fractionné et dépecé permet de raconter, par plusieurs prises de vue, la spécificité d'un membre, d'une section, d'un fonctionnement, de telle sorte que l'élément visuel prime sur le conceptuel, du fait de l'isolement et de la séparation des parties qui ne sont plus en réseau. C'est pendant ces mêmes années que Léonard écrit : *« Ce plan que j'ai dressé du corps humain te sera exposé exactement comme si tu avais devant toi l'homme véritable »*, et qu'il remarque l'acte destructeur du geste anatomique, que nous avons évoqué plus haut : on peut connaître une partie du corps uniquement en en détruisant une autre, *« car tu ne saurais arriver à connaître l'une si tu ne confonds et détruis l'autre »*[103]. Ainsi, l'utérus contenant un fœtus devient sphérique et le fœtus est le résultat d'une composition opérée

---

[98] Windsor Castle, Royal Library, RL 19096r et RL 19097v. Les feuilles sont consultables sur : https://www.rct.uk/collection/search#/page/1. Il convient de rappeler qu'en 1490 est publiée la première édition imprimée des œuvres complètes de Galien en latin, qui contient le De anathomia matricis de Galien, dans la version de Niccolò da Reggio Calabria (XIVe s.) : Galenus, Liber de anathomia matricis, dans Idem, Opera, Venetiis, per Philippum Pintium de Caneto, 1490, Vol. I, f. zz2v-3r.

[99] Windsor Castle, Royal Library, RL 19095v, RL 19098v, RL 19106v, RL 19099r. Les feuilles sont consultables sur : https://www.rct.uk/collection/search#/page/1
Concernant les organes génitaux masculins, voir également la représentation *Inv. KK 6287r*, Weimar, Kunstsammlungen zu Weimar, Schlossmuseum, dans F. Zöller, *Leonardo da Vinci…*, *op. cit.*, n° 369, p. 470.

[100] Windsor Castle, Royal Library, RL 90103v, RL 90101v, RL 10102r, RL 19101r. Les feuilles sont consultables sur : https://www.rct.uk/collection/search#/page/1

[101] Robert Zwijnenberg, *Leonardo and Female Interioroity*, dans Renée van de Vall and Robert Zwijnenberg, *The Body Within. Art, Medicine and Visualization*, Leiden-Boston, Brill, 2009, p. 15.

[102] *Ibid.*, p. 17.

[103] Léonard de Vinci, *Carnets*, *op. cit.*, III *Anatomie*, L'ordre du livre, p. 225.

par la « *vertù formativa* » de l'âme de la mère[104]. Ainsi, il est possible d'explorer la spécificité de la *vulva* par rapport au pénis.

Léonard utilise le mot *vulva* pour désigner les organes génitaux féminins, un mot assez récent en langue vernaculaire, remontant au XIVe siècle et se retrouvant plus particulièrement dans les textes d'anatomie en vulgaire du XVe siècle, comme le montre Rosa Piro[105]. Ce qui intéresse Léonard, ce n'est pas uniquement la description, mais le fonctionnement de ces organes. En effet, en lisant les textes qui accompagnent les dessins, l'on remarque chez Léonard une aptitude assez similaire à celle des médecins anatomistes, bien que tournée vers des finalités différentes. Depuis le premier manuel d'anatomie produit dans une faculté, à savoir le traité *Anothomia* de Mondino de' Liuzzi (1316), l'accent est mis sur une anatomie pratiquée à des fins thérapeutiques[106]. Léonard ne songe pas à la pathologie et à la thérapeutique, il n'a pas de fins médicales, mais il s'intéresse à la physiologie du mouvement, principe qu'il applique notamment aux organes génitaux. Le mouvement, qui, dans la philosophie aristotélicienne, est le signe de la vie, intéresse Léonard dans le cadre de l'acte sexuel qui donne origine à la vie du fœtus dans le ventre maternel[107]. C'est ainsi que la *vulva* est anatomisée par Léonard par rapport au mouvement d'ouverture et de fermeture des lèvres. Léonard remarque la différence de comportement entre la vulve et le pénis, ce dernier s'activant par érection pour éjecter l'urine ou la semence grâce au mouvement. Concernant par contre le mouvement de la vulve, Léonard souligne la capacité de cette dernière de s'ouvrir, acte premier de la génération, la femme étant soumise au même type de mouvement que l'homme. Léonard est alors intéressé par l'observation de réactions musculaires différentes à un même

---

104 Voir Domenico Laurenza, *De figura umana. Fisiognomica, anatomia e arte in Leonardo*, Firenze, Olschki, 2001, en particulier p. 113 (RL 90101v) ; Carmen C. Bambach, *Leonardo's Drawing of Female Anatomy and his 'Fassciculu Medjcine Latino'*, dans Alessandro Nova et Domenico Laurenza (eds.), *Leonardo da Vinci's Anatomical World : Language, context and 'Disegno'*, Venice, Marsilio, 2011, p. 109-130 ; Monica Azzolini, *Exploring Generation : A Context to Leonardo's Anatomies of the Female and Male Body*, *Ibid.*, p. 79-97 ; H. King, *The One-Sex Body ...*, *op. cit.*, p. 48-51.

105 Rosa Piro, *Glossario leonardiano. Nomenclatura dell'anatomia nei disegni della Collezione reale di Windsor*, Premessa di Rita Librandi, Firenze, Olschki, 2019, p. 539. Voir également *Tesoro della lingua Italiana delle Origini*, « Vulva, s.f. » : http://tlio.ovi.cnr.it/TLIO/index.php?vox=041412.htm (dernière consultation : 14 mai 2021).

106 Mondino de' Liuzzi (1260-1326) commence son manuel en citant la *Méthode thérapeutique* de Galien : Mondino de' Liuzzi, *Anothomia*, Papie, Impressa per Magistrum Antonium de Carcano, 1478, f. a1r.

107 Michel Bastit, « Activité ontique et mouvement selon Aristote : une lecture de 'Méthaphysique' Θ 6 et 8 », *Rivista di Filosofia Neo-Scolastica*, 2017, Vol. 109, n°1, p. 91-107. Concernant Léonard, voir le portrait de l'accouplement humain en coupe sagittale (Windsor Castle, Royal Library, RL 19097v) et l'animation du fœtus dans le ventre maternel : Windsor Castle, Royal Library, RL 19102r, *Leonardo digitale*, « Disegni anatomici a Windsor », *https://www.leonardodigitale.com/sfoglia/disegni-anatomici/0198-r/* (dernière consultation : 15 mai 2021).

stimulus, comme nous le lisons en bas du dessin qui montre la vulve d'une femme multipare, dont les lèvres majeures ont été écartées jusqu'à montrer l'orifice de l'urètre :

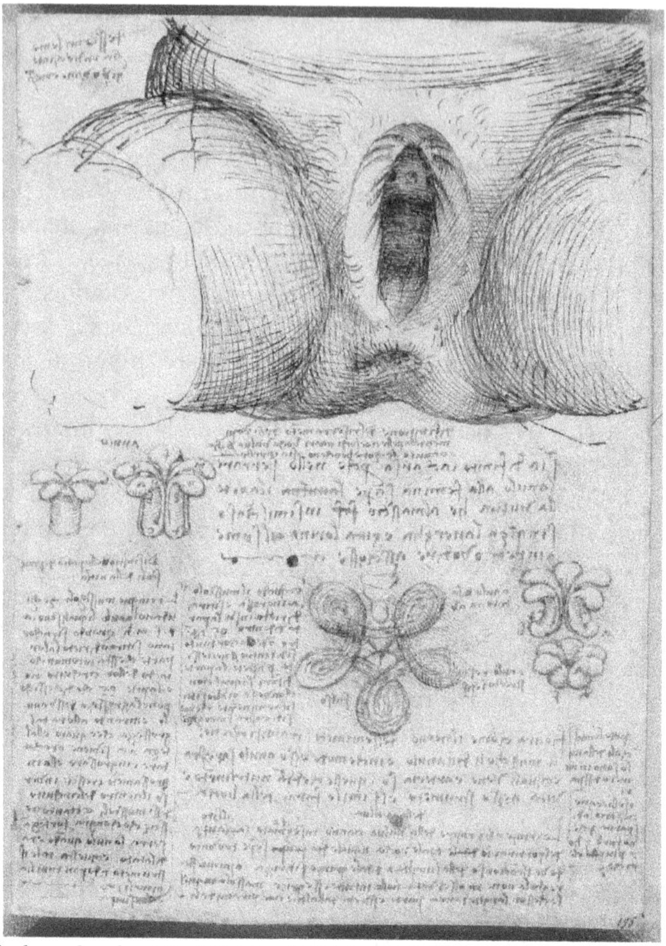

Fig. 9. Windsor Castle, RL 19095r, 1508-1509 (RCIN 919095 : Royal Collection Trust/© Her Majesty Queen Elizabeth II 2021)

« Sia definito la chausa perche nello serrare l anulo alla femina s apre i labri della vulva he al masscio in simil chaso s inalça la vergha e gitta l orina o il seme a impeti o vo dire a sschosse.[108] »

Dans la suite du texte, cette capacité d'ouverture ou de fermeture de la vulve, pour accueillir ou non le pénis et la semence, est analysée en observant

[108] Windsor Castle, RL 19095r, *Leonardo digitale*, « Disegni anatomici a Windsor », https://www.leonardodigitale.com/sfoglia/disegni-anatomici/0054-r/ (dernière consultation : 15 mai 2021), ma transcription. Sur ce passage, voir R. Piro, *Glossario…*, *op. cit.*, p. 538.

les plis (*rappe*)[109] qui indiquent l'entrée de l'organe, placée au niveau du *portinario de la rocha*, le gardien du bastion :

« *Le grinçe over rappe della vulva ci anno insegniato il sito del portinario di tale rocha il quale fia sempre trovato dove il conchorso della lungheça di tale grinçe si driçça. Ma cquesta reghola non è osservata in tutte esse grinçe ma ssolo in quelle che sson larghe da nna parte e sstrette dall altre cio è piramidali.*[110] »

Présenté par Rosa Piro comme « *sfintere che permette alla vulva di richiudersi generando grinze* »[111], ce « *portinario* » permet à la vulve d'accomplir le cycle du mouvement d'ouverture et de fermeture. Il me semble à cet égard important de souligner la valeur symbolique du mot « *portinario* » comme « gardien »[112]. Léonard explique que ce « *portinario* » se situe à l'entrée, là où les plis convergent jusqu'à s'étendre en longueur, en particulier les plis pyramidaux. L'image du gardien et de la fonction de fermeture de l'entrée se retrouve chez les anatomistes entre le Moyen-Âge et la Renaissance pour décrire la fonction de petites peaux situées au niveau de l'orifice de la vulve. C'est ce que Léonard peut appréhender en se confrontant, par exemple, avec le traité d'anatomie de Mondino de' Liuzzi, dont la version en vernaculaire italien circule dans le *Fasciculo de medicina* de 1493 :

« *nella extremita dela vulva sono doi pellicine le quale si elevano et fraccano lo orificio gia detto : accio che prohibischono la entrata del aerea et dele cose extrinseche al colo dela matrice et dela vesica, si come la pellicina dela nerga (lege verga) defende esse verga, et pero Aliebas (...) le chiama preputii dela matrice*[113] ».

L'on découvre l'image d'élévation et de fermeture de l'orifice, avec la fonction d'empêcher l'air froid d'entrer dans la cavité intérieure, fonction qui est attribuée aux petites peaux : les chirurgiens et les médecins entre le XVe et le XVIe siècle identifieront ces pellicules avec le clitoris, organe qui reçoit

---

109 Sur le mot *rappa*, voir R. Piro, *Glossario…*, *op. cit.*, p. 391-392.

110 Windsor Castle, RL 19095r, *Leonardo digitale*, « Disegni anatomici a Windsor », https://www.leonardodigitale.com/sfoglia/disegni-anatomici/0054-r/ (dernière consultation : 15 mai 2021), ma transcription. Sur ce passage, voir R. Piro, *Glossario…*, *op. cit.*, p. 384-385, 391.

111 R. Piro, *Glossario…*, *op. cit.*, p. 384.

112 Rosa Piro propose en italien 'custode' : *Ibid.*, p. 385.

113 Mondino de' Liuzzi, *Anathomia overo dissectione del corpo humano*, dans Johannes de Ketham, *Fasciculo di medicina Vulgarizato per Sabastiano Manilio Romano*, Venexia, Estampito per Zuane et Gregorio di Gregorii, 1493, f. g5r. Concernant la référence à Haly, voir Haly filius Abbas (ʿAlī ibn al — ʿAbbās al-Maǧūsī), *Liber totius medicine necessaria continens*, Luguduni, Jacobus Myt, 1523, III 33, f. 40v.

de nombreux noms dans la littérature médicale de la première modernité[114], mais dont je signale la présence, sous la forme *cletoris*, dans le traité d'anatomie d'Alessandro Benedetti (1450 ?-1512 ?), ouvrage qui faisait partie de la bibliothèque de Léonard[115]. Par ailleurs, si Léonard n'hésite pas à confronter les organes féminins aux masculins dès que l'occasion se présente, comme nous venons de le voir à propos du comportement différent de la vulve et du pénis après un stimulus musculaire, l'expression « *portinario di tale rocha* » ne semble pas avoir un équivalent dans l'anatomie masculine, au moins dans le passage cité. Cette capacité d'accueillir et de protéger, que le « *portinario* » développe au niveau des organes génitaux féminins, détermine ainsi le rôle précis de la femme dans la procréation.

Connu pour avoir représenté et étudié les correspondances entre les organes génitaux masculins et féminins dans l'acte de la reproduction, Léonard n'hésite pas à souligner les divers apports et constitutions des sexes, en prenant position vis-à-vis d'auteurs qui font autorité. Léonard conteste ainsi Mondino, qui réduit la semence féminine à une matière ténue :

« Tu Mo<n>dino che di' che lli vasi spermatic<i> della <femmina ?> over tesstichuli non gittano vera semenza ma sol gittan un certo homore scilivale il quale la natura ha ordinato dellectatione del choito della femmina alla qual chosa se chosi fussi non bisognava che lli nasscimenti delli vasi spermatici nasscessino nel medesimo modo nelle femmine che ne massci.[116] »

Pour Léonard, la preuve anatomique n'amène pas à envisager une uniformisation du corps féminin sur le corps masculin, mais devient le signe de la contribution féminine à la génération, grâce à des caractéristiques de son corps qui la différencient de celui de l'homme. Si le « *portinario* » règle l'accès à l'intérieur du corps, les « testicules » féminins (ovaires) ont une « *vertù generativa* » qui s'active dans la « matrice », différemment de ce que fait la vertu générative masculine qui débouche dans des ventricules situés,

---

[114] Voir Katharine Park, *The Rediscovery of the Clitoris. French Medicine and the Tribade, 1570-1620*, dans David Hillman and Carla Mazzio, *The Body in Parts. Fantasies of Corporeality in Early Modern Europe*, New York and London, Routledge, 1997, p. 171-193.

[115] Voir Alessandro Benedetti, *Historia corporis humani sive Anatomice*, Venetiis, Bernardinus Guerraldus Vercellensis, 1502, cap. 24 *De mulierum locis*, f. c 3r : *« Hostium vulvae in muliere… os genitale vocari vidimus. In medio tunicula utrinque apparens, nympha et cletoris dicitur. Ea intus natura ita custoditur, ut in maribus glans prepucii tergore. »* Sur les textes de la bibliothèque de Léonard, voir Pietro Franceschini, *Ancora su Leonardo anatomista*, dans *Leonardo nella scienza e nella tecnica*, Atti del simposio internazionale di storia della scienza, Firenze – Vinci 23-26 giugno 1969, Firenze, Giuntin Barbèra, 1975, p. 176 ; Romain Descendre, *La biblioteca di Leonardo*, dans Sergio Luzzatto e Gabriele Pedullà (eds.), *Atlante della letteratura italiana*, vol. I *Dalle origini al Rinascimento*, a cura di Amedeo de Vincentiis, Torino, Einaudi, 2010, p. 592-595.

[116] Windsor Castle, RL 12281r, 1509-1510 (RL 12281 : Royal Collection Trust), Leonardo digitale https://www.leonardodigitale.com/sfoglia/disegni-anatomici/0122-r/. Cf. Mondino de' Liuzzi, *Anathomia…*, *op. cit.*, f. g4v.

d'après Léonard, derrière la vessie[117], alors que les vaisseaux spermatiques de la femme sont, selon lui, moins proches de la vessie que ceux de l'homme[118]. Cette vertu générative féminine agit donc au même endroit du corps où la femme, de par sa conformation unique et singulière par rapport à l'homme, peut nourrir et vivifier le fœtus, lui communiquer ses passions et l'animer :

« A questo putto non batte il core e no alita perche al co<n>tinuo sta nell achqua ... lui e vivificato e nutrito dalla vita et cibo della madre. ... e una medesima anima governa questi due corpi e lli desideri e lle paure et dolori son comuni si a essa creatura come a ttutti li al<tri> membri animati.[119] »

Léonard propose une vision téléologique du corps féminin, dans laquelle l'agencement des parties est finalisé par la fonction exclusivement féminine de permettre la viabilité du fœtus, selon le même principe qui avait animé Galien dans le *De usu partium*[120] et que nous lisons chez les médecins de la Renaissance, comme nous l'avons vu, par exemple, chez Jérôme Mercuriale en début d'article. Même dans l'acte premier de la procréation, à savoir dans la recherche du plaisir, la femme et l'homme ont un comportement différent, en accord avec une conformation différente des organes génitaux en fonction de la procréation, la femme étant conformée de façon à pouvoir accoucher.

---

[117] Windsor Castle, RL 19095v, 1508-1509 (RCIN 919095 : Royal Collection Trust), *Leonardo digitale* : https://www.leonardodigitale.com/sfoglia/disegni-anatomici/0054-v/ (dernière consultation : 15 mai 2021)

[118] *Ibid.*

[119] Windsor Castle, Royal Library, RL 19102r, *Leonardo digitale*, « Disegni anatomici a Windsor », *https://www.leonardodigitale.com/sfoglia/disegni-anatomici/0198-r/* (dernière consultation : 15 mai 2021), ma transcription.

[120] Voir en particulier Galenus, *De usu partium*, dans Idem, *Opera omnia*, Editionem curavit Carolus Gottlob Kühn, Tomus IV, Lipsiae, Prostat in Officina libraria Car. Cnoblochii, 1822, XIV 3, p. 145-150.

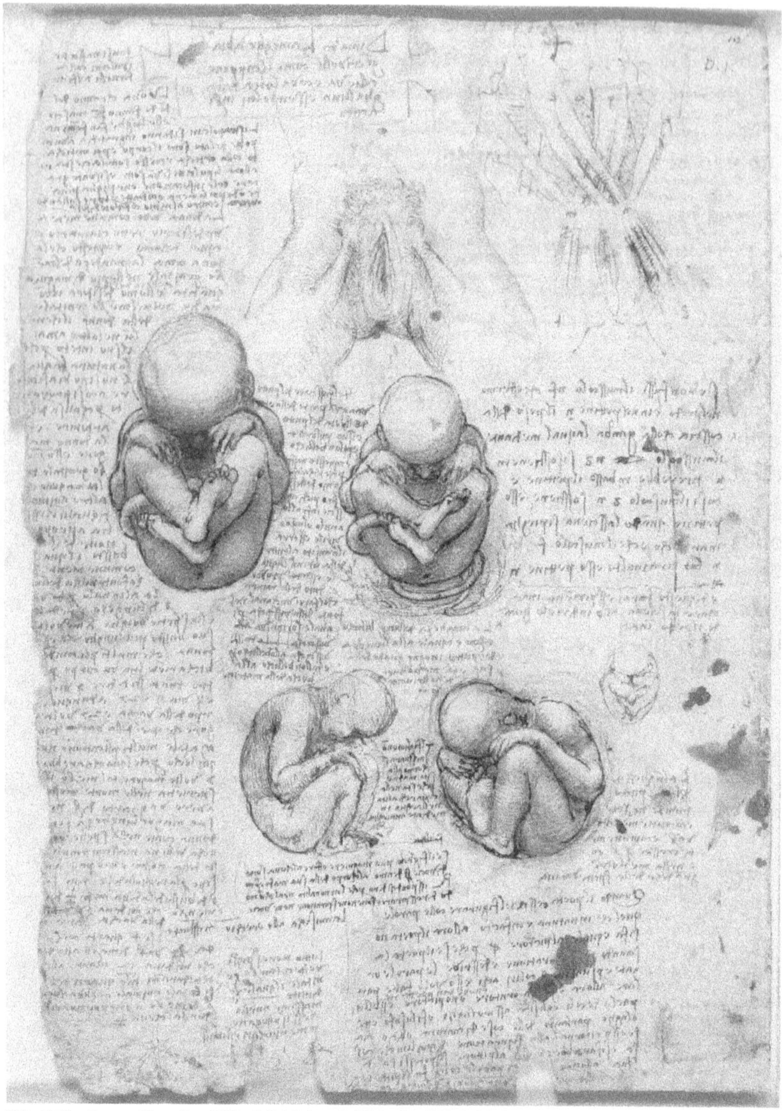

Fig. 10. Windsor Castle, RL 19101r, 1510 (RCIN 919101 : Royal Collection Trust/© Her Majesty Queen Elizabeth II 2021)

En décrivant la structure des muscles du pubis, Léonard explique que :

« La donna comunemente a un desiderio retto contrario de cquel dell omo e cquesto che la dona ama la grandeça del membro genitale nell omo di magnia quantita che ssia possibile e ll omo desidera il contradio nel membro genitale

della donna. Il che ne l un ne l altro a mai il suo intento perche la natura, la qual non si po' biasimare, a cosi proveduto per chausa del parturire.[121] »

La grandeur de l'organe féminin de la génération détermine, chez la femme, la recherche d'un plaisir qui peut ne pas coïncider avec la recherche du plaisir chez l'homme : la femme recherche un pénis de grandes dimensions, alors que l'homme recherche un membre féminin de petites dimensions. La différence, clairement affichée chez Léonard comme contraire et opposée (*desiderio contrario*), doit se traduire, durant l'acte de la génération, par la recherche d'un équilibre, sans prééminence de l'un ou de l'une sur l'autre. Si la luxure de la femme s'avère particulièrement dangereuse, d'après Léonard, avec le risque d'engendrer des enfants couards et non intelligents, et si la timidité de l'homme ne fait qu'engendrer des enfants colériques et plaintifs, c'est dans l'amour et dans le désir des deux parties que la génération donnera lieu à un enfant intelligent, doté d'un esprit vivace et affectueux :

« Il figliolo gienerato dalla fastidiosa lussuria della donna e non di voglia del marito fia turpe (?) pocho vil e di grosso ingegnio.

« L omo che usa il choito chon chontentione et disagio fa figlioli irachundi e cquistionevoli. E sse il choito si fera con grande amore e gran desiderio delle parti allora il figliolo fia di grande intelletto e spirituoso e vivace e amorevole.[122] »

Léonard dessine une diversité des corps et des situations dans lesquels les deux sexes peuvent se retrouver et qui relève de la conformation anatomique et des comportements des personnes. Les regards de l'artiste et de l'anatomiste se retrouvent alors dans cette harmonisation des contraires, sans supériorité, dans le respect de la diversité et de la notion de « *varietà* » qu'on lit dans les écrits de Léonard pour exprimer les passions (*acidenti dell omo*), comme la colère, les pleurs, la peur[123]. La *sexus differentia* creuse chez Léonard une ouverture qui va au-delà de la dissection du corps et de la pathologie, et se présente comme une richesse dans la génération du fœtus, un engagement à contribuer au « *grande amore* » des deux parties. Dans cette image du grand amour, Léonard semble s'éloigner du portrait de la femme représentée comme un homme diminué et un être monstrueux, aux dires

[121] Windsor Castle, RL 19101r, 1510 (RCIN 919101 : Royal Collection Trust), *Leonardo digitale* : https://www.leonardodigitale.com/sfoglia/disegni-anatomici/0197-v/ (dernière consultation : 15 mai 2021). Dans la suite du texte, Léonard explique que le membre génital chez la femme est, en proportion de son torse et ventre, bien plus grand que le membre génital des femelles animales.

[122] *Leonardo digitale* : https://www.leonardodigitale.com/sfoglia/disegni-anatomici/Weimar-r/, ma transcription (dernière consultation : 15 mai 2021).

[123] Leonardo digitale, Codice Madrid II : https://www.leonardodigitale.com/sfoglia/madrid-II/0072-v/?term=dmFyaWV0YQ==&exactTerm=0.

d'Aristote, à cause d'une indisposition de la matière qui l'a engendrée, comme il a pu le lire dans le *Fasciculo di medicina* de 1493[124]. Il se rapproche ainsi des textes médicaux du XVIe siècle qui relèveront le défi de soigner la femme en tant que femme.

Bibliographie

A treatise of the nobilitie and excellencye of vvoman kynde, translated out of Latine into englysshe by Dauid Clapam, A Londini, In aedibus Thomæ Bertheleti typis impress.,1542 : https://quod.lib.umich.edu/e/eebo/A10054.0001.001/1:1?rgn=div1;view=fulltext (dernière consultation : 2 mai 2021).

Agasse Jean-Michel, *Girolamo Mercuriale. Humanism and Physical Culture in the Renaissance*, dans Girolamo Mercuriale, *De arte gymnastica*, Édition critique soignée par Concetta Pennuto, Traduction (anglais) par Vivian Nutton, Firenze, Olschki, 2008, p. 861-1118.

Agrippa Henri Corneille, *De nobilitate et praecellentia foeminei sexus*, Antverpiae, apud Michaelem Hillenium in Rapo, 1529.

Agrippa Henri Corneille, *De nobilitate et praecellentia foeminei sexus*, Édition critique d'après le texte d'Anvers 1529, Préface de R. Antonioli, Établissement du texte par Ch. Béné, Traduction de Mme O. Sauvage, Notes de R. Antonioli, Ch. Béné, M. Reulos, O. Sauvage, Sous la direction de R. Antonioli, Genève, Librairie Droz, 1990.

Agrippa Henricus Cornelius, *Declamation on the Nobility and Preeminence of the Female Sex*, Translated and Edited with an Introduction by Albert Rabil Jr, Chicago and London, The University of Chicago Press, 1996.

Agrippa Henry Cornelle, *De la noblesse et preexcellence du sexe foeminin*, On le vend à Paris par Denys Ianot demourant en la rue Neufve nostre Dame à l'enseigne Sainct Iehan Baptiste, près Saincte Geneviefve des Ardens, (1530).

André Vésale, *Préface à ses livres sur l'anatomie, suivie d'une lettre à Jean Oporinus, son imprimeur*, Texte introduit, établi, traduit et annoté par Louis Bakelants, Bruxelles, Éditions Arscia, 1961.

Avicenna, *Liber canonis*, Venetiis, Octavianus Scotus, 1505.

Azzolini Monica, *Exploring Generation : A Context to Leonardo's Anatomies of the Female and Male Body*, *Ibid.*, p. 79-97.

[124] Johannes de Ketham, *Fasciculo di medicina…*, *op. cit.*, f. d 6r-v.

Carmen C. Bambach, *Leonardo's Drawing of Female Anatomy and his 'Fassciculu Medjcine Latino'*, dans Alessandro Nova et Domenico Laurenza (eds.), *Leonardo da Vinci's Anatomical World : Language, context and 'Disegno'*, Venice, Marsilio, 2011, p. 109-130.

Bastit Michel, « Activité ontique et mouvement selon Aristote : une lecture de "Méthaphysique" Θ 6 et 8 », *Rivista di Filosofia Neo-Scolastica*, 2017, Vol. 109, n° 1, p. 91-107.

Benedetti Alessandro, *Historia corporis humani sive Anatomice*, Venetiis, Bernardinus Guerraldus Vercellensis, 1502.

Berengario da Carpi, *Commentaria cum amplissimis Additionibus super Anatomia Mundini una cum textu eiusdem in pristinum et verum nitorem redacto*, Bononiae, per Hieronymum de Benedictis, 1521.

Breitenstein Renée-Claude, « Le savoir comme "vertu" : la redéfinition des valeurs dans les éloges collectifs de femmes au XVe et au XVIe siècle », dans *Revisiter la « querelle des femmes ». Discours sur l'égalité/inégalité des sexes, de 1400 à 1600*, Sous la direction d'Armel Dubois-Nayat, Nicole Dufournaud et Anne Paupert, *L'école du genre*, Saint-Étienne, Publications de l'Université de Saint-Étienne, 2013, p. 155-167.

Breitenstein Renée-Claude, « Traduction, transferts culturels et construction des publics dans deux éloges collectifs de femmes de la première moitié du XVIe siècle », *Études françaises*, 2011, Vol. 47 n° 3, p. 91-107.

Bylebyl Jerome J., « The Medical Meaning of Physics », *Osiris*, 2nd Series, Vol. 6, 1990, p. 16-41.

Carlino Andrea, *La fabbrica del corpo. Libri e dissezione nel Rinascimento*, Torino, Piccola Biblioteca Einaudi, 1994.

Cazes Hélène, *Le corps des livres (I) : une allégorie de l'anatomie féminine (Jacobo Berengario da Carpi, Commentarii ... 1521)*, dans *Histoire du livre*, Hypothèses, 2019 : https://histoirelivre.hypotheses.org/author/hcazes

Ciapponi Lucia A., *Vitruvius*, dans *Catalogus translationum et commentariorum*, Volume III, Editor in chief F. Edward Cranz, Associate Editor Paul Oscar Kristeller, Washington D. C., The Catholic University of America Press, 1976, p. 399-409.

Clavier Tatiana, « Modalités de diffusion et rhétoriques des discours misogynes et misogames imprimés à la Renaissance », *Glad !*, 4, 2018, p. 1-21.

Descendre Romain, *La biblioteca di Leonardo*, dans Sergio Luzzatto e Gabriele Pedullà (eds.), *Atlante della letteratura italiana*, vol. I *Dalle origini al Rinascimento*, a cura di Amedeo de Vincentiis, Torino, Einaudi, 2010, p. 592-595.

Dubois-Nayt Armel, Dufournaud Nicole, Paupert Anne, *Revisiter la querelle des femmes : retour aux origines*, dans *Revisiter la « querelle des femmes ». Discours sur l'égalité/inégalité des sexes, de 1400 à 1600*, Sous la direction d'Armel Dubois-Nayat, Nicole Dufournaud et Anne Paupert, *L'école du genre*, Saint-Étienne, Publications de l'Université de Saint-Étienne, 2013, p. 7-19.

Elisa Andretta et Rafael Mandressi, « *Anatomia artificiosa.* Usages et manipulations du corps à l'époque moderne », *L'Atelier du Centre de recherches historiques*, 2013, 11, on-line : https://doi.org/10.4000/acrh.5214 (dernière consultation : 7 mai 2021)

Estienne Charles, *La dissection des parties du corps humain divisee en trois livres*, Paris, chez Simon de Colines, 1546.

Franceschini Pietro, *Ancora su Leonardo anatomista*, dans *Leonardo nella scienza e nella tecnica*, Atti del simposio internazionale di storia della scienza, Firenze – Vinci 23-26 giugno 1969, Firenze, Giuntin Barbèra, 1975, p. 175-196.

François de Billon, *Le fort inexpugnable de l'honneur du sexe féminin*, On le vend à Paris, chez Ian d'Allyer, 1555.

Galenus, *De semine*, dans *Corpus Medicorum Graecorum*, Ediderunt Academiae Berolinensis Hauniensis Lipsiensis, V 3, 1, Edidit, in linguam Anglicam vertit, Commentatus est Phillip de Lacy, Berolini, In Aedibus Scientiarum, 1992.

Galenus, *De usu partium*, dans Idem, *Opera omnia*, Editionem curavit Carolus Gottlob Kühn, Tomus IV, Lipsiae, Prostat in Officina libraria Car. Cnoblochii, 1822.

Galenus, *Liber de anathomia matricis*, dans Idem, *Opera*, Venetiis, per Philippum Pintium de Caneto, 1490, Vol. I, f. zz2v-3r.

Gibelli Daniele M., Messina Carmelo, Piergigli Claudia, Cozzi Andrea, Secchi Francesco, Sardanelli Francesco, Sforza Chiarella, « L'anatomia di Leonardo da Vinci : un confronto tra arte, scienza e medicina », *Mefisto*, Vol. 4/1, 2020, p. 57-74.

Gynaeciorum hoc est De mulierum tum aliis, tum gravidarum, parientum et puerperarum affectibus et morbis Libri veterum ac recentiorum aliquot, partim nunc primum editi, partim multo quam antea castigatiores, Basileae, per Thomam Guarinum, *1566.*

Gynaeciorum sive De mulierum affectibus Commentarii Graecorum, Latinorum, Barbarorum, iam olim et nunc recens editorum, In tres tomos digesti, et necessariis passim imaginibus illustrati, Basileae, per Conradum Vvaldkirch, 1586.

Haly filius Abbas (ʿAlī ibn al — ʿAbbās al-Mağūsī), *Liber totius medicine necessaria continens*, Luguduni, Jacobus Myt, 1523.

Harcourt Glenn, « Andreas Vesalius and the Anatomy of Antique Sculpture », *Representations*, 1987, n° 17, p. 28-61.

Hippocrate, *Des lieux dans l'homme*, dans Hippocrate, *Œuvres complètes*, Tome XIII, Texte établi et traduit par Robert Joly, Paris, Les Belles Lettres, 2003, p. 9-99.

Hippocrate, *Maladies de femmes*, dans *Œuvres complètes d'Hippocrate*, traduction nouvelle avec le texte grec en regard… par Émile Littré, Tome VIIIe, Paris, chez J. B. Baillière, 1853, p. 1-463.

Jordan Constance, *Renaissance Feminism : Literary Texts and Political Models*, Ithaca and London, Cornell University Press, 1990.

Kelly Joan, « Early Feminist Theory and the 'Querelle des Femmes' », *Signs*, Vol. 8 n° 1, 1982, p. 4-28.

King Helen, *Midwifery, Obstetrics and the Rise of Gynaecology. The Uses of a Sixteenth-Century Compendium*, Aldershot, Ashgate, 2007.

King Helen, *The One-Sex Body on Trial : The Classic and Early Modern Evidence*, Farnham, Ashgate, 2013.

Klestinec Cynthia, *Theaters of Anatomy : Students, Teachers, and Traditions of Dissection in Renaissance Venice*, Baltimore, Johns Hopkins University Press, 2011.

Koelbing Huldrych M. F., *Bauhin, Caspar*, dans *Dictionnaire historique de la Suisse (DHS)*, version du 02.07.2002, traduit de l'allemand : https://hls-dhs-dss.ch/fr/articles/014280/2002-07-02/ (dernière consultation : 5 mai 2021).

Monique Kornell, « Jan Steven van Calcar *c.* 1515 — *c.* 1546, Vesalius' Illustrator », dans Rinaldo F. Canalis, Massimo Ciavolella (eds.), *Andreas Vesalius and the Fabricq in the Age of Printing. Art, Anatomy, and Printing in the Italian Renaissance*, Turnhout, Brepols, 2018, p. 99-130.

Kuldien Fridolf, « The Seven Cells of the Uterus : The Docrine and Its Roots », *Bulletin of the History of Medecine*, 1965, 39, p. 415-423.

Kusukawa Sachiko, *Picturing the Book of Nature. Image, Text, and Argument in Sixteenth-Century Human Anatomy and Medical Botany*, Chicago, The University of Chicago Press, 2012.

Laqueur Thomas, *Making Sex. Body and Gender from The Greeks to Freud*, Cambridge, Massachusetts, and London, England, Harvard University Press, 1992 (Paperback edition).

Laurenza Domenico, *De figura umana. Fisiognomica, anatomia e arte in Leonardo*, Firenze, Olschki, 2001.

Laurenza Domenico, « Un caso non noto dell'analogia micro-macrocosmica in Leonardo : la connessione tra embriologia e geologia », *Mefisto*, Vol. 4/1, 2020, p. 75-82.

Léonard de Vinci, Bibliothèque de l'Institut de France, Manuscrits de Léonard de Vinci, Ms 2179, f. 31v : https://minerva.bibliotheque-institutdefrance.fr/viewer/1427/#page=72&viewer=picture&o=download&n=0&q= (dernière consultation : 6 mai 2021).

Léonard de Vinci, *Carnets*, Édition présentée et annotée par Pascal Brioist, Paris, Quarto Gallimard, 2019.

Leonardo da Vinci, *Anatomical Drawings from the Royal Collection, Windsor Castle*, Firenze, Palazzo Vecchio, May/September 1979, Firenze, Giunti Barbera, 1979.

Mandressi Rafael, *Le regard de l'anatomiste. Dissections et invention du corps en Occident*, Paris, Éditions du Seuil, 2003.

Marti-Weissenbach Karin, *Wolf, Kaspar*, dans *Dictionnaire historique de la Suisse (DHS)*, version du 09.10.2013, traduit de l'allemand : https://hls-dhs-dss.ch/fr/articles/025307/2013-10-09/ (dernière consultation : 5, mais 2021).

Massa Niccolò, *Liber introductorius anatomiae, sive dissectionis corporis humani, nunc primum ab ipso auctore in lucem aeditus, in quo quamplurima membra, operationes, et utilitates tam ab antiquis, quam a modernis praetermissa manifestantur. Opus sane tam medicis, quam philosophis perutile, ut studiosis lectoris patebit,* Venetiis, In aedibus Francisci Bindoni ac Maphei Pasini impressum, 1536.

Mercado Luis, *De mulierum affectionibus Libri IIII*, Venetiis, apud Felicem Valgrisium, 1587.

Mercuriale Girolamo, *De morbis muliebribus Praelectiones*, Iam dudum a Gaspare Bauhino exceptae, ac paulo antea inscio autore editae, Postremo vero per Michaelem Columbum ex collatione plurium exemplarium consensu auctoris locupletiores, et emendatiores factae. Quarta vero hac editione et auctiores, et castigatiores adhuc redditae…, Venetiis, apud Iuntas, 1601.

Mercuriale Girolamo, *De morbis muliebribus,* dans *Gynaeciorum sive De mulierum affectibus Commentarii Graecorum, Latinorum, Barbarorum, iam olim et nunc recens editorum, In tres tomos digesti, et necessariis passim imaginibus illustrati*, Basileae, per Conradum Vvaldkirch, 1586, Tomus II, p. 1-195.

Merisalo Outi, « The Early Tradition of the Pseudo-Galenic *De spermate* (Twelfth-Thirteenth Centuries) », *scripta*, 2012, 5, p. 99-109.

Merisalo Outi, *An electronic edition of the pseudo-Galenic treatise variously entitled De spermate, Microtegni and De XII portis and a database on the manuscripts having transmitted this text*, 2008 : https://staff.jyu.fi/Members/merisalo/despermate.htm (dernière consultation : 11 mai 2021).

Milham Mary Ella, *C. Julius Solinus*, dans *Catalogus translationum et commentariorum*, Volume VI, Editor in Chief F. Edward Cranz, Associate Editors Virginia Brown and Paul Oskar Kristeller, Washington D.C., The Catholic University of America Press, 1986, p. 73-85.

Milham Mary Ella, *C. Julius Solinus. Addenda et corrigenda*, Volume IX, Editor in chief Virginia Brown, Associate Editors James Hankins and Robert A. Kaster, Washington D.C., The Catholic University of America Press, 2011, p. 259-260.

Mondino de' Liuzzi, *Anathomia overo dissectione del corpo humano*, dans Johannes de Ketham, *Fasciculo di medicina Vulgarizato per Sabastiano Manilio Romano*, Venexia, Estampito per Zuane et Gregorio di Gregorii, 1493, f. f 3r-i3v.

Mondino de' Liuzzi, *Anothomia*, Papie, Impressa per Magistrum Antonium de Carcano, 1478.

Müller-Jahncke Wolf-Dieter and Blum Paul Richard, *Agrippa von Nettesheim (1486-1535). Philosophical Magic, Empiricism, and Skepticism*, dans *Philosophers of the Renaissance*, Edited by Paul Richard Blum, Translated by Brian McNeil, Washington D.C., The Catholic University of America Press, 2010, p. 124-132.

Natale Gianfranco, « L'anatomia geografica di Leonardo da Vinci », *Mefisto*, Vol. 4/1, 2020, p. 83-98.

O'Malley C. D., *Andreas Vesalius of Brussels 1514-1564*, Berkeley and Los Angeles, University of California Press, 1964.

Palmer Richard, « Nicolò Massa, his family and his fortune », *Medical History*, 1981, 25, p. 385-410.

Park Katharine, *Secrets de femmes. Le genre, la génération et les origines de la dissection humaine*, Traduit de l'anglais (États-Unis) par Hélène Quiniou, Dijon, Les presses du réel, 2006.

Park Katharine, *The Rediscovery of the Clitoris. French Medicine and the Tribade, 1570-1620*, dans David Hillman and Carla Mazzio, *The Body in Parts. Fantasies of Corporeality in Early Modern Europe*, New York and London, Routledge, 1997, p. 171-193.

Pedretti Carlo, *L'uomo vitruviano, anche donna*, dans Alessandro Nova et Domenico Laurenza (eds.), *Leonardo da Vinci's Anatomical World : Language, Context and 'Disegno'*, Venice, Marsilio Editori, 2011, p. 99-108.

Piro Rosa, *Glossario leonardiano. Nomenclatura dell'anatomia nei disegni della Collezione reale di Windsor*, Premessa di Rita Librandi, Firenze, Olschki, 2019.

Pline l'Ancien, *Histoire naturelle*, Livre VII, Texte établi, traduit et commenté par Robert Schilling, Paris, Les Belles Lettres, 1977.

Plinio Secondo, *Historia naturale tradocta di lingua latina in fiorentina per Christophoro Landino Fiorentino. Al serenissimo Ferdinando re di Napoli*, Venetiis, Opus Nicolai Iansonis Gallici, 1486.

Rhodes Dennis E., « Appunti bibliografici su Niccolò Massa », *La Bibliofilia*, 2012, 114-2, p. 207-214.

Roscioni Lisa, *Massa, Niccolò*, dans *Dizionario Biografico degli Italiani*, 2008, 71 : https://www.treccani.it/enciclopedia/niccolo-massa_ (Dizionario-Biografico)/.

Siraisi Nancy, *Mercuriale's Letters to Zwinger and Humanist Medicine*, dans *Girolamo Mercuriale. Medicina e cultura nell'Europa del Cinquecento*, Atti del convegno « Girolamo Mercuriale e lo spazio scientifico e culturale del Cinquecento » (Forlì, 8-11 novembre 2006), A cura di Alessandro Arcangeli e Vivian Nutton, Firenze, Olschki, 2008, p. 77-95.

Solinus C. Iulius, *Collectanea rerum memorabilium*, Iterum recensuit Th. Mommsen, Berolini, Apud Weidmannos, 1895.

Stolberg Michael, « A Woman Down to Her Bones : The Anatomy of Sexual Difference in the Sixteenth and Early Seventeenth Centuries », *Isis*, 2003, 94, n° 2, p. 274-299.

Vaglienti Folco, « Pratica anatomica ospedaliera a Milano al tempo di Leonardo », *Mefisto*, Vol. 4/1, 2020, p. 147-164.

Vesalius, *De humani corporis fabrica*, Basileae, Oporinus, 1543.

Vesalius, *The fabric of the human body = De humani corporis fabrica libri septem*, An annotated translation of the 1543 and 1555 editions by Daniel H. Garrison, Malcolm H. Hast, Basel, Karger, 2014.

Viennot Éliane, *Les livres de la Querelle au XVIe siècle*, dernière mise à jour : 17 octobre 2019 : http://www.elianeviennot.fr/Querelle/Querelle-corpus16.html

Vitruve, *De l'architecture*, Livre III, Texte établi, traduit et commenté par Pierre Gros, Paris, Les Belles Lettres, 1990.

Weber Giorgio, Sensata veritas. *L'affiorare dell'anatomia patologica, ancora innominata, in scritti di anatomisti del '500. In appendice il « Liber introductorius anatomiae » (1536) di Niccolò Massa*, Firenze, Olschki, 2006.

Zöller Frank, *Leonardo da Vinci, 1452-1519, Tutti i dipinti e disegni*, Köhl, Taschen, 2007.

Zwijnenberg Robert, *Leonardo and Female Interioroity*, dans Renée van de Vall and Robert Zwijnenberg, *The Body Within. Art, Medicine and Visualization*, Leiden-Boston, Brill, 2009, p. 15-30.

Sitographie

Leonardo digitale : https://www.leonardodigitale.com/

Royal Collection Trust : https://www.rct.uk/

Tesoro della lingua Italiana delle Origini : http://tlio.ovi.cnr.it/TLIO/

De Humani Corporis Fabrica

Le mystère de l'identité du Graveur

Frédéric Dubrana

« *Tangatis vos ipsi uestris manibus et his credite* » A. Vésale 1540[125]

De humani corporis fabrica libri septem (À propos de la structure du corps humain en sept livres) est un des plus grands ouvrages scientifiques et le livre fondateur de l'anatomie moderne (fig. 1). Il a été rédigé par *Andreas Vesalius* (fig. 2) et publié à Bâle par *Johannes Oporinus* en 1543. Une seconde édition, corrigée et augmentée, sera publiée en 1555. En quelque 663 pages et plus de deux cents planches accompagnées de leur commentaire, Vésale réalise la première description complète de l'anatomie du corps humain. Le caractère unique de cet ouvrage tient, certes de l'exceptionnel travail anatomique de Vésale, mais aussi beaucoup de l'impressionnante qualité de son iconographie.

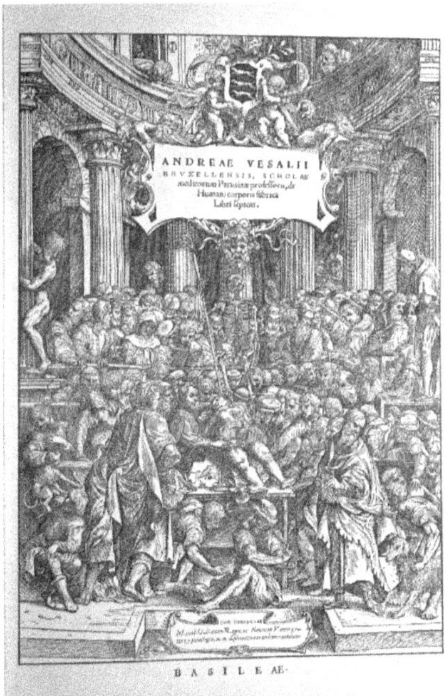

Fig. 1. Frontispice de *La Fabrica* 1543
(Photographie Frédéric Dubrana)

[125] Ce qui signifie : « *Touchez vous-mêmes de vos mains et croyez en elles* », in : Heseler Baldasar, *Andreas Vesalius First Public Anatomy at Bologna 1540*, Traduction Ruben Eriksson, Uppsala, Éd. Almquist, 1959.

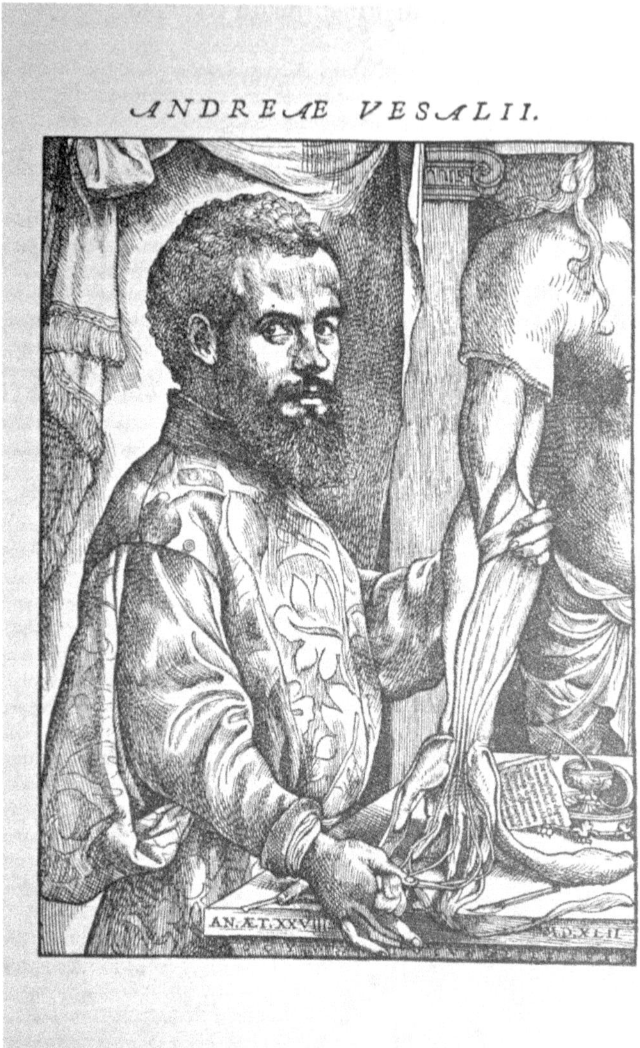

Fig. 2. *Andreas Vesalius* 1543
(Photographie Frédéric Dubrana)

Dans l'introduction des *Tabulae Anatomicæ Sex* (1538), Vésale souhaitait offrir aux étudiants un livre plus complet : "*Si ce (livre) est plaisant pour vous et les étudiants, j'espère un jour faire quelque chose de mieux*[126]." Dès cette époque Vésale se mit à accumuler les documents pour l'édition de son livre, ce travail colossal s'est étalé sur plusieurs années, ce qui est confirmé par

[126] Harvey Cusching, *A bio-bibliography of Andreas Vesaluis*, New York, Éd. Schuman, 1943, p. 13.

J. Caius qui a habité avec lui durant l'année 1539/1540. Il relate dans *De Libris Propriis* que c'est durant leur cohabitation à Padoue que Vésale écrivit et illustra *De Humani Corporis Fabrica* qui comporte deux tomes *La Fabrica* et l'*Épitomé*.[127]

L'iconographie de cette œuvre suscite toujours de nombreuses interrogations, et si pour les *Tabulæ,* le dessinateur des planches anatomiques est sans aucun doute Jan van Calcar, le(s) artiste(s) qui a(ont) contribué au succès de *La Fabrica* reste(nt) toujours inconnu(s). Vésale dans sa préface ne parle pas de ses collaborateurs artistiques ou alors uniquement au travers d'un nom indéfini : *le graveur.* Et pourtant, *La Fabrica* témoigne d'une collaboration étroite entre le dessinateur, le graveur et l'imprimeur !

Mais l'identité du « Graveur », grand artisan de la valeur de ce traité reste un mystère. Ce travail a pour but d'explorer trois pistes :

- les témoins historiques,
- la recherche d'une marque,
- les graveurs de l'époque couplée à une comparaison artistique de leurs œuvres,

et certaines hypothèses permettant de lever, au moins partiellement, le voile sur le mystère de son identité.

Préambule

En préambule il nous faut donner quelques précisions sur la gravure sur bois en occident. Ces remarques préliminaires sont essentielles pour comprendre l'œuvre graphique de *La Fabrica.* Elles sont tirées du livre *L'estampe*[128] de Jean Laran. Les procédés de gravure sont classés en deux grandes familles, la gravure en creux dont les creux seuls devront être encrés, et la gravure en relief dont l'image résulte du contact avec les parties non creusées. Pour faire simple, graver en creux c'est creuser les noirs et graver des reliefs c'est creuser les blancs et comprendre cette distinction, c'est la clé de la gravure. Retenons que la gravure sur bois, c'est de la gravure en relief.

L'autre distinction importante c'est la manière de scier le bois : scier les planches en long dans le sens des fibres ou *bois de fil* s'oppose au *bois de bout* qui consiste à débiter l'arbre en rondelle en travers des fibres. Cette dernière technique ne voit le jour réellement qu'à partir du XVIIIe siècle. La technique du bois de fil nécessite des planches planes sans défauts permettant un poli impeccable et des essences de bois aux grains compacts et égaux, comme le bois de poirier qui est ferme et souple à la gravure. La difficulté de la gravure

[127] Caius J., *De libris propriis*, Cambridge, Éd. Venn, 1912, In : Charles D O'malley, *Andreas Vesalius of Brussels,* 1514-1564, Los Angeles, Éd. California press. Berkeley, 1964, p. 101.
[128] Jean Laran, *L'estampe*, Paris, Éd. PUF, 1959.

se résume en une phrase : le graveur ne doit pas toucher le travail du dessinateur, mais creuser ce qu'il a laissé vierge ; prenons l'exemple de Jean Laran[129].

« *Prenons pour exemple une triple croix, tracée par le dessinateur de la façon la plus aisée, en 6 coups de crayon. Pour mettre ce dessin en saillie, notre graveur a dû creuser dans les intervalles 16 rectangles, ce qui comporte au minimum 80 coupes et recoupes et 16 champlevages. On conçoit que le graveur en talle d'épargne ait peu de goût pour les hachures croisées ou contre tailles, procédés si naturel et utile cependant pour fournir les ombres d'une image.* »

Ces précisions confirment les travaux de Willy Wiegand qui a travaillé sur les planches originales avant leur destruction, les planches de *La Fabrica* sont le résultat d'une gravure en relief sur du bois de poirier en bois de fil.

Titien et les graveurs sur bois de Venise

Dans son livre *Manuel d'Histoire de l'art : La Gravure*[130], Léon Rosenthal décrit l'émergence de la gravure sur bois à Venise au temps du Titien : « *Dans le même temps, à Venise, auprès du Titien et sous son influence directe, le bois à planche unique acquérait une envergure insoupçonnée, et telle qu'en aucun autre pays, à aucune époque, elle n'a été dépassée. Sous les yeux du maître qui, plus d'une fois, nous en sommes assuré, dessina sur le bois même, des praticiens entaillèrent le poirier avec une décision, une simplicité, une puissance pittoresque qui donnaient à leurs œuvres une chaleur que le burin aurait vainement désirée, une ampleur grave à laquelle l'eau-forte ne saurait prétendre*[131]. » Il précise plus loin « on connaît mal ses axillaires, on sait encore moins la part qui revient à chacun d'eux.[132] »

Les Planches de *La Fabrica* et de l'*Épitomé*

Les planches furent sûrement gravées à Venise qui était à l'époque une ville réputée pour ses graveurs sur bois. Ces œuvres furent très bien décrites par Willy Wiegand qui les découvrit en 1932 à la bibliothèque de Munich, grâce à la demande du docteur Lambert et à l'aide du conservateur Adolphe Hilsenbeck. Les 230 planches étaient conservées dans une caisse et comprenaient l'ensemble de grandes planches de *La Fabrica* à l'exception d'une planche musculaire et du portrait de Vésale et de 20 petites planches ainsi que l'ensemble des planches de l'*Épitome* à l'exception de six petites

---

129 Jean Laran, Ibid., p. 2.
130 Léon Rosenthal, La Gravure, Paris, Ed H. Laurens,1909.
131 Léon Rosenthal, Ibid., p. 39-40.
132 Léon Rosenthal, Ibid., p.40.

planches[133]. Il s'agissait de gravure sur bois de poirier qui était huilé pour être conservé (comme l'attestaient leur excellente conservation et l'absence d'altération du bois par les parasites). Wiegand précise que le fait d'huiler les planches assouplit en plus les fibres végétales permettant de mieux travailler le bois[134]. Les planches furent gravées directement aux couteaux, les ciseaux à graver n'apparaissant qu'au XVIIIe siècle. Pour obtenir un effet artistique, le graveur a fait preuve d'une ingéniosité remarquable. La découpe des lignes d'ombres était oblique donnant pour Wiegand une élasticité au bois et permettant lors de l'impression d'obtenir des lignes peu marquées par fuite du bois. Pour produire un effet de douceur, les coupes se terminaient progressivement, évitant ainsi les arêtes brusques. Les ombres étaient parfaitement représentées par un effet de croisement ou de longues lignes parallèles. L'importance et la spécificité de ce travail du bois étaient bien connues de Vésale qui communiquait fréquemment à ce sujet avec Jan Oporinus[135].

Pour Jean-Michel Papillon, sculpteur royal de renom au XVIIIe siècle, la qualité des illustrations approchait la perfection de par la qualité du dessin et de la gravure, mais surtout par l'impressionnante précision, finesse et régularité de cette dernière[136]. Les planches furent malheureusement détruites durant la Seconde Guerre mondiale lors d'un bombardement de Berlin.

Le « Graveur » de *La Fabrica*

L'identité du graveur de *La Fabrica* reste une énigme, il fut à la fois artiste, inventeur et méconnu. Artiste, car il n'existait pas de moyens à l'époque de Vésale pour transcrire un dessin sur une planche de bois, cette technique qui existait déjà au Japon ne fut introduite en Europe que vers le milieu du XVIIe siècle. Le graveur devait faire face à une difficulté supplémentaire en reproduisant le dessin à l'envers. André Beguin décrit l'utilisation de jeux de miroir pour réaliser le travail, mais cette technique n'était pas connue au XVIe siècle[137]. D'ailleurs on peut noter que cette obligation de graver à l'envers n'a peut-être pas toujours dû être respectée dans *la Fabrica*, la majorité des planches musculaires représente un squelette levant la main gauche dans une attitude de supplication. On peut penser qu'il s'agit là d'une absence d'inversion du graveur, hypothèse confirmée si l'on considère que le

---

133 Willy Wiegand, *Marginal Notes*, in : Lambert S.W., Wiegand W, Irvin W.M., *Three Vesalian essays, New York*, Éd. Mac Millian, 1952.

134 Willy Wiegand, *Ibid.*

135 Louis Bakelants, *Préface d'André Vésale à ses livres sur l'anatomie*, Bruxelles, Éd. Arscia, 1961, p. 59.

136 Jean-Michel Papillon, *Traité historique et pratique de la gravure en bois*, Paris, Éd. P. — G. Simon, 1766, p. 196.

137 André Beguin, *Dictionnaire technique de l'estampe*. Bruxelles. 1977, p. 61.

dessin à la craie rouge conservée dans la collection Rudolph S. Joseph à Munich fait partie des dessins originaux.

Ainsi bien que le graveur ait eu à copier les dessins qu'on lui fournissait, le résultat final était dû à ses talents artistiques. La finesse des traits, le travail des ombres, l'harmonie des formes sont liés à son travail de gravure et celui de *la Fabrica* relève d'un artiste hors norme. Froben, auteur de *Corporis Humani Structura et Usu* en 1583 écrivait dans sa préface à Felix Platter (éditeur à Bâle) que les planches du livre de Vésale étaient les plus belles qu'ils soient et que rien ne pouvait les surpasser. Il eut d'ailleurs recours à celles-ci afin de corriger certaines gravures de son œuvre qui ne lui convenait pas, précisant ainsi l'importance du graveur et de son travail[138].

Les témoins historiques contemporains

Les trois principaux témoignages contemporains de *La Fabrica* insistent sur le rôle majeur de Calcar.

On trouve dans l'œuvre de Vésale plusieurs références au graveur et au dessinateur. Par ordre chronologique, la première citation est dans *Tabulae anatomica* (1538) puis dans *Venesection Epistola* (1539).

Dans *Tabulae anatomica* le nom de Jan Steven van Calcar (Joannis Etienne Calcarensis) comme celui de l'éditeur (Sumptibus) apparaît dans le *Colophon.* Le rôle de Calcar est double, car il fut à la fois éditeur et dessinateur, Vésale loua à plusieurs fois son talent, notamment dans sa préface dédicacée à Narcissus Parthenopeus[139]. Le rôle de Calcar est confirmé par Vésale en 1539 ; il écrit à Nicolaus Florenas (dans *Venesection Epistola*) à propos de la réalisation des dessins de son futur livre : « *et si Jan Steven van Calcar, le peintre le plus remarquable de notre temps ne me refuse pas son aide...* »[140]

Mais dans *La Fabrica*, Vésale ne parle plus de Calcar, certes il mentionne dans sa lettre à Oporinus deux fois le graveur, mais sans le nommer : « *..., je les ai soigneusement emballées avec l'aide du graveur et de Nicolas Stopius... qu'à l'impression tu suives d'aussi près que possible l'épreuve tirée comme modèle par le graveur et que tu trouveras emballée avec des blocs de bois* »[141].

---

[138] Harvey Cusching, *A bio-bibliography of Andreas Vesaluis*, New-York, Éd. Schuman, 1943, p.97-98.
[139] Charles D. O'malley, *Andreas Vesalius of Brussels. 1514- 1564*, Los Angeles, Éd. California press. Berkeley, 1964, p. 479.
[140] *Ibid.*, p. 127.
[141] Louis Bakelants. *Op. Cit.*, p. 55

Le peintre toscan Giorgio Vasari publia en 1550 le premier livre d'histoire de l'art sur la renaissance : *Le Vite*[142]. En 1568, dans sa deuxième édition, il cite trois fois Calcar en des termes élogieux. Il rappelle qu'il était (Flamand) un portraitiste et peintre hors pair, que c'était l'élève de Tizino Vecellio dit le Titien et qu'il vécut une partie de sa vie (et étant mort) à Naples. Cependant pour Vasari sa plus grande réalisation « *ce qui est un honneur éternel* » sera les dessins des études anatomiques de Vésale[143].

En 1604, Carel Van Mander écrivit *Le Livre des Peintres flamands, hollandais et allemands*. Il y fait lui aussi l'éloge de Calcar, le considérant comme le plus grand des peintres flamands de l'époque, le seul capable de rivaliser et dépasser les maîtres italiens. Il confirme aussi qu'il a été l'élève de Titien dont on ne pouvait parfois le différencier[144]. On sait grâce à Van Mander que Calcar habita Venise vers 1536/1537 et que c'est dans cette période qu'il rencontra Vésale : « *C'est lui qui a dessiné, pour l'anatomiste Vésale, son précieux ouvrage dont les planches, extrêmement bien faites, suffisent à prouver la place éminente qu'il occupe parmi les Néerlandais.* » (15).

L'identification d'une marque

Nombre de graveurs ont signé leur travail par une marque, celle-ci pouvait correspondre à des initiales, à un dessin ou parfois même à un rébus. La recherche de ces marques est difficile, car certaines sont dissimulées dans la gravure et le plus souvent seule une planche par œuvre était signée[145], toutefois certains imprimeurs comme Giovanni Andrea Vavassore[146] ont très peu mis en avant les graveurs qui furent le plus souvent des artistes méconnus.

Sur les planches de *La Fabrica,* plusieurs marques ont été individualisées au cours du temps. Et la numérotation des pages a parfois pu être confondue avec l'éventuel monogramme du graveur. L'imprimeur a utilisé un double système de numérotation des pages : chaque page est numérotée en chiffre romain et toutes les feuilles en bas à droite reprennent les trois ou quatre premières lettres de la page suivante. Mais il existe un deuxième système de repérage qui n'a pas été décrit à ce jour. Pour les feuilles impaires, l'imprimeur a utilisé un repérage constitué à partir des lettres de l'alphabet et

---

142 Giorgio Vasari, *Vie des meilleurs peintres sculpteurs et architectes*, Traduction A. Chastel, Tome 10, Paris, Éd. Art Berger-Levrault, réédition 1994.
143 Giorgio Vasari, *Lives of the most eminent painters sculptors & architects*. Volume VI. Fra giocondo to niccolò soggi,1913, p. 116.
144 Henri Hymans, *Le Livre des peintres, de Carel Van Mander. Vie des peintres flamands, hollandais et allemands. (1604),* Paris, Librairie de l'art, Éd. J. Rouam, 1884-1885, p.181-183.
145 Jean-Michel Papillon, *Op. Cit.*
146 Nathalie Lussey, *Staying :Afloat:The Vavassore Workshop and the Role of the Minor Publisher in Sixteenth Century Venice* : https://edoc.hu-berlin.de/handle/18452/18716

des chiffres 1, 2, 3, 4. Cette numérotation débute par la lettre A à la première page puis elle continue par A1, A2, A3, A4. Elle se poursuit par la lettre B pour la page 13, B2 pour la 15 et ainsi de suite, D pour la 25, E pour la 37e page, après Z4 à la page 271 la numérotation se continue par des minuscules : a, b, c, d… z, puis Aa, Bb… et se termine à la dernière page par Kk2. Cette numérotation n'a aucun rapport avec le contenu des pages et du fait de la répartition aléatoire, deux planches musculaires sont annotées *Q CHAP* et *R3 DE* (fig. 3). Il ne faut en aucun cas confondre ces repères avec le monogramme d'un graveur.

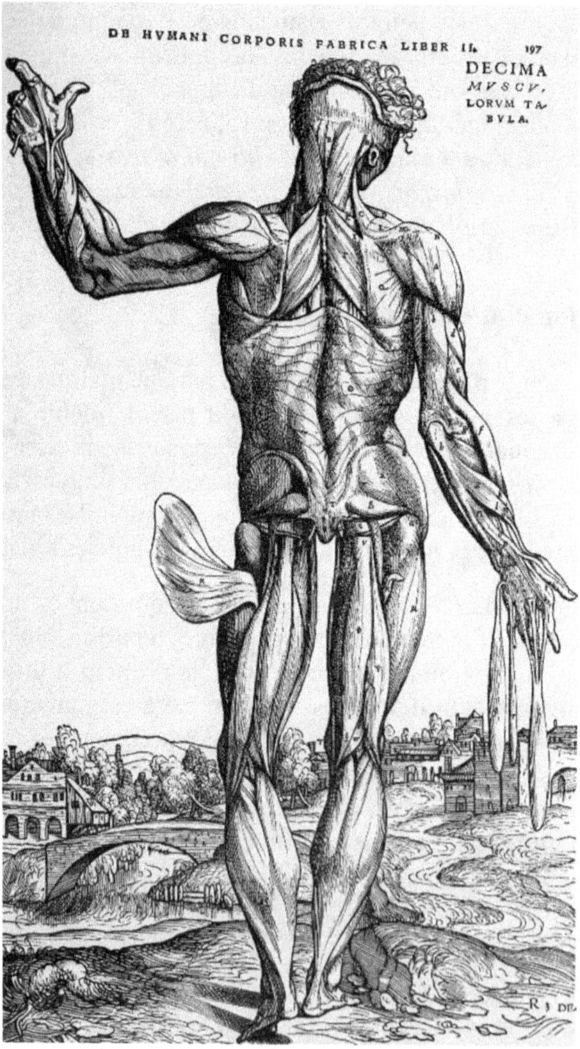

Fig. 3. Planche anatomique d'un écorché et marque de repérage de bas de page (Photographie Frédéric Dubrana)

L'explication de cette numérotation se déduit de la confection du livre. Harvey Cusching a montré que l'édition originale de *La Fabrica* est faite d'un assemblage de fascicules. Chaque fascicule est constitué de trois doubles feuilles imprimées recto et verso, soit un total de douze pages. La numérotation des pages impaires correspond aux pages situées au début de chaque fascicule. Cette classification s'est avérée utile pour classer et identifier les pages du manuscrit. Elle est d'ailleurs toujours utilisée pour les livres avec fascicules et a permis d'éviter les conséquences des erreurs de la numérotation de pages que contient *La Fabrica* : 148 pour 140, 150 pour 148, 179 pour 177, 237 pour 235, 462 pour 262, 266 pour 268, 175 pour 273, 287 pour 297, 288 pour 298, 213 pour 313 avec un décalage de 100 pages, 396 pour 388, 511 pour 513, 658 pour 662 et 659 pour 663.

Plusieurs hypothèses ont été discutées à propos de la marque Φdu frontispice de *La Fabrica.* Pour Paul Dehain (1621), cité par Willy Wiegand[147], il s'agit d'un « O » barré par un « I » qui correspond à la signature de l'imprimeur. Le « O » signifiant Oporinus et le « I » l'initiale de Ioannes, écriture latine de Johannes. Cette hypothèse a été retenue jusqu'au début de ce siècle, mais pour Spielman en 1925 : « *La présence de ce monogramme est une grande curiosité et c'est probablement le seul exemple connu du seizième siècle de signature d'un imprimeur sur la planche en dehors d'un artiste.*[148] » Surtout que la marque d'Oporinus est connue et n'est pas Φmais Orion chevauchant un dauphin. Celle-ci a d'ailleurs été utilisée pour la première fois dans l'édition de *La Fabrica* de 1543 et est située sur la dernière page du livre.

Ainsi plusieurs éléments sont discordants, car :

– il s'agit d'un cas unique de signature de ce type dans l'histoire de l'imprimerie,

– Oporinus n'a jamais signé de cette façon et il a signé *La Fabrica* à la fin de l'ouvrage,

– mais, le sigle a été taillé avec le reste des planches par le graveur à Venise bien loin des ateliers de Bâle,

– lors de la réédition, le frontispice a été refait, le sigle disparaît, mais le nom d'Oporinus apparaît en première page.

La deuxième hypothèse est à mes yeux peu crédible, il s'agit pour Willy Wiegand de la lettre grecque Φ: signifiant le mystère, mystère de la vie et de la « fabrique » humaine. Cette hypothèse ne repose sur aucune preuve, mais

---

[147] Willy Wiegand, *Op. Cit.*, p. 35.
[148] Spielman M.H., *Iconographie of A. Vesalius*, London, Medical History, 1925. *In* Willy Wiegand, *Ibid.*, p. 27

correspond toutefois à « l'esprit » de nombre gravure de l'époque ou un soleil flamboyant était représenté en haut à gauche.

La dernière hypothèse, sûrement la plus passionnante, est que Φest le monogramme du graveur. Le premier livre sur le recueil des monogrammes est celui de l'abbé de Villemaine, Michel de Marolles qui a publié en 1666 le *Catalogue des livres d'estampes et de figures en taille-douce.* Ce recueil est unique et contient la liste de tous les graveurs connus du XVIe siècle. De Marolles écrit à propos de *La Fabrica* : « *Andrea Vesali Bruxellensis Medicorum Patavinæ Scholae Professoris, Suorum de humani corporis fabrica. Épitome : imprimé à Bâle où se voit le portrait de l'auteur, qui fait une dissection dans une excellente figure en bois... où il est représenté à l'âge de 28 ans en 1542 d'un maître qui ne marque pas son nom. Et les figures anatomiques sont aussi en bois*[149] ». Dans le livre de l'abbé de Marolles, les monogrammes ne sont pas dessinés, mais décrits. On trouve deux graveurs ayant pu signer « I » « O » ou Φ. Il s'agit d'un Florentin, maître Roux (*Ioannes Orlandie),* créateur de cadres et de moresques en 1602 et de Jean Orlande (nom francisé de *Ioannes Orlandie),* un romain auteur d'un livre de portrait en 1601. Toutefois, il paraît peu vraisemblable que ces graveurs aient pu dessiner et graver *La Fabrica* 60 ans plus tôt !

Trois autres livres font référence dans le domaine des monogrammes : celui de Papillon publié en 1736, celui de Francois Bruillot (*Le dictionnaire des monogrammes*) édité à Munich en 1832 et celui de Johann David Passavant (*Le Peintre-graveur*) édité à Leipzig en 1864. La recherche d'une marque ressemblant à Φdans ces trois livres s'est avérée négative. Papillon ne représente même pas le symbole Φ. Bruillot lui le représente au numéro 2638, expliquant que bien que celui-ci soit généralement attribué à Operinus, il en réfute l'hypothèse : *« Cette marque, que l'on trouve sur une belle gravure en bois qui sert de frontispice à l'anatomie de Vésale, est expliquée par Jean Operin nommé Herpst imprimeur à Bâle vers 1543, mais il n'est pas connu comme graveur en bois et on ne peut lui attribuer cette marque qu'en qualité d'éditeur, car on a une traduction de cet ouvrage de Vésale où l'on trouve à la fin : 'Gedruckt zu Basel bey Johan Herpst genannt Operin, und vollendet am neünten Tag des Augstmonat nach der Geburt Christi im MDXLII. Jar'. Quelques-uns prétendent que ces planches sont dessinées et gravées par Jean de Calcar, ce qui peut être vrai en ce qui regarde le dessin, mais nous ne pouvons pas nous convaincre que Calcar en soit aussi le graveur, car la taille en est excellente et pour ainsi dire trop habile, pour qu'on puisse croire qu'un aussi grand peintre d'histoire et de portraits comme Calcar aurait pu perdre son temps avec le mécanisme de la gravure en bois, et il n'est non plus prouvé par ce qu'en a rapporté Vasari,*

---

149 Michel de Marolles, *Catalogue des livres d'estampes et de figures en taille douce. Avec un dénombrement des pièces*, Paris, Éd. Frédéric Léonard, 1666, p. 134-135.

car il dit: 'Come furono anche gli undici pezzi di carte grandi di anatornia, che furono fatte da Andréa Vessalio c disegnate da Giovanni di Calcare fiamingo, pittore eccellentissimo.' »[150].

En résumé, pour Bruillot, la paternité de cette marque ne peut pas être attribuée ni à Oporinus, ni à Jean de Calcar, la gravure en est tellement exceptionnelle qu'il lui semble impossible qu'ils aient eu suffisamment de temps à consacrer à la gravure pour autant en maîtriser l'art.

Havey Cusching a cru voir les lettres « SC » sur la couverture du livre que l'homme à gauche du squelette tient ouvert. Nous ne confirmons pas cette hypothèse, car en réalisant un scan haute définition de notre exemplaire personnel, en dehors des traits de gravure, on ne distingue aucune lettre. Depuis plusieurs années, nous avons aussi recherché une marque cachée sur les planches de Vésale (Édition de 1543). Pour cela, chaque planche anatomique a été étudiée à la recherche d'un indice. Comme les gravures furent effectuées à l'envers, toutes les planches anatomiques ont été scannées et inversées informatiquement à la recherche d'une marque inversée. Cette recherche s'est avérée négative et en dehors des marques déjà décrites, rien n'a pu être retrouvé.

Pour Dorothy M. Schullian, Calcar est représenté de profil sur le Colophon, en dessus de Vésale à gauche, reconnaissable par son chapeau, son nez et son visage imberbe[151]. Elle a bâti son hypothèse sur la ressemblance d'un autoportrait de Calcar découvert en 1959 par le *Signor* Ross ; le responsable artistique de la galerie dans le corridor de Vasari à la « *Galleria degli Uffizi* » de Florence. La comparaison démontre en effet une ressemblance frappante ; notons que dans le frontispice redessiné par Oporinus en 1555, le personnage et la marque Φdisparaissent. Calcar lors de la réédition était mort depuis 9 ans. Une deuxième ressemblance corrobore l'hypothèse de Dorothy M. Schullian, elle est retrouvée à partir d'une gravure représentant Calcar dans le livre du biographe F. M. G. Fyfer ; cette gravure est tirée du livre de Carel van Mander, daté de 1606[152].

Les graveurs de Venise

D'après les biographes, Vasari a passé treize mois à Venise auprès du Titien au cours des années 1541-1542 ans. Ces dates correspondent à la période de préparation des dessins anatomiques et à la gravure des blocs de

---

150 François Bruillot, *Dictionnaire des Monogrammes Marques figurées Lettres initiales Noms abrégés*, Munich, Éd. J Gotta, 1832, p. 343.

151 Dorothy M. Schullian, « Notes and Events. Jan Stephan van Calcar—Portraits of the Artist », *Journal of the History of Medicine*, 1959.

152 Fyfer F.M.G., « Jan Steven van Calcar, 1499-1546 », *Nederlandisch tidjschrift voor geneeskunde,* 1933, p. 3562-79.

coupe. Vasari était ainsi en contact direct avec les différents artistes et cela conforte la véracité de ses propos. Ainsi, avec l'Arétin, ils ont mentionné un autre acteur potentiel dans la réalisation de *La Fabrica*, un imprimeur graveur de Venise de grande qualité, Francesco Marcolini da Forli.

Marcolini a été cité plusieurs fois par les historiens d'art comme un artiste aux multiples facettes notamment graveur sur bois. Il naquit en 1500 à Forli, s'établit de 1530 à 1559 à Venise et, selon Huber, passa ensuite à Vérone. Le témoignage le plus sûr est celui de l'Arétin dont les livres furent publiés par Marcolini, il le décrit d'ailleurs dans *la Cortegiana* comme un virtuose plein de talent égalant les plus grands graveurs[153]. Son livre *Le Ingeniose Sorti di Francesco Marcolino da Forli intitolate Giardino di pensieri* dont les illustrations sont l'œuvre de Giuseppe Porta comporterait même pour l'Arétin les plus belles gravures de l'époque[154].

L'analyse des gravures du livre (réimprimé avec modifications en 1550, notamment ajout du frontispice) rappelle *La Fabrica.* En premier lieu, le frontispice dessiné par Porta est considéré comme l'un des chefs-d'œuvre de la gravure sur bois et il ressemble beaucoup à celui du livre de Vésale : la taille *in-folio* est identique pour les deux œuvres et la sphère en haut à gauche n'est pas sans rappeler le symbole Φde *La Fabrica* (fig. 4). Les tailles et les contre-tailles sont de même facture, le personnage central se tient à l'endroit même où Vésale effectue sa dissection, au loin les ruines que l'on aperçoit ressemblent à celle des planches musculaires. Les dessins des mains sont identiques à ceux de *La Fabrica*, ainsi que le drapé et le dégradé des ombres de l'avant vers l'arrière. Ce travail des ombres, identique dans les deux œuvres, met en valeur les personnages principaux. Passavant[155], dans son livre sur les peintres graveurs, parle de Marcolini comme d'un homme au talent supérieur à la fois graveur sur bois et un des principaux libraires-éditeurs de son époque. Il cite encore à ce sujet un passage du Sansovino (par Temanza) où il précise que Marcolini, quoique libraire, eut le talent de faire le plan d'un pont à Mirano (probablement pour relier cette île à Venise) et que Sansovino, consulté à ce sujet, ne put s'empêcher d'approuver et de louer. Cependant, ces talents variés et ces relations sociales ne semblent point devoir exclure que Marcolini ait pu en même temps graver sur bois. Ainsi, on trouve encore d'après les dessins de Giuseppe Porta plusieurs gravures sur bois non signées, mais qui ont toutes été exécutées par un graveur très exercé dans son art, probablement par Marcolini.

---

153 Francisco Guerra, « The identity of the artists involved in vesalius's fabrica, 1543 », *Medical History*, 1969, 13, p. 37-50.

154 Giorgio Vasari, « Lives of the most eminent painters sculptors & architects », *Op. cit.*, p. 115-116.

155 Johann David Passavant, *Le Peintre-graveur*, Leipzig, Éd. R. Weigel, 1864.

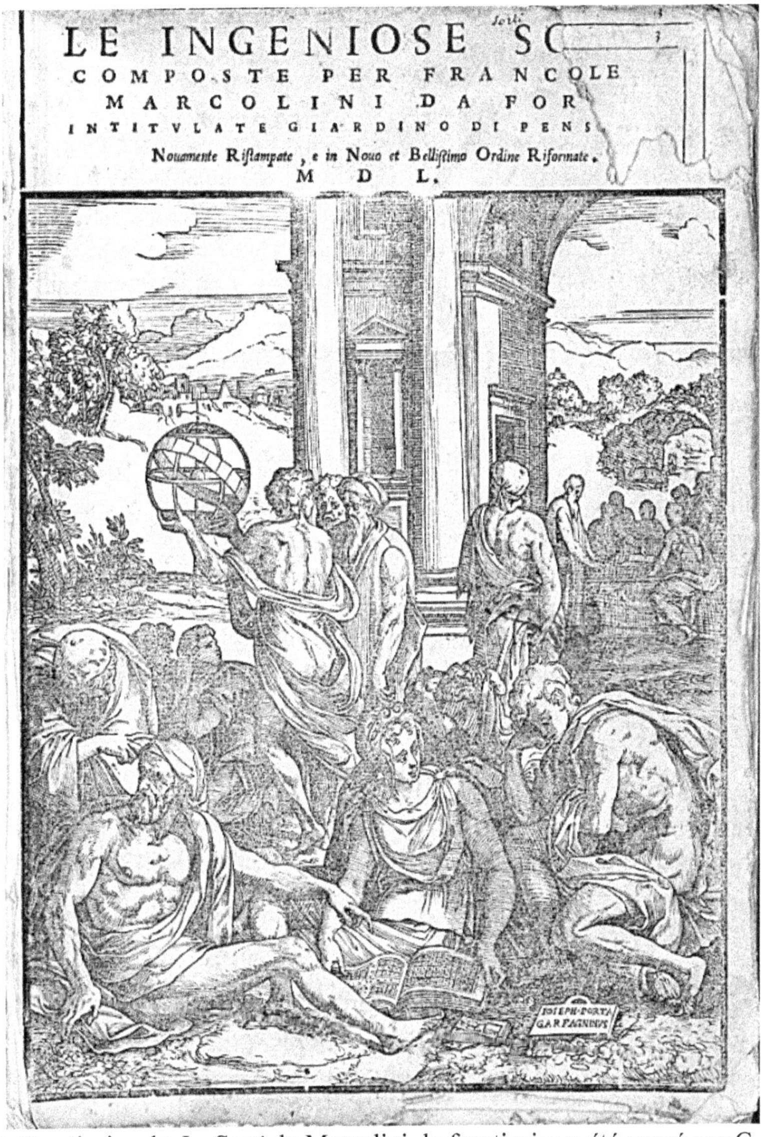

Fig. 4. Frontispice du *Le Sorti* de Marcolini, le frontispice a été gravé par G. Porta Garfagnino (Photographie Frédéric Dubrana)

Un autre historien de l'art, J. Renouvier, confirme que Marcolini fut un graveur d'exception issue de l'école de Venise et l'ami de Titien et de l'Aretin[156].

[156] Jules Renouvier, *Des types et des manières de graveurs,* Montpellier, Éd. Boehmi, 1854, p. 23-24.

Pour Francisco Guerra qui a étudié les différentes hypothèses en 1969[157], Marcolini est sûrement pour les raisons suivantes « le Graveur » des planches :

- l'étude de ses publications montre que de la fin de 1540 au milieu de 1542, l'atelier de Marcolini ne produira aucune œuvre, c'est à cette période que *La Fabrica* a été gravée, la coïncidence est troublante,
- la similitude de conception des gravures du frontispice de *La Fabrica* et du *Le Sorti* plaide pour un graveur commun,
- La troublante ressemblance dans la facture des gravures de *La Fabrica* et des autres œuvres de Marcolini,
- le témoignage de l'Arétin et de Vasari qui ont travaillé de nombreuses années avec lui.

Une autre piste de ce travail est celle menant à Johann Britt, un graveur allemand ayant travaillé dans l'atelier de Marcolini. Son travail est cité plusieurs fois par l'Arétin en rapport avec l'œuvre de Vésale. Sa signature était B., G. B. *Intagliatore*, ou un cube comme monogramme qui n'est cependant pas retrouvé sur les planches de *La Fabrica*. Mais Francisco Guerra s'est étonné que Britt ait pu financer l'ensemble de la publication (gravure et édition) de *Congiuratione de Gheldresi* en 1543. Cet enrichissement soudain pourrait correspondre à la somme versée par Vésale en paiement des gravures de *La Fabrica*.

Giuseppe Porta de Castelnuovo della Garfagnana, graveur, mais surtout dessinateur, appelé aussi Salvieti, travailla dans l'atelier de Marcolini. Pour Sotzmann (1850) et Choulant (1852), deux historiens d'art, il fut l'auteur du frontispice de *La Fabrica* et du *Vite* ! Vasari le cite dans le tome 6 de la *Vie des meilleurs peintres sculpteurs et architectes*.

Conclusion

Redécouverte de l'idéal humaniste, politique, philosophique, artistique et scientifique de l'Antiquité, mouvement de rupture avec le gothique, la pensée médiévale et l'assujettissement à Dieu, la Renaissance installe de nombreux fondements de la pensée moderne et de l'histoire de l'Art et des Sciences. L'artiste de la Renaissance est un artiste complet, souvent peintre et graveur, sculpteur et architecte, théoricien et poète, orfèvre, comme l'étaient Léonard de Vinci ou Michel-Ange. L'artiste devient un savant, qui utilise les traités, connaît les règles de la perspective et s'attache à la connaissance du corps humain. Son statut social évolue au cours du XVe siècle, au fur et à mesure que la dimension intellectuelle de l'œuvre créée est reconnue.

---

157 Francisco Guerra, *Op. cit.*, p. 37-50.

Ainsi au XVIe siècle, en moins de 50 ans, une dizaine d'artistes de renom se succèdent, on découvre la perspective et l'utilisation de l'imprimerie permet la diffusion de l'art et des sciences. On s'intéresse à l'Homme que l'on tente de comprendre à travers les auteurs anciens et les recherches des modernes. Vésale participa à cet éveil scientifique et artistique. Dès 18 ans il s'intéressa à l'anatomie et il publia quatre livres qui annoncèrent son œuvre majeure : *La Fabrica.* L'étude des gravures de *La Fabrica* montre que « le Graveur » des planches anatomiques était particulièrement doué, il utilisa des techniques nouvelles et s'avéra être pour son temps un artiste hors pair. En l'absence du témoignage direct de Vésale, la recherche du « Graveur » n'est possible que grâce aux témoignages historiques, à l'identification des graveurs du XVIe siècle et à l'étude des monogrammes. Cette recherche ne permet pas de conclure formellement à son identité, mais plusieurs pistes méritent d'être approfondies. Si les dessins sont de la main de Calcar, dont la mort précoce en 1546 ne nous permet pas d'avoir d'autres sources que celles de ses contemporains, tous les éléments de ce travail laissent à penser que les gravures ont dû être exécutées dans l'atelier de Marcolini, par lui-même et/ou avec l'aide de ses collaborateurs : Giuseppe Porta et Johann Britt. Cependant pour Francisco Guerra le doute persiste, du fait notamment du manque d'informations sur l'atelier de Marcolini lié à son départ de Venise de 1545 à 1550, suite à l'adultère de son épouse Isabella avec Arétin.

Le corps dans l'art, un chef-d'œuvre ?

Christine de Langle

Avertissement : cette communication se réfère à une iconographie multiple qu'il est impossible de figurer ici de façon exhaustive. Le lecteur intéressé peut consulter les images internet. Elles sont accessibles par Wikipedia [*], sur le site officiel du Musée du Louvre [**] et sur les sites des musées concernés.

Chez Léonard de Vinci, art et science sont intimement liés, c'est pourquoi le professeur Dominique Le Nen a souhaité introduire, à côté du regard scientifique, le regard de l'histoire de l'art au cœur de ces deux jours de colloque dédiés à l'œuvre anatomique de cet artiste au rayonnement universel. Si le corps est en médecine un constant sujet d'étude, d'interrogation et d'émerveillement, il en est de même chez les artistes qui, depuis l'Antiquité, le peignent et le sculptent pour le décrire sous son aspect physique ou dans sa faculté à exprimer « les passions de l'âme » selon les mots de Descartes. De la *Vénus de Milo* (Musée du Louvre) [**] et l'*Apollon du Belvédère* (Musée Pio-Clementino, Musées du Vatican, Rome) [*] au *Baiser* de Rodin (musée Rodin, Paris) [*], de la *Pietà de Villeneuve-lès-Avignon* du peintre Enguerrand Quarton (Musée du Louvre) [**] à *Guernica* de Picasso (Musée Reina Sofia, Madrid) [*], autant de chefs-d'œuvre qui expriment la souffrance ou la plénitude des corps.

Mais, n'est-il pas important en préalable de nous interroger sur cette notion de chef-d'œuvre ? Revenons alors à Léonard de Vinci. Les quelques peintures réalisées par l'artiste sont toutes considérées comme autant de chefs-d'œuvre. Arrêtons-nous maintenant devant *La Joconde*. Face à ce tableau de renommée mondiale, plusieurs questions se posent qui permettent de cerner les qualités propres au chef-d'œuvre et ce qu'il signifie pour chacun d'entre nous.

La fascination pour le chef-d'œuvre

D'où vient cette fascination ? Pourquoi tant de visiteurs venus de toutes les régions du globe n'ont-ils qu'une obsession lorsqu'ils arrivent au Louvre, voir *La Joconde* ? Quelle urgence, quelle obligation, quelle nécessité les y poussent-ils ? Que viennent-ils chercher que seul ce chef-d'œuvre a le pouvoir de délivrer ? Les voici devant le tableau le plus célèbre du monde. Ils s'expriment en un brouhaha agité pour commenter ce qu'ils ne voient pas et pour se faire photographier devant elle, lui tournant ainsi le dos, puis restent quelques instants muets comme hébétés, vaguement honteux de ne pas saisir la raison de cette célébrité. Certains pensent, sans oser le dire, qu'« elle » n'est pas belle. Leur déception ne traduit pas cet aveu *« Je croyais qu'elle était plus grande ! »* Que s'est-il donc passé ?

La rencontre n'a pas eu lieu…

Pour que la rencontre ait lieu, encore faut-il s'y préparer. C'est une préparation de l'esprit et du cœur : un désir, une attente, une mise en disponibilité d'admirer. Cela tient du rendez-vous amoureux ou du coup de foudre. Se préparer à contempler *La Joconde*. Une rencontre de deux univers, ici de deux regards. Qui regarde qui ? Je regarde *La Joconde* et *La Joconde* me regarde. Et quand je la regarde, qui vais-je questionner ? Le modèle, le peintre ou moi-même ? Tous les trois sans nul doute. Selon une progression qui me fait peu à peu découvrir pourquoi je suis devant *La Joconde*. Confrontée à ce chef-d'œuvre mondial, ai-je en tête les multiples interrogations autour de l'identité du modèle, les motivations du peintre ou les innombrables interprétations nées de ce tableau ? Peut-être, mais c'est d'abord un face-à-face qui s'offre à moi, d'où peut naître un dialogue.

Pendant des siècles, chef d'œuvre a rimé avec beauté. C'est ce que l'artiste va chercher sa vie durant, comme on cherche l'amour de sa vie. Mais pourquoi cette recherche passionnée de beauté serait-elle réservée aux artistes ? Quel est notre regard devant un chef-d'œuvre ? Sommes-nous en éveil, prêts à être transportés dans un autre monde, celui de la beauté sans cesse recherchée, quelquefois effleurée, jamais atteinte. Quelles sont nos expériences de la beauté ? Ne sont-elles pas toutes autant de preuves de la beauté ? Comment nous construisons-nous en sollicitant ces rencontres ? Poussin, Rembrandt, Cézanne, sont des face-à-face exigeants devenus au fil du temps des amis, des frères lointains et proches, des souvenirs, des angoisses, des questions, des repères.

Et pourquoi donc réserver cette expérience au monde exclusif de l'histoire de l'art ?

À chacun de faire un jour dans son domaine de compétences l'expérience d'un face-à-face avec un chef-d'œuvre. Ce face-à-face avec la beauté est un moteur indispensable qui irrigue et construit toute action humaine, privée ou publique.

Le chef-d'œuvre est une réponse à notre attente. Il devient alors la nécessité que nous attendions pour inventer notre avenir.

Ce moment de beauté partagée est aussi une profession de foi qui ne peut se faire sans désir. Sans ce désir profond de s'ouvrir à la beauté, harmonieuse ou terrible, la rencontre risque d'être un dramatique rendez-vous manqué. Chacun repartira avec sa solitude, l'œuvre, muette devant celui qui ne la regarde qu'en passant, le visiteur, frustré de ces œuvres qui résistent et se refusent à lui.

Et maintenant, laissons-nous guider par la poésie, à l'origine de toute création artistique, et suivons l'injonction de Paul Valery au fronton du musée de l'Homme à Paris. C'est ce fil d'Ariane qui nous permettra de suivre le labyrinthe des chefs-d'œuvre et de la beauté du monde à travers les siècles.

Il dépend de celui qui passe

Que je sois tombe ou trésor

Que je parle ou me taise

Ceci ne tient qu'à toi

Ami n'entre pas sans désir

Une histoire de chefs-d'œuvre

Le corps humain, une incarnation de la beauté

« Faire voir ce que tout le monde a vu, mais n'a pas regardé », ces mots de Jean Douchet[158], grand critique de cinéma récemment disparu, nous invitent à un exercice de présence et d'attention, condition préalable à la rencontre avec quelques grands chefs-d'œuvre de notre culture occidentale.

Aujourd'hui il est devenu difficile de parler de « chef d'œuvre », est-ce parce qu'il est difficile de parler de beauté, trop subjectif ? « Des goûts et des couleurs… », une déclaration fataliste et prudente d'une époque atteinte de relativisme aigu.

L'Antiquité grecque ne connaît pas ces pudeurs et comme une évidence fait rimer chef-d'œuvre avec beauté, et beauté avec harmonie. Elle invente le *« Kalos kagathos »* (beau et bon). Ce que Rome traduira par *« Mens sana in corpore sano. »* Dès le VIIe siècle avant J.-C., les sculpteurs grecs mettent en forme la dignité de l'être humain, sa capacité à se tenir debout, le *Kouros*, cette statue de jeune homme nu. La nudité comme un idéal de beauté, un hommage aux dieux pour leur plus belle création. La nudité qui révèle des formes harmonieuses quand elles font écho à l'harmonie architecturée des temples. Les visages souriants de ces statues de la période archaïque, tel ce *Kouros* du temple d'Asclépios à Paros (540 avant J.-C.) [louvrelens.fr], traduisent une conscience qui s'éveille avec enthousiasme pour « être à la hauteur ». Très vite on cherche à cerner cette beauté par des rapports mathématiques qu'on découvre présents dans la nature et qui permettent de relier l'homme à l'univers.

---

158 Eponine Le Galliot, in : *Les Inrockuptibles*, 22/11/2019. https://www.lesinrocks.com/cinema/pour-sa-cinquieme-edition-le-festival-addiction-a-loeuvre-explore-les-films-de-guerre-191259-22-11-2019/

Polyclète, premier sculpteur à écrire un traité (perdu) sur son art, *Le Canon* (La Règle), établit un ensemble de rapports numériques entre les différentes parties du corps. *Le Doryphore,* ou Porte-lance, daté vers 450 avant J.-C. et conservé au musée archéologique de Naples [*], est une des répliques romaines de l'original grec perdu. La statue est emblématique de cette nouvelle définition du chef-d'œuvre. La beauté du corps est désormais quantifiable et numérique, car elle est dans les rapports équilibrés entre ses parties. La tête est ici incluse sept fois dans le corps. La jambe à demi fléchie fait basculer les hanches en un savant *contrapposto* et anime le corps qui abandonne sa frontalité pour révéler une beauté vivante.

Si la notion de beauté nous paraît subjective, l'art des proportions est une réponse objective.

La Grèce antique exprime la beauté du corps féminin par l'art de la suggestion. Le drapé dissimule les formes pour mieux les révéler. Libérée peu à peu de son aspect colonne, la statue acquiert par le *contrapposto* une nouvelle liberté du mouvement. Trois statues marquent cette évolution. La *Koré de Chéramyès*, du nom de son dédicant, appelée aussi *Héra de Samos,* car elle ornait à Samos un temple dédié à la déesse Héra, datée vers 570 avant J.-C., est conservée au Louvre [**]. Le sculpteur, soucieux de rendre hommage à l'épouse de Zeus, a sculpté une draperie complexe sur un corps semblable à une colonne dont la base est ornée de pieds d'une longueur anormale, mais nécessaire à la stabilité de la statue. Sur les *Cariatides de l'Erechtheion*, (fin Ve siècle avant J.-C) [*], le *contrapposto* entraîne le drapé de ces statues-colonnes dans un gracieux mouvement qui anime le portique de ce petit temple à côté du Parthénon, sur l'Acropole d'Athènes. La *Victoire de Samothrace*, sculptée vers 190 avant J.-C., qui trône au Louvre [**] en haut de l'escalier du même nom, entend rappeler par sa posture dynamique son emplacement dans le temple de Samothrace face à la mer et les vents marins. La nudité féminine jusque-là discrètement suggérée par un drapé plus ou moins sophistiqué devient plus explicite. L'appellation « drapé mouillé » retenue par les archéologues anticipe le T-shirt mouillé de Brigitte Bardot ou la sensualité d'Anita Ekberg dans La Dolce Vita !

Devant la *Vénus de Milo,* datée vers 100 avant J.-C. et conservée au Louvre [**], c'est une promesse de nudité qu'on entrevoit, c'est un drapé qui glisse doucement et s'arrête temporairement par une jambe qui se plie et s'avance. Loin des proportions harmonieuses, la beauté est ici dans la disproportion du torse, un torse qui jaillit et s'étire pour nous éblouir. Quant à la demi-nudité de la déesse, elle nous retient otage de ce que nous espérons.

Un espoir, un désir, un rêve, c'est aussi le parti que prend Watteau, dans *Le Jugement de Pâris* (Paris, Louvre, 1718-1721) [**] : la nudité totale de Vénus n'est dévoilée qu'à Pâris qui devant une beauté aussi éblouissante ose à peine lever les yeux pour lui remettre cette pomme d'or où il est inscrit « À la plus belle », le premier prix de beauté. Watteau, peintre des dos et des nuques féminines, connaît la puissance de la suggestion. La beauté est une liturgie et un dévoilement.

Au Moyen-Âge, les artistes œuvrent pour l'Église et pour le pouvoir royal. L'expression artistique qui répond à une pensée symbolique sert la puissance et la grâce. La beauté du corps humain n'est plus à chercher dans une harmonie des parties, mais dans son aptitude à évoquer une quête spirituelle.

La peinture, longtemps liée à l'architecture par l'art de la fresque, prend son indépendance. L'Ombrie au XIIIe siècle a une tradition de croix peintes, moins onéreuses que les croix ornées de pierres précieuses. Le Louvre en possède une rare *Croix peinte* par le Maître de San Francesco (actif 1250-1275) [**]. Le Christ en croix devient en effet le premier sujet commandé aux artistes par l'Église, soucieuse de « rendre visibles les réalités invisibles ». Comment représenter le verbe incarné, vrai homme et vrai dieu pour les chrétiens ? La réponse ne peut être que symbolique : la ligne du corps et l'élongation extrême des bras traduisent la souffrance offerte.

Lorsque le corps est intimement lié à l'élan de l'architecture, la disproportion du corps est assumée. L'allongement des statues-colonnes du *Portail Royal de Chartres* (1145-1150)[159] annonce l'élan des voûtes gothiques. La beauté lumineuse de l'espace suggère la présence de la transcendance. Rois, reines et prophètes du peuple juif sont les structures portantes de la Révélation chrétienne et les colonnes de la foi. La verticalité de l'architecture rejoint l'élan de la prière. Cette nouvelle vision de la beauté grandit le corps à l'aune de l'aspiration spirituelle.

Dans ce monde de chevalerie et de prière, sous quelle forme se présente la beauté féminine ? Un nouvel idéal se dessine autour de la figure de Marie, vierge et mère. De nombreux artistes en donnent une forme très personnalisée. La Reine des Cieux est souvent vêtue à la mode du temps, rayonnante ou marquée par les épreuves. De « Ma Dame », la dame de cœur des romans courtois, l'idéal féminin qui requiert toutes les énergies du monde chevaleresque, à « Notre-Dame », celle que l'on prie en toutes circonstances, la distinction entre profane et sacré n'a jamais été aussi mince. La beauté corporelle est ici au service de la sainteté.

[159] http://www.cathedrale-chartres.org/fr/le-portail-royal-, article-227.html

La beauté corporelle, entre science et conscience

À la Renaissance, l'homme entreprend de redéfinir son rapport à Dieu, au monde et à la nature. Dans le contexte de l'histoire du Salut, le nu féminin n'est autorisé que pour décrire la figure d'Ève dans sa beauté puis dans sa déchéance.

Le geste de pudeur de la Vénus romaine, la célèbre « Vénus Capitoline »[160] qui, sortie de l'eau, protège son intimité, devient un geste de honte chez Masaccio. Le peintre florentin crée l'événement avec ses fresques de la chapelle Brancacci de Santa Maria del Carmine, datées de 1425. La scène d'*Adam et Ève chassés du Paradis* [*] illustre ce nouveau rapport de l'homme à Dieu. La connaissance humaine avance, les études anatomiques se développent et l'artiste quitte l'espace symbolique pour mieux nous faire éprouver la pesanteur terrestre. Mais le poids des corps ancrés dans le réel s'accompagne du poids de la chute. Le cri d'Ève, chassée avec Adam du Paradis terrestre, résonne dans un espace perspectif qui facilite notre participation à l'histoire.

Dans les pays nordiques, la beauté est à chercher dans la réalité des choses. La peinture est le miroir de cette réalité comme le montre le *Retable de l'Agneau mystique* [*], peint en 1426 par Jan Van Eyck et conservé à la cathédrale Saint Bavon de Gand, et les corps grandeur nature d'Adam et Ève. Chaque fragment du retable est vu en fonction de son aptitude à refléter la lumière, y compris le corps humain. Ève évoque la beauté caractéristique du XVe siècle, « celle qui donne la vie » est enceinte, avec de petits seins de jeune fille. La précision surhumaine de chaque détail traduit l'existence d'une autre réalité, celle du monde surnaturel, véritable « réalité augmentée ».

Désormais, la beauté se traduit par la capacité du peintre à traduire les mouvements de l'âme. Le corps devient l'écho physique des passions et « *l'historia* » en restitue les différences phases. C'est là qu'intervient le génie de Léonard de Vinci. Un des exemples les plus emblématiques est *La Cène* [*] qu'il peint à fresque entre 1495 et 1498, pour le réfectoire du monastère Santa Maria delle Grazie à Milan. C'est à Luca Pacioli qu'on doit la première description de cette fresque dans son ouvrage *La Divine Proportion*, 1498. Il place les treize propriétés de la divine proportion en regard des treize personnages de la Cène et ajoute : *« quel est celui qui voyant une si belle figure (...) à laquelle seulement paraît manquer le souffle ne la jugerait pas chose divine plutôt qu'humaine »*[161] *?* Pacioli loue aussi la vitalité des figures

---

[160]http://www.museicapitolini.org/fr/collezioni/percorsi_per_sale/palazzo_nuovo/gabinetto_della_venere/statua_della_venere_capitolina

[161] Luca Pacioli, *De Divina Proportione*, traduction française par G. Duschesne et M. Giraud, Paris, Librairie du Compagnonnage, 1980.

qui ouvrent l'espace[162]. La réaction des Douze à la parole divine se déploie à la manière d'une onde qui se propage à partir d'un foyer rayonnant. Léonard de Vinci réussit à rendre visible la diversité des réactions humaines[163]. À nous de déchiffrer chaque mouvement de l'âme qui influence la posture physique.

L'homme de science et d'expérience a voulu renouer avec le système antique de la beauté des proportions. Pour Léonard, la perfection est mathématique, c'est la signature cachée de Dieu dans la nature et le corps humain en porte la marque. Léonard n'hésite pas à revisiter le savoir antique de Vitruve et Aristote et dynamise l'idéal de perfection du corps humain. C'est pour cette raison qu'il juxtapose deux figures sensées représenter les proportions idéales d'un corps humain : un homme debout jambes jointes, bras étendus, inscrit dans un carré, et un homme debout bras levés, jambes écartées, inscrit dans un cercle, c'est *l'Homme de Vitruve*, célèbre dessin de 1490 conservé à la Galerie de l'Académie, à Venise [*]. Reprenant l'étude des proportions du corps humain que proposait l'architecte Vitruve, Léonard, par la juxtaposition de deux figures, crée un déséquilibre, un mouvement, c'est-à-dire la vie.

Quand il aborde le monde féminin, Léonard évoque une beauté toujours changeante et fugitive, la beauté de l'instant. Il entend décrire un déséquilibre permanent, entre ce qui n'est plus et ce qui n'est pas encore. La position instable de *Léda et le cygne* [*] en est une illustration frappante. Dans cette superbe étude dessinée à la pierre noire, plume et encre brune datée de 1505 (Chatsworth, Devonshire coll.), l'artiste nous laisse voir ce qui n'est plus, la position assise, et ce qui n'est pas encore, la position debout, grâce à une imperceptible rotation de tout le corps, il saisit dans une spirale dynamique le surgissement de la beauté de Léda.

Avec l'humanisme, l'idée s'impose que l'artiste doive travailler non plus *« d'après l'image idéale existant dans son âme (Aristote) »*, mais en ne se fiant plus qu'à son œil et aux lois de l'optique. Cette mutation artistique et culturelle explique l'engouement des artistes pour le corps humain et entraîne l'admission, à Florence depuis 1303, des peintres et sculpteurs dans la corporation des médecins et apothicaires de l'hôpital de Santa Maria Novella où ils peuvent observer les dissections qui y sont pratiquées. À l'actif de Léonard, une trentaine de dissections, ce qui est à l'époque considérable. Quant à Michel-Ange, il a eu accès aux dissections de Santa Maria Novella. Si les deux rivaux ne se retrouvent pas dans leur analyse du corps, ils utilisent

---

162 Depuis Giotto, « l'espace est engendré par les solides au lieu de leur être antérieur », in : Panofsky E., *Renaissance et ses avant-courriers dans l'art d'Occident*, Paris, Éd. Flammarion, 1976.

163 « Une étude du choc que produit un mot sur un groupe de personnages qui font le geste de reculer et de revenir », E. Gombrich cité par Daniel Arasse, *Léonard de Vinci, Le rythme du monde*, Paris, Éd. Fernand Hazan, 1997.

le même geste, Léonard, pour parler de réalité anatomique, ce sont les dessins conservés à la Royal Library de Windsor, *l'Étude anatomique des muscles de l'épaule et du bras*[164] auxquels répond le célèbre geste de *La Création d'Adam* peint par Michel-Ange à la voûte de la chapelle Sixtine [*] pour symboliser le lien entre Dieu et l'homme.

Au XVIIe siècle, les Pays-Bas concentrent une grande partie de la recherche philosophique et scientifique. Rembrandt évolue dans cet environnement intellectuel porteur. Éduqué à Leyde où s'est ouvert la première université des Pays-Bas, il vit à Amsterdam, ville cosmopolite propice aux commandes de prestige. Dans un pays attaché à la réalité du quotidien, la réputation de l'artiste tient à sa capacité de « savoir raconter une histoire ».

Commandé par la guilde des chirurgiens d'Amsterdam pour être placé dans l'amphithéâtre d'anatomie, *La Leçon d'anatomie du Docteur Tulp,* grand tableau daté de 1632 et conservé au Mauritshuis de La Haye [*], s'inscrit dans le genre conventionnel du portrait corporatif, modernisé ici par Rembrandt. L'anatomiste et sa démonstration sont le vrai sujet du tableau. Le corps étendu est le matériau de la leçon et le foyer lumineux. La dissection est opération de recherche et vérification. Le Docteur Tulp a un double rôle : il dissèque et partage son expérience avec ses collègues[165]. Bien plus qu'une « leçon d'anatomie », il s'agit d'une réflexion sur le mouvement des doigts et sur les mécanismes de l'action. Le professeur Tulp saisit d'un instrument les tendons de l'avant-bras qui ont une incidence directe sur les mouvements des doigts. Pour mieux se faire comprendre, il illustre de sa propre main ces mouvements. L'observation qui traduit les informations fournies par l'œil est aussi nécessaire au scientifique qu'à l'artiste. Faire l'expérience et « savoir raconter l'histoire ». Ce portrait de groupe est bien une « leçon », car il s'agit d'enseigner par la précision de l'observation, mais une large partie de la peinture est consacrée aux sept assistants et à leurs réactions. Comme Léonard de Vinci dans *La Cène* de Milan, Rembrandt « raconte » les mouvements de l'âme, les passions humaines qui se déploient dans une savante variation de positions.

Représenter les passions humaines et mettre en scène les corps, c'est aussi l'ambition du Bernin dans *L'Enlèvement de Proserpine par Pluton,* daté de 1621 et conservé à Rome, Galerie Borghèse [*]. Cet entremêlement furieux des corps nous incite à tourner autour du groupe sculpté pour voir le désir

---

[164] Windsor, RL 19013 v.

[165] Le plus haut placé est Frans van Loenen, devant lui Jacob Block ; puis, tenant une feuille, Hartman Hartmanszoon. En dessous, les deux plus penchés sont Jacob de Witt, juste au-dessus de la tête du sujet anatomique, et Mathijs Kalkoen. Les deux au premier rang sont, à gauche, Jacob Koolvelt de profil regardant le docteur Tulp, et Adriaen Slabraen qui tourne la tête pour regarder l'ouvrage.

prédateur de Pluton emporté par ses sens, auquel tente de s'opposer Proserpine. Le corps musculeux de Pluton s'acharne sur la chair tendre de la déesse et le traitement sensuel du marbre appelle le toucher… que refuse le règlement du musée ! Le Bernin réussit à transformer l'événement dramatique, on parle quand même d'un viol, en un chef-d'œuvre stupéfiant de beauté[166]. C'est toute la beauté de son talent. Véritable Pygmalion, il transforme la matière inerte, le marbre de Carrare d'un blanc immaculé en créatures vivantes. Devant nous palpitent la chair et l'émotion de Pluton et de Proserpine.

Une écologie de la beauté, Nature et nu féminin

De tout temps, les artistes ont souhaité exprimer le lien particulier qui unit la femme à la nature. Toutes deux sont source de vie. Depuis les déesses-mères de la préhistoire qui par leurs formes généreuses montraient cette puissance de vie, chaque époque a rendu hommage à cette fécondité.

C'est de Venise, cité de reflet et de couleur, que vient la nouveauté. La peinture s'engage pour la première fois dans cette nouvelle présentation du corps féminin qui va être déclinée par tous les artistes à partir du XVIe siècle, la figure féminine nue et allongée, type lancé par Giorgione, maître du Titien. Sa *Vénus endormie*, datée de 1510 et conservée à la Gemäldegalerie de Dresde [*], nous emporte dans le rêve de ces formes parfaites en harmonie avec la nature. Ce corps au repos offre à notre regard ces courbes douces qui font écho aux vallonnements de cette nature habitée, elle aussi au repos. L'être humain est en paix avec la nature.

On comprend mieux d'où vient le rêve de Cézanne qui voulait, avec ses « Baigneuses », forme contemporaine des Vénus, *« marier des courbes de femme à des épaules de collines »*.

Avec *La Grande Odalisque* peinte par Ingres en 1814 et conservée au Louvre [**], nous passons du rêve au fantasme. Le XIXe siècle est fasciné par l'Orient, rendu populaire par la création de l'Institut d'Égypte, à l'initiative de Bonaparte, et par les récits d'artistes et de savants. Ingres, qui n'est jamais allé en Orient, s'empare de la figure de l'odalisque qui désigne en littérature la femme de harem. L'Orient est bien présent, mais à titre anecdotique, brûle-parfum aux senteurs capiteuses, riches soieries, chasse-mouches, bijoux somptueux, autant de détails qui font ressortir la nudité de ce corps féminin si proche qui s'offre à notre admiration et à notre désir tout en nous imposant une distance de son regard. Envoûtés par cette vision, nous en oublions la réalité corporelle imposée par l'artiste, un dos démesuré et un bras anormalement allongé. Ici, c'est la disproportion qui exprime la beauté et fait

[166] *« Nul avant lui n'a manié le marbre avec plus d'adresse et de facilité…, il a ôté pour ainsi dire la dureté au marbre qui s'amollit sous son ciseau… »*, L'abbé de La Chambre, in : *Journal des Savants* du 24 février 1681.

le chef-d'œuvre. Ingres propose par cette vision fantasmée un ailleurs plein de promesses et pose la question de la vérité sensuelle de cet ailleurs qui outrepasse et transcende la réalité anatomique.

« Seul le réel est beau » déclare Manet avec *Olympia* peinte en 1863 et conservée au Musée d'Orsay [*]. Pendant des siècles, beauté, harmonie et idéal sont liés. Manet souhaite rendre un hommage réel aux beautés vénitiennes, car c'est la réalité qui est belle. Mais qu'est-ce qu'un hommage réel ? La réalité de la beauté, c'est d'abord la réalité de la lumière qui se pose sur ce corps allongé nu sur un lit aux draps froissés. Manet se veut le traducteur de la lumière qui rend visible ce corps. Il en traque les effets et commet l'irréparable, les ombres portées sur le corps font douter de la propreté du modèle, proteste-t-on. Cette impression d'être en position de voyeur dans un hôtel de passe est renforcée par le titre de l'œuvre : Olympia est un nom de prostituée ! Le scandale éclate, Manet a osé porter atteinte à la beauté qui n'est plus sublimée.

Le début du XXe siècle voit Matisse et Picasso s'affronter sur ce thème du nu féminin. Matisse dans *Le Bonheur de vivre*, 1905 (Philadelphie, Fondation Barnes)[167] retrouve cet accord primitif entre l'homme et la nature, l'Eden des origines. Un bonheur de vivre, de danser, d'aimer, une explosion sensuelle traduit avec ses couleurs pures l'intensité de l'émotion perçue et transmise.

Au XXe siècle, le corps humain ou la beauté « à l'épreuve »

Chez Picasso, le bonheur de vivre ressemble plutôt à la tauromachie et au défi du toréador face au taureau, du peintre face à la toile. La peinture est un combat contre la facilité, lui qui *« a tout de suite peint comme Raphaël »*. *Les Demoiselles d'Avignon*, œuvre-choc de 1907 exposée au Museum of Modern Art de New York[168], est unanimement considérée comme le chef-d'œuvre inaugural du XXe siècle par sa vision radicalement nouvelle du corps féminin. Cinq corps nus s'offrent brutalement au regard. Lignes géométriques des silhouettes, postures outrées, visages schématisés, l'harmonie n'est plus. *« Le tableau est une somme de destructions »* confirme Picasso. Le peintre pourtant aime le corps féminin. Il en explore toutes les positions pour sortir de *« ce que tout le monde a vu, mais n'a pas regardé »*. Le corps est devenu une multitude de facettes saisies par la lumière. C'est la peinture qui décide, Picasso le sait bien, *« elle fait de moi ce qu'elle veut »*.

Cette brutalité de traitement graphique préfigure les grandes épreuves du siècle. Des conflits mondiaux et des régimes politiques par leur destruction de masse vont influencer la vision des artistes. Le corps humain est souvent représenté meurtri, blessé, réduit à néant.

---

[167] https://lewebpedagogique.com/proflongere/files/2015/11/matisse-bonheur-2.pdf
[168] https://www.moma.org/collection/works/79766

Depuis les combats homériques, les poètes et les artistes ont été fascinés par l'homme en mouvement, c'est d'abord un guerrier. L'artiste italien Boccioni donne une version sculptée en bronze de ce dynamisme et de cette foi dans le progrès. F*ormes uniques de la continuité de l'espace, L'homme en mouvement* de 1913, exposé au Museum of Modern Art de New York [*], c'est la fierté de l'homme qui maîtrise la machine corporelle et sa vitesse. Mais c'est bientôt le choc de la Grande Guerre, c'est la négation de l'homme broyé par la technologie militaire.

La Danse macabre, Année 17 (Le Mort-Homme) peint par Otto Dix[169], nous amène au cœur du champ de bataille de Verdun. Cette vision nocturne, illuminée par une fusée éclairante, se concentre sur un groupe de soldats piégés dans un inextricable réseau de barbelés et de piquets. Ces pantins désarticulés, cloués dans l'espace pourraient n'être que ridicules, mais le titre « danse macabre », évocation des représentations médiévales, unit chacun de ces hommes dans le commun de la mort.

Lorsque la dignité de l'être humain est niée, son enveloppe corporelle doit disparaître. C'est ce que tente de nous dire le peintre slovène, Zoran Music, avec *Nous ne sommes pas les derniers* daté de 1972, et conservé au Musée national d'art moderne, Centre Pompidou[170]. Interné au camp de Dachau en 1943, il dessine en secret et au risque de sa vie. Les corps décharnés disent la menace d'une infinie catastrophe, mais la lumière qui les enveloppe sublime ces corps et traduit la résistance de l'homme à la disparition de sa propre image. Il a fallu trente ans pour que l'artiste fasse resurgir dans la peinture ce qu'il avait dessiné.

L'artiste s'est toujours impliqué corporellement dans son œuvre. C'est sa main qui sculpte ou qui caresse la toile grâce au pinceau. Avec Yves Klein, c'est le corps de l'autre qui devient le matériau du peintre. *Anthropométrie de l'époque bleue*, datée de 1960 et conservée au Musée national d'art moderne, Centre Pompidou,[171] en est un exemple éclairant. « Anthropométrie » (mesure du vivant) est le terme inventé par le critique d'art Pierre Restany pour nommer ce que Klein désignait comme « la technique des pinceaux vivants ». Sur le blanc de la toile, des jeunes femmes, dont les corps nus sont enduits de peinture bleue, réalisent, sous la forme d'une performance publique, ces tableaux où Klein orchestre comme le note Catherine Millet *« la rencontre de l'épiderme humain avec le grain de la toile ».* Cette rencontre se fait par simple contact, la couleur passant directement du corps-pinceau à la toile et de la toile au regard du spectateur.

---

[169] https://histoire-image.org/fr/etudes/corps-morts
[170] https://www.centrepompidou.fr/cpv/resource/c978qX/rrgaGx9
[171] http://www.yvesklein.com/fr/oeuvres/view/595/anthropometrie-de-l-epoque-bleue/

Au terme de cette histoire de chefs-d'œuvre et de ces regards d'artistes sur le corps humain, on voit bien que chaque époque a tenté de traduire l'admiration et la réflexion que procurait la vision du corps humain. Les artistes l'ont analysé et traduit avec passion. Harmonie et beauté, recherche de proportions idéales et disproportions assumées, support et traduction de toutes les passions humaines, le corps n'a pas fini de nous fasciner. Le mythe des Trois Grâces ici dans *Le Printemps* peint par Botticelli entre 1478 et 1482 et conservé à Florence, Galerie des Offices, nous rappelle que si tout artiste reste captivé par la beauté, aucun artiste ne peut la capter. Chacun tente néanmoins de « tourner autour ».

Lucien Clergue, premier photographe élu à l'Académie des Beaux-arts, récemment décédé, rend hommage à la beauté intemporelle des courbes féminines avec ses *Deux nus dans le désert, Death Valley* photo de 1997[172]. La lumière du noir et blanc dessine le grain de la peau et dévoile peu à peu le frémissement de la vie et de la beauté.

En écho au photographe qui a fait de la lumière son écriture, laissons résonner dans les noirs et blancs de nos vies ces mots du poète René Char « *Dans nos ténèbres, il n'y a pas une place pour la beauté. Toute la place est pour la Beauté.* »[173]

[172] https://www.rencontres-arles.com/fr/expositions/view/406/lucien-clergue
[173] René Char, *Fureur et mystère*, Paris, Éd. Poésie/Gallimard, 1967, p.149.

De la transgression à la transparence… Évolution de la représentation du corps à travers les âges

Dominique Le Nen

Rien n'est plus extraordinaire que l'aventure du corps humain, cette mise en lumière des « pièces » et des « rouages » qui le composent, de son fonctionnement à l'état normal, enfin de son passage du physiologique au pathologique. Cette connaissance, qui s'est échelonnée au long des siècles depuis la plus lointaine Antiquité, a commencé par l'observation des entrailles grâce au maniement du couteau, puis du scalpel, pour aboutir à une approche du corps que la technologie moderne nous donne l'opportunité d'étudier sans le recours à l'effraction de l'enveloppe cutanée.

Le corps humain a toujours suscité des sentiments aussi contraires que répugnance et passion pour son intériorité. Sa transgression est sans aucun doute née des interrogations de l'Homme qui cherchait à se connaître au plus profond de lui, en dépassant son apparence physique, seul aspect dévoilé au regard de l'autre, en dépassant aussi ses caractéristiques psychiques, morales et intellectuelles, intégrées dans un environnement social et culturel en constante mutation. Ainsi, lorsque le déséquilibre des humeurs ou l'influence des astres suffisait à expliquer ses troubles et ses maladies, lorsque sa santé ne requérait que des traitements externes — réduction de membres déformés par une fracture, extraction dentaire, cure d'abcès… — ou quelques onguents, l'Homme ne s'intéressa pas encore à ce qui constitue sa structure la plus intime. Son intérêt pour l'anatomie lui a pris lorsqu'il vit en un homme ou une femme malade un corps malade, un corps à soigner ; pour l'anthropologue et sociologue David Le Breton, « *la passion de l'anatomie est une passion du corps* »[174]… certes. S'affranchir d'une médecine magique fondée sur des critères empiriques transmis de génération en génération, voici la mission que l'anatomiste entendait entreprendre par l'étude des organes pour tenter de percer les mystères de la vie. Mais jusqu'à l'apparition des premiers corps transparents, transpercés sans le bistouri à la fin du XIXe siècle grâce au génial Wilhelm Röntgen (1845-1923), l'Histoire a disposé sur la longue route chaotique de la connaissance du corps humain de lourds obstacles, des interdits sociaux, culturels et religieux, que les hommes de science ont tenté de surmonter pour n'y aboutir véritablement qu'à partir de la Renaissance italienne.

[174] Le Breton D., *La chair à vif, usages médicaux et mondains du corps humain*, Paris, Éd. Métailié, 1993, p.14.

L'ouverture du corps humain… une volonté de connaissance ?

L'effraction du corps humain porta-t-elle toujours une volonté de connaissance ? Si l'ouverture d'une cavité thoracique ou d'un crâne pour en apprécier le contenu représenta une entreprise périlleuse que s'autorisèrent les pionniers de l'anatomie, le cadavre ne fut pas toujours morcelé dans un but scientifique. Les Égyptiens vidaient l'abdomen et la boîte crânienne des défunts pour les embaumer, en vertu de croyances, et non à fin d'études. En Grèce, les aruspices fouillaient dans les entrailles des cadavres pour y lire le futur des vivants. L'offrande de viscères à leurs dieux dans certaines tribus répondait à des sacrifices rituels, et non plus à une volonté de connaissance. D'autres formes de morcellement du corps humain ont émaillé l'Histoire. Dans la bulle *Detestande feritatis* (1299), le Pape Boniface VIII (v.1235-1303) proscrivit une coutume qui s'est répandue à l'époque des croisades. Comme bien des chevaliers chrétiens mouraient loin de chez eux, ils manifestaient légitimement le désir d'être enterrés dans leur patrie. Ainsi faisait-on bouillir leur cadavre ; les os séparés des parties molles devenaient d'un transport plus facile. Les collections des monastères médiévaux, véritables musées anatomiques, ou encore le prélèvement du cœur ou du cerveau de grands hommes afin de les exposer, sont d'autres exemples relevant de mêmes processus.

Néanmoins, grâce à l'observation directe des organes observés ou extirpés, il est probable et même certain que ces « rituels » aient implicitement aidé l'Homme, au minimum à effleurer, au mieux à étudier en détail son anatomie la plus intime.

Les « interdits »

Face à ce phénomène de transgression du corps humain, ce sont développés des mécanismes de résistance. L'Homme n'a en effet jamais réussi à considérer le corps humain comme un simple réservoir d'organes, que la mort pouvait livrer à des mains certes expertes, mais dont le but était le démantèlement à fin d'études. Pour l'anatomiste, ouvrir le cadavre exigea pourtant et exige toujours de surpasser sa rancœur et de considérer le corps, le temps de l'acte du moins, comme un « objet sans valeur ». S'affranchir de l'idée que le cadavre fut un jour un Homme pensant n'est-il pas un mal nécessaire pour qu'au fond de lui, il ose inciser la peau et chercher dans ses entrailles ? Aujourd'hui encore, dans nos salles de dissections, le rituel de la dissection dans un but pédagogique ou pour répéter une intervention chirurgicale nouvelle ou difficile, relève du même processus.

L'image négative que le non-spécialiste se fait de la dissection ne vient-elle pas de l'idée inscrite en lui qu'un être humain s'y cachait il y a peu… et s'y dissimule peut-être encore ? La réticence à disséquer et l'incompréhension qui entoura le travail des anatomistes résident aussi dans une certaine dualité :

comment démanteler jusqu'à sa plus simple expression ce qu'a créé le divin ? La connaissance du corps humain s'est donc construite sur un paradoxe, une sorte de malentendu : l'ouverture du cadavre s'opposant au caractère sacré du corps, dont l'inviolabilité fut et demeure de règle dans bien des cultures et des religions. Nous sommes d'ailleurs toujours dans ce schéma : transgresser le moins possible dans le respect de l'Homme tout en faisant ce qu'il faut pour ôter un mal, comme reconstruire l'esthétique après avoir enlevé le sein, siège d'un cancer : traiter le mal et redonner une image de femme à une femme, dans ses dimensions sociale, maternelle et sexuelle.

Dans l'Antiquité jusqu'au Moyen-Âge compris, la dissection humaine fut proscrite, sans qu'aucun texte officiel n'en apporte la preuve. De nombreux « interdits » entourèrent les dissections, parmi lesquelles le respect du corps humain, l'impureté des morts, la prohibition, une certaine éclipse chirurgicale pendant le haut Moyen-Âge : *« Dans l'Europe latine, après Celse et pendant dix longs siècles, on ne connaît pas d'auteur important dans le domaine de la chirurgie. À partir du Ve siècle, les invasions germaniques changent profondément l'Occident latin, entraînant l'appauvrissement du savoir médical. Celse lui-même est très rarement recopié et n'est jamais cité. Il n'est "redécouvert" qu'au XVe siècle. Jusqu'alors, seuls des fragments de textes médicaux grecs sont disponibles en traduction latine, et ne comportent rien d'important à propos de la chirurgie. L'Europe occidentale doit ainsi redécouvrir les techniques chirurgicales, en redéfinissant en même temps la place de la chirurgie au sein du savoir médical. Ce réveil de la chirurgie remonte à la fin du XIe siècle, au moment du renouveau général de la culture européenne. »*[175]

Redéfinir la place de la chirurgie au sein du savoir médical ne peut sereinement être fait tant que la conception de la pratique chirurgicale, dans le climat intellectuel du Moyen-Âge, définie comme la partie mécanique, manuelle de l'art de guérir, suffit à justifier sa place inférieure par rapport à la médecine. Le réveil chirurgical attise l'intérêt de l'Homme pour l'anatomie. De plus, l'anatomie ne s'imposa pas dans l'Antiquité comme une science fondamentale. Il est probable aussi que l'influence finaliste d'Aristote (384-322 av. J.-C.) puis de Galien (129-201), pour qui *« la nature ne pouvait faire mieux que ce qu'elle a conçu »*, contribua à stériliser l'anatomie. Certains philosophes dans l'Antiquité, convaincus que la mort ne supprimait pas les sensations, affirmaient que la dissection pouvait être vécue comme un supplice infligé à un homme ou une femme, incapable, du fait de son état, d'exprimer sa douleur. À l'opposé, Saint Augustin (354-430), au Ve siècle — puis Thomas d'Aquin (1225-1274), au XIIIe siècle —, récusa que l'homme

---

175 Michael McVaugh,.in : Grmek M., *Histoire de la pensée médicale en Occident*, Tome I, Paris, Seuil, 1995, p. 243.

mort puisse être le même et qu'il soit doué de sensation. À la Renaissance, le corps mort fut parfois considéré par certains anatomistes « impropre » à l'extrapolation, considérant que des descriptions intéressant le cadavre ne pouvaient être transposées à l'être vivant[176]. L'Islam proscrivait formellement et proscrit encore l'étude anatomique. Mal interprétée, la Bulle *Detestande feritatis* de Boniface VIII a pu de même représenter une incitation de l'Église envers les anatomistes à proscrire la dissection.

Dans le don d'organes, application récente à l'échelle de l'Histoire de la transgression, cette résistance accompagne la procédure consistant à maintenir en vie artificiellement un être humain, le temps que chacun « se jette » sur ses organes pour en prélever une grande partie, et contribuer à faire vivre d'autres êtres humains. Et lorsque le patient est vidé de ses organes nobles, son identité d'Homme démembré ne semble plus tenir que par le respirateur, que le débranchement fait basculer dans la mort. La transgression du corps se trouve dans cette situation pénible associée au dépassement de notre conscience, il s'agit pour les familles de surmonter une épreuve et ses convictions pour aller au-delà de l'insupportable, pour des individus inconnus qui bénéficieront des organes implantés. Cette pratique, ce mal nécessaire, se heurte à un autre phénomène plus pernicieux et condamnable par nos sociétés, il s'agit du trafic d'organes, de patients donneurs vivants et consentants — ou non —, pour des raisons bassement financières.

Prémices de l'anatomie humaine

Des mécanismes de résistance ayant largement dominé dans l'Histoire vis-à-vis de la dissection humaine, la connaissance du corps humain est restée très longtemps une affaire d'observation extérieure, grâce à ce que les hasards de la vie pouvaient révéler de l'intériorité du corps humain : les combats de gladiateurs ou les champs de bataille livrant aux médecins des blessures plus ou moins larges, véritables livres ouverts sur l'anatomie topographique. Et pendant des siècles, ne pouvant disséquer l'Homme, les scientifiques ont pris pour modèle humain le corps de l'animal, bousculant cette image sacrée de l'Homme fait à l'image de Dieu. Dans la Bulle que nous évoquions, l'inviolabilité du corps était assujettie au fait que celui-ci représente le temple de Dieu et qu'à ce titre, « *le corps humain... est figuré à la ressemblance de Dieu et ne peut être ni souillé ni défiguré* »[177]. L'anatomie de l'homme se développa donc au travers des dissections animales, à la faveur d'un

---

176 Cette idée rappelle celle rapportée par Platon puis son élève Aristote pour qui « *toute forme animale morte est étrangère à ce qu'elle fut autrefois* » (Le Breton D. *Op.cit.*, p. 27), puisque coupée de l'âme qui s'en est éloignée. Cette idée mit quelques obstacles supplémentaires à la compréhension du fonctionnement de la « machine humaine ».

177 Agostino Paravicini Bagliani, *Le Corps du pape*, *Op. cit.*, p. 256 ; in : Mandressi R. *Le regard de l'anatomiste. Dissections et invention du corps en Occident*. Éd. Seuil, Paris, 2003, p. 35.

glissement volontaire des descriptions, d'une extrapolation qui perdura plusieurs siècles. Pour Aristote[178], Galien et de nombreux médecins jusqu'au XIIIe voire XVIIe siècle, l'Homme ne différa de l'animal que dans les détails et les proportions. Et jusqu'à la Renaissance au moins, les dessins des livres d'anatomie mélangèrent des structures animales et humaines. Vésale (1514-1564) n'y échappa pas lorsqu'il reprit dans la première édition de son *De humani corporis fabrica* en 1543 la description du *Rete Mirabile* (réseau admirable), description qui disparut dans la deuxième édition en 1555 ; certaines planches de Léonard de Vinci (1452-1519) associent allègrement des structures humaines avec des éléments simiesques, ovins ou bovins.

L'extrapolation connut des limites et des obstacles à la progression de l'anatomie humaine. Les nombreuses erreurs commises puis diffusées *largua manu* par Galien ont laissé des traces pendant quasiment dix siècles. Après une période médiévale « propice » aux dissections, la Renaissance italienne fit de l'anatomie humaine son fer de lance. Tout fut prétexte pour se procurer des corps : du cadavre des suppliciés, parfois vendus par les bourreaux après un arrangement financier, aux pauvres morts de maladies et que personne ne réclamait, en passant par les violations de sépultures.

Ère de la dissection humaine

La dissection humaine apparut et se développa à partir du XIIIe siècle, par le biais d'ordonnances royales ou autorisée par l'Église qui accorda ses premières dérogations[179]. Disséquer l'homme, c'était s'affranchir des connaissances prisonnières de concepts archaïques véhiculés aveuglément et sans esprit critique depuis Galien. Les pionniers de la dissection humaine sont difficiles à identifier. Les sources disponibles livrent une expérience éphémère d'un demi-siècle environ de dissection à Alexandrie, trois siècles av. J.-C., sous l'ère des Ptolémée, avec les noms des célèbres anatomistes Hérophile (335-280 av. J.-C.) et Erasistrate (320-250 av. J.-C). Celse (IIe siècle), au premier siècle, prêta d'ailleurs à l'école d'Asclépiade d'authentiques vivisections humaines :

« Il est donc nécessaire de procéder à l'ouverture des cadavres pour scruter les viscères et les entrailles ; qu'Hérophile et Erasistrate ont été on ne peut mieux inspirés, en ouvrant, tout vivants, les criminels que les rois retiraient des prisons pour les leur livrer, et en examinant, pendant qu'ils

---

[178] Aristote, *Histoire des animaux*, Trad. J. Bertier, Paris, Éd. Gallimard, 1994.

[179] C'est un bref de Sixte IV, en 1482, adressé à l'Université de Tübingen, et qui aura une répercussion dans toute l'Europe, qui légalise les études anatomiques sur les corps des criminels condamnés, sans avoir à demander l'autorisation de l'Église, bien que cela avait été une condition *sine qua non* jusque-là (Esther Diana, *Anatomy between Public and Private in 14th – 16th Century Europe*, in : *Anatomy and Surgery, from the Antiquity to the Renaissance*, Hélène Perdicoyanni-Paléologou, Amesterdam, Adolf M. Hakkert Publishing, 2016., p. 331).

respiraient encore, la position, la couleur, la forme, la grosseur, l'arrangement... En effet, lorsqu'il survient une douleur interne, comment en apprécier le siège, si l'on ne reconnaît pas la place respective de chaque viscère, de chaque intestin ?... Il n'y a point de cruauté, comme beaucoup le prétendent, à sacrifier des criminels, surtout en petit nombre, dans l'intérêt de la santé des innocents des siècles à venir.[180] »

Une fresque de la *Via Latina* à Rome, qui ne représente pas autre chose qu'une scène de dissection, le cadavre gisant à même le sol, prouve que l'attrait de l'homme pour le corps et que le passage à l'acte de disséquer existe déjà loin dans l'Antiquité.

Plus proches de nous, certaines sources primaires attribuent à Henri de Mondeville (1260-1320), chirurgien de Philippe Le Bel (1268-1314), les premières dissections ; d'autres encore font de Mondino dei Luzzi (1275-1326) le pionnier italien de la dissection humaine au XIIIe siècle. D'autres chirurgiens célèbres seront associés à la dissection comme dans cette fresque d'une scène de dissection à Montpellier. À la Renaissance, les corporations des médecins et des artistes découvrirent le corps et se prirent de passion pour lui, les uns cherchant le secret de la vie, les autres ce qui figure sous la peau, pour représenter l'Homme sur la toile, les murs ou le bois, au plus près de la réalité, selon les préceptes de Leon Battista Alberti (1404-1472). Le démantèlement du corps perdit peu à peu son caractère outrageux, ce qui émietta du même coup l'image de corps indivisible de l'individu. Au début du XVIe siècle, Vésale bouscula plusieurs dogmes galéniques. Tout d'abord celui fondé sur l'analogie homme/animal, non sans avoir été un temps influencé lui-même par Galien, ensuite il disséqua l'homme sans avoir peur de poser à ses côtés et de saisir lui-même le bistouri, ramenant dans leurs cordes le *magister*, le *prosector* et l'*ostensor*, redorant ainsi le blason des « arts mécaniques ». Bien plus tard, la pratique de la dissection n'était plus un travail de l'ombre, elle bascula de la clandestinité au spectacle, montré et non refoulé.

L'iconographie anatomique

La transgression du corps a suivi une route parallèle à l'histoire de l'anatomie qui croisa elle-même celle de l'iconographie anatomique. Dès la fin du XVe, siècle apparu le premier livre illustré d'anatomie, le *Fasciculus medicinae* de Jean de Ketham (1415-1470), édité en 1493 à Venise. L'iconographie anatomique ne cessa alors de poursuivre sa progression. Associée aux textes anatomiques, elle devint le complément indispensable de la dissection, dans un objectif pédagogique que revendiquèrent anatomistes, mais aussi peintres. Pour ne pas rompre avec une certaine humanité, le cadavre des anatomistes se tint debout, il prit vie, il dansa, s'exposant dans des attitudes

---

[180] Celse, *Traité de la médecine*, Trad. A. Védrènes, Paris, Éd. Masson, Livre I, préface, 1876, p. 27.

variées et expressives sur fond de paysage, comme pour rappeler son statut antérieur d'être vivant et pensant. Ces représentations ne sont pas propres à la Renaissance. Une des planches somptueuses en couleur de Jacques Gautier d'Agoty (1711-1786), dévoilant les muscles partiellement détachés du dos d'une femme, alors que l'on devine son visage, ses yeux baissés, un serre-tête ou l'équivalent tenant une coiffure se terminant en chignon, marie anatomie et art[181]. Si Vésale disséqua, pensa et par l'écriture colligea ses observations, c'est aussi celui qui dessina et représenta ce qu'il a vu de ses yeux, mais il ne fut pas le graveur, dont l'identité n'est toujours qu'hypothétique. Vésale abandonna à la postérité une œuvre puissante par la recherche iconographique. La publication de la première version du *De humani corporis fabrica,* en 1543, créa ainsi une véritable rupture avec la vision anatomique du Moyen-Âge, que Léonard de Vinci, avant lui, avait déjà bien anticipé... dans l'ombre de l'oubli. Avec les ouvrages médicaux de la fin du XVIIIe siècle, l'art d'illustrer le corps mort fut poussé à la perfection. L'on est ainsi passé du cadavre plan de Guido de Vigevano (1280-1349) à l'anatomie éclatée et presque vivante de Paolo Mascagni (1755-1815) au XIXe, en passant par l'écorché disséqué présentant ses muscles en lambeau de Vésale, ou au cadavre détachant et montrant lui-même sa musculature de Berangario da Carpi (1460-1530)[182] ou de Julius Casserius (1552-1616) (fig. 1)[183]. Jusqu'au réalisme impressionnant de l'œuvre de Bourgery (1797-1849)[184]. Incroyable paradoxe, de nos jours, au XXe et au XXIe, l'iconographie anatomique allie sobriété et réalisme pur, allant de pair avec une description austère et exhaustive de toutes les structures humaines étudiées et à présent bien connues. Les livres d'anatomie et les ouvrages d'anatomie artistique fleurirent entre les XVIIIe et XIXe siècles.

De nombreux artistes ont peint des leçons d'anatomie, en particulier les Hollandais : le *« Professeur Egbert »,* œuvre datée de 1603, réalisée par Aert Pietersen (1550-1612), la fameuse « *Leçon du docteur Tulp* » de Rembrandt (1606-1669) ; ou celle non moins connue du docteur Deyman, par le même artiste[185]. D'autres « leçons » d'anatomie furent peintes au XVIIe siècle, révélatrices d'un changement des mentalités qui engendra l'acceptation de l'anatomie. Certains comme Valerio Carrubba (1975 — .)[186] reprennent la tendance renaissante du cadavre vivant éclaté sur fond de paysage

181 Jacques Fabien Gautier d'Agoty, *Myologie complète en couleur et grandeur naturelle*, Paris, 1746, Bnf, Estampes et Photographie, Jf-80 (8) — Fol).

182 Berangario da Carp*i, Commentaria cum amplissimus additionibus super anatomiam Mundini*, Bologne, Hyeronimum de Benedictis, 1521.

183 Julius Casserius, *Tabulae anatomicae*, Venise, Éd. Deuchinus, 1627.

184 Bourgery J. M., *Traité complet de l'anatomie de l'homme*, Paris, L. Guérin, 1866 – 1867.

185 Jean-Pierre Cavaillé, *Un théâtre de la science et de la mort à l'époque baroque : l'amphithéâtre d'anatomie de Leiden*, Florence, European University Institute, 1990.

186 https://www.laboiteverte.fr/les-etranges-peintures-anatomique-de-valerio-carrubba/

contemporain, où l'on retrouve l'empreinte de Paolo Mascagni[187], François Antommarchi (1789-1838) ou Bourgery[188].

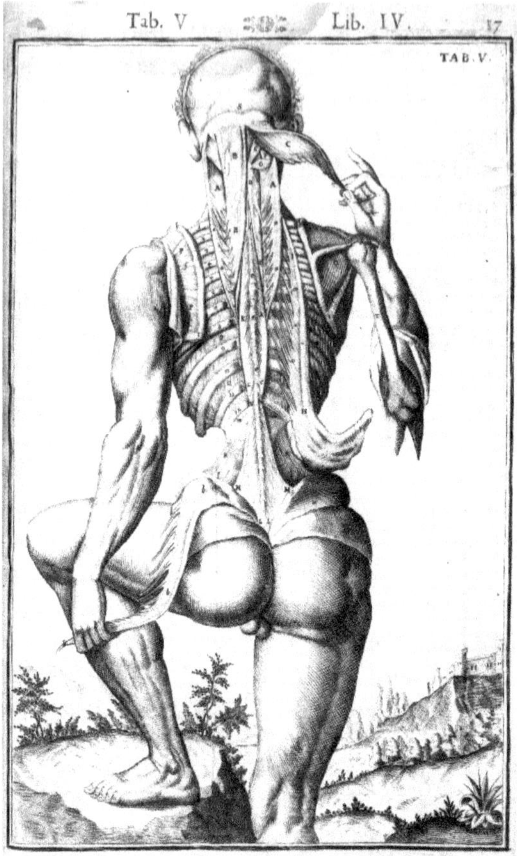

Fig. 1. Cadavre détachant sa musculature. Julius Casserius.

Réf. image : CICL01507
TitreOstensi hactenus capitis musculi ; 17e siècle
Auteur de l'ouvrage CASSERIO, Giulio/CASSERIUS PLACENTINUS, Julius
OuvrageTabulae anatomicae LXXIIX
EditionVenise : E. Deuchinus, 1627
Cote000261x3
Dessinateur Fialetti, Odoardo (élève du Titien) ; Graveur Valesio, Francesco
Empl. de l'imageTab. V. Lib. IV.
TechniqueGravure — Burin
imagehttps://www.biusante.parisdescartes.fr/histmed/image?CICL01507
Collection BIU Santé Médecine

[187] Paolo Mascagni, *Vasorum lymphaticorum corporis humani historia et ichnographia*, Sienne, Pazzini, 1787.
[188] Bourgery, *Op.cit.*

Les cires anatomiques

Fabriquer une réplique du corps anatomisé ou non permit à l'homme de s'affranchir de la dissection. Les artistes n'ont pas attendu l'anatomiste pour modéliser le corps et la statuaire antique est encore là pour nous le rappeler.

L'emploi des cires, authentiques sculptures du corps, représentant l'Homme en trois dimensions, eut un objectif pédagogique certain. Les premières cires, apparues en Italie à la fin du XVIIe siècle, pallièrent l'impossibilité de conserver de manière efficace les corps en vue de dissections, ouvrant ainsi la voie du corps anatomique modélisé[189]. Le moulage sur nature, retravaillé et coloré, se présenta alors comme un ersatz de corps conservable et imputrescible, saisissant de vérité et servant cette vérité. Ces modèles ont évolué, et les cires sont devenues plastiques, de plastiques, elles sont devenues plâtres, et de plâtres modèles informatiques. L'enjeu de ces figures anatomiques démontables à vertu pédagogique fut essentiel et le reste encore[190]. Bien qu'ils fussent à la base de l'enseignement médical en France à la Révolution, les modèles anatomiques connurent une gloire éphémère, s'éteignant à la fin du XIXe siècle. Quelques vestiges de la Guerre 1914-1918 sont encore visibles au Musée du Val-de-Grâce, qu'il s'agisse de cires représentant des traumatismes faciaux — les « gueules cassées[191] » — ou des moulages de mains.

Le corps transparent

Il naquit en 1895 avec Wilhelm Röntgen. Os et articulations devinrent visibles, on mit un nom sur une fracture ou une luxation et on visualisa ce que pendant des siècles les médecins et chirurgiens traitèrent de façon empirique. C'est la première fois que le vivant offrait sans l'ouvrir une étude approfondie de son squelette. Roentgen réalisa le premier cliché radiographique le 22 décembre 1895 en intercalant la main de son épouse entre le tube de Crookes et une plaque photographique. Avec la radioscopie, le mouvement anima le corps transparent, mouvement que la dissection ne pouvait offrir, si ce n'est par une manipulation passive. Une rupture apparut nettement avec le passé, la transparence du corps vivant et s'animant s'opposa nettement à l'immobilisme du cadavre. Dans la logique des choses, fut présentée lors de

---

[189] Citons, parmi les collections de cires, celles du *Museo della Specola* à Florence, du *Museo delle Cere* à Cagliari, du *Museo di Palazzo Poggi* à Bologne, des Musées anatomiques des facultés de médecine de Strasbourg, de Montpellier, etc.

[190] En Palestine, dans une des facultés de médecine de Gaza, le nombre impressionnant des éléments anatomiques démontables en matière plastique, d'une richesse incomparable, pallie l'absence des dissections, non admises par la religion musulmane dans ce pays.

[191] *Gueules cassées de la Grande Guerre*, de Sophie Delaporte (Agnès Viénot Editions, 2001) ; *Au revoir là-haut*, de Pierre Lemaitre (Éd. Albin Michel, 2013) ; *La chambre des officiers*, de Marc Dugain (Éd. pocket, 2001) ; sont autant d'ouvrages (et de films) qui mettent en scène la vie de ces soldats défigurés.

l'exposition universelle de 1937 à Paris, une des créations révélant le corps à travers son enveloppe : *« l'homme de verre »* de Franz Tschakert (1905-1980), qui disposa de tout un pavillon[192]. C'est le musée d'hygiène de Dresde qui créa ce personnage artificiel en plastique dont la peau transparente laissait voir squelette et quelques organes internes, le système nerveux et veineux. Les hommes transparents se sont succédé, mêlant créations artificielles palpables ou informatiques virtuelles. À partir de la deuxième moitié du XXe siècle, quelques étapes fondamentales furent franchies dans la connaissance du corps, vers une approche du vivant sans douleur, avec tout d'abord l'échographie dans les années1950[193], puis le tomodensitomètre ou scanner en 1979 avec le physicien anglais Godfrey Hounsfield (1919-2004). Aux coupes transversales initiales, se sont ajoutées des coupes coronales, sagittales, des reconstructions 3D avec extraction de certaines structures au détriment d'autres. L'IRM fut l'autre révolution de la fin du XXe siècle dans la connaissance non seulement des os, mais également des parties molles. On attribue à Paul Lauterbur (1929-2007) et à Peter Mansfield (1933-2017) l'invention de cette technique, en 1973. À partir de propriétés physiques des tissus, ces machines montrant le corps sans l'ouvrir en faisant appel à l'informatique, réduisent tous les indices enregistrés à des données chiffrées. Ainsi, « *l'imagerie médicale contemporaine réduit le corps à une somme de nombre*[194] », laissant le bistouri au placard. À présent, les images statiques et dynamiques du corps humain transparent et vivant se multiplient grâce à une véritable explosion de technologies : écho-Doppler couleur, angio-IRM, angio-scanner, scintigraphies couplées aux radiographies, ou mieux à des coupes scanner, système EOS... jusqu'aux « autopsies sans ouvrir » ou virtopsies, sans compter l'arrivée de la réalité augmentée ou de la table de dissection virtuelle.

La transgression du corps au XXIe siècle

Au XXIe siècle, la transgression du corps « légalisée » permet aux thérapeutes une effraction du corps en règle, l'objet de la transgression n'étant plus vraiment la connaissance, mais plutôt l'acte de soulager la souffrance. Le chirurgien et les anatomistes modernes essaient de découvrir encore et toujours quelques variantes ou des anomalies dans notre anatomie que l'on pourrait penser connues, mais qui dévoilent, grâce aux progrès de la technologie, d'autres secrets. Une certaine forme de transgression par les voies naturelles, que permet l'endoscopie au sens large du terme, demeure un procédé de connaissance du corps et de plus en plus thérapeutique. Il n'en

---

192 http://expositions.bnf.fr/utopie/grand/4_63.htm

193 Ce sont deux Britanniques, le médecin J. J. Wild et l'électronicien J. Reid, qui ont mis au point le premier échographe en 1951. À l'origine, cet appareil était destiné à la recherche des tumeurs cérébrales.

194 Comar P., *Les images du corps*, Paris, Éd. Découvertes Gallimard, 1993, p. 88.

reste pas moins que le meilleur outil de simulation pour un jeune interne de chirurgie ou un chirurgien confirmé qui veut répéter une nouvelle technique reste… le sujet anatomique.

Parallèlement à cette une évolution inéluctable vers la transparence, le corps « anatomisé » n'a jamais été aussi convoité. Un premier exemple concerne les travaux et les expositions de corps plastinés de Gunther Von Haggens (1945, —). Ils ont dérangé et heurté nos sensibilités en France, mais ils connaissent un succès mondial. Les individus exposés, éclatés, prennent des poses de vivants. La vie est dans leurs yeux ouverts, la transmission visuelle du savoir est poussée à l'extrême, l'ouverture des corps et leur éclatement calculé obéissent à un objectif pédagogique certain et confine aussi à une forme d'art, dans l'exercice de la dissection, de la conservation comme de la représentation. Un autre exemple concerne les séries policières actuellement prisées sur les chaînes télévisées et qui se plaisent à dévoiler sur des tables d'autopsie des corps démantelés ou à mettre en scène de dangereux *serial killers* dont certains, comme *Dexter*, sont volontairement rendus sympathiques, comme pour mieux faire accepter l'abject.

Il reste une question essentielle : la transgression du corps répond-elle à toutes les formes de connaissance sur l'Homme ? Probablement pas, car notre vision de l'Homme est une vision de médecine occidentale, centrée sur le corps, vision que ne semble pas partager la médecine orientale. Même le corps transparent ne suffit pas à comprendre et à expliquer ce qui se cache dans l'âme humaine, et dont le rôle sur l'équilibre psychique comme physique est primordial. « *Le savoir biomédical n'est… qu'un regard parmi d'autres, même s'il a l'avantage d'être celui qui valorise les institutions officielles de nos sociétés*[195] ». D'autres connaissances sur l'homme, son équilibre et sa santé empruntent des voies différentes, sans recours à l'ouverture du cadavre, connaissances dont certaines sont anciennes et dont le regain d'intérêt actuel, souvent associé à une image de recours, montre le malaise de notre médecine à ne pouvoir prendre en compte l'ensemble des aspects de nos troubles. C'est le cas de la médecine chinoise, qui s'intéresse à l'Homme dans sa dimension holistique et environnemental. Une démarche préventive et une recherche d'équilibre dominent sur la démarche curatrice dans laquelle nous sommes embringués.

De nombreux désordres physiques sont alimentés, voire créés par d'authentiques troubles d'ordre mental. Nous savons très bien aujourd'hui que l'apparition de certaines maladies est plurifactorielle, qu'il suffit d'une malheureuse « conjonction des planètes » ou plutôt « de facteurs » pour déclencher une maladie. Le lien entre le psychologique, ce que l'on pourrait

---

[195] Le Breton D. *Op.cit.*, p. 23.

nommer l'âme, l'affect, et le pathologique, donc le somatique, sont fortement imbriqués.

Depuis l'Antiquité, l'Homme se complait à analyser son aspect physique extérieur pour en connaître son caractère. Ainsi est née la physiognomonie, qui fait du corps le « miroir de l'âme », un peu comme Léonard de Vinci fit de l'œil la « fenêtre de l'âme ». C'est au XVIIIe, sous l'impulsion du théologien Johann Kaspar Lavater (1741-1801), que la physiognomonie rencontra un écho extrêmement favorable notamment auprès des artistes. Car associer apparence physique et caractère moral a depuis toujours préoccupé l'homme, qui tenta de lire dans l'aspect du visage, ses mimiques ou dans sa démarche certains traits de son caractère. Mais le corps est-il donc réellement le « miroir de l'âme » ? C'est comme si la plus belle actrice, la plus belle des mannequins, égérie de grands couturiers ou de parfumeurs de renom, dont le caractère parfait de la silhouette dénote les effets de gommages informatiques, dissimulait obligatoirement une bonté d'âme.

Conclusion

Connaître l'Homme par la transgression de son corps ou par l'imagerie moderne relève du même intérêt pour son anatomie. Ce « mouvement » né de l'Antiquité amène parallèlement le thérapeute moderne à se positionner sur ce qu'est en réalité l'« être humain », car plus il se concentre sur son intériorité, plus il désigne un organe ou une fonction comme seul responsable du « dérèglement », et plus le gouffre le séparant du patient se creuse. L'engouement actuel pour d'autres formes de médecine et la recherche du bien-être prouvent que nous atteignons les limites d'une préoccupation strictement anatomique de l'Homme.

Bibliographie

Aristote, *Histoire des animaux*, Trad. J. Bertier, Paris, Éd. Gallimard, 1994.

Bourgery Jean Marc, *Traité complet de l'anatomie de l'homme*, Paris, L. Guérin, 1866 – 1867.

Casserius Julius, *Tabulae anatomicae*, Venise, Éd. Deuchinus, 1627.

Celse, *Traité de la médecine*, Trad. A. Védrènes, Paris, Éd. Masson, 1876. Livre I, préface, p. 27.

Comar Philippe, *Les images du corps*, Paris, Éd. Découvertes Gallimard, 1993.

Da Carpi Berengario, *Commentaria cum amplissimus additionibus super anatomiam Mundini*, Bologne, Hyeronimum de Benedictis, 1521.

Gautier d'Agoty Jacques Fabien, *Myologie complète en couleur et grandeur naturelle*, Paris, 1746. Bnf, Estampes et Photographie, Jf-80 (8) — Fol).

Grmek Mirko D., *Histoire de la pensée médicale en Occident*, Tome I, Paris, Éd. Seuil, 1995.

Le Breton David, *La chair à vif, usages médicaux et mondains du corps humain*, Paris, Éd. Métailié, 1993.

Mandressi Rafael, *Le regard de l'anatomiste. Dissections et invention du corps en Occident*, Paris, Éd Seuil, 2003.

Mascagni Paolo. *Vasorum lymphaticorum corporis humani historia et ichnographia,* Sienne, Pazzini, 1787.

Perdicoyanni-Paléologou Hélène, *Anatomy and Surgery, from the Antiquity to the Renaissance*, Amsterdam, Adolf M. Hakkert Publishing, 2016.

Sitographie

http://expositions.bnf.fr/utopie/grand/4_63.htm

https://www.laboiteverte.fr/les-etranges-peintures-anatomique-de-valerio-carrubba/

PARTIE II

LÉONARD DE VINCI

Dessins du corps *tempo* du monde : la méthode de Léonard en questions

Corinne Pieters

L'anatomie, c'est le destin

Freud

Il n'est pas de représentation du corps sans imagination de son ouverture. Voir c'est connaître et pour connaître, encore faut-il savoir regarder. Pouvoir restituer du corps/objet l'unité du corps/sujet. Seule la qualité de la représentation permet de distinguer l'organisme de l'individu dont il est issu.

C'est que la peinture, *cosa mentale* et art supérieur, incarne chez Léonard la synthèse absolue de l'esprit et du réel. Procédé d'objectivation du visible et instrument de démonstration, sous les traits d'une main gauche singulière, la somme considérable des planches anatomiques des *Quaderni*, destinées à un *Traité d'anatomie* qui ne verra jamais le jour, repose aussi bien sur l'expérience sensible de l'autopsie que sur une réflexion méta-physique : le découpage minutieux des chairs, jour après nuit, cadavre après cadavre, de fœtus, de vieillard, de jeune mère, de pattes d'ours, obéit à une méthode élaborée, lisible au miroir dont le souvenir re-construit devient œuvre d'art.

Dessins dont le dessein, planche après planche, sanguine après sanguine, révèle les accords secrets qui font l'ordre du monde. Son *tempo*. Du chaos des chairs en décomposition surgit l'architecture du corps humain, machine merveilleuse. Son mouvement, autrement dit son rythme.

Ce chapitre obéit à un double objectif :

– Retranscrire le parcours type d'une planche anatomique extraite des *Carnets* ou de son *Traité élémentaire de la peinture*, en points de vue successifs. Des notes aux dessins et des dessins aux notes. De l'observation du corps singulier à l'ambition de son héroïsation graphique et picturale. Du besoin scientifique de transparence au désir esthétique d'opacité. De la vérité organique à la fiction somatique. De la chair singulière au portrait de l'homme idéal, dans la perfection de ses proportions. Du microcosme au macrocosme. De l'ombre à la lumière. Corps immortel, immortalisé par le génie du peintre ultime, ultra célèbre en son époque, dans toute l'Europe occidentale. D'un point de vue de la méthode, observation et expérience, en sont les 2 maîtres mots, dans l'écriture comme dans la représentation. Du texte à l'image et réciproquement.

– Questionner le devenir de ce parcours type, d'un point de vue épistémologique, autrement dit de sa portée dans les sciences, face à celles de ses contemporains, dont aucun, pourtant, ne l'égala jamais. Cette gigantesque production (au moins 750 dessins sur plus de 200 planches retrouvées, 400 ans plus tard seulement) d'une beauté inégalée, d'une précision médico - scientifique stupéfiante, n'a pourtant pas fait *école*.

Comme chez tant d'autres peintres ou médecins de la Renaissance, puis des XVIIe et XVIIIe siècles, de Vésale à Rembrandt, en passant par Michel-Ange, on ne peut pas parler de *Leçons* ni même d'anatomie artistique au sens propre chez Léonard.

Parce qu'il ne se mit jamais en scène, à la différence de ses contemporains et de ses successeurs, dans les leçons d'anatomie en particulier, intuitions géniales comme réalisations lumineuses du savant ne dépasseront jamais le niveau de l'expérience esthétique, fût-elle d'avant-garde. Avec Léonard, on ne parle que d'art en général et de peinture, en particulier, et c'est déjà beaucoup...

L'anatomie, c'est le destin. Admettons...

L'anatomie ne joue pas le rôle d'une *fantasia* dans la longue existence du peintre. Elle jalonne sa vie artistique, où qu'elle s'enracine, de l'Italie de sa naissance à la France de sa mort. Parce qu'elle scelle le sort du corps, de nos corps, parce qu'elle est la vie même, elle ponctuera la sienne : l'artiste est un savant. Le savant un peintre. *Uomo senza lettere*, ignorant les distinctions entre théorie et pratique, entre analyse et synthèse, pour mieux se fier à sa sensibilité, Léonard revendique sa singularité épistémologique, expérimentale et spirituelle.

Les cloisons sont inexistantes dans l'activité interne de tout esprit plastique et curieux, dès lors que celui-ci se livre à l'exposition de ses découvertes. Comprendre et connaître, créer et construire sont indissociables.

« Ses contemporains pensent que cet homme perd son temps, que ce grand peintre devrait peindre, au lieu de se laisser égarer dans ses divagations (...) Et pendant quatre cents ans, les quelques érudits qui n'auront pu feuilleter ces mystérieux cahiers et en déchiffrer l'écriture inversée n'ont vu, et ne pouvaient voir, que chimères, imaginations à la Cyrano, dans ce fouillis de remarques et de projets (...) Il a donc fallu 4 siècles pour illuminer un peu plus la figure de notre grand homme. »[196]

Du scalpel au pinceau, sans oublier la plume, l'anatomie artistique de Léonard, c'est le projet de toute une vie. Une mise en *perspective* d'une

[196] Paul Valery, *Préface de l'édition de 1942*, in : Léonard de Vinci, *Carnets*, Paris, *Quarto* Gallimard, 2019, p.105.

actualité toute « Renaissante », échappant au seul regard clinique, évitant toute vision morale ou passionnelle de la condition humaine.

Avec Léonard, mécanisme et vitalisme fusionnent en humanisme après avoir pris forme — et quelle forme — dans l'atelier : voir, c'est savoir. Le maître, c'est l'œil et l'œil c'est le monde.

Léonard, homme mystère

De la vie de Léonard nous pouvons savoir, par Vasari, quel atelier il fréquenta, comment il mélangeait le noir au blanc *« à la pointe du pinceau pour obtenir des effets merveilleux »,*[197] mais nous ignorons ce qu'il mit de lui-même dans les passions auxquelles l'homme n'échappa guère, pourtant.

Léonard ne fait aucune confidence écrite. Aboutissement de ses recherches, le mystère de ses toiles alimente les interprétations, cinq siècles plus tard.

Mais de sa méthode, que savons-nous ? Comment travaillait-il ? Comment tant d'idées pouvaient-elles surgir de l'imagination et de la pensée d'un seul homme, autodidacte de surcroît, et dans tant de domaines ? De ses écrits surgissent quelques éléments de réponses. Précieux.

Dans ses désormais fameux *Carnets* dont il ne se séparait jamais, Léonard note les événements qui le concernent, sans ne jamais rien exprimer des sentiments qu'ils éveillent en lui. Ce silence résonne comme un enseignement quasi comme un testament.

Si les grandes passions de l'homme restent impersonnelles, c'est pour mieux s'attarder sur ce qui le dépasse : la vérité et la beauté du monde et de la vie, en toutes choses.

Les *Carnets* de Léonard ne font en aucune façon figure de journal intime. Ses confidences, ce sont ses dessins, ses croquis, ses manuscrits. Toutes ses notes prises au jour le jour et sans relâche, d'un bout à l'autre de son existence.

Léonard ou l'avènement de la pensée moderne : les *Quaderni*, une question de méthode

Exposer l'œuvre scientifique de Léonard soulève une première difficulté : par sa méthode, ses travaux, ses découvertes, un siècle avant Galilée, il ouvre bel et bien l'ère de la pensée moderne, toute renaissante. Les *Quaderni* contiennent les éléments d'une des plus vastes encyclopédies du monde occidental jamais conçues par un seul homme. Or ces matériaux multiples n'ont jamais été réunifiés par leur auteur. La nature même du génie de

197 Vasari G., *La vie de Léonard.* Nagel — Unesco 1952. In : Léonard de Vinci. *Carnets.* Miroirs de Léonard, Léonard en miroir, Paris, *Quarto* Gallimard, 2019, p. 1452.

Léonard, la diversité de ses talents, l'avant-garde de sa conception de la science, tout le condamnait au fragmentaire et à l'inachevé.

Œuvre infinie qui est, à vrai dire, l'œuvre sans fin de l'esprit humain. En lisant Léonard, on peut lire, non à *livre* mais à *cerveau* ouvert…

La méthode de Léonard, c'est d'abord l'expression d'une pensée en ébullition constante.

Le peintre graphomane

Léonard, en peintre et en savant, gardait toujours sur lui un petit carnet. Il y consignait des observations variées jusqu'à ce qu'il fût rempli de sa graphie en miroir, si singulière. Il notait *tout*, pour ne rien oublier, pour mieux chercher, pour ne pas se répéter, aussi.

Ce premier travail serait préparatoire à la rédaction de traités suivis, avec coordination des notes selon leur objet. C'est ce travail finalisé qui n'a jamais été accompli. Le grand traité sur l'anatomie ne vit jamais le jour. Sans grande surprise…

Du monde fini à l'univers infini : une question de méthode

À la fin du XVe siècle, la science établie est l'unique gardienne de l'universalité, autrement dit de la vérité. Pour le savant, scolastique par définition, le savoir est déjà là. Sans remise en question possible. Dans quelques *in-folio* on retrouve le monde, l'homme qui le pense, Dieu qui le crée. Voilà pour la lettre. L'univers est un système clos, voilà pour l'esprit. La scolastique sait où commence la science, elle décide où elle finit ; le savant sait comment atteindre le paradis pour entrer dans le royaume de Dieu. Le savant scolastique est sans interrogations.

Léonard, lui, découvre un monde dont les confins sont — lui sont — inconnus. Un monde illimité, un univers ouvert. Les phénomènes scientifiques se déplient sous les yeux de tous ceux qui désirent les comprendre, pour peu qu'ils usent de méthode. Avec Léonard on passe du *pourquoi ?* au *comment* ?

Léonard ou l'acuité d'un regard

C'est un nouveau regard. Une nouvelle méthode. Regard qui guide Léonard de la pratique à la théorie. De l'art de l'ingénieur à toutes les sciences qu'il présuppose, de l'invention des machines à la mécanique, de la peinture à la perspective, l'optique, l'anatomie, la botanique : de quelques coquillages naît l'histoire de la terre, d'une patte d'ours une évidence musculo-squelettique ou physiologique, d'un torrent une vérité hydraulique. La puissance épistémologique de Léonard tient à sa conviction de l'unité des choses. De l'ensemble de ses observations, pourtant, il n'a jamais arrêté le plan d'une encyclopédie, au sens propre du terme.

Cette méthode qui implique le perpétuel contrôle de ses idées par les faits, ajouté à un goût abyssal de la vérité lui auront, peut-être, interdit toute ambition précipitée. Acquises au jour le jour, non l'une après l'autre, mais l'une en même temps que l'autre, comme par capillarité, ses connaissances ne pouvaient, ontologiquement être classées d'avance. Si la pensée de Léonard n'a pas fait *système,* c'est que la vérité est à la fin, pas au début. On ne part pas, chez lui, d'un savoir supposé, on y arrive. Ou pas.

Telle semble être — en hypothèse davantage qu'en synthèse — la marche de l'esprit savant selon Léonard. On peut ainsi tenter de synthétiser sa méthode en en déroulant le fil. Observation des faits. Prise de notes. Dessins. Ces matériaux s'ordonnent ainsi dans son esprit. Il conçoit ensuite des chapitres. Ces chapitres constituent des traités. Ces traités forment des volumes de plus en plus épais. Les volumes sont reliés les uns aux autres, portent sur des sujets de plus en plus étendus, à mesure que se découvrent les rapports des choses, à mesure que se déploient les relations aux êtres. Léonard cite ainsi ses propres ouvrages, comme ceux qu'il avait l'intention de rédiger. Ses titres indiquent tantôt un chapitre, tantôt un traité, tantôt même un *opus* dont les parties auraient formé différents ouvrages. La spirale de la connaissance. L'ordre du livre lui-même y a été pensé.

« Cet ouvrage devrait commencer par traiter de la conception de l'homme et décrire la nature de la matrice et comment le fœtus l'habite (...) Ensuite tu décriras les membres qui se développent plus que d'autres après la naissance de l'enfant (...) Puis décris l'homme adulte, ainsi que la femme, et mentionne leurs mesures (...) Puis décris les attitudes et le mouvement (...) ensuite la nature des cinq sens. »[198]

Léonard a -t-il été plus loin ? A-t-il rêvé d'une œuvre d'ensemble, dont il aurait arrêté les grandes divisions ? A-t-il fantasmé un système ? Pas certain. Il était loin cependant du chaos méthodo-psychologique qu'on lui attribue, bien à tort. Dans la dispersion apparente de ses notes, Léonard disait sentir la présence d'un esprit universel, l'unité d'une pensée et d'un même objet, la possibilité d'une grande œuvre. Millions de fragments pour une œuvre unique, qui ne verra jamais le jour. Ce qui rajoute à sa beauté…

« Je révèle aux hommes l'origine de la première — la première ou peut-être la seconde — cause de leur existence. (...)

---

[198] *Op.cit.*, ch. III. *Anatomie,* p. 192.

Plût au Créateur que je fusse capable de révéler la nature de l'homme et de ses coutumes comme je décris sa figure. »[199]

Léonard, peintre du corps humain : l'anatomie comme façon d'être au monde

En matière d'anatomie, les *Quaderni*, c'est l'école de la chair…

Les textes et dessins qui jalonnent non pas une partie, mais toute la vie et l'œuvre de Léonard illustrent cette médiation paradoxale du corps découpé, du corps détaillé, *partes extra partes* pour mieux en restituer l'unité. Expérience et méthode sont fondatrices d'une modernité où le geste qui consiste à ouvrir le corps mort jusqu'à épuisement des chairs s'autorise de la pénétration d'un regard sur la vie.

Et quel regard !

Léonard ne se considère pas comme un anatomiste ni même comme un *peintre anatomiste,* mais comme un artiste. La peinture constitue, à ses yeux, la synthèse de l'esprit et du réel, du matériel et du spirituel. Elle est à la fois un procédé d'objectivation du visible et un instrument de découverte, de démonstration. Peindre, c'est rivaliser avec la nature comme puissance vitale. Peindre c'est tendre vers la perfection.

L'anatomie : une façon d'être au monde

Léonard est un artiste, pas un médecin. Leur méthode se ressemble, pourtant. L'importance du regard en médecine n'a pas surgi à la Renaissance. L'observation clinique est aussi vieille que la pratique médicale elle-même. Quelles que soient les polémiques inhérentes aux écoles, le regard demeure comme fond de pensée, comme unité d'attitude du médecin face à la maladie et au malade. Au sens étymologique, la clinique c'est d'abord un geste, celui de se pencher au chevet du malade. Soigner, c'est avant tout regarder.

Ce que doit maîtriser le médecin n'est pas tant l'observation, accessible au plus grand nombre que *l'art* d'observer.

La vue est ainsi le premier sens sollicité par le médecin auprès du malade. Elle seule permet la distance nécessaire, distance qui prévaut sur le contact qui viendra comme après coup, distance nécessaire au lien entre les signes effectués par l'intelligence.

Mais l'observation visuelle ne dépasse pas ce qui peut être vu, à l'œil nu. L'art antique de l'observation externe, même s'il peut être affiné par les autres sens est considérablement limité par l'obstacle que constitue la méconnaissance du monde invisible, pourtant grouillant, de l'intérieur du

[199] *Op.cit.*, ch. III. *Anatomie,* Exergue, p. 147.

corps. Pour des raisons dont l'exposition dépasserait largement le cadre de cet article, on peut dire que la médecine clinique, d'inspiration hippocratique n'a pas institué la dissection humaine en savoir sur l'homme. Les structures internes du corps humain furent reconstruites à partir des sens et de ce que l'on observait via les dissections animales. Par analogie. Si les médecins connaissaient les principaux organes, le terme lui-même d'*organon* n'est jamais employé. Il est un *concept* réservé à la philosophie à partir d'Aristote. L'organe, c'est l'instrument. Il relève du monde inerte des machines, pas du monde de la matière animée. Le corps, en médecine antique et médiévale, n'est pas un assemblage d'organes, il n'est pas *organique* au sens actuel du terme. Nerfs, veines, tendons, artères, autant de mots qui ne peuvent être traduits sans anachronisme tant le regard médical est à la fois analogique et interprétatif : seul le visible est critère de l'invisible.

La philosophie, elle aussi, s'est construite sur le modèle de la vision. Autre mode d'investigation de l'homme, de Démocrite à Platon, elle utilise le même paradigme : connaître c'est voir, car voir c'est apprendre, des autres à regarder. À voir, autrement.

C'est l'œil qui permet d'atteindre l'*eidos*, l'idée, qui est tout à la fois la forme et la nature de la chose, en un mot ce qu'elle est.

L'idée comme image.

Il faudra attendre des siècles pour que se posent, sur le corps, d'autres yeux. Pour que s'affine un regard : en tant que mise en scène de l'art de disséquer, en tant que manifestation d'une connaissance innovante, audacieuse et transgressive, l'histoire du regard anatomique est bien née à la Renaissance.

L'étourdissante maîtrise du corps humain dont feraient preuve les peintres, sculpteurs, graveurs, en particulier en Italie, serait tributaire de ce à quoi elle cherche à échapper : la finitude et la mort. Le cadavre allait ouvrir la voie. L'activité anatomique de Léonard allait dessiner, dans une mise en forme éblouissante de corps dépecés, de la conception à la mort, un nouveau champ du regard, une *acuité*, au sens littéral du terme, inédite et artistiquement inégalée.

La représentation comme vérité.

Chez Léonard, la représentation, qui se fait œuvre d'art, aussi bien dans le dessin qu'en peinture, contient et transmet, en tant que tel un savoir : la vérité esthétique couvre aussi une branche latérale et symbolique de l'histoire des sciences. L'art et la science font corps, par le corps, et c'est le regard de Léonard qui allait faire le lien.

Renaissance d'un regard qu'il s'autorise sur le corps, sa structure, ses fonctions, sa morphologie. Naissance d'un homme différent, à la fois hyper individualisé (c'est un vieillard ou un enfant qu'il dissèque, pas un âge de la vie) et universalisé dans la perfection de ses proportions (celle de l'homme de *Vitruve*). Mariage du regard savant et du regard artistique dont il est bien difficile de savoir lequel a guidé l'autre.

L'alliance est, par définition, duelle : c'est ce qu'allait souligner la passion d'un corps désormais mis à plat pour mieux être mis en relief, en perspective. Un corps objet d'étude et modèle esthétique, un corps référant du monde.

L'anatomie comme esthétique, autrement dit comme expérience sensible et pas seulement comme acte de médecine légale. La Renaissance est re-découverte de la perfection plastique antique. Les artistes, comme les savants, sont imprégnés de l'idéal de beauté grecque à laquelle viennent s'ajouter les moyens techniques d'une époque de découvertes sans précédent. « *Nous sommes merveilleusement corporels* », écrira Montaigne dans les *Essais*. Léonard n'eut qu'à emboîter le pas d'une évolution philosophique, spirituelle et médicale bien entamée au sortir du Moyen-Âge.

Du corps que voyait-on alors ? La peau. Sous la peau l'inconnu, en dehors de bien timides planches anatomiques, pâles pendants scientifiques des allégories religieuses, sombres caricatures de la finitude humaine.

À quoi correspond alors la recherche de la structure interne du corps humain chez le peintre ? Quelles sont les raisons qui le pousse à disséquer, à dessiner, à annoter sans fin, sans relâche et toute une vie, bravant dégoût et interdits ? Curiosité infantile qui consiste à savoir ce qui se passe *dedans* ? Passion morbide, pulsion vitale ou désir d'avancées scientifiques ?

<u>La beauté comme finalité.</u>

Chez Léonard, la recherche du beau est première. C'est la perfection artistique qui le pousse et non l'ambition médicale. Si l'anatomie, comme tout le reste, est affaire de regards, c'est parce que ce sont les peintres qui inventèrent le corps de chair. La redécouverte du nu antique, magnificence de la plastique humaine, répandit un effet de mode qui déborda l'espace d'obscure clarté de l'atelier.

C'est dans le mouvement que Léonard cherche la vérité du corps, donc de la vie, c'est dans la rigidité cadavérique qu'il allait la trouver.

Observer le corps vivant ne pouvait suffire. La visée de la ressemblance est, dans le même mouvement du temps, à la fois esthétique et scientifique, à l'image d'un monde nouveau, aussi sensible que mathématique : le découpage des cadavres s'impose, nouvelle palette de couleurs, d'ombres et de lumières dont il est issu. C'est bien une *Académie* de dessin, et non de médecine — celle de Florence — [200] qui imposera la mode européenne des cours d'anatomie en Europe.

L'Italie, terre de naissance de Léonard, attirait déjà tous les artistes, dès le début du XVIe siècle. Bologne, Padoue, Venise, anatomie médicale et représentations artistiques s'inspirent mutuellement. L'hôpital de Milan de ses débuts, celui où il se fournissait en cadavres humains, ne pouvait suffire n'étant rattaché à aucune *scuola,* à aucune université.

Peindre la beauté des corps fut, pour Léonard, la possibilité offerte de rationalisation, de reconnaissance d'un monde ouvert au regard de l'intelligence. C'est la mobilité du regard, auquel invite la peinture/perspective, qui apprend au jeune artiste à voir l'invisible, à saisir ce que le champ visuel comporte d'obscurité, de part aveugle.

Cet ordonnancement de l'espace pictural, lui-même reflet de l'ordre désormais construit et non chaotique du monde, part du corps propre, autrement dit du sujet, axe véritable autour duquel s'articule la production artistique de Léonard.

Le tableau est un vaste théâtre dont l'homme est l'acteur principal, le reste n'est que chorégraphie. Si la peinture de Léonard, née *de* et *avec* la pratique anatomique, donne l'homme à voir, c'est bien parce qu'elle offre le corps à lire, la chair à déchiffrer. C'est ce que nous offrent, entre autres, les *Quaderni*, en matière de dessins d'anatomie[201].

Voir c'est regarder de manière savante. Regarder de manière savante n'a aucun sens sans représentation.

Le visible critère de l'invisible

Chez Léonard, et les *Carnets* l'indiquent sans discontinuer, les mots procèdent de l'acte de voir. Pas l'inverse.

– Dans la pensée, autrement dit la pratique de Léonard, peinture et dessins scientifiques sont indissociables. À la fois transposition de l'expérience sensible et mise en œuvre d'une analyse géométrique, c'est bien la représentation qui révèle la structure invisible des êtres et des choses. Ainsi, d'un point de vue de la méthode, faut-il, impérativement, reconstruire par

200 *Accademia delli arti del disegno,* Firenze. Elle y fut créée en 1563 par Giorgio Vasari sous l'impulsion du Duc Côme de Médicis. Mais il faudra attendre 1571, plus de 52 ans après la mort de Léonard, pour que les peintres soient détachés de l'ordre des médecins et des pharmaciens auxquels ils appartenaient.

201 Le *Codex Windsor*, propriété privée de l'actuelle reine d'Angleterre, Élisabeth II constitue l'actuelle collection de feuillets manuscrits avec dessins artistiques et études sur l'anatomie. Il fut écrit entre 1478 et 1518. Il est rédigé de la main de Léonard en écriture spéculaire dite *écriture miroir*.

l'image ce que le temps cadavérique dégrade. L'annotation est mémoire, le dessin est trace.

La médiation artistique est une revanche, dans la pensée géniale de Léonard, sur l'absurde séparation entre art et science. Monde ancien et monde nouveau condensent, autour de l'image et dans un même élan, les aspirations au savoir, à la beauté, à la totalité.

Le dessin anatomique unique — qui fait ainsi œuvre d'art —, la planche des *Carnets* est un moment à la fois éloquent et éphémère : éloquent, car durable en matière de statut culturel de l'image, éphémère, car bientôt battu en brèche par l'imprimerie. La seule révolution technique dont Léonard ignora la portée.

Pour peindre, encore faut-il observer. Pour soigner aussi. Hippocrate le soulignait déjà. Tout ce qu'il est possible de percevoir sur la maladie doit être noté, scrupuleusement. Tout peut avoir valeur de signe. Léonard ne s'est jamais contenté d'un savoir de seconde main. Le propre de l'artiste *pittore anatomista*, c'est son indépendance en matière d'anatomie. Comme ailleurs.

Affranchi des *Ecoles* des autres peintres, comme des médecins anatomistes. Le savoir de Léonard signe une anatomie essentiellement topographique qui vise à dévoiler l'architecture du corps, dissimulée sous l'épaisseur des chairs. Léonard veut traduire la beauté du mouvement et percer le seul mystère qui vaille : celui de la vie.

– La connaissance ne passe que par l'expérience et l'observation des autres hommes, de leurs comportements et pas seulement de ce que nous livrent leurs cadavres. En ce qu'il apparaît d'abord comme une tentative de lecture du corps — donc de l'homme —, l'acte anatomique dénude ce qui a été ainsi découvert pour l'offrir à l'examen scientifique.

– Parce que la mort est sans réponse, la science anatomique déborde très largement le cadre d'une technique d'accès méticuleux aux cadavres. Quelle que soit la précision des gestes, la dissection ne dévoilera que la cause de la mort.

C'est donc ailleurs qu'il faut chercher à retrouver ce qui l'a établie, non sans obstacle, comme un savoir sur l'homme. La volonté de mise à plat est désir de mise à jour. La perspective avouée de Léonard devient claire : voir pour mieux restituer, en image, l'invisible de la condition humaine.

Peindre, c'est dévoiler

S'il avait dû se contenter d'une collection de matériaux informes, il n'eût pas été l'artiste qu'il fut. Encore moins celui qu'il reste… Un perpétuel effort vers l'unité semble surgir du trait ; en lui s'est esquissée, en une suite de dessins de plus en plus précis, une architecture de plus en plus ambitieuse. Image intelligible de l'œuvre de la nature, invoquée comme loi indivisible et vivante de l'univers et de la pensée.

Cette unité réside bel et bien dans sa méthode.

Léonard ou l'écho de la modernité

En se plongeant dans ces *Carnets* de notes écrites au jour le jour, difficile de s'imaginer au sortir du Moyen-Âge, tant la modernité en rend la lecture aisée. Tant l'actualité fait écho. Ce qui, davantage que les vérités (re) trouvées, ou reconstruites, surprend, c'est bien sa méthode d'investigation. C'est la sûreté de son instinct scientifique, sans miracle, sans *pathos*, dépourvu de la moindre idéologie. La scolastique n'existe pas chez lui. Théologie et philosophie sont séparées, d'emblée. Avec la même aisance, il évite les dangers de l'humanisme naissant de ses contemporains. Commenter les anciens, c'était rester dans les livres. Or la science est dans les choses. Léonard de Vinci est moderne. Résolument.

Bien penser, c'est penser librement, par soi-même certes, mais avec autrui. Toujours. Faire fi des querelles d'*Ecoles*, ne pas, ne jamais perdre son temps en conjectures. Encore moins en controverses. Léonard se déclare novateur et éprouve le besoin de se justifier. Le savant est libre, l'artiste indépendant. Il semble pourtant vraisemblable que quelques hommes, autour et avant lui, pratiquèrent cette méthode d'observation. Ce qui est certain, c'est qu'un siècle avant Bacon, Léonard trouve et formule la méthode scientifique qui inaugure l'ère que nous connaissons encore aujourd'hui : une science efficace, dont les découvertes mettent au service de l'homme les puissances de la nature, sert à connaître les causes pour produire des effets.

L'expérience est une méthode positive qui, par comparaison des faits, dégage des formules justes. Léonard ne sépare jamais la théorie de la pratique. Au besoin, il rejette l'autorité, au désir, il préconise l'action. Il ne passe pas son temps à décrire ses procédés d'investigation. L'exposé de la méthode n'est pour lui qu'une introduction. Un brouillon. Comme une esquisse en peinture. Il la voit clairement. Il l'indique brièvement, il la pratique en maître. Il ne s'attarde pas à dire ce qu'il faudrait faire, il fait !

« L'expérience ne trompe jamais ; seuls vos jugements errent, qui se promettent des résultats étrangers à notre expérimentation personnelle. »[202]

Léonard ne se contente pas de recommander l'expérience, il reconnaît en elle une méthode, la condition d'une science réelle, d'un savoir efficace, qui manifeste la puissance des effets par la connaissance des causes.

202 *Op.cit.*, ch I. *Philosophie*, p. 114.

« L'expérience n'est jamais en défaut. Seul l'est notre jugement qui attend d'elle des choses étrangères à son pouvoir. »[203]

Que faut-il entendre par le mot *expérience* ? Ce terme ne désigne pas, chez Léonard, l'expérimentation, encore moins l'empirisme. L'expérience c'est l'ensemble des procédés qui constituent la seule méthode qui vaille, la méthode inductive. Léonard est davantage un savant et un inventeur qu'un philosophe et un logicien. Il ne passe pas son temps à exposer par le menu la meilleure façon de chercher la vérité. C'est dans ses manuscrits, en l'observant agir, qu'il faut constater ses procédés : connaître les faits puis découvrir leurs rapports. Établir les liens.

Avant de raisonner, encore faut-il observer. Les manuscrits de Léonard sont un sempiternel et vivant commentaire de ce précepte. Ses sens sont ses instruments, sa curiosité est toujours en éveil. Il n'y a pas, pour lui, de phénomènes insignifiants. Léonard a gardé cette faculté de l'étonnement de l'enfance, de l'esprit ouvert qui s'intéresse à tout.

« Connaître et vouloir sont deux opérations de l'esprit humain. Discerner, juger, réfléchir sont des actes de l'esprit humain. Notre corps est soumis au ciel ; et le ciel à l'esprit. »[204]

Où les autres voient, Léonard regarde. Rien ne peut remplacer la lecture des *Quaderni*. Où qu'il soit, d'où qu'il parte, ce que Léonard arrête et fixe d'images comme de faits est inouï. À l'observation, s'ajoutent la patience, le désintéressement, la sincérité. Dans la succession de ses notes, écrites au jour le jour, le lecteur devine l'ingénieur qui trouve des solutions aux problèmes sans se contenter de les poser.

Léonard s'aime moins que la vérité, une des clés de son génie, sans aucun doute... il ne tient à ses idées premières que dans la mesure où elles sont l'expression d'une intuition vérifiable. Il reprend les questions, corrige ses erreurs. Efface, redessine, rature, réécris. Son humilité se mesure au nombre de *falso* rectifiant une proposition énoncée auparavant comme juste. Léonard revenait sur ces notes. Constamment. Il rectifiait, au besoin. L'expérience encore et toujours. L'observation provoquée. Sans cesse.

Si Léonard a recours à l'expérience, c'est pour mettre hors de doute un fait observé, pour vérifier une hypothèse de départ, pour découvrir, par l'analyse, les conditions d'un phénomène.

---

[203] *Op.cit.*, ch I. *Philosophie,* p. 114.
[204] *Op.cit.*, ch1. *Philosophie*, p. 118.

L'expérience : méthode positive

Il suffit d'ouvrir ses manuscrits pour en trouver des exemples. En nous élevant des faits particuliers aux lois générales, l'induction fournit les principes dont il autorise à tirer les conséquences que les faits ne sauraient démentir. L'expérience commence avec la science : sans elle, nous ne pouvons connaître ni les faits ni leurs rapports.

Observation, induction, déduction, sous le nom d'expérience, Léonard embrasse l'ensemble des procédés qu'impose à l'homme la nécessité de découvrir un savoir dont il n'est ni l'auteur ni l'inventeur.

« *Tu feras le foie du fœtus différent de celui de l'homme, c'est-à-dire avec les côtés droits et gauches égaux. Mais procède d'abord à l'anatomie des œufs couvés. Dis comment à quatre mois l'enfant a la moitié de la taille et le huitième du poids qu'il aura à sa naissance. Décris quels sont les muscles moteurs du larynx pour l'émission de la voix, et leur nombre.*[205] »

L'expérience comme point de départ, la forme comme point d'arrivée : telle est la conception de la science selon Léonard. Conception moderne d'un esprit libre, comme le seront, après lui, les anticipations épistémologiques de Bacon puis de Descartes. C'est d'évidence que l'anatomie embrasse les rapports des diverses parties du corps humain. Léonard y cherche les proportions régulières impliquées par la beauté des formes. Et il les trouve…

Cette pratique concomitante de l'art et de la science nous offre intelligence de ces formules. L'illusion de suivre une pensée en train de se dérouler, sous nos yeux. Parce que la science est certitude, elle devient puissance. On peut même affirmer que la puissance est comme la preuve de la science. D'une science qui ne sépare jamais la théorie de la pratique. Tout embrasser. Tout prendre. Partir du réel pour arriver à l'idée. Idée elle-même *intuition née*. Naviguer de la science à la philosophie, comme par un mouvement perpétuel qui balance de l'une à l'autre, suivant le flux de la sensibilité et le reflux de l'intellect, c'est l'esprit même de Léonard dans sa force et sa fécondité. Infinies.

Tout embrasser, par l'image

La pensée de Léonard, c'est donc, aussi, une question de méthode. Dans cette pensée, peinture et dessin scientifique sont indissociables. Chez le peintre, l'image est ce qui fait synthèse et révèle l'invisible à la fois transposition de l'expérience sensible et mise en œuvre d'une analyse géométrique, la peinture — but ultime du geste savant — révèle la structure invisible des êtres comme des choses.

---

[205] *Op.cit.*, ch III. *Anatomie*, p. 230.

Dans les *Carnets,* sans dessins, les mots ne valent rien. Le dessin, c'est la preuve du fait par l'image.

« Toi qui juges préférable de regarder des démonstrations anatomiques que des dessins tu aurais raison, s'il était possible d'observer tous les détails que ces dessins te montrent. »[206]

L'image est fondée sur l'expérience sensible et la transcende, tout à la fois. Tant il est vrai que chez Léonard en particulier et à la Renaissance en général, l'œil est le maître. Le monde est représentation.

Comme la peinture, le dessin anatomique est un révélateur universel. Le scalpel emprunte les trajets d'un regard géométrique, analytique, qui va au-delà du chaos du corps.

Le scalpel est un regard qui distingue, un regard qui mesure, un regard *en perspective* qui se projette ensuite dans l'accumulation des planches anatomiques.

« Pour en avoir une connaissance exacte et complète, j'ai disséqué plus de dix corps humains, en détruisant les divers membres. (...) Et comme un seul corps ne dure pas le temps qu'il faut, il m'a fallu procéder par étapes, sur autant de corps qu'il en fallait pour arriver à l'entière connaissance ; et j'ai souvent recommencé deux fois pour découvrir les différences. »[207]

Le dessin, forme et figure du corps donc de l'homme, constitue, pour Léonard, la synthèse absolue de l'esprit et du réel. Procédé d'objectivation du visible et instrument de découverte et de démonstration.

Le dessin anatomique, c'est la preuve par l'image. La figure, le point de départ et d'arrivée de la méthode de Léonard.

Transmettre : les limites d'une méthode

Cette héroïsation de la fonction graphique correspond à un moment très particulier de l'histoire de la représentation. Un moment où, dans la pensée générale de Léonard, entre art et science, entre monde ancien et monde nouveau se conjuguent autour de l'image et dans un même élan, les aspirations au savoir, à la beauté, à la totalité. Rupture et continuité épistémologique et artistique. Cette valorisation culturelle de l'image ne s'arrêtera plus, mais la diffusion, dans l'Europe entière, de l'imprimerie aura raison de la planche anatomique léonardienne, unique, œuvre véritable, fût-elle une simple sanguine.

---

[206] *Op.cit.,* ch III. *Anatomie,* p. 250.
[207] *Op.cit.,* ch III . *Anatomie,* p. 231.

L'imprimerie comme révolution sous-estimée

Si un graveur sensible et méticuleux avait transposé les dessins de l'artiste en planches gravées, reproductibles et donc imprimables, *le traité d'anatomie* que Léonard projetait de terminer en 1510 et de publier aurait sans doute été magnifiquement illustré. Il aurait tout simplement existé.

La mort prématurée du médecin anatomiste et nouveau collaborateur, Marc Antonio della Torre, foudroyé à 30 ans par l'épidémie de peste de Pavie, à laquelle, par sa fuite, Léonard a échappé, met un terme définitif non seulement à l'ambition éditoriale commune, mais également à l'accès relativement aisé au matériel humain. Avec la crise sanitaire épidémique, plus d'accès aux cadavres, sauf à des fins juridiques, au XVIe siècle, déjà…

Grâce à della Torre, Léonard a pu, en un seul hiver — l'hiver 1510 — disséquer plus de 10 nouveaux cadavres humains, sans parler des pièces animales, dans une émulation fiévreuse qui devait aboutir à un ouvrage d'une beauté graphique et d'une précision scientifique sans précédent. Il ne verra jamais le jour. Il ne sera jamais édité.

C'est en effet au médecin anatomiste flamand André Vésale, en 1543, date de la publication de *La fabrique du corps humain,* illustrée par un élève du Titien, Jean de Calcar, que reviendra la paternité scientifique de la naissance de l'anatomie moderne. C'est Vésale et non Léonard que l'on enseigne en faculté de médecine aujourd'hui. En France en tous les cas…

Le legs de l'artiste en question

Quel aurait été l'apport de Léonard à la médecine de son époque si ses travaux avaient été connus et diffusés en son siècle ?

Le legs de Léonard en médecine, en sciences, en techniques, est resté nul en son temps et pour une raison simple : il n'a rien publié de son vivant. Les plus de 6000 feuillets qui nous semblent d'avant-garde au XXIe siècle, n'ont jamais circulé ni en son temps ni après.

Immensément célèbres, mais exclusivement pour ses toiles, seuls quelques initiés avaient connaissance de la vitalité et de la créativité scientifique de Léonard de Vinci.

Le savant n'a rien transmis si ça n'est à quelques intimes, dont Francesco Melzi, libre de le trahir. Ou pas.

Unique peintre à s'être intéressé à l'anatomie viscérale, à la physiologie, à l'anthropométrie, à la physionomie, à la biomécanique, à l'anatomie animale comparée, à la botanique, à l'hydraulique, Léonard est aussi et au sens historique, le véritable inventeur de l'anatomie moderne.

Il nous aura fallu quatre siècles pour le découvrir. Il faut encore le rappeler à tous ceux que la science anatomique intéresse. L'anatomie, c'est un destin. En effet.

Léonard, ou l'intuition du monde

Ainsi, la cohérence de la pensée de Léonard est-elle moins à rattacher à un registre théorique et intellectuel qu'à celui d'une véritable intuition du monde. Monde qui l'entoure et dont il participe, de sa naissance à sa mort, intensément.

Sa supériorité artistique indéniable, sa liberté d'esprit et l'indépendance de sa méthode ne feront pas *système*. Caractéristiques *sine qua non* de la science et de la technique modernes. Léonard n'a jamais obéi à la vogue des *Leçons*. Ni celle des peintres ni celles des médecins. Homme de l'inachevé.

<u>Corps sans *corpus*</u>

Léonard occupe, de ce fait, une place toute singulière dans l'histoire des sciences. Malgré l'abondance de ses intuitions et découvertes dans les domaines les plus variés, les spécialistes ne lui accordent, en définitive, qu'une importance mineure. Pas celle qu'il mérite d'évidence. De la botanique à l'optique en passant par l'anatomie, le bilan de l'activité scientifique et technique de Léonard est considérable. Pourtant, s'ils sont spectaculaires, ses résultats demeurent modestes dans l'histoire des sciences, sans commune mesure avec son influence dans l'histoire de l'art.

Caractère inabouti de ses recherches, désordre, répétition de la *culture d'atelier,* ajoutés aux contradictions de son époque, Léonard concentre en lui les tensions qui caractérisent la science de la Renaissance d'avant la révolution galiléenne.

D'une ambition intellectuelle démesurée par rapport aux moyens techniques dont il disposait, sans même parler du matériel humain, l'approche de Léonard est l'expression d'un besoin personnel et d'un désir d'universalité dont les enjeux dépassent très largement le cadre de la raison.

Ainsi, après être remonté aux origines du visible, Léonard retourne à la pure visibilité du corps opaque. À son mystère.

« Mais si tu as l'amour de cette chose, tu en seras peut-être empêché par une répugnance de l'estomac, ou si cela ne t'en détourne pas, peut-être auras-tu la crainte de passer des heures nocturnes en compagnie de cadavres tailladés et lacérés, horribles à voir ; et si cela ne te rebute pas, peut-être

manqueras-tu de l'habileté requise pour dessiner, indispensable à une telle figuration. »[208]

Comme si la peinture, décidément, résolument *cosa mentale*, invention et construction harmonieuses d'une beauté visible constituait la seule réponse possible aux interrogations et aux angoisses de l'origine. De la cause première.

« Et si tu as le dessin, peut-être cet art ne s'alliera-t-il pas à la science de la perspective ; ou encore, si tu la possèdes, ignoreras-tu l'ordre des démonstrations géométriques et la méthode du calcul des forces et comportement des muscles. Ou peut-être la patience te fera-t-elle défaut et tu ne seras pas diligent. »[209]

En théorie comme en pratique, rien n'a *manqué* à Léonard. Rien sauf l'essentiel, ce sans quoi rien, absolument rien ne peut plus avoir lieu : la santé qui offre le temps. L'énergie vitale. C'est la mort et elle seule qui interrompt le travail, donc l'œuvre de Léonard.

« Ces choses, si je les ai en moi, ou pas, les 120 volumes que j'ai composés l'attesteront ; pour ces livres, je ne me suis laissé arrêter ni par l'avarice, ni par la négligence, mais seulement par le temps. »[210]

Bibliographie

Léonard de Vinci, *Carnets*, Paris, Éd. *Quarto* Gallimard, 2019.

---

208 *Op.cit.*, ch III. *Anatomie*, p. 231.
209 *Op.cit.*, ch III. *Anatomie*, p. 231.
210 *Op.cit.*, ch III. *Anatomie*, p. 231.

Leonardo da Vinci on the Human Body and on the Body of the Earth : a Revision of the Analogy

Domenico Laurenza

The connection, in Leonardo, between the study of the human and animal body and the study of the body of the earth represents a well-known area of Leonardo's work. Scholars, since the beginning of the 20th century, have framed this connection in the context of the general and ancient analogy between the *microcosm* or the body of man and the *macrocosm* or the body of the earth, an analogy elaborated in classical antiquity and developed, also in a theological sense, during the Middle Ages.[211]

The connection has been mainly studied in relation to the philosophical, vitalistic or animistic vision of Leonardo, who attributed a vegetative soul to the body of the earth and in relation to a more technical area : the explanation of mountains' springs, the explanation of how water rose high on the mountains. Scholars have also tendentially hypothesized that the late Leonardo set aside the micro-macrocosmic analogy.

Based on evidence recently emerged in the research, I will present unknown aspects of this analogy in Leonardo and the hypothesis that, as a general analogy, it continued to play an important role in Leonardo's late research.[212]

First of all, let's focus on the best known aspect of Leonardo's use of the analogy between the animal body and the body of the earth : the explanation of water sources in the mountains and, in general, the water cycle in the body of the earth. The presence of water in high mountain was a phenomenon that seemed to contradict the laws of gravity and of the elemental spheres that formed the Aristotelian bases of physics since classical times.

In the physics and cosmology of Aristotelian tradition there were four elements: earth, water, air and fire ; and four elemental spheres : the earth at the center, then the sphere of water, corresponding to the sea, the sphere of

---

211 M. Baratta, *Leonardo da Vinci e i problemi della terra*, Turin, 1903 ; G. De Lorenzo, *Leonardo da Vinci e la geologia*, Bologna, 1920 ; P. Duhem, *Léonard de Vinci. Ceux qu'il a lus et ceux qui l'ont lu*, Paris, 1 st serie 1906 ; 2nd s. 1909, 3rd s. 1913. More recently see M. Kemp, 'The Crisis of Received Wisdom in Leonardo's late Thought/La crisi del sapere tradizionale nell'ultimo Leonardo', in E. Bellone and P. Rossi, eds., *Leonardo e l'Eta della Ragione*, Milan, 1982, p. 27-52.

212 What follows is a development of my recent study *Of the Earth in Itself. Leonardo's 'Geology,' or Towards a History and Anatomy of the Earth*, in D. Laurenza and M. Kemp, *Leonardo da Vinci's Codex Leicester. À New Edition*, 4 volumes, Oxford University Press, 2019, vol. II, p. 75-114.

air and the sphere of fire. The natural place of water was the sea, the sphere of water. If the water was outside the sphere of water, its "desire" was to descend towards the sea, to rejoin its own elemental sphere. This desire generated the water's "gravity", in a pre-Newtonian sense. Now the water going up the mountains, to give rise to the springs at high altitude, was a phenomenon that seemed to contradict the laws of gravity and of the elemental spheres that formed the base of physics since classical times.

It was to explain this apparent contradiction of the laws of gravity that Leonardo used the analogy between the microcosm and the macrocosm, the body of man and the body of the earth.

The water of the earth was compared to blood ; the rivers and streams, above and below the surface of the earth, are compared to the veins of the animal body. Leonardo then goes on to explain the ascent of water to the mountains on the basis of this basic analogy : just as the natural heat of the body pushes the blood upwards, towards the head, from where it gushes out through a wound to the nose or head, so the internal heat of the earth, as witnessed by volcanic phenomena, brings water from the sea, through underground ducts, up to the mountains, where the water gushes out again on the surface, just like the blood that comes out of a wound in the highest part of the human body, the head. He writes for example :

« The presence of water at the summits of the mountains [...] is just like the natural heat which holds the blood in the veins at the top man [...][213] »

It should be pointed out here that this analogy does not concern the circulation of blood. Leonardo certainly imagined a circulation of water : water from the bottom of the sea enters the body of the earth and then, in underground ducts, rises on the mountains, from where it re-emerges outside, giving rise to the rivers that bring it back to the sea.

But Leonardo did not discover the blood circulation and therefore the analogy concerns not the circulation of water and blood, but only the unidirectional ascent of blood and water respectively in the body of man and in the body of the earth.

Spirits and *natural heat* were, in the physiology of the time, the basic factors of life and were therefore connected with the vegetative soul, the basic and lower part of the soul, shared by men, animals and plants. Leonardo shares this animistic vision, which becomes part of the analogy between the human body and the body of the earth. This analogical and animistic vision is expressed in a famous passage from the Codex Leicester :

---

[213] Manuscript A, fol. 56 r.

« Nothing can be generated in a place where there is no sensitive, vegetative or rational life. Feathers are generated on birds and change every year ; hair is generated on animals and changes every year [...] ; grasses are generated on the meadows and leaves upon the trees and are renewed in great part every year. So that we might say that the earth has a vegetative soul and that its flesh is the soil, its bones are the arrangements of the connections of the rocks of which the mountains are composed, its cartilage is the tufa, its blood is the veins of waters ; the lake of the blood, which is throughout the heart is the oceanic sea ; its breathing and the increase and decrease of the blood through the pulses in the earth is thus : it is the flow and ebb of the sea ; and the heat of the soul of the world is the fire which is infused throughout the earth ; the seat of the vegetative soul are the fires, which breathe in various parts of earth through baths and mines of sulphur, and in Vulcano and Mongibello [Mount Etna] in Sicily and in many other places.[214] »

Leonardo developed this analogical and animistic vision and in particular its application to the explanation of the water cycle and to the mountain springs, around 1490 in Manuscript A and later on, around 1509, in the Codex Leicester.

As it is well known, a little later than the Codex Leicester, in the Anatomy A, dating back to about 1510 and in the manuscript G, dating back to 1510-15, Leonardo seems to deny the micro-macrocosmic analogy. He writes for example in Anatomy A :

« The origin of the sea is contrary to the origin of the blood , since the seas receives into itself all the veins which are caused solely by the water vapours reaised into the air ; but the sea af blood is the cause af all the veins.[215] »

Rivers originate mainly from rainwater and not from the oceans. It was the denial of the analogy between the flow of blood in the human body and the flow of water in the body of the earth.[216]

Now, my hypothesis is that this rejection of the micro-macrocosmic analogy concerned only the specific field of the explanation of the origin of rivers and mountain springs and that instead the general analogy continued to be present in the late Leonardo. But to introduce this we must consider a less known aspect of the micro-macrocosmic analogy in Leonardo : its temporal, historical dimension.

---

[214] Codex Leicester, fol. 34 r.
[215] Windsor, RL 19003r.
[216] See Kemp 1982.

One of the most characteristic features of Leonardo's anatomical studies is his interest in how the body changes over time, how it is born, develops and ages. This includes what we now call aging processes.

In the same years in which he studied geology in the Codex Leicester, Leonardo carried out in Florence the dissection of the body of an old man over one hundred years old and a child of two. He then studies, in a comparative way, the variations of the human body over time. He made a series of discoveries concerning the processes of aging of the internal organs, the most famous of which was the change in the cardiovascular system, with the progressive narrowing of the lumen of the blood vessels and their becoming from straight tortuous.[217]

The same thing seemed to happen, according to Leonardo, not only in the veins of the human body, but also in the veins of the earth or rivers : first they are straight and then they become more and more winding over time.

He studied this phenomenon, at the same time as the dissection of the centenary, in the Codex Leicester and in drawings of the same years now in Windsor Castle. For example, in one of the sheets connected with the dissection of the centenarian he represents a straight blood vessel in the young person and a tortuous one in the old man. In the same period, a sheet of Codex Leicester contains the drawing of an originally straight and then meandering river (fig. 1, 2).

---

[217]K. D. Keele and C. Pedretti, *Leonardo da Vinci, Corpus of Anatomical Drawings in the Collection of Her Majesty the Queen at Windsor Castle,* 3 vols., New York, 1979, nrs. 57-72 ; A. Nova, *'La dolce morte' : die anatomischen Zeichnungen Leonardo da Vincis als Erkenntnismittel und reflektierte Kunstpraxis*, in Schirrmeister, A (Éd.), *Zergliederungen : Anatomie und Wahrnehmung in der Frühen Neuzeit*, Frankfurt 2005, p. 136-163 ; M. Clayton and R. Philo, *Leonardo da Vinci Anatomist*, Royal Collection Publications, 2012, p. 82-143 ; D. Laurenza, *Leonardo. L'anatomia*, Florence 2009, p. 105-115 and *Leonardo e gli studi anatomici nell'ospedale fiorentino di Santa Maria Nuova*, in C. Acidini (ed.), *Leonardo & Firenze. Fogli scelti dal Codice Atlantico*, Exhibition catalogue, Florence, Museo di Palazzo Vecchio, 29 marzo-24 giugno 2019, Florence, Giunti, 2019, p. 101-109. On the literary aspects of the aging process see C. Vecce, *Leonardo*, Rome, 1998, Chapter 1.

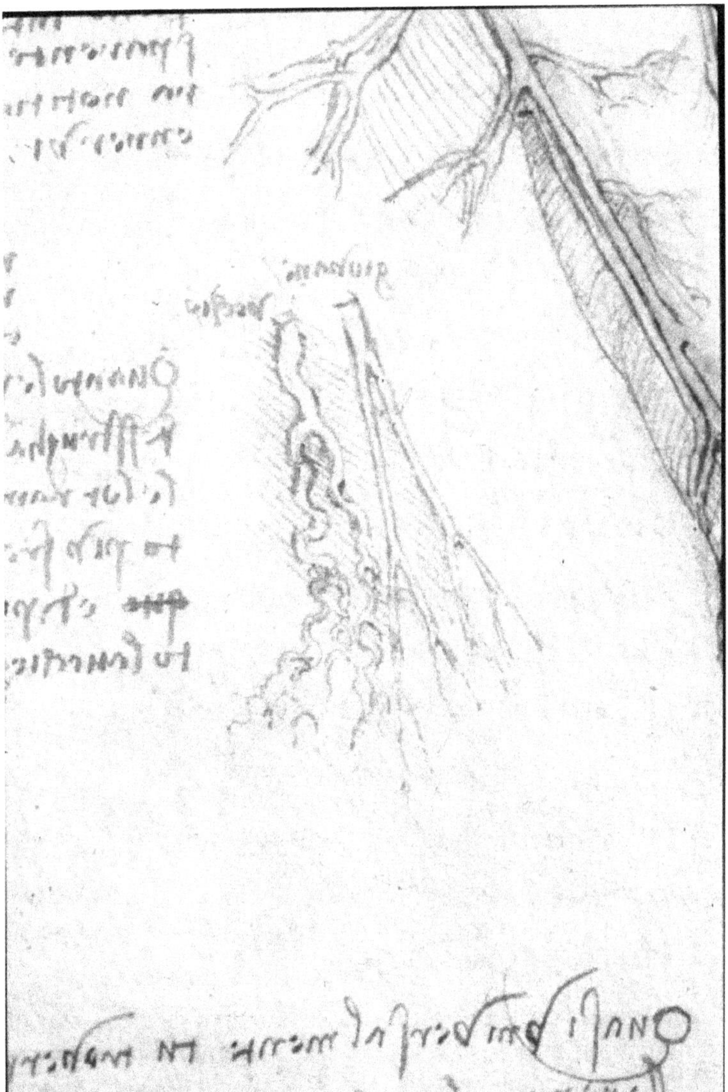

Fig. 1. Leonardo. The blood vessels of a young man contrasted with those of an old man. c. 1507-8. Windsor, Royal Library, 19027r, detail. Royal Collection Trust/© Her Majesty Queen Elizabeth II 2020.

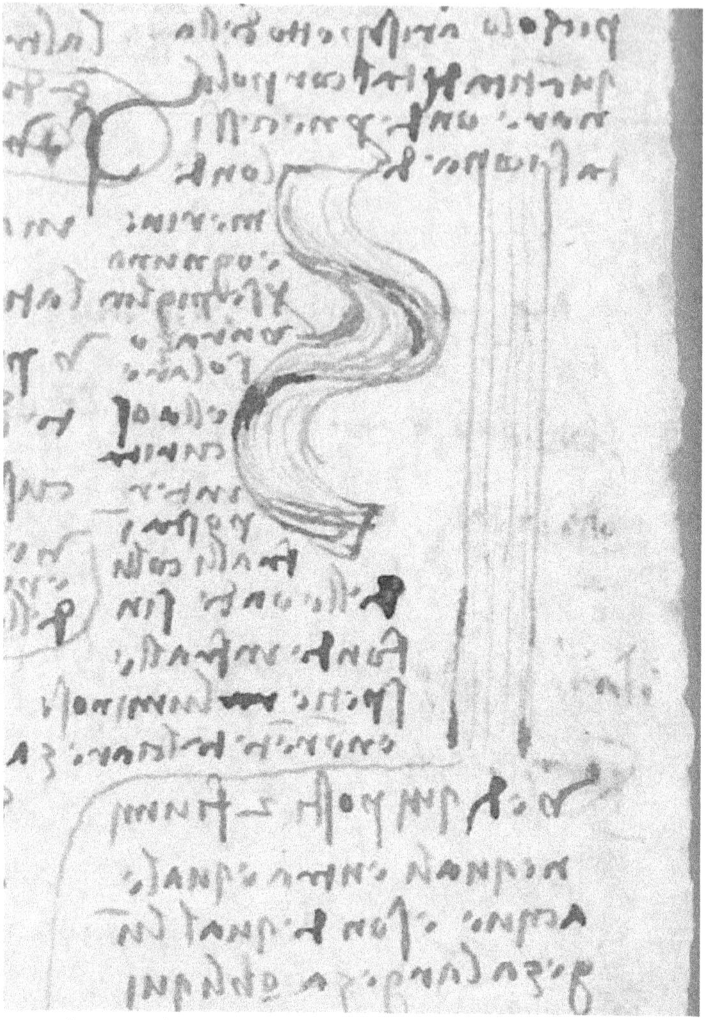

Fig. 2. Leonardo. A straight and meandering river, c. 1508-9. Codex Leicester, fol. 5 r, détail. Seattle, Bill Gates Collection.

The connection between these two areas of study is clear, as well as the temporal dimension in both cases. Leonardo's anatomical research was also interested in understanding how the body is born and how anatomical shapes change over time. We have seen the case of the comparative dissections of the body of an old man and a child. Around 1509, shortly after the comparative dissections of an old man and a two years old child, always during the years when he was compiling the Codex Leicester, Leonardo made a famous series of embryological studies (fig. 3, 4).[218]

[218] On Leonardo's embriological studies in general see K. D. Keele, *Leonardo da Vinci. Elements of the Science of Man*, London 1983, 348-362 ; Keele and Pedretti 1985, nrs. 196-

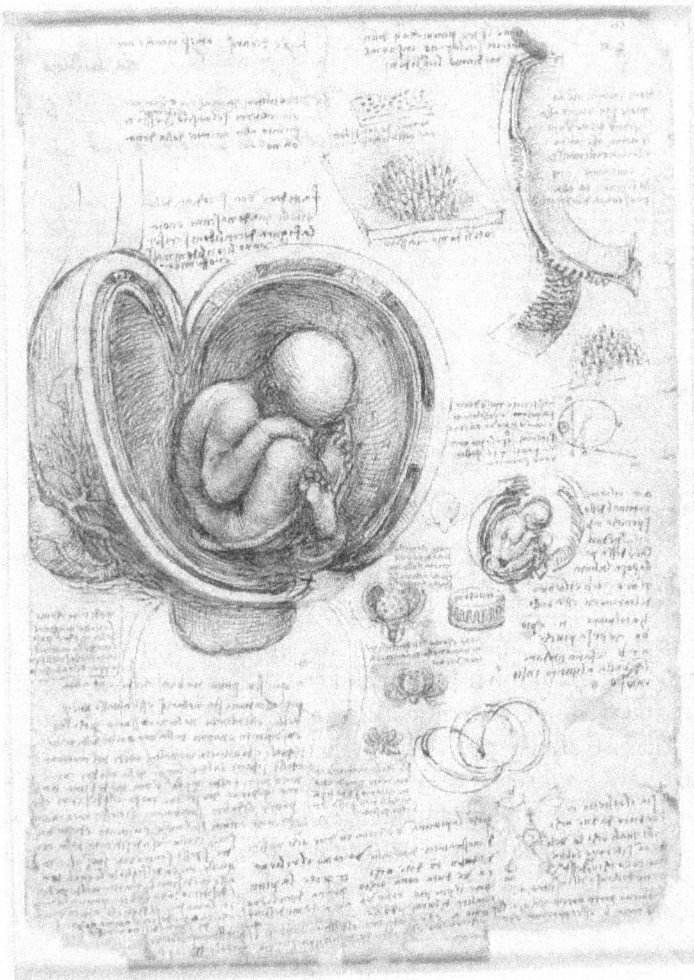

Fig. 3. Leonardo. The fetus in the womb and other studies on reproduction. c. 1509. Windsor, Royal Library, 19027r, detail. Royal Collection Trust/© Her Majesty Queen Elizabeth II 2020.

198; D. Laurenza, *Leonardo nella Roma di Leone X (c. 1513-16): gli studi anatomici, la vita, l'arte,* XLIII Lettura Vinciana, Florence, 2004 ; Idem 2009, p. 147-9 ; M. Azzolini, *Exploring Generation: A Context to Leonardo's Anatomies of Female and Male Body*, in A. Nova and D. Laurenza, 2001, p. 79-97. M. Clayton and R. Philo, *Leonardo da Vinci Anatomist*, Royal Collection Publications, 2012, p. 202-207 ; Laurenza 2009, p. 147-149.

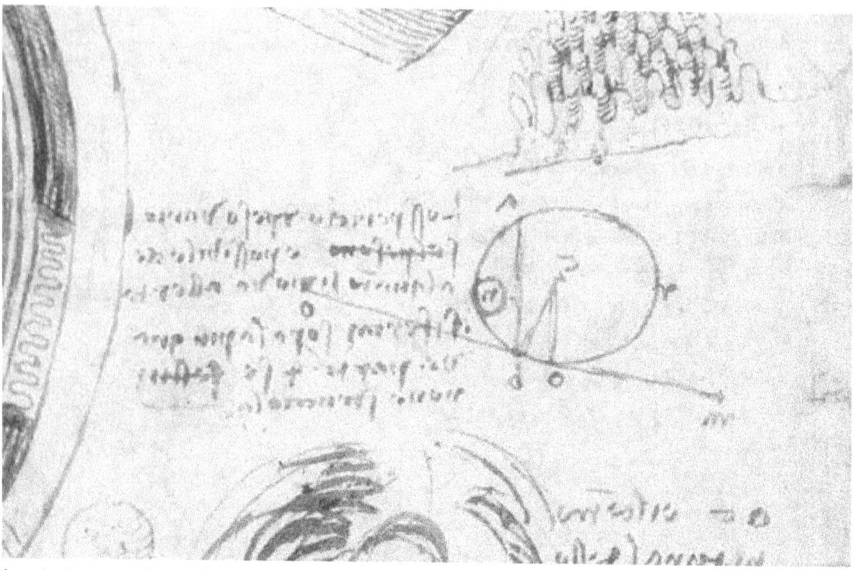

Fig. 4. Leonardo. Diagram with the static equilibrium of a spherical body on an inclined plane. Detail of fig. 3.

Again a temporal dimension of anatomy : in this case he wants to understand how the human body changes. He studies how the fetal body develops immersed in the amniotic fluid and how it eventually emerges from this fluid. He also studies the static-dynamic balance of the fetal body in the liquid, the relative hydrostatic weight of the head and the rest of the body and so on. I cannot go into great detail here. But there is a conceptual link between these studies on the development and emergence of the human body from the fetal waters and his contemporary theory of the first origin of the continents from the water of the sea in the body of the earth.

To explain the presence of marine fossils in the mountains Leonardo elaborates a complex theory of the earth which he expresses in the most mature and complete form in the Codex Leicester.

Denying both Aristotelian eternalism and the idea of an earth substantially unchanged from the age of divine creation, Leonardo hypothesizes that, at a certain point in the history of the earth, the continents emerged from a sea that originally covered the whole earth.

The event that, according to Leonardo would have given rise to the continents, is schematically represented in a drawing in the Codex Leicester (fig. 5).

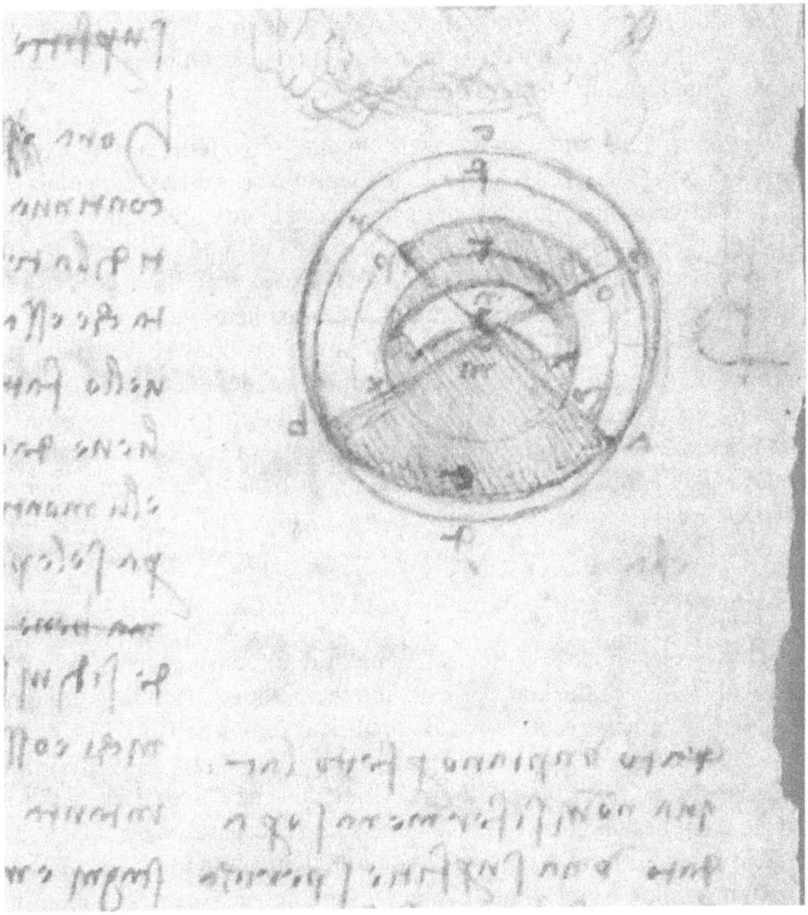

Fig. 5 Leonardo. Diagram on the first emergence of dryland from the waters in the northern hemisphere. c. 1508-9, Codex Leicester, fol. 36r, detail. Seattle, Bill Gates Collection.

According to Leonardo, a large mass of water was contained within the earth. At a certain point, following the erosive action of this inland water, a massive collapse occurred within the earth : a huge mass of underground earth broke away and fell from the northern hemisphere into the southern one, weighing down the latter. As a consequence, to maintain the center of gravity of the earth at the center of the cosmos (we are in fact in a pre-Copernican universe), an equivalent mass of earth emerged from the sea in the northern hemisphere.

In the drawing the mass of collapsed underground earth is schematically represented by an arc, dashed in the starting position, empty in the final one, after the downward collapse ; while the continents that consequently emerged in the northern hemisphere are represented as a half moon.

Leonardo's theory concerning the original emergence of continents from sea waters is therefore based on a static weight compensation mechanism that guaranteed the stability of the geocentric system.

Likewise the study of the hydrostatic balance of the fetus is an integral part of embryological studies, as various notes prove as well as the small static diagram relative to the equilibrium of a spherical body on an inclined plane. This small diagram is visible on the right of one of the drawing of the fetus (Fig. 3, 4). The spherical weight should fall downwards, but it is possible to stabilise it by inserting a counterweight, a lead sphere weighing equal to or more than the right *abr* portion of the large spherical body. Placed next to the large drawing of the fetus, it is difficult not to see a connection between this study and Leonardo's analysis of the static equilibrium of the fetus immersed and as suspended, with its heavy head, in the fetal waters. Leonardo therefore simultaneously applies a concept of statics, of balance between weights, to embryology and geology, to the generation of man and to the generation of continents.

But now let's get back to the chronological problem.

We have seen how a historical, temporal dimension crosses both his anatomical studies of the body of man and the geological studies of the body of the earth. We have seen how this historical dimension is a fundamental aspect of his use of the micro-macrocosmic analogy. But the studies considered so far, from the geological studies in the Codex Leicester to the anatomical studies of embryology and the aging processes, date back to about 1507-9. But, as we have seen, later Leonardo denied the micro-macrocosmic analogy in relation to the water cycle. Did this mean a general denial of the analogy, as it is generally assumed by the scholars ?

My impression is that the very historical dimension of the analogy, and therefore analogy in general, continued to act even in the late Leonardo.

This is proved by the fact that in the late years he spent in Rome, between 1513 and 1516, the only anatomical studies he carried out and of which we have certain evidence concern embryology, that is, how the human body was born. At the same time there is clear evidence that, in Rome, he continued his geological studies on marine fossils, on the history of the earth and on the birth and emergence of continents from the sea. He therefore, while in Rome in these late years, Leonardo carried out anatomical studies dominated by a dimension of biological history (how the body is born, how its development begins) on the one hand, and studies the history of the earth on the other.

The presence of sketches of embryological subjects in a sheet of the Codex Atlanticus certainly dating back to the Roman years, because it contains studies for the harbor of Civitavecchia, near Rome, shows that, in Rome,

Leonardo deals with embryology and a few years ago I also proposed to date to the same Roman years various notes and drawings added in the famous embryological series of Windsor, began in Milan around 1509-10 ; notes and drawings connected to the content of the embryological studies in the Codex Atlanticus certainly dating back to the late Roman period.[219]

Always in Rome in these late years, he studied the history of the earth, the geology, as proved by the note in which he remind himself to examine the marine fossils in Monte Mario, one of the hills surrounding Rome :

« Have yourself drawn where the marine fossils are at Monte Mari[o] (Codex Atlanticus, f. 253v). »

This is also proved by a sketch that, although summary, is of great interest because it is one of the first known examples of a geological map, that is a map that reconstructs the history of a region : which parts were formed before and which after (Codex Atlanticus, f. 901r). In this sketch Leonardo represents the Mediterranean in the middle with a dark colour, a colour that also covers some regions of the Italian peninsula that he knew contained remains of marine fossils and that therefore were once covered by the Mediterranean sea. Now these regions include the Roman area and therefore the map should date back to the late period, to Rome.

A more obvious confirmation that even in these later years Leonardo's mind was interested in the history of the earth is given by the Deluge series, artistic transfiguration of his geological studies.

In conclusion, Leonardo's analogical study of the human body and the body of the earth includes an unknown aspect of a historical, temporal type, an analogy between the biological history of the body in its successive ages of life and the geological history of the body of the earth in its successive geological eras, and it is this historical dimension that proves that the late Leonardo continued to profitably use the micro-macrocosmic analogy.

---

219 See D. Laurenza, *Leonardo nella Roma di Leone X (c. 1513-16): gli studi anatomici, la vita, l'arte,* XLIII Lettura Vinciana, Florence, 2004.

Léonard de Vinci et Marco Antonio della Torre
Un livre d'anatomie mort de la peste

Patrice Le Floch-Prigent

Léonard de Vinci (1452-1519), dessinateur, est reconnu depuis longtemps (Hunter, 1784) comme un « anatomiste » très en avance sur son temps. Il est moins connu que beaucoup de ses dessins d'« anatomie humaine » avaient été le résultat d'une collaboration en 1510-1511, avec un médecin, alors professeur d'anatomie à Pavie : Antonio della Torre (1481, Vérone — 1511, Riva del Garda). Il mourut de la peste à 30 ans, ce qui coupa court définitivement à tout projet de livre commun. Léonard de Vinci avait échappé à la peste par une fuite prolongée à Vaprio d'Adda dans la demeure familiale de Francesco Melzi, son élève et futur héritier qui conserva pieusement ses dessins, y compris anatomiques. À la mort de Melzi, leur devenir avait été chaotique, la plupart aboutiront dans les collections royales d'Angleterre (Windsor castle).

L'intérêt de Léonard pour l'anatomie animale puis humaine avait été précoce : étude des proportions, dissection de la patte d'ours, etc. L'*Épitomé*, en nombre et qualité des dessins anatomiques de Léonard se situe bien autour de 1510-11. Ce sont des années passées à Milan (2e séjour prolongé de 1507 à 1511), lucratives grâce à ses travaux d'ingénierie militaire.

La production « anatomique » de Léonard de Vinci sera assez rare et non systématique après 1512. Ses études de proportion du corps humain sur l'homme (médaillon de la Faculté de Médecine 45 rue des Saint-Pères à Paris, par Terroir) avaient été magnifiquement illustrées par le célèbre « Homme de Vitruve » en 1490 (Le Floch-Prigent, 2008) et sur les proportions du cheval par sa célèbre sculpture géante.

C'est un lieu commun de regretter que les dessins d'anatomie de Léonard de Vinci n'aient pas été connus du monde scientifique et médical de son temps, avant William Hunter (1784). Sans cette ignorance de quelques siècles, les dessins « redécouverts » de Vinci n'auraient peut-être pas connu un tel succès posthume.

« *Les dessins de Léonard de Vinci eussent-ils été connus [à leur heure], la face de l'anatomie aurait été changée.* »

Bibliographie

Arasse D., *Léonard de Vinci. Le rythme du monde*, Paris, Hazan, 2003.

Clayton M., Philo R., *Léonard de Vinci. Anatomiste*, Arles, Acte Sud, 2019.

Clark K., Pedretti C., *The drawings of Leonardo da Vinci in the Collection of Her Majesty The Queen at Windsor Castle.* 2e éd., 3 vol., Londres, 1968-1969. [www.royalcollection.org.uk]

Gogny E., *La contribution anatomique et artistique de Léonard de Vinci dans la descriptive anatomique moderne.* Thèse de Médecine de Strasbourg : 1994.

Hunter W., *Two introductory letters. Printed by order of the trustees, for J. Johnson n°72*, St Paul's Churh-Yard : London, 1784, p. 37-9.

Keele KD., Leonardo influence on renaissance anatomy, *Med Hist* 1964, 8, 360-70.

Keele K., Pedretti C., *Leonardo da Vinci. Corpus of the Anatomical studies in the Collection of Her Majesty The Queen at Windsor Castle*, 2 Vol., Londres, 1797-1980.

Le Floch-Prigent P., L'homme de Vitruve : un dessin de proportion anatomique par Léonard de Vinci. *Morphologie* 2008, 92, 204-9.

Leonardo da Vinci : *Quaderni d'anatomia, 6 vol.* Fogli della Royal Library di Windsor, pubblicati da C.L. Vangensten, A. Fonahn, H. Hopstock, C.J. Dybwad, 1911-1916.

Manoscritti di Leonardo da Vinci della Reale Biblioteca di Windsor. Dell' anatomia, 2 vol. Fogli A, ed. Teodoro Sabachnikoff. Transcriptions et notes de Giovanni Piumati, étude de Mathias Duval, trad. en français, Paris, Éd. Rouveyre, 1898.

Fogli B, éd. Teodoro Sabachnikoff. *Transcriptions et notes de Giovanni Piumati*, Turin, Roux e Viarengo editori, 1901.

Mettauer M., *Léonard de Vinci et les anatomistes : un rendez-vous manqué.* Thèse de Médecine de Strasbourg, 1996.

Nathan F., *Léonard 1452-1519. Artiste et homme de science.* Cologne, Taschen, 2015.

0'Malley C.D., Saunders J.B., *Leonardo da Vinci on the Human Body*, New York, 1952.

Pedretti C., *The literary Works of Leonardo da Vinci. A commentary to Jean-Paul Richter's Edition.* 2 vol. Oxford, 1977.

Picardi E., Macchi V., Porzionato A., Boscolo-Berto R., Loukas M., Tubbs R., De Caro R., “Marco Antonio Della Torre and Leonardo da Vinci”. *Clin. Anat.* 2019. Doi.org/10.1002/ca.23393.

Richter JP., *The literary Works of Leonardo da Vinci*, 2 vol., Oxford, University Press, 1939.

Teisch J., Barr T., Grillot A.C., *Léonard de Vinci*, Paris, Éd. First, 2005.

Zöllner F., *Léonard de Vinci. Tout l'œuvre peint*. Cologne, Taschen, 2018.

Vasari G., *Vite de'piu eccelenti pittori, scultori e archi tettori italiani, da Cimabue insino a'tempi nostri,* Firenze, Lorenzo Torrentino, 1550.

Léonard de Vinci, père de la bionique ?

Joachim Graf von Finckenstein

Quand j'étais étudiant dans les années 1980, j'avais un travail fascinant qui — je l'ignorais à l'époque — me mit sur la voie d'une nouvelle passion grâce à laquelle — entre autres — j'ai eu l'honneur d'être invité à donner cette communication à Brest. J'étais guide touristique pour les châteaux de la Loire. Ma clientèle était allemande et on se déplaçait à vélo de château à château. À Amboise, on avait une alternative : au lieu de visiter le château, on pouvait passer par le Clos Lucé, demeure offerte par François 1er à Léonard de Vinci, dans laquelle le génie vécut ses dernières années. Le Clos Lucé avait été ouvert au public peu avant mes randonnées touristiques. De plus, il appartenait et appartient à la famille Saint Bris, dont un des fils — Bernard — était un proche ami. Il était naturel que j'aille le soutenir à l'époque pour ce nouveau projet touristique que la famille Saint Bris était en train de monter.

Ainsi, au lieu de traiter les aventures politiques — et d'oreillers — des rois de France, on changeait complètement de sujet : le génie universel de Léonard de Vinci faisait rêver avec ses inventions à une époque où ses idées étaient au-delà de la science-fiction. Grâce aux maquettes reconstruites par IBM, on pouvait reconstituer les engins géniaux imaginés par Léonard quatre siècles auparavant, lorsque la technologie était suffisamment avancée pour mettre ses idées en œuvre[220].

La philosophie de Léonard de Vinci était d'observer la nature pour en déduire la façon efficace de concevoir des inventions, science découverte il n'y a que quelques décennies sous le terme de *Bionik* en Allemand[221], *Bionic* en Anglais[222] et *Biomimétisme* en Français[223].

Le mimétisme est une stratégie adaptative d'imitation de la nature — comment imiter le « Know How » de la nature. Léonard de Vinci fut sans aucun doute le premier « biomimétismeur ».

De multiples exemples des inventions de Léonard en sont la preuve, nous allons les égrener.

---

220. https://www.journees-du-patrimoine.com/SITE/chateau-clos-luce--parc-leonardo-d-180054.htm

221 https://de.wikipedia.org/wiki/Bionik

222 https://en.wikipedia.org/wiki/Bionic

223 https://fr.wikipedia.org/wiki/Mimétisme

Son fameux char d'assaut[224] est l'imitation de la carapace d'une tortue[225].

Sa machine volante — copie inédite de l'aile de la chauve-souris — a tous les atouts pour fonctionner : FESTO, une entreprise près de Stuttgart produisant des technologies d'automation pneumatiques, l'a construite selon le modèle dessiné par son inventeur, avec un résultat stupéfiant[226].

Si son hélice d'hélicoptère ne fonctionne pas, par contre son parachute — en fait la copie d'une aigrette de pissenlit — a subi un test au-dessus d'un désert en Afrique du Sud par le champion du monde de parachutisme Adrian Nicholas. Le résultat n'en est pas moins stupéfiant[227].

Le dessin du dernier avion de grand transport d'Airbus est une imitation de la silhouette des baleines Béluga. Le but est l'optimisation d'une grande surface intérieure tout en restant dans un contexte de design aérodynamique avantageux, vu la vitesse de nage de ces poissons géants[228].

Les petits ailerons verticaux au bout des ailes du Boeing777X p.e. sont une copie des ailes d'aigles pour perfectionner la stabilité et l'efficacité aérodynamique du vol[229].

Sur les rails, un des exemples les plus impressionnants de biomimétisme est le design du train rapide *Shinkansen* au Japon : sa forme imite le bec du martin-pêcheur, la silhouette du pingouin et les plumes de hiboux pour résoudre des problèmes de pollution sonore. Les conséquences, une consommation plus faible associée à une vitesse plus élevée[230].

En architecture, la construction du système trabéculaire osseux laissant de l'espace entre les trabécules est imitée pour avoir un rendement optimal entre le poids de la construction et sa solidité[231]. C'est le cas par exemple de la *Sagrada Familia* à Barcelone[232] ou de la tour Eiffel[233].

---

[224]https://fr.wikipedia.org/wiki/Char_d%27assaut_(Léonard_de_Vinci)#/media/Fichier:Carro_armato__Museo_scienza_tecnologia_Milano_06663_02.jpg
[225] https://www.pinterest.fr/pin/504332858256961817/
[226] https://www.3dnatives.com/de/festo-3d-gedruckte-roboter-130420181
https://innovators-guide.ch/2018/03/festo-bionic-flying-fox/
[227] https://www.youtube.com/watch?v=Ng5jIOEq9GM
[228] https://www.youtube.com/watch?v=w211uBjhK7o
[229] https://www.youtube.com/watch?v=RGsz_toWM5A
https://www.youtube.com/watch?v=PloBPSnLAkM
[230] https://www.youtube.com/watch?v=iMtXqTmfta0
https://www.youtube.com/watch?v=wRdIleKwT9Q
[231] https://www.youtube.com/watch?v=xyQ-UGWQWe8
[232]https://de.wikipedia.org/wiki/Datei:Sagrada_Fam%C3%ADlia._Fa%C3%A7ana_del_Naixement_(cropped).jpg
[233] https://pixabay.com/de/photos/tour-eiffel-eiffelturm-paris-5210480/

Le squelette des mammifères et l'arête du poisson sont la base de constructions modernes, comme le musée des Arts à Valencia[234] ou le *World Trade Transportation Center* à New York.[235].

Dans le quotidien, la fermeture velcro est la copie du chardon[236], la pince à outil imite les pinces de crabe et les gouttes d'eau s'écoulant sur une surface sans y rester collées sont l'imitation de l'effet de la fleur de lotus avec une peau faisant perler l'eau. En fait, c'est un système d'« auto nettoyage » des surfaces[237].

De nos jours, le biomimétisme a été utilisé au bénéfice de systèmes complexes, comme les structures de management ou d'organisation, ou de systèmes algorithmiques. Pour le management, le lion en est un bon exemple : ne fais pas trop toi-même, ne t'occupe pas des détails ; laisse travailler les autres pour toi ; montre ta force et ta puissance le moment venu. Pour l'organisation, on analyse les nuées d'oiseaux (étourneaux…) et de poissons qui possèdent un secret jamais encore dévoilé à ce jour : comment font ces animaux en mouvement collectif pour ne jamais se toucher et ne jamais subir ou provoquer d'accidents[238] ? De même, comment expliquer qu'il n'y ait jamais d'embouteillages dans les colonies de fourmis[239] ?

L'explication de ces énigmes est très complexe, mais une des raisons essentielles est l'intelligence collective de ces animaux, contrairement à l'intelligence individuelle de l'être humain.

Un autre sujet très en vogue où l'imitation de la nature résoudrait un problème mondial récurrent est l'environnement. Les ordures organiques font partie d'un cycle de dégradation biologique qui est la source du gaz carbonique pour toute vie nouvelle… Les premiers petits pas sont faits, avec les emballages biologiques[240]… Et pour l'énergie, la photosynthèse est l'origine de toute vie : propre, efficace, rayonnante, « naturelle » ; cette forme d'énergie serait la solution de pratiquement tous nos problèmes

---

234https://commons.wikimedia.org/wiki/File:Museu_de_les_Ciencies_Principe_Felipe_-_panoramio_(3).jpg

235https://ny.curbed.com/2016/2/25/11111634/santiago-calatrava-wtc-transportation-hub-photos

236https://www.alsagarden.com/blog/la-bardane-cette-plante-a-lorigine-du-velcro/

237 https://fr.wikipedia.org/wiki/Effet_lotus

238 https://www.youtube.com/watch?v=NM-CRTK0If8

239https://www.europe1.fr/sciences/greve-et-si-les-fourmis-nous-apprenaient-a-reduire-les-embouteillages-3936157

240https://www.paprec.com/fr/comprendre-le-recyclage/seconde-vie/les-differentes-filieres-pour-vos-dechets/valorisation-organique/

d'environnement énergétique[241]. Les premières recherches dans ce domaine sont très actives[242].

Revenons à un sujet de Léonard, la toile d'araignée, plus élastique que le caoutchouc, plus solide que l'acier, la fibre la plus solide et la plus durable de la nature. Celle-ci n'a pu être imitée jusqu'à présent. Depuis quelques années, grâce à la technologie hi tec génétique, il est possible de le faire. Utilisant l'ADN de la bactérie Escherichia coli, l'entreprise AmSilk Biosteel à Munich a pu produire les protéines équivalentes de la toile d'araignée. ADIDAS s'est emparé de ce brevet pour sortir le premier sneaker biodégradable, hyper léger, hyper solide, archi souple et résistant aux mauvaises odeurs de transpiration[243].

Pour terminer, je reviens sur FESTO pour démontrer une fois encore que les idées d'ingénieur de Léonard de Vinci étaient tout à fait réalisables[244]. L'imitation du vol de la libellule, bien plus complexe que le vol de la chauve-souris, est évoquée également dans les dessins du génie[245].

En résumé, les inventions basées sur le biomimétisme sont excessivement efficaces, légères, solides, propres, à faible consommation d'énergie, dégradables, bon marché, durables.

Vu le rebond que cette nouvelle science connaît ces dernières années, il est temps de citer Victor Hugo :

« Il n'est rien au monde d'aussi puissant qu'une idée dont l'heure est venue.[246] *»*

[241] https://fr.wikipedia.org/wiki/Photosynth%C3%A8se
[242] https://www.youtube.com/watch?v=kd_m4cUpEDE
https://www.youtube.com/watch?v=Dhg6VRex7uQ
[243] https://qz.com/840299/adidas-synthetic-spider-silk-sneaker/
[244] http://www.florentinermuseen.com/musei/Leonardo-museum.html
[245] https://www.youtube.com/watch?v=nj1yhz5io20
[246] Cette phrase est généralement attribuée à Victor Hugo, bien qu'il ne semble exister aucune trace de ce lien.

La main vue par Léonard de Vinci, de la fonction à l'anatomie

Jacky Laulan

Non seulement l'anatomie de la main n'avait jamais été aussi bien représentée auparavant, mais, même avec cinq siècles de recul, les dessins de Léonard de Vinci sur la main restent d'actualité. Les planches de Léonard sur l'anatomie de la main sont une bonne illustration à la fois de son approche fonctionnelle de l'anatomie et de la rigueur de sa démarche qui repose sur une méthode expérimentale d'observation qu'il a déjà éprouvée dans de nombreux domaines au moment où il s'intéresse à la main.

J'ai été entraîné il y a une dizaine d'années, par l'enthousiasme de Dominique Le Nen, à travailler avec lui sur l'étude de l'anatomie de la main réalisée par Léonard de Vinci. Son idée était de reprendre les illustrations des dissections de Léonard et de faire une étude comparative entre ses dessins et nos observations, en sachant que nous sommes tous les deux spécialisés en chirurgie de la main. Je n'étais pas spécialement un fanatique de Léonard et j'ai eu initialement quelques réticences, mais je dois reconnaître qu'après avoir regardé ses dessins sur la main, j'ai été rapidement conquis par la qualité, à la fois graphique et scientifique, de ses planches anatomiques. D'emblée, j'ai aussi été frappé par son approche « fonctionnelle » de cette anatomie.

Pourquoi ses travaux d'anatomie, au moins sur la main, ont largement surpassé ceux de ses contemporains ? Comment cet individu, sans lien direct avec le milieu médical de l'époque, a su si bien décrire et représenter l'anatomie de la main ? Trois points me paraissent importants : d'une part, il apportait un regard à la fois différent et performant sur l'anatomie ; d'autre part, son étude de la main intervenait tardivement dans son parcours d'anatomiste ; et, enfin, c'est à la fois en ingénieur et en artiste qu'il a étudié et représenté cette anatomie.

Pourquoi peut-on parler d'un regard à la fois différent et performant ? Tout d'abord, Léonard de Vinci est un autodidacte. En effet, enfant illégitime, il n'a pas eu accès à l'université et il est probable, au moins au début, qu'il ait été animé par un désir de reconnaissance comme en attestent des propos plus tardifs : *« Moi homme sans lettres. (...) Ils diront que pour ne pas avoir eu de lettres, je ne pourrai pas bien parler de ce que je veux traiter. Or, ils ne savent pas que mes idées ont plus de valeur parce qu'elles naissent de l'expérience et non de la parole d'autrui (...) »*. Mais au fil des années il est manifestement de plus en plus motivé par le désir de comprendre le monde qui l'entoure. Et sa curiosité insatiable l'amène à consacrer de plus en plus de temps à étudier de nombreux domaines.

Pour avoir accès aux connaissances de son époque, il va étudier le latin, les mathématiques et va se constituer au fil des années une bibliothèque conséquente, essentiellement scientifique. Mais, il accorde surtout une place importante à l'expérience et, pour lui : *« l'expérience est mère de toutes les certitudes »*. Ainsi, par ses recherches personnelles, grâce à sa ténacité et un sens de l'observation hors normes, il va approfondir les connaissances de l'époque dans de nombreux domaines : technologie, hydrologie, biologie, botanique, géologie... Et, son étude de l'anatomie relève des mêmes motivations et de la même qualité d'approche que celle sur le vol des oiseaux ou les déplacements de l'eau. L'autre élément important, déjà souligné par Valéry, est que cette curiosité universelle lui permet une vision globale débarrassée des frontières entre arts, science et technique.

Cette curiosité, associée à son sens de l'observation et à sa ténacité, appliquée à l'anatomie de la main, lui a permis de décrire certaines structures méconnues jusqu'alors. Ainsi, son désir de comprendre la sensibilité l'amène à parfaitement analyser que deux nerfs participent à l'innervation des doigts et même que chaque hémi-pulpe a une innervation propre, ce dont il fait une représentation exacte... jusqu'au bout des doigts ! On voit, dans ses propos, qu'il connaît le rôle du nerf et les conséquences de sa section : *« c'est le nerf qui donne la sensation... s'il était coupé, le doigt ne sentirait plus, même mis dans le feu... »* Admirez sur le dessin en haut et à droite de la planche RL 19009 v (fig. 1), la qualité de sa représentation des structures vasculo-nerveuses et, la main en bas à gauche de la planche RL 19012 v (fig. 2), la systématisation strictement exacte des nerfs médian et ulnaire, ainsi que leurs ramifications jusqu'au niveau des pulpes digitales.

Les dessins sur la main datent essentiellement de 1510, alors qu'il étudie l'anatomie depuis la fin des années 1480, et il a donc acquis de l'expérience dans la pratique de la dissection. Si au début, ses connaissances sont essentiellement livresques, à partir du début des années 1500, sa production anatomique est essentiellement basée sur sa propre expérience et ses connaissances personnelles lui permettant de se détacher au moins en partie des influences des autres auteurs et de privilégier les résultats de ses propres observations. Son étude de la main s'inscrit dans une période où il se consacre uniquement à une anatomie à visée scientifique. Il faut signaler qu'à cette époque, il a déjà perfectionné ou conçu de nombreuses machines et travaillé sur les poulies ; il a donc aussi un bagage conséquent d'ingénieur.

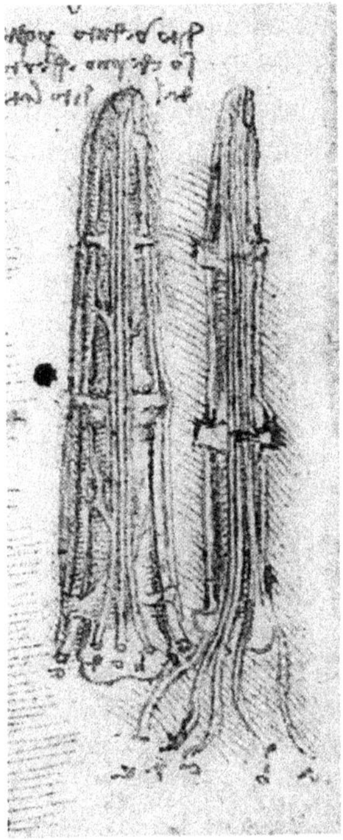

Fig. 1. Représentation des structures vasculo-nerveuses au niveau digital (détail de la planche RL 19009v/Royal Collection Trust/© Her Majesty Queen Elizabeth II 2020).

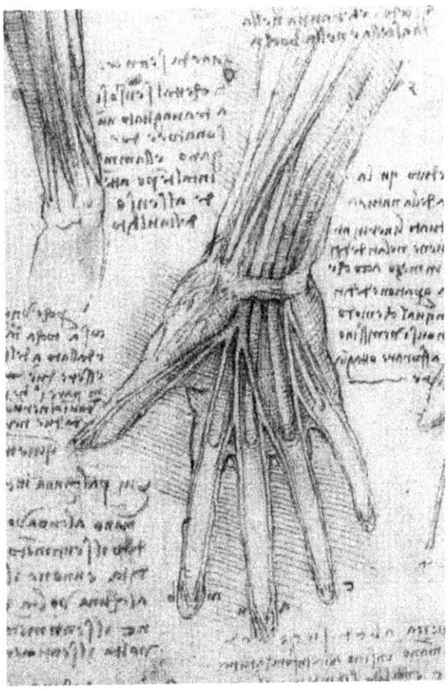

Fig. 2. Représentation des nerfs médian et ulnaire et de leurs branches de division. (détail de la planche RL 19012v/Royal Collection Trust/© Her Majesty Queen Elizabeth II 2020).

De plus, avec l'expérience, il a acquis une démarche rigoureuse dans son approche de l'anatomie. En effet, il préconise une représentation plan par plan et il différencie 10 plans successifs pour l'anatomie de la main, dont 6 ont été dessinés par lui, ou au moins nous sont parvenus : *« Quand tu figures la main en commençant de l'intérieur, sépare d'abord légèrement tous les os les uns des autres (...). La démonstration suivante sera consacrée aux muscles qui relient le poignet au reste de la main. La cinquième représentera les tendons qui actionnent les premières jointures des doigts ; la sixième, les tendons moteurs des secondes jointures ; la septième, ceux qui font mouvoir les troisièmes jointures de ces doigts. La huitième reproduira les nerfs qui créent le sens tactile ; la neuvième, les veines et les artères. La dixième montrera la main complète avec son épiderme (...) »*

Il est intéressant de noter que certains plans sont pensés essentiellement d'un point de vue fonctionnel, par exemple selon l'articulation mobilisée par tel muscle ou tel tendon. Il en est de même pour le plan des nerfs qui sont responsables du sens tactile, puis du plan des vaisseaux. Ce n'est pas ce type de découpage que l'on fait de nos jours, la systématisation actuelle reposant sur des bases essentiellement topographiques et non pas fonctionnelles.

En pratique, 3 planches nous sont parvenues. La planche RL 19012v (fig. 3) où sont représentés le plan des nerfs et celui des vaisseaux, ainsi que la seule représentation connue de la face dorsale de la main. Les deux autres planches sont entièrement consacrées à la main :

– sur la première (RL 19009r) (fig. 4) figurent essentiellement 4 plans successifs de la superficie à la profondeur, ainsi que différents dessins de taille plus réduite sur lesquels nous reviendrons ;

– l'autre planche (RL 19009v) (fig. 5) est exclusivement consacrée au squelette à l'exception d'un doigt en haut à droite représentant les structures vasculo-nerveuses que nous avons déjà vues précédemment.

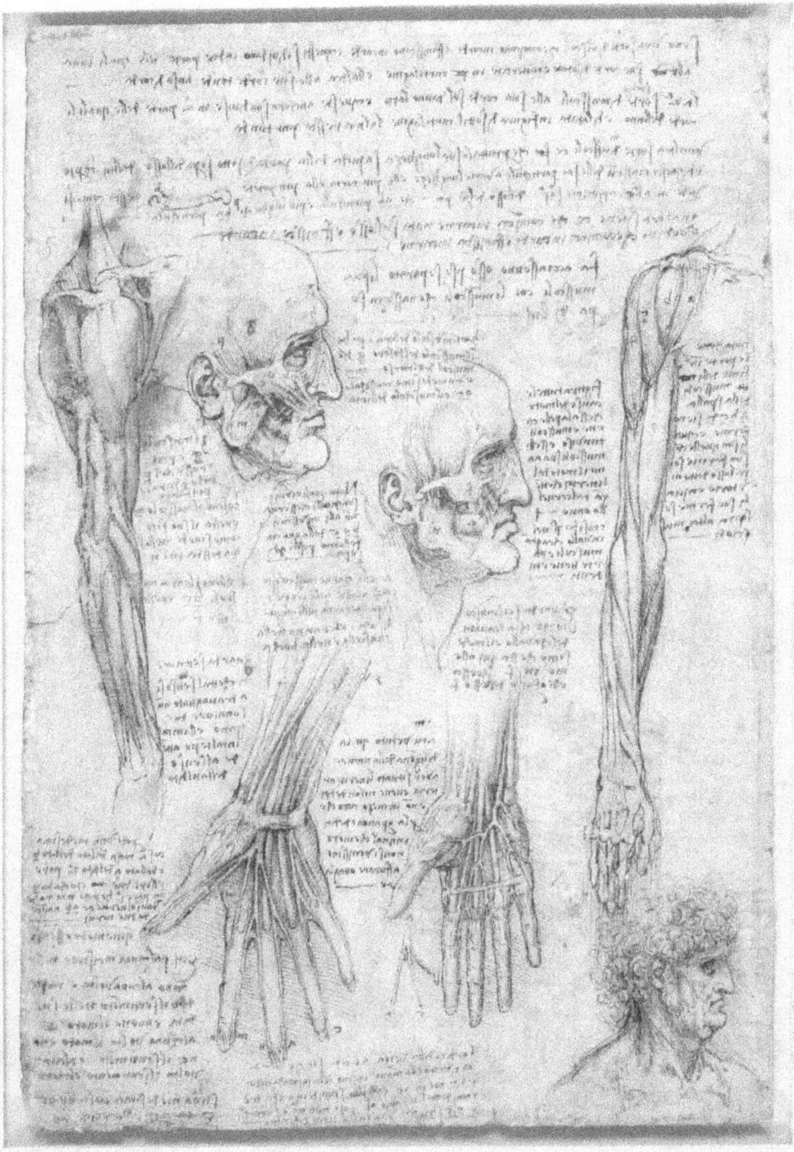

Fig. 3. Planche RL 19012 v (Royal Collection Trust/© Her Majesty Queen Elizabeth II 2020).

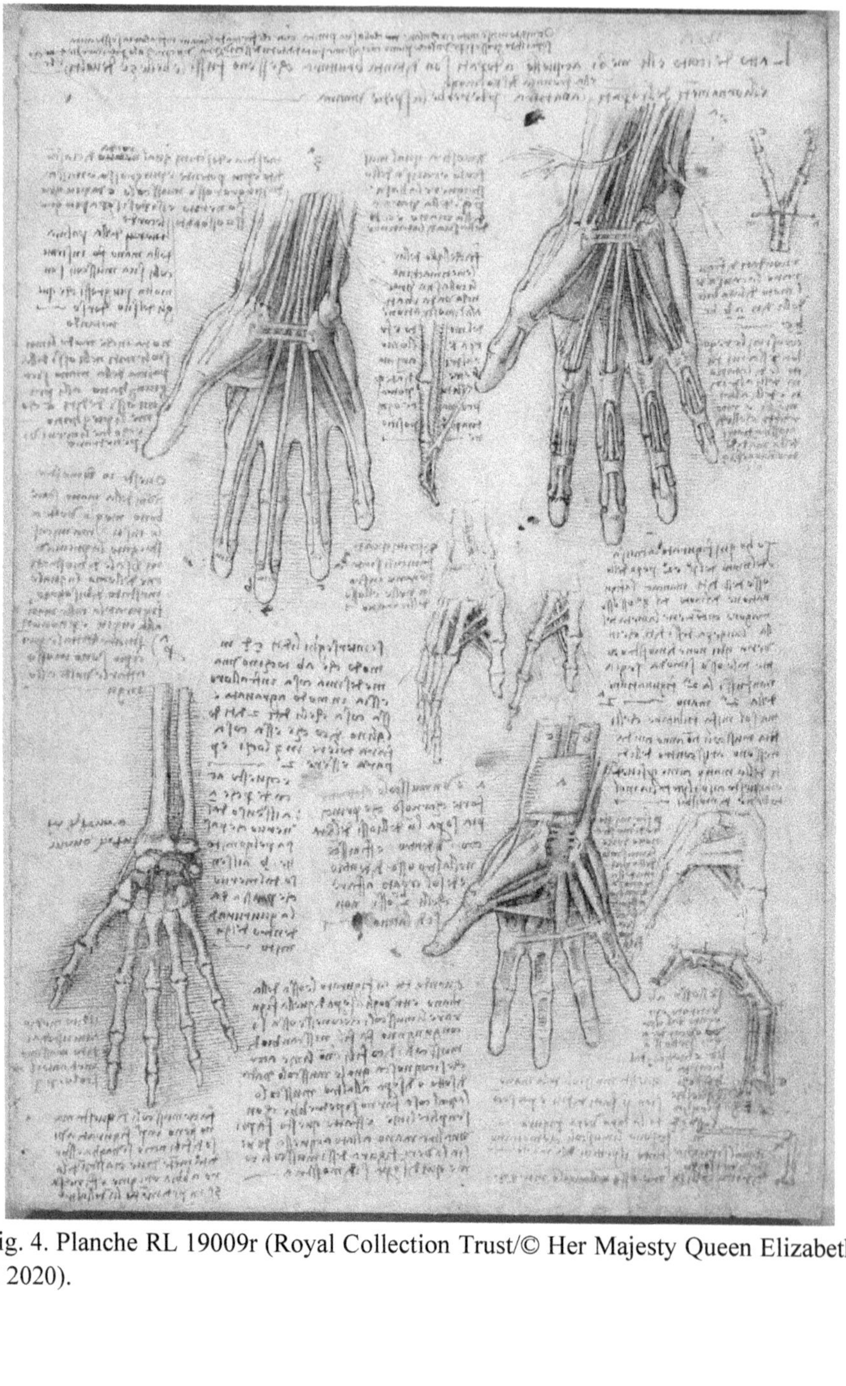

Fig. 4. Planche RL 19009r (Royal Collection Trust/© Her Majesty Queen Elizabeth II 2020).

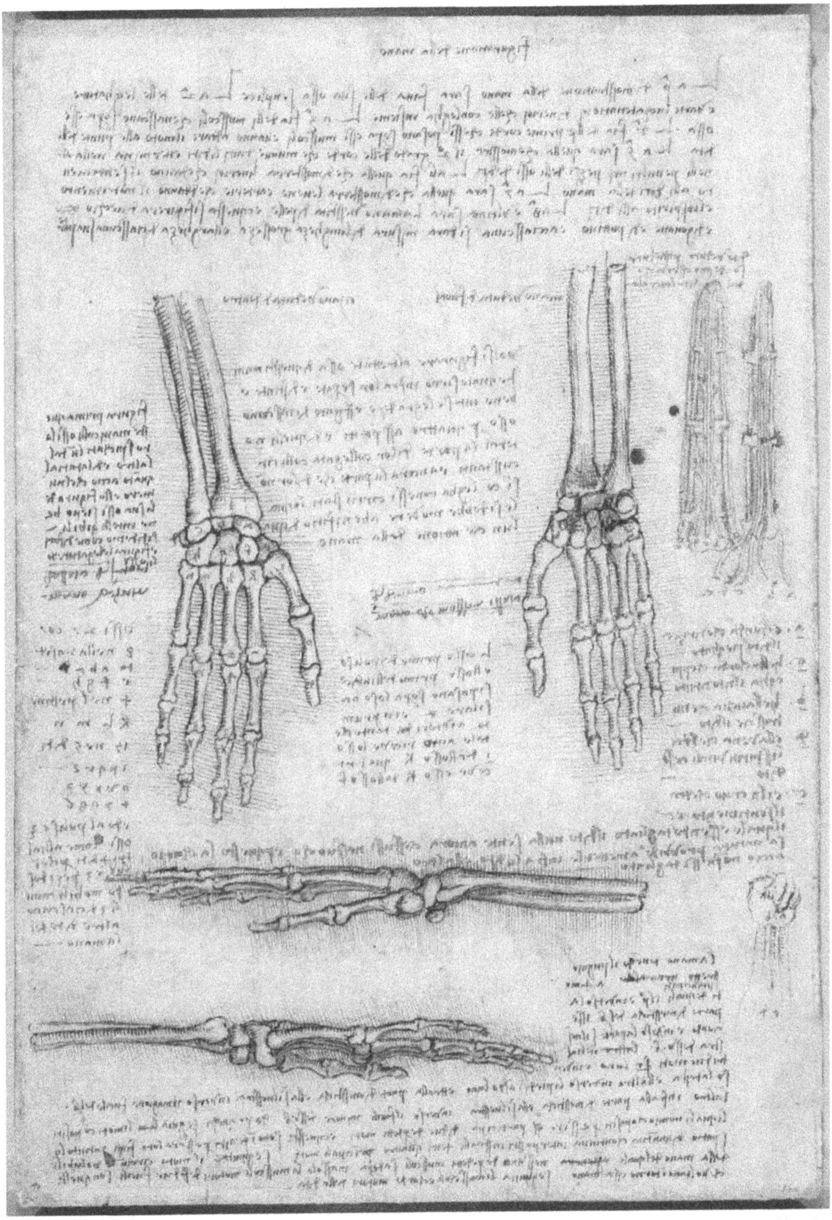

Fig. 5. Planche RL 19009v (Royal Collection Trust/© Her Majesty Queen Elizabeth II 2020).

Ainsi, concernant le versant palmaire de la main, 6 plans différents sont représentés sur les 10 plans qu'il propose dans ses écrits. Voici en comparaison les dessins de Léonard et les dissections que nous avons faites avec Dominique Le Nen en respectant les mêmes plans que ceux représentés par Léonard de Vinci (fig. 6). Cela permet de juger d'une part de l'exactitude des données anatomiques et d'autre part de la qualité de la représentation qu'il en a faite… c'est réellement impressionnant !

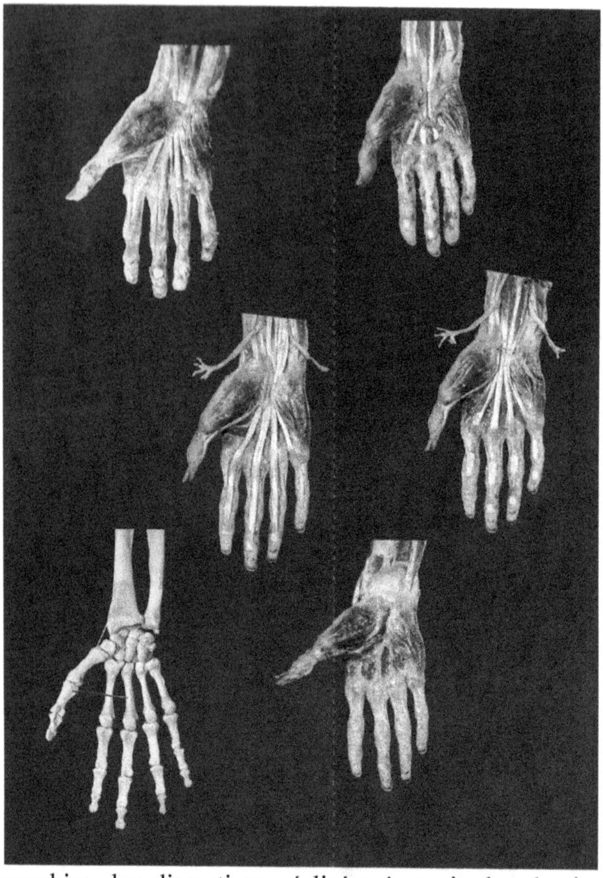

Fig. 6. Photographies des dissections réalisées à partir des dessins de Léonard de Vinci (© Dominique Le Nen et Jacky Laulan, Laboratoire d'anatomie de Tours, 2010).

Une planche entière (RL 19009v), datée de 1510, est donc consacrée au squelette qui est représenté sous différents aspects : vue palmaire, vue dorsale et les 2 versants, comme en technologie pour étudier une structure mécanique ! Le nombre de dessins consacrés au squelette et sa représentation systématisée trahissent l'ingénieur préoccupé par la charpente de la machine sur laquelle vont s'appuyer les moteurs et les systèmes de transmission qui vont la faire fonctionner.

Et ces moteurs sont avant tout pensés en fonction de leur action. Ainsi Léonard considère les muscles qui fléchissent et étendent le poignet, sans que les doigts bougent, puis ceux qui mobilisent les doigts dans différentes directions : « *Représente ensuite dans le bras* [comprendre l'avant-bras] *seulement les muscles qui meuvent la main de haut en bas, d'un côté et de l'autre, sans en agiter les doigts ; figure ensuite les muscles qui actionnent les doigts serrés, étendus, écartés ou rapprochés (...) »* (Feuillet A 16 v.). Les muscles ne sont pas pensés, au moins dans un premier temps, selon des critères morphologiques : les muscles sont d'abord pensés comme des moteurs qui tirent sur des cordes qui vont mobiliser le poignet et les doigts, c'est à dire qui vont faire fonctionner la machine !

En effet un point me paraît fondamental quant à son étude de l'anatomie de la main : c'est que son approche est à maints égards celle d'un ingénieur. Et c'est en ingénieur qu'il s'est intéressé à l'anatomie de l'appareil moteur, pour comprendre les principes mécaniques qui gouvernent la machine humaine. En effet, que voit-il quand il aborde l'anatomie de la main ? Des poulies, des cordes, des bras de levier… Et cela paraît assez évident quand on regarde certains de ses dessins (fig. 7, 8)

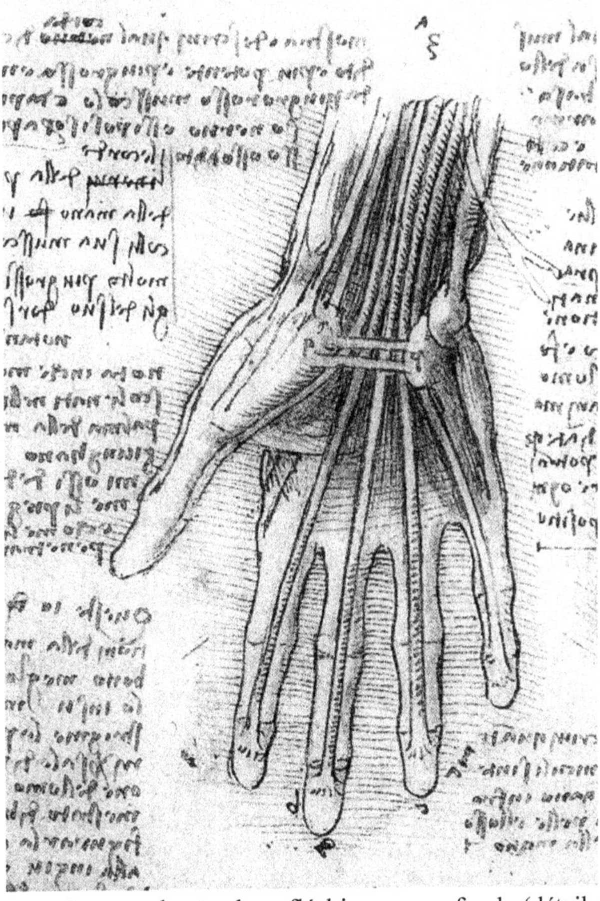

Fig. 7. Dessin représentant les tendons fléchisseurs profonds (détail de la planche RL 19009r/Royal Collection Trust/© Her Majesty Queen Elizabeth II 2020).

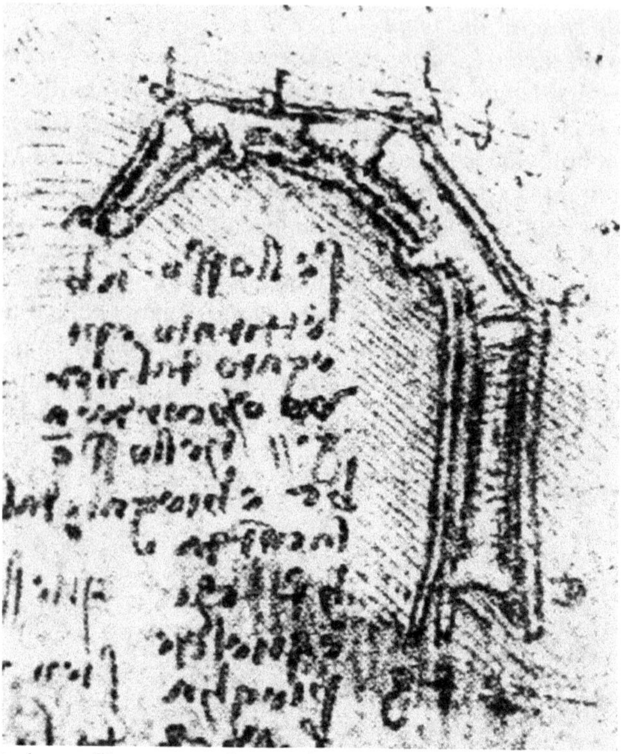

Fig. 8. Doigt de profil montrant les tendons et les poulies digitales (détail de la planche RL 19009r/Royal Collection Trust/© Her Majesty Queen Elizabeth II 2020).

Il aborde l'anatomie de la main comme les machines qu'il a perfectionnées ou imaginées : d'abord comprendre les principes mécaniques qui la gouvernent puis montrer la composition analytique de ses organes. Quand il étudie l'anatomie de la main, il a déjà conçu des machines volantes et fait une étude poussée des poulies (*codex de Madrid*). D'une part, cela peut expliquer qu'en tant qu'ingénieur, il assimile les tendons à des cordes et qu'il utilise des fils pour matérialiser le trajet et l'action des muscles. D'autre part, il avait déjà pensé le rôle des cordes et des poulies pour pouvoir mobiliser les ailes de ses machines volantes (*Codex Atlanticus*, planche de 1486-1490) avec des poulies positionnées au milieu de chaque segment de l'aile de sa machine. Et le doigt, tel qu'il le représente sur le dessin en bas et à droite de la planche RL 19009r (fig. 8), n'est pas sans rappeler les ailes de sa machine volante.

Ainsi, il est probable que ses réflexions d'ingénieur et son approche « mécaniste » lui ont permis de voir ces structures, méconnues jusqu'alors, que sont les poulies digitales. On voit clairement sur le dessin de Léonard les poulies A2 et A4 qui siègent en regard des diaphyses des phalanges proximale et intermédiaire, considérées comme les 2 principales poulies parmi les 6 décrites actuellement. Ces structures permettent de maintenir les tendons fléchisseurs au contact du squelette et, en évitant un effet de corde d'arc, ils assurent une transmission efficace des forces pour fléchir les articulations digitales. Un ingénieur ne pouvait pas passer à côté de ces structures, surtout s'il avait déjà mené au cours de ses recherches une réflexion sur ce type de problème mécanique.

C'est aussi en ingénieur qu'il analyse l'insertion des tendons fléchisseurs, matérialisés par des « cordes », et la perforation du tendon du fléchisseur superficiel par le fléchisseur profond ainsi que leur action mécanique sur la mobilité digitale. Il montre sur son schéma (fig. 9) : d'une part, que le tendon du fléchisseur profond traverse celui du fléchisseur superficiel et, d'autre part, que son rôle est de fléchir la 3ᵉ phalange, c'est-à-dire l'articulation interphalangienne distale. C'est un dessin essentiellement didactique, car, en l'absence de poulie, la traction sur les tendons ne fléchit que l'articulation interphalangienne proximale (fig. 10).

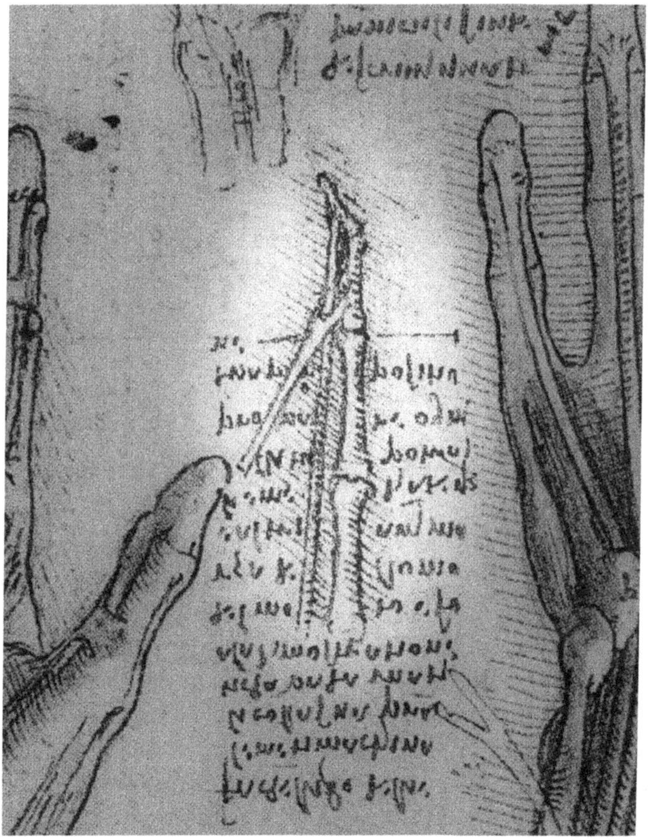

Fig. 9. Dessin des tendons fléchisseurs (détail de la planche RL 19009r/Royal Collection Trust/© Her Majesty Queen Elizabeth II 2020)

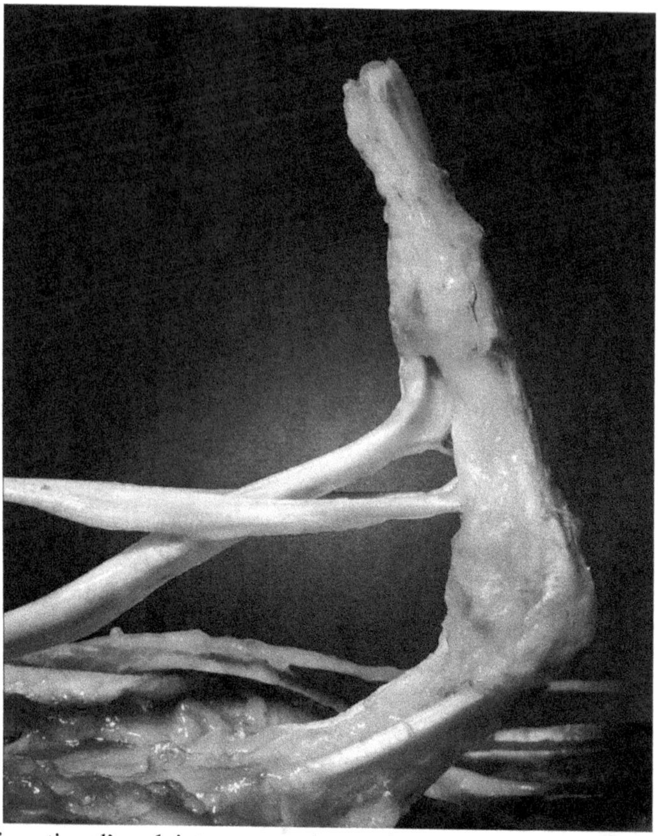

Fig. 10. Dissection d'un doigt montrant les tendons fléchisseurs et leur action après suppression des poulies (© Dominique Le Nen et Jacky Laulan, Laboratoire d'anatomie de Tours, 2010)

Par comparaison, avec la dissection que nous avions faite avec Dominique Le Nen, observez la qualité et la justesse du dessin de Léonard sur lequel figurent les tendons fléchisseurs et les poulies digitales que nous dénommons aujourd'hui A2 et A4 (fig. 11, a et b). Notez aussi la valeur didactique de ses dessins qui ne sont pas une simple représentation de ce qu'il a observé : ici par exemple, on différencie clairement les 2 tendons fléchisseurs allant vers chaque doigt ainsi que la perforation du tendon du fléchisseur superficiel par celui du fléchisseur profond, ce qui n'est pas aussi évident sur la dissection anatomique. En fait, ses dessins sont un remarquable compromis entre exactitude et valeur didactique : ils sont faits pour transmettre de l'information à valeur scientifique.

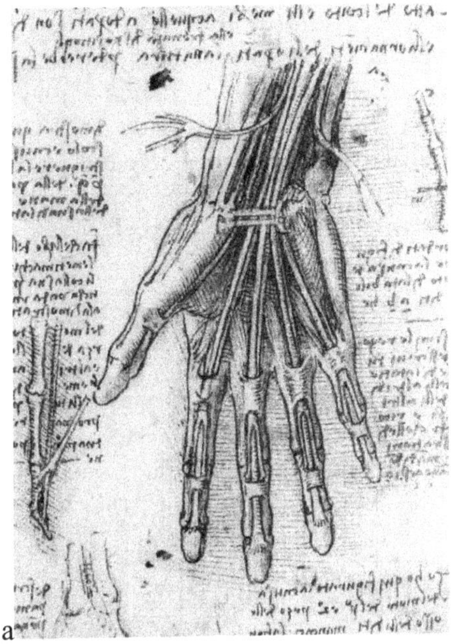

a

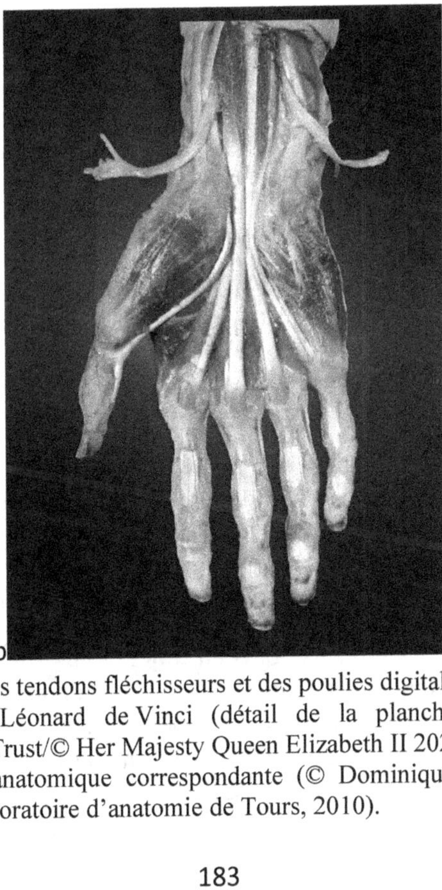

b

Fig. 11. Anatomie des tendons fléchisseurs et des poulies digitales :

a. dessin de Léonard de Vinci (détail de la planche RL 19009r/Royal Collection Trust/© Her Majesty Queen Elizabeth II 2020).
b. dissection anatomique correspondante (© Dominique Le Nen et Jacky Laulan, Laboratoire d'anatomie de Tours, 2010).

Il a écrit dans le *Codex Atlanticus* (CA 99 v. a) sur le mouvement des doigts que « *Outre les mouvements précités* [flexion – extension], *il en est quatre autres principaux, dont deux vers le haut et vers le bas et les 2 autres latéraux, chacun d'eux régi par un tendon unique.* » Mais, manifestement, il s'interroge toujours sur les structures qui servent à écarter et à rapprocher les doigts ainsi qu'à fléchir la métacarpo-phalangienne et étendre les interphalangiennes. Ces positions apparaissent sur 2 petits dessins de la planche RL 19009r entièrement consacrée à la main (fig. 12, a et b).

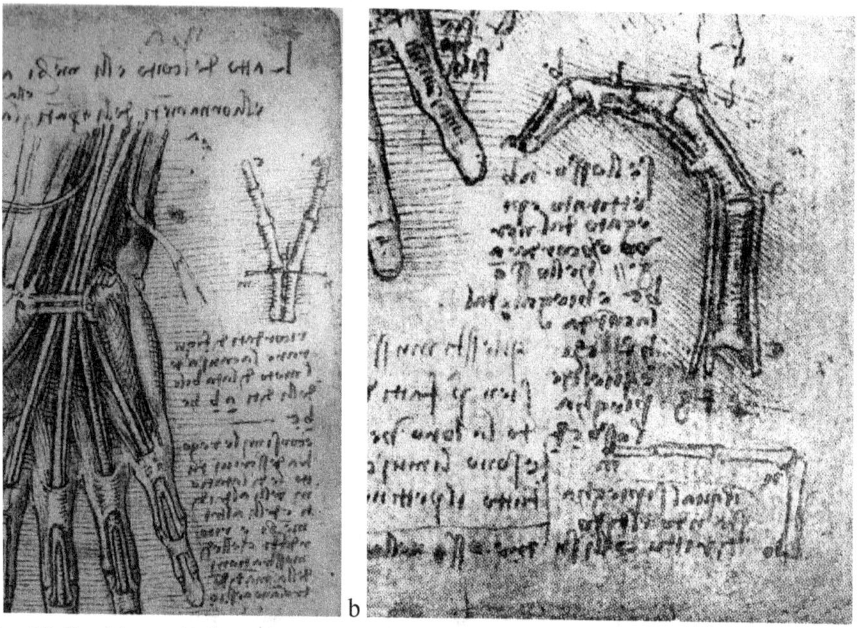

a b

Fig. 12. Positions résultant de l'action des muscles interosseux (détails de la planche RL 19009r/ Royal Collection Trust/© Her Majesty Queen Elizabeth II 2020).

a. dessin montrant 2 doigts écartés ;
b. dessin d'un doigt, en bas et à droite, en position intrinsèque plus (métacarpo-phalangienne fléchie et interphalangiennes en extension).

C'est, encore une fois, à partir de la fonction qu'il raisonne et avec le support du dessin. Il décrit en fait le rôle des muscles interosseux sans toutefois les nommer et peut-être sans avoir compris qu'ils étaient responsables de ces actions. Ainsi, il semblerait qu'il ait méconnu les écrits de Galien sur le rôle des muscles interosseux et l'anatomie de la latéralité.

Manifestement, il s'intéresse plus au trajet et aux insertions des muscles, et donc à leur rôle fonctionnel, qu'à leur description anatomique précise. En permanence cette préoccupation fonctionnelle transparait. Par exemple, dans la planche RL 19009r, il a représenté sur le squelette des fils matérialisant le trajet du long abducteur du pouce et de l'adducteur du pouce, muscles agissant sur le premier métacarpien et de rôle opposé, l'un servant à écarter le pouce et l'autre servant à le rapprocher de la main (fig. 13, a et b). Dès ce plan, on voit qu'il commence à penser les éléments qui vont permettre de mobiliser la structure de base, ici en l'occurrence le squelette du pouce.

a 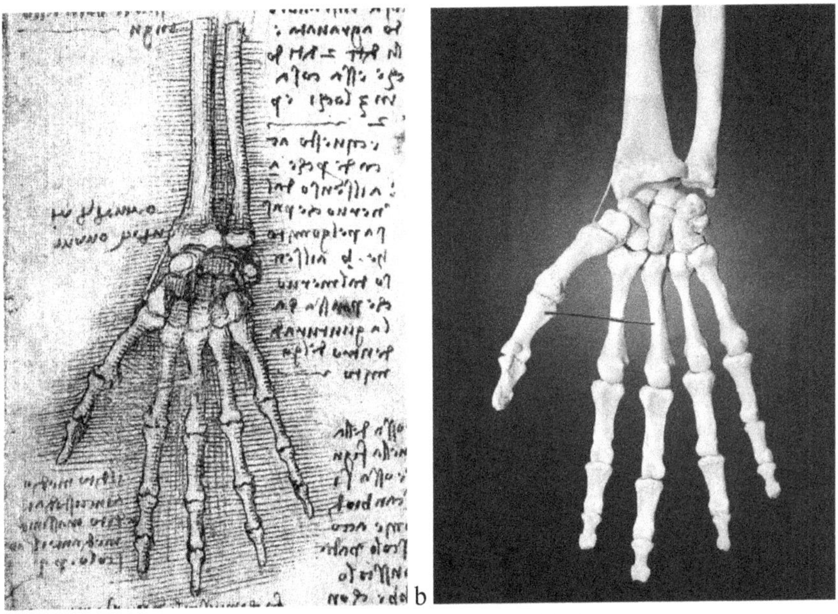 b

Fig. 13. Squelette de la main sur lequel sont matérialisés les tendons du long abducteur et de l'adducteur du pouce :

a. dessin de Léonard (détail de la planche RL 19009r/Royal Collection Trust/© Her Majesty Queen Elizabeth II 2020).
b. sur une photographie (© Jacky Laulan, Laboratoire d'anatomie de Tours, 2010)

De même, il a représenté les muscles de la première commissure sous forme de cordages parallèles disposés selon la direction de ces muscles (fig. 14). Cette représentation a une grande valeur didactique : non seulement elle permet de mieux matérialiser leur trajet et leur insertion – on voit même par transparence que l'adducteur du pouce va s'insérer aussi sur le 3e métacarpien — mais cette représentation permet aussi de comprendre leur fonction au premier coup d'œil.

Parmi les dessins manquants, il faut signaler celui qui aurait pu représenter le plan de l'aponévrose palmaire moyenne. Cette structure superficielle, sous-cutanée, a été représentée par d'autres auteurs de l'époque. Elle fait pourtant partie des plans superficiels de la main palmaire et aurait dû figurer sur les planches conservées. Elle ne figure pas non plus dans les 10 plans qu'il décrit. Léonard de Vinci ne peut pas l'avoir méconnue, mais il est possible qu'il n'ait pas jugé utile de représenter cette structure dont le rôle fonctionnel est négligeable.

Par contre, l'absence de dessins concernant la face dorsale de la main et les tendons extenseurs est plus surprenante. La représentation de la face dorsale n'apparaît, dans ces planches, que sur un seul dessin représentant l'ensemble du MS (fig. 15).

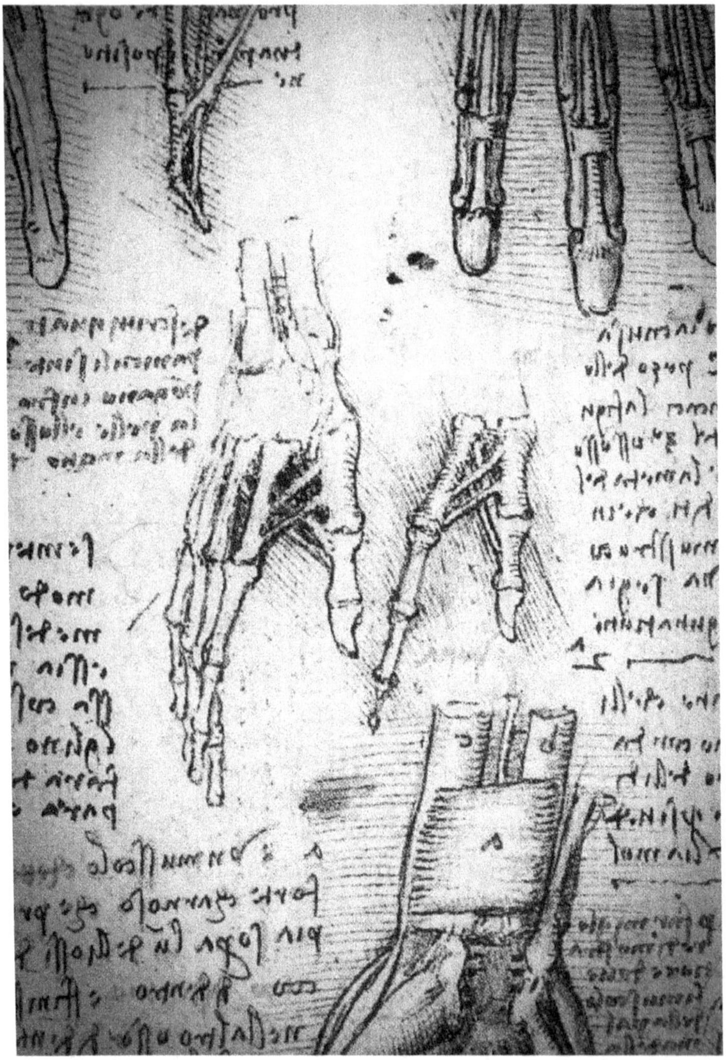

Fig. 14. Deux dessins montrant les muscles de la première commissure sous forme de cordages (détail de la planche RL 19009r/Royal Collection Trust/© Her Majesty Queen Elizabeth II 2020).

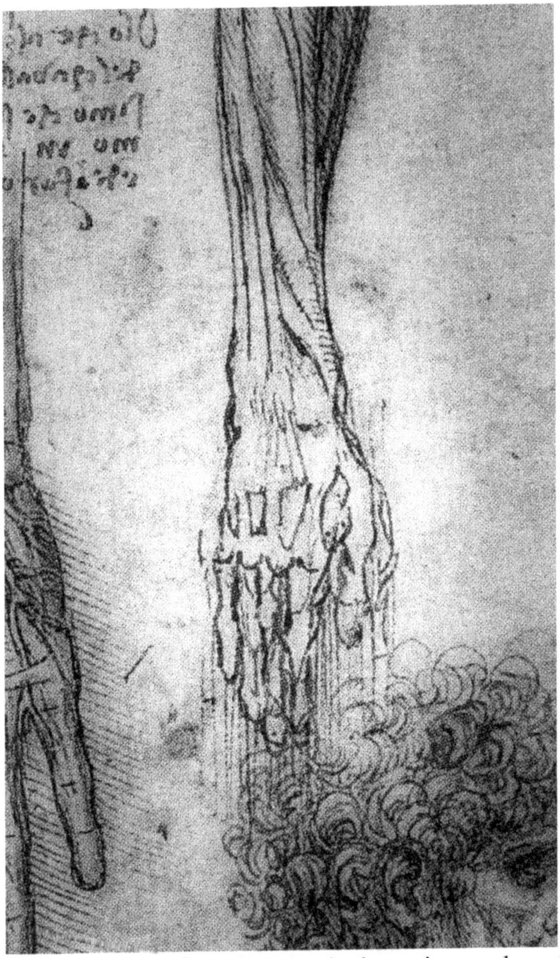

Fig. 15. Représentation de la face dorsale de la main sur laquelle les tendons extenseurs ont été esquissés (détail de la planche RL 19012v/Royal Collection Trust/© Her Majesty Queen Elizabeth II 2020).

Mais cette ébauche de représentation des tendons extenseurs, bien que sommaire, est plus proche de la réalité que celle de Vésale, comme vous pouvez le voir par comparaison avec la dissection anatomique (fig. 16). Cependant, on ne peut exclure que les tendons extenseurs aient été représentés sur une planche perdue ou que Léonard, encore une fois, n'ait été intéressé que par le côté fonctionnel de la main dont le principal rôle est la préhension.

Bien que Léonard de Vinci soit un artiste, son étude de l'anatomie va bien au-delà de la simple recherche à but artistique, dont l'objectif serait une représentation plus fidèle des reliefs et des modifications extérieures liées aux mouvements. Il a conduit son étude de l'anatomie comme celle des engrenages et de l'hydraulique, en essayant d'aller jusqu'au bout des choses… il a réalisé une véritable démarche scientifique.

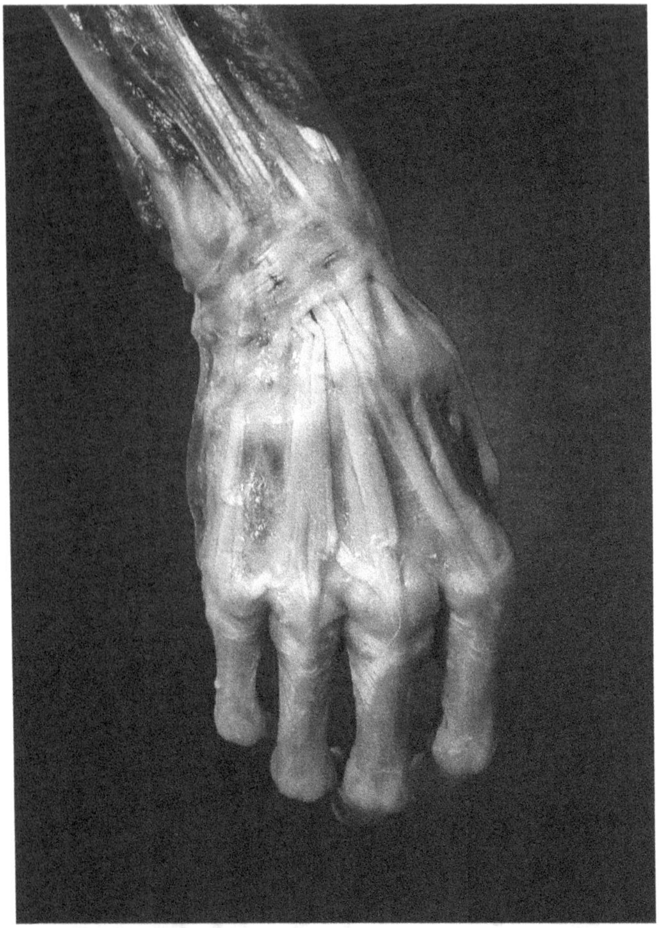

Fig. 16. Dissection de la face dorsale de la main montrant les tendons extenseurs (© Dominique Le Nen et Jacky Laulan, Laboratoire d'anatomie de Tours, 2010).

De plus, cette démarche est soutenue par le dessin dont la valeur intellectuelle était reconnue au *quattrocento* ; à cette époque, le dessin est considéré avant tout comme une activité intellectuelle, et c'est la principale forme d'expression de Léonard. En effet, pour lui la représentation graphique est prédominante sur l'écrit comme en attestent aussi ses propos : *« Je te conseille de ne pas t'encombrer de mots à moins que tu ne parles à des aveugles (...) dans cette entreprise tu serais surpassé de loin par l'œuvre du peintre. »* Sa pensée est graphique et toute observation peut et doit être objectivée par un dessin. Cette forme de va-et-vient réalise un enrichissement réciproque entre la pensée et le dessin.

C'est sa rigueur et cette nécessité ressentie de devoir représenter les choses au plus juste qui lui ont probablement permis de faire la première description de l'arcade palmaire superficielle, ainsi que des artères et des nerfs jusqu'à la pulpe. Regardez la beauté et l'exactitude de sa représentation de l'arcade palmaire superficielle ainsi que de ses branches de division… (fig. 17).

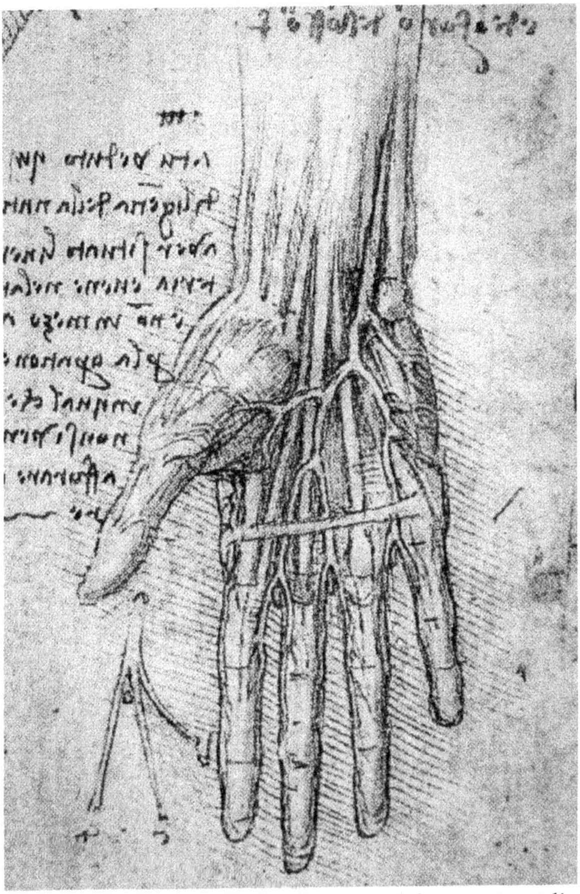

Fig. 17. Représentation de l'anatomie du plan vasculaire montrant l'arcade palmaire superficielle et ses branches de division (détail de la planche RL 19012v/Royal Collection Trust/© Her Majesty Queen Elizabeth II 2020).

À son époque, les dessins d'anatomie sont grossiers et les représentations donnent lieu à des mises en scène assez pathétiques avec une faible valeur didactique. De plus, les anatomistes faisaient appel à des artistes pour dessiner leurs dissections ce qui constitue une source importante d'erreurs. Nous serions bien incapables de comprendre l'anatomie des fléchisseurs sur les dessins du traité d'anatomie d'André Vésale sans les écrits associés. Léonard de Vinci n'a pas utilisé de mises en scène de ses représentations anatomiques : ses objectifs étaient l'exactitude et la valeur didactique de ses dessins. Sa démarche reposant sur une représentation graphique rigoureuse, le texte devient inutile. Enfin, point fondamental, Léonard était à la fois celui qui disséquait et celui qui représentait ses dissections ce qui limitait le risque d'erreurs. Ce risque est d'ailleurs toujours présent de nos jours du fait de la dissociation entre anatomiste et dessinateur.

Ainsi, et contrairement à ses contemporains, Léonard de Vinci a produit une iconographie rigoureuse dont l'objectif était essentiellement scientifique. Une des rares exceptions concerne un dessin montrant une main serrant une barre cylindrique qui combine une vision artistique et fonctionnelle de l'anatomie (planche RL 19011v). Cependant la position représentée n'est pas gratuite, purement esthétisante, comme l'ont fait ses contemporains, mais illustre parfaitement la fonction de préhension dans une attitude « physiologique ». Il s'agit bien sûr, de la part de Léonard, d'une interprétation, car il n'est pas possible avec un cadavre de reproduire la même position (fig. 18) sans attacher les doigts… ce que nous avons dû faire pour réaliser la photo du haut (les fils ayant ensuite été supprimés par un logiciel).

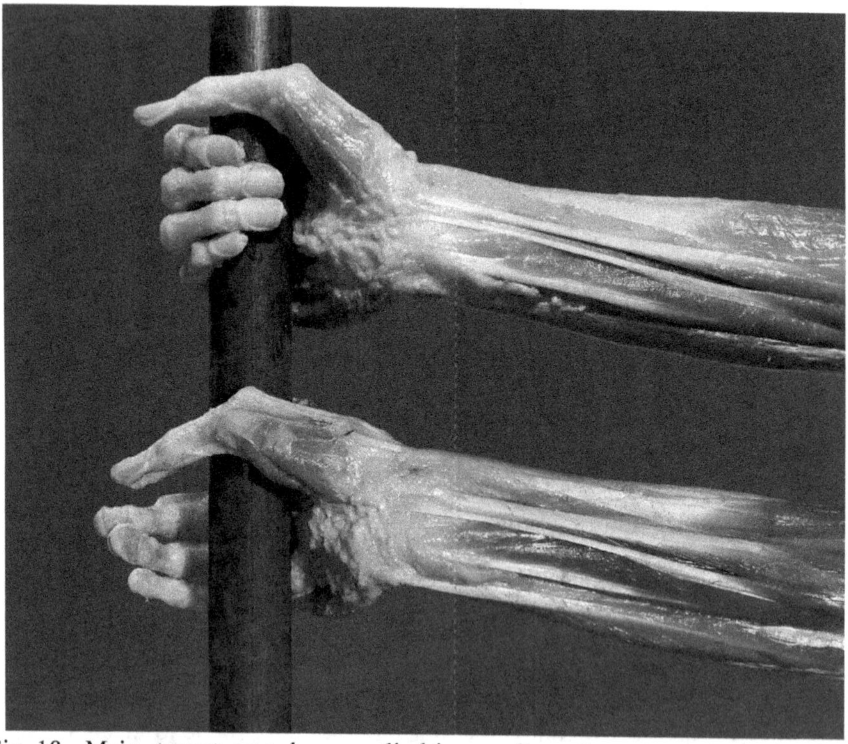

Fig. 18. Main tenant une barre cylindrique : dissection anatomique (position spontanée en bas, doigts attachés en haut) (© Dominique Le Nen et Jacky Laulan, Laboratoire d'anatomie de Tours, 2010).

En conclusion, pour utiliser une terminologie à la mode, je ne pense pas qu'on puisse dire de Léonard qu'il était vraiment un savant disruptif. En effet, nombre des machines qu'il a dessinées et de travaux qu'il a réalisés avaient déjà été pensés mais, par sa curiosité universelle, il a poussé ses recherches dans beaucoup de domaines avec rigueur et détermination, et est allé au-delà des connaissances de l'époque. Le *non finito* qu'il lui est souvent accolé est très réducteur car ce qu'il a réalisé est une œuvre en perpétuelle évolution à la recherche de la réalité des choses.

L'anatomie de la main est une parfaite illustration de son désir de comprendre le monde, de sa ténacité, de sa vision transdisciplinaire et de ses qualités d'artiste. Cela lui a permis de représenter des structures qu'il est le premier à avoir décrites et de laisser sur la main une œuvre anatomique hors du commun et toujours d'actualité 500 ans après. On ne peut que regretter que cette œuvre soit restée longtemps méconnue !

Pour finir, je vous propose cet aphorisme de Léonard qui montre bien l'importance qu'il accordait à la connaissance : *« L'acquisition d'une connaissance, quelle qu'elle soit, est toujours profitable à l'intellect, parce qu'elle lui permet de bannir l'inutile et de conserver le bon. Car on ne saurait rien aimer ou haïr qui ne soit d'abord connu. »* (*Codex Atlanticus* 226 v. b)

Bibliographie

Brioist P., *Les audaces de Léonard de Vinci*, Paris, Éd. Stock, 2019.

Laurenza D., *Léonard de Vinci, artiste et scientifique*, Paris, Belin, 2017.

Le Nen D., Laulan J., *La main de Léonard de Vinci*, Paris, Springer, 2010.

Le Nen D., *Léonard de Vinci, l'aventure anatomique*, Paris, Éd. EPA Hachette, 2019.

Valéry P., Préface. *Les Carnets de Léonard de Vinci*, Paris, Éd. Gallimard, 1942.

Léonard de Vinci et le corps combattant

Pascal Brioist

En présentant quelques-uns des dessins préparatoires de la bataille d'Anghiari, notamment les visages de Budapest et de nombreuses études, la *Tavola Doria* du Palazzo Vecchio et la scène de la « prise de l'étendard » copiée par un anonyme italien et reprise par Rubens, l'exposition du Louvre de 2019 a montré l'extraordinaire connaissance développée par Léonard sur le corps combattant[247]. Chez les historiens, à la suite des travaux pionniers de John Keegan, ce thème, conjoint à celui des violences de guerre et de ses seuils, connaît depuis plus d'une décennie un notable renouveau d'attention[248]. Parallèlement, le champ de l'étude des arts martiaux anciens (AMHE) a fait surgir des connaissances nouvelles sur les techniques de combat à la Renaissance, dépouillées des lieux communs sur l'escrime médiévale[249]. Une batterie de questions découle de ces recherches appliquées à Léonard de Vinci : Léonard était-il familier d'une culture du corps rendant le soldat capable aussi bien de parader que de combattre ? Que savait-il de la violence de guerre et de la capacité de ses contemporains à endurer la violence et à perpétrer des gestes violents sur des corps saccagés ? Comment a-t-il accepté de transcrire cela dans ses œuvres ?

Pour mener à bien cette enquête, on peut procéder en deux temps, tout d'abord en montrant la familiarité de Léonard avec certains maîtres d'armes

---

247 Vincent Delieuvin et Louis Frank, *Léonard de Vinci, Catalogue* officiel de l'*exposition Léonard de Vinci* au Musée du *Louvre* du 24 octobre 2019 au 24 février 2020, Hazan, Paris, 2019, p.240-257.

248 John Keegan, *The face of battle. A study of Agincourt, Waterloo and the Somme*, Penguin Unversity Press, 1976. Hervé Drévillon, *Batailles. Scènes de guerre de la table ronde aux tranchées*, Seuil, Paris, 2007 et du même auteur *L'Individu et la Guerre : du chevalier Bayard au soldat inconnu*, Paris, Éditions Belin, coll. « Histoire de France », 2013. Benjamin Deruelle, *Émotions en bataille, XVIe-XVIIIe siècle. Sentiments, sensibilités et communautés d'émotions de la première modernité*, Hermann, Paris, 2020. Pour une approche plus ethnographique du sujet, voir Jeanne Téboul, *Le corps combattant, la production du soldat*. Maison des Sciences de l'Homme, coll. « Ethnologie de la France », 2017.

249 Sydney Anglo, The *Martial Arts of Renaissance Europe*, Londres et New Haven, Yale University Press, 2000. Marco Bubboli et Luca Cesari, Filippo Vadi, Maestro d'Armi del XV secolo, L'arte cavalleresca del combattimento. Il Cerchio, Rimini, 2015. Fiore dei Liberi, *Flos Duellatorum - Manuale di Arte del Combattimento del XV secolo* di Fiore dei Liberi, a Cura di Marco Rubboli e Luca Cesari, Editore *Il Cerchio* collana *Gli Archi*, 2007. Claudio Lagomarsini, « Un manuale d'armi dinizio sec. XV : il Flos duellatorum di Fiore dei Liberi da Cividale », in *Studi di Filologia Italiana*, LXIX (2011), p. 257–91. Pietro *Monte's* Collectanea. The Arms, Armour and Fighting Techniques of a Fifteenth-Century Soldier. Translated by Jeffrey L. *Forgeng, Boydell and Brewer Press, 2018.*

du XVe siècle, puis en détaillant les techniques de combat apparents dans les dessins de Léonard.

Fréquentation par Léonard des maîtres d'escrime

Il n'est pas certain que Léonard ait connu la guerre de près pendant les trente premières années de son existence, même si on a pu faire l'hypothèse qu'il a assisté au siège de Colle Val d'Elsa par les troupes du Duc d'Urbino en 1480[250]. Il fut néanmoins impliqué dans la mise en scène de tournois et avait pu à plusieurs reprises admirer dès 1469 et jusqu'en 1475 les faits d'armes des spectacles de la cour des Médicis[251]. À Milan, certains éléments laissent penser qu'il eut l'occasion de fréquenter des maîtres d'armes. On sait en effet qu'il fut familier du peintre et architecte Donato di Angelo di Pascuccio dit « Bramante » dans les années 1490, or, ce dernier avait réalisé dans les mêmes années une série de fresques pour le palais de Gasparo Visconti représentant à côté d'Héraclite et Démocrite (Carlo Pedretti suggère que Léonard pourrait avoir été le modèle de l'Héraclite pleurant et Bramante celui de Démocrite), une série de portraits du guerrier parfait[252]. Chacune de ces figurations d'hommes divers en âge et en stature renverrait à un maître d'armes milanais du temps, chacun doté d'une arme différente : cuirasse, hallebarde, masse ou épée. Pietro Marani rapproche d'ailleurs certaines de ces armes de celles dessinées par Léonard dans le Ms Ashburnam de l'Institut de France[253]. Paolo Lomazzo, un auteur de traité de peinture des années 1580, identifie plus précisément encore ces experts en fait d'armes en les nommant : Pietro Suola l'ancien, Giorgio Moro da Ficino, et Beltramo Stuchis[254]. Ces maîtres, qui devaient s'illustrer dans la capitale lombarde par des compétitions publiques que l'on appelait « prix » sont parfois connus et l'on

---

[250] Carlo Vecce, « Le battaglie di Leonardo », *Lettura Vinciana, vol.* LI, Giunti, Florence, 2011, p.1 à 32.

[251] Paolo Ventrone, « la giostra classica del Giuliano di 1475 », in *Le temps revient : feste e spettacoli nella Firenze di Lorenzo il Magnifico*, Paola Ventrone, Stefano Peccatori (ed.) Comitato nazionale per Le celebrazioni del V Centenario della morte di Lorenzo il Magnifico, Silvana Editoriale, 1992, p. 189-205 et Carlo Vecce, *Léonard de Vinci*, Flammarion, rééd. 2019, p.55.

[252] Richard Schofield, "Gaspare Visconti, mecenate del Bramante", in: *Arte, committenza ed economia a Roma e nelle corti italiane del Rinascimento*, Torino 1995, p. 297–324.

[253] Pietro Marani, dans Françoise Viatte, Varena Forcione (eds.) : *Léonard de Vinci. Dessins et manuscrits*, Paris 2003, p. 144–146, cat. no.40

[254] Giovanni Paolo Lomazzo, *Trattato dell' arte della pittura, scultura ed architettura, Volume* 2, Milan, 1584, *"E nel maneggiar le armi con destrezza e fortezza insieme, sono stati principali Pietro Suola il vecchio, Giorgio Moro da Ficino, e Beltramo che fu ancora pittore, i quali tutti tre furono alla presenza sua ritratti armati da baroni da Bramante in Milano in casa dei Panigaroli a S. Bernardino. Ove il medesimo dipinse ancora il giuoco di natura, cioè Eraclito che piangeva, e Democrito che rideva, sopra una porta"*.

sait par exemple que Suola (le barbu de la fresque) entraînait Ludovic le More et qu'il lui fut fidèle jusque dans sa fuite vers la Suisse en 1499[255]. Un autre maître proche de Ludovic Sforza est indiqué par Lomazzo comme intime de Léonard de Vinci, il s'agit d'un certain Gentile Borri, pour lequel Léonard aurait rédigé un traité d'escrime aujourd'hui perdu[256]. Borri tenait une école d'armes à l'*« Osteria della Balla »*[257]. Cette génération d'escrimeurs, à laquelle appartenait aussi Filippo Vadi, maître d'armes du Duc d'Urbino vers 1480, avait été formée à l'école de Fiore dei Liberi, fameux maître d'armes du marquis ferrarais Niccolo d'Este au début du XVe siècle. Dei Liberi opérait dans son *Flos Duellatorum* la synthèse de l'art du combat germanique et des habitudes italiennes[258]. On peut donc, on y reviendra, se faire une idée de l'escrime de guerre pratiquée au temps de Léonard de Vinci. Cela est d'autant plus aisé que Léonard semble avoir été proche d'un *condottiere* qui laissa le premier traité d'escrime imprimé à Milan, un certain Pietro Monte[259]. En effet, le peintre-ingénieur se conseille à lui-même dans le Ms I à propos du lancer de javelots : *« Parle avec Pietro Monte de ces dards et de la façon de les lancer »*, mais mieux encore, Monte et Léonard semblent avoir partagé des intérêts communs pour les techniques militaires et la nomination des armes en latin[260]. De plus, Monte fut celui qui forma à la voltige et aux *ars*

[255] Marisa Dalai, Germano Mulazzani, "L'espace impossible de Bramante. Étude sur le cycle des Hommes d'armes », *Actes de la Recherche en Sciences Sociales*, Année 1978, 23, p.37-50

[256] "Ma ritornando ai professori delle armi, eccellente appresso ai nominati fu Gentile dei Borri, al quale Leonardo Vinci disegnò tutti gli uomini a cavallo, in qual modo potevano l'uno dall' altro difendersi con uno a piedi, ed ancora quelli che erano a piedi come si potevano l'uno e l'altro difendere ed offendere per cagione delle diverse armi. La qual'opera è stato veramente grandissimo danno che non sia stata data in luce per ornamento di questa stupendissima arte", Giovanni Paolo Lomazzo, *Trattato dell' arte della pittura, Op.cit.*, Voir à ce sujet Carlo. Pedretti, *Leonardo e io*, Mondadori ed., (Milano, 2008), p.458-460.

[257] Carlo Vecce, *Leonardo*, Roma 1998, p.156

[258] Fiore dei Liberi, *Flos Duellatorum - Manuale di Arte del Combattimento del XV secolo* di Fiore dei Liberi, a Cura di Marco Rubboli e Luca Cesari, Editore *Il Cerchio* collana *Gli Archi*, 2007.

[259] Sidney Anglo, "The man who taught Leonardo darts: Pietro Monte and his 'lost' fencing book", *The Antiquaries Journal,* 69, (1989): 261-278 et Marie Madeleine Fontaine, *Le Condottiere Pietro del Monte*, vol.6 de *Textes et Études*, Centre d'études franco-italiennes, Universités de Turin et de Savoie, eds. Slatkine (Genève 1991), 20.

[260] Pietro Monte, *Petri Montii Exercitiorum atque artis militaris collectanea in tris [sic] libros distincta*, impr. per J.A. Scinzenzeler, Milan, 1509. Livre II, chapitre xliiii. Traduction du passage en latin par Jean-Jacques et Pascal Brioist. La référence du lien entre Léonard et Monte se trouve sur le feuillet 120 du Ms I de l'Institut de France : *« Parle avec Pietro Monte de ces dards et de la façon de les lancer. »* Pascal Brioist, "Leonardo da Vinci à Milan et le Condottiere Pietro Monte", *CROMOHS*, Firenze University Press, 2014 et du même auteur, « Bombards and Noisy Bullets : Pietro Monte and Leonardo da Vinci's collaboration », in Constance Moffat et Sara Taglalagamba, *Illuminating Leonardo. A Festschrift for Carlo Pedretti Celebrating his 70 years old scholarship (1944-2014)*, Brill, Boston, 2016, p. 210-215

gladiatoria Galleazzo Sanseverino, le capitaine de cavalerie, gendre du More, qui fut le patron de Léonard dans les années 1490.

Comme le suggère la courte mention du Ms I, la fréquentation des maîtres d'armes de la cour de Milan amena Léonard à se familiariser avec la connaissance et la préparation du corps pour la guerre. Intellectuellement, son approche initiale repose sur la théorie des humeurs qu'enseignent les médecins galénistes et les théories physiognomoniques de l'Antiquité. Par exemple, lorsqu'il dessine à pointe métallique vers 1474-1476, l'étude de guerrier du British Museum, inspirée du marbre de Verrocchio représentant Publius Cornelius Scipion, la tête de lion en ronde-bosse de la cuirasse renvoie à la bosse du courage présente sur le nez du farouche soldat, indiquant que celui-ci est habité par l'humeur colérique et le courage du roi des animaux[261]. Au demeurant, Pietro Monte partage totalement cette vision des choses puisqu'il explique à son lecteur dans le *De Dignoscendis Hominibus* (l'art de bien choisir les hommes), et les *Collectanea*, que la théorie des humeurs permet de distinguer les qualités des sanguins, des flegmatiques, des colériques et des mélancoliques, et de décider de leurs qualités de combattants en fonction de leur taille et de leurs origines géographiques. Selon Monte, qui bon an mal an était à la tête d'une *condotta* de quelques centaines de mercenaires choisis par ces soins, ce savoir préliminaire permettait de rythmer de façon personnalisée l'entraînement de ses troupes.

De fait, Pietro Monte s'entraînait chaque jour à la palestre comme le prouvent les premiers chapitres de ses *Collectanea* où il conseille une pratique assidue de ce lieu, notamment dans l'apprentissage de la lutte, prolégomène à toute formation militaire sérieuse[262]. Que Léonard connaisse la lutte est apparent dans certains détails de la bataille d'Anghiari et dans une étude de combattants conservée à la Galerie de l'Académie de Venise (Inv.214).

Les exercices prévus par lui pour préparer le corps sont la lutte, le saut, le lancer de pierres, de barres, et la voltige, c'est-à-dire les mêmes que ceux déjà

---

[261] Figure du guerrier, profil à pointe métallique Londres N° 1895-9-15-474.
Laurenza, Domenico, "La fisonomia naturale di Leonardo : una traccia giovanile e alcuni sviluppi", *Academia Leonardi Vinci*, IX, 1996, p. 14-19 et M.Kwakkelstein, *Leonardo da Vinci as a physiognomist, Theory and Drawing Practice*, Leyde, Brill, 1994.

[262] Pietro Monte, *Exercitiorum atque artis militaris collectanea Op.cit.*, Livre I : Quante excellentie palestra sit inter alia exercitia cap ii Quo pacto ad palestram ingressuri :& ambulaturi sumus. Cap.iii De illo quod demum in palestra est observandum cap.iiii Utilio astutia in palestra cap v. Voir pour un commentaire sur le sujet : Pascal Brioist, « Leonardo da Vinci à Milan et le condottiere Pietro Monte. » Cromohs (Cyber Review of Modern Historiography), ISSN 1123-7023, 19/2014 © Firenze University Press, ainsi que du même auteur *Léonard de Vinci, homme de guerre*. Alma, Paris, 2013, p.97-99.

présents chez Boucicault au XIVe siècle. Le chapitre 45 des *Collectanea* détaille ainsi les techniques de lutte et les chapitres suivant le lancer la barre, la petite pierre, la grosse pierre, le javelot depuis le dos d'un cheval, la course et le saut. Le parallèle est frappant avec plusieurs passages du *Trattato di Pittura* de Léonard décrivant le corps en mouvement, par exemple le chapitre CCLX intitulé *« De ceux qui sautent »* ou encore, CCLXII *« ficher en tirant un fer en terre »* :

« La nature fait d'elle-mesme & enseigne que sans aucun raisonnement de celuy qui saute, que quantd il veut s'eslever, il faut qu'il hausse les bras et les espaules avec impétuosité, lesquels suivans cet effort se meuvent ensemble avec une grande partie du corps pour le souslever en haut, jusques à tant que leur impétuosité ait achevé de se consommer, laquelle impétuosité est accompagnée de la subite extension du corps qui s'estoit courbé et tendu... Pourquoi celuy qui veut tirer ou ficher en tirant un fer en terre hausse la jambe opposite courbée en arc. »

D'autres chapitres indiquent comment exécuter un coup :

« Lors que l'homme se dispose à donner un coup avec violence, il se plie et se destourne autant qu'il peut du costé contraire à celuy ou il a dessein de frapper ; & là il ramasse toute la force qu'il a laquelle il porte et descharge après sur la chose qu'il atteint par le mouvement du composé ; c'est à dire par exemple de son bras et du baston dont il est armé[263]. »

Il n'est peut-être pas hasardeux de formuler l'hypothèse selon laquelle Léonard a lui-même fréquenté la palestre où il a non seulement pu lancer le javelot, mais encore croquer les soldats en mouvement. Il n'est jusqu'au régime alimentaire que conseillait Léonard de Vinci (plagiat évident du *Regimen Sanitatis* d'Arnaud de Villeneuve, 1487) qui ne soit proche des idées de Pietro Monte conseillant la sobriété et la tempérance alimentaire pour maîtriser notamment la course, le saut et même la lutte. Plusieurs études tardives de Léonard (vers 1503-1504) suggèrent sa fascination pour les corps herculéens[264]. Certes, les représentations d'Hercule n'étaient pas rares en son temps et Pollaiolo vers 1475 à Florence avait peint Hercule et l'Hydre ou Hercule et Antée, œuvres connues de l'apprenti de Verrocchio, mais plus tard, ce dernier peut également s'être inspiré de soldats à l'entraînement[265]. Pietro

---

263 Léonard de Vinci, *Traité de la peinture*, Paris, Imprimerie Jacques Langlois, 1651, p. 77.

264 Nu vu de dos, Windsor Castle, RL12596, Études pour la bataille d'Anghiari, pierre noire, plume et encre brune, Turin, Biblioteca Reale, inv.15577

265 Domenico Laurenza, « La Figura erculea tra physiognomica e anatomia : Leonardo all'epoca della "Battaglia di Anghiari" e alcuni sviluppi nel XVI sec. (C.Estienne, G.Tory) », in Pietro C. Marani, Françoise Viatte e Varena Forcione (a cura di), *L'opera graphica e la*

Monte lui-même, dans le *De Dignoscendis Hominibus,* nous rapporte qu'à Rome il avait eu le loisir de comparer les proportions de son corps avec celles de l'Hercule capitolin en bronze de la collection pontificale et qu'il les avait trouvés fort semblables... L'approche du corps combattant commence donc à la palestre, mais qu'en est-il de la familiarité de Léonard avec les techniques corporelles de combat ?

Techniques de combat

On le sait, vers 1483, Léonard eut quelques difficultés à se faire accepter comme ingénieur militaire malgré sa lettre de présentation à Ludovic le More. Ses dessins de machines fantastiques et ses prétentions à connaître la guerre échouèrent à convaincre des Milanais eux-mêmes experts et alors impliqués dans la guerre de Ferrare. Pourtant, à peine sept ans plus tard, Galleazzo Sanseverino à l'occasion de son mariage avec Bianca Sforza, fait appel à lui pour mettre en scène un défilé-mascarade (corteo) ainsi qu'un tournoi des hommes sauvages, et pour réaliser une armure héroïque. Le chancelier ducal décrit le résultat de la collaboration entre Léonard et les armuriers milanais pour présenter le corps guerrier magnifié de son patron :

« Galeas, aîné de sa famille et gendre de Ludovic, avec sa cour d'hommes jamais vus depuis, attirait sur lui tous les regards. En premier apparaissait un destrier prodigieux couvert d'écailles d'or que le peintre avait décoré d'yeux de paon, aux milieux desquels juste là où la queue du paon s'ouvrait, pointaient des crins raides et hirsutes comme ceux que l'on voit dans les plus horribles bêtes. La tête du destrier était blonde, comme si elle était couverte d'or, mais plutôt menaçante, et ses cornes recourbées scintillaient grandement. L'ornement de la selle, du poitrail et des bras du cavalier étaient également couverts d'écailles d'or semées d'yeux de paon et sur le chef il portait un serpent ailé (un dragon) qui, de sa queue et de ses pattes enveloppait le dos de la monture. Sur son écu, en effigie dorée, resplendissait une image barbue [...] Sur le heaume, il y a une demi balle, image de notre hémisphère, en forme de monde, sur laquelle se trouve un paon dont la queue, détachée, qui rejoint la croupe du destrier, richement ornée. Chaque ornement du cavalier, est fait de plumes de paon sur champ d'or pour renvoyer à la beauté qui résulte de la grâce émanant de celui qui sert bien [son prince][266]. »

---

fortuna critica di Leonardo da Vinci, Atti del Convegno di Parigi (17-17 maggio 2003), Milano-Firenze, Ente Raccolta Vinciana-Giunti, 2006, p.119-134.

266 *Codex Arundel*, fol. 250^{ar} ; Arasse, p. 235.

Défiler n'est cependant pas combattre et la question se pose de savoir si Léonard avait acquis quelques compétences en arts martiaux. On sait qu'il portait l'épée puisque certains inventaires mentionnent son baudrier, et qu'il dessina maintes armes blanches (dont une garde d'épée dans le Ms L), mais pour autant, que savait-il du maniement des armes ? Il faut, pour mener l'enquête, en revenir aux manuscrits et aux quelques dessins épars.

Commençons par les techniques des soldats à pied. Sur le maniement de l'épée, Léonard ne dit presque rien et quand il parle de porter des coups dans le traité de peinture, ce sont des coups de bâton. Néanmoins, un des dessins préparatoires de la bataille d'Anghiari montre un homme en mouvement en train de porter un coup d'épée depuis la garde de la dame (ou garde du toit) décrite par Fiore dei Liberi, une position sans doute fort commune à l'époque pour frapper avec une force maximale. D'autres dessins conservés à Venise montrent d'autres postures correspondant à la garde de la fenêtre (impliquant une torsion du buste) ou à la dent de sanglier[267]. Certains cavaliers des études pour Anghiari administrent également des coups d'épée, repris dans le détail de la prise de l'étendard une fois achevée. Léonard démontre ici une connaissance fine des mouvements indiquant les bras croisés, les torsions et les mouvements de jambe, utilisant même parfois la technique du *componimento inculto* pour suggérer des enchaînements de mouvements. Il est probable ici que les études du traité du mouvement aujourd'hui égaré, mais recopié fin XVIe dans le Codex Huyghens par Carlo Urbino, ont permis à Léonard d'élaborer une vision du mouvement humain séquencé, décomposé selon les divers degrés de liberté permis par les articulations. Au milieu du XVIe siècle, Camillo Agrippa, un ingénieur maître d'armes, engagea précisément Carlo Urbino pour dessiner les figures de son *Trattato di Scientia d'Arme*, et décomposa les mouvements de l'escrimeur dans le cercle en prenant en compte chaque articulation. Le lien entre Léonard de Vinci et l'escrime devint alors explicite[268].

On sait, grâce à Lomazzo, que Léonard consacra un traité entier aux armes longues de type pique ou hallebarde et à la façon dont un fantassin pouvait tenir tête, grâce à elles, à la furie d'un chevalier en armes le chargeant à la lance[269]. L'ouvrage, dédié à Gentile Borri, a disparu, mais il y a tout lieu de

---

267 Études pour la bataille d'Anghiari, pierre noire, plume et encre brune, Venise, Galleria dell'Accademia, Gabinetto dei Disegni e stampe, inv.215

268 Camillo Agrippa, *Trattato Di Scientia d'Arme, con un Dialogo di Filosofia*, Roma, 1553. Voir Pascal Brioist, Hervé Drévillon, *Croiser le fer*, Champvallon, 2002 et Carlo Pedretti, *Leonardo e io*, Mondadori éd. (Milano, 2008), p.458-460.

269 Giovann Paolo Lomazzo *Op.cit.*, 1585: "Leonardo da Vinci disegnò tutti gl'uomini a cavallo, in qual modo potevano l'uno dall'altro difendersi con uno a piedi, e ancora quelli

penser qu'un feuillet actuellement conservé à l'Académie de Venise en est tiré[270]. On y voit un homme de pied, armé d'une pique fourchue protégée d'un bouclier conique, tenir tête à un lancier debout sur ses étriers, mais si l'on regarde plus attentivement qu'est esquissée toute une haie de gendarmes chargeants et que le piéton est l'un des éléments d'un bataillon de piquiers seulement esquissés derrière lui.

Dans le Ms B, Léonard présente également la « *façon dont les Allemands mêlent et tressent leur formation, en se serrant ensemble, et entrecroisent leurs piques contre l'ennemi, ils se courbent mettant une des extrémités de l'arme à terre, tenant le reste en main* (Ms B f.61r) ». Il se trouve que Pietro Monte offre une réflexion similaire dans les *Collectanea*, lorsqu'il écrit : « *Quand les Allemands veulent barrer le passage [des hommes d'armes] ou les rencontrer, ils dirigent contre eux leurs piques en masse compacte et puissante, en façon de croix de saint André ; ainsi les chevaux ne peuvent pénétrer au milieu des fantassins allemands sans subir de très grands dommages.* »[271] Ceci n'est peut-être pas un hasard, car Monte s'intéressait comme Léonard aux règles du combat des fantassins contre les chevaliers, il leur dévoue d'ailleurs un chapitre entier intitulé « *Comment combattre un cavalier lorsque l'on est à pied.* »[272] Plus tard, dans les études pour la bataille

---

ch'erano a piedi come si potevano l'uno e l'altro difendere e offendere per cagione delle diverse armi. La qual opera è stato veramente grandissimo danno che non sia stata data in luce per ornamento di questa stupendissima arte". Sur ce passage, voir Marco Versiero, "Risistere alla furia de' cavagli e degli omini d'arme" : A lost book for a "condottiere" by Leonardo da Vinci. Marco Versiero, in *Books for Captains and Captains in Books Shaping the Perfect Military Commander in Early Modern Europe*, édité par Marco Faini etMaria Elena SeveriniHarrassowitz Verlag. Wiesbaden 2016, in Kommission Elektronischer Sonderdruck aus Wolfenbütteler Abhandlungen, 2016 HAL Id: halshs-01380927https://halshs.archives-ouvertes.fr/halshs-01380927 Soumis à publication le 17 oct. 2016.

[270] 1483-86, plume et encre, 16 x 15,2 cm, Venise, Gallerie dell'Accademia, Gabinetto Disegni e Stampe, inv. 235 r : Questo istrumento è molto al proposito della fanteria chontro a li omini d'arme. Anchora, quando que' de le lance lunghe avessino soffioni sulle punte delle lance darebbon grande spavento a' chavalli, onde li omini d'arme facilmente si rompereno ; e questo si è il più util modo ch'e' fanti a pié posino usare a risistere alla furia de' cavagli e degli omini d'arme.

[271] Cf. *Collectanea*, Art Militaire, chapitre 14 : L'ordre que l'on doit tenir contre les Allemands, texte traduit par Marie Madeleine Fontaine dans Le condottiere Pietro del Monte et la physiognomonie des soldats engagés dans les guerres d'Italie, in Passer les Monts, *Français en Italie — l'Italie en France, 1494-1495,* actes du Xe colloque de la Société française d'étude du XVIe siècle (29 novembre-2 décembre 1995), éd. par Jean Balsamo Champion, Paris, 1998, p.109

[272] Pietro Monte, *Petri Montii Exercitiorum atque artis militaris collectanea in tris [sic] libros distincta*, impr. per J.A. Scinzenzeler, Milan, 1509. Livre II, chapitre xliiii. ***Et lorsqu'il arrive à notre hauteur, il faut à toute vitesse reprendre notre pique à deux mains pour dévier le coup sur le côté avec notre arme avec une plus grande force. Il ne faut pas essayer de viser au-delà de la position que nous tenions précédemment et lorsque l'ennemi arrive, il faut le frapper, lui***

d'Anghiari, le peintre esquisse parfois des piquiers en position de combat exécutant un étrange *contrapposto* afin de tenir en respect leur adversaire à cheval, peut-être est-ce une réminiscence du traité offert quelques années plus tôt à Borri[273]. Un autre dessin du British Museum met en scène un piquier, la jambe droite en extension qui se couche dans l'axe de son arme plantée au sol, les pieds bien campés pour résister au choc de la charge et la tête tournée vers le bas de profil pour offrir uniquement le haut du casque à l'assaillant[274].

Des archers et des escopettiers, Léonard montre rarement le corps, et le dessin conservé à l'École Supérieure des Beaux-Arts est de ce point de vue une exception, mais fournit surtout au dessinateur qui démontre ici l'idée que l'on peut combiner armes offensives et boucliers (sans se préoccuper d'ailleurs du fait que le poids des rondaches risque d'altérer la précision des tireurs), est de représenter de splendides *contrapposto.*

En réalité, c'est surtout aux combats de cavalerie que Léonard s'intéresse, car c'est l'œuvre des nobles et non de la piétaille. Dès *l'adoration des mages*, il avait mis en scène un affrontement équestre renvoyant à l'idée qu'avant leur voyage initiatique à Bethléem, les Rois auraient été des ennemis jurés ne pensant qu'à en découdre entre eux[275].

La cavalerie lourde utilisant la lance est rarement mise en avant chez Léonard, mais un dessin du British Museum fait bien comprendre en montrant un cheval au galop dont le cavalier est couché sur la crinière et sur la lance, que le système d'arme dont il est question (cheval plus cavalier plus lance) est en réalité un projectile lourd fondant à grande vitesse sur l'ennemi et profitant de son poids et de son *impetus* pour enfoncer toute ligne de défense qui s'opposerait à lui (le terme d'inertie est évidemment encore anachronique)[276]. Les autres cavaliers crayonnés sur les études de la bataille d'Anghiari sont soit armés d'épées, soit de javelots dont ils percent leurs ennemis à terre (Accademia, inv 215 r ou British Museum inv.1854-0513, 17 r). Cette technique fait plutôt penser à la cavalerie légère montée à la genette, à la mode espagnole, dont Pietro Monte s'était fait l'ardent défenseur.

---

ou son cheval, enfin il faut nous souvenir toujours de dévier son arme quelle que soit sa façon d'arriver sur nous.

273 Étude pour la bataille d'Anghiari, Venise, Galerie de l'Accademia, Gabinetto dei disegni e stampe, inv.216.

274 Un piquier se fendant, ca.1503-1505, craie noire, Londres, British Museum, inv 1854,0513 .17 v.

275 Frank Zöllner, *Léonard de Vinci*, Taschen, Paris, 2007, p.58.

276 J'ai compté trois représentations de lanciers, l'une dans le dessin de Venise des cavaliers contre les fantassins, l'autre dans un dessin de Windsor Castle RL 12340r et le dernier, dont il est question ici sur une feuille du British Museum (inv 1854-5-13-17).

Au demeurant, Léonard représente à plusieurs reprises ce genre de monte qui lui était peut-être familier depuis les démonstrations équestres milanaises auxquelles il avait dû assister (Ms K fol.14v, Windsor, RL.). Léonard s'intéresse aussi beaucoup aux arbalétriers et escopettiers montés ce qui n'est guère étonnant étant donnée la familiarité qu'il entretenait avec le capitaine Gallerani qui commandait à Milan leur formation. Non seulement il dessine l'un d'entre eux avec une arme améliorée, à ressort, qu'il a inventée (Ms B, fol.. 46 v), mais il décrit même un escadron d'entre eux exécutant une manœuvre de caracole pour organiser un feu roulant[277].

Je ne parlerai pas ici des combats entre chevaux et des techniques de voltige qu'ils présupposent, mais là encore, il est évident qu'à Milan, Léonard qui appartenait au cercle de Pietro Monte et de Galeazzo Sanseverino a dû assister à d'impressionnantes démonstrations de manœuvres équestres et il suffit de lire les *Collectanea* pour comprendre que la Lombardie des Sforza était devenue le lieu qu'il fallait absolument fréquenter pour apprendre les figures les plus périlleuses de voltige[278].

Pour conclure, il faut revenir à la bataille d'Anghiari[279]. Léonard y a montré mieux que quiconque comment le corps des hommes est transformé par la guerre parce qu'il est habité par des passions dévorantes : la colère, la haine, la peur et la plus grande dépression, mais aussi le courage, la

---

277 Ordre de bataille d'arbalétriers montés, en champ découvert : m n sont des arbalétriers qui se tournent à gauche et reculent tout en chargeant, r t représentent ceux qui vont de l'avant avec les arbalètes chargées et ces quatre files sont prévues pour une seule route ; a b figurent quatre files d'arbalétriers s'en retournant avec leurs armes déchargées, pour les recharger ; c d, ceux qui marchent sur l'ennemi, arbalètes chargées ; et cette disposition de huit lignes s'emploie en champ découvert. Fais-en sorte que ceux qui ont déchargé leur arme reviennent par le milieu ; ainsi, au cas où l'ennemi les tournerait, les arbalétriers chargés qui se tiennent sur les flancs pourront lui causer plus grande terreur. Ordre des escopettiers montés : Prends soin qu'ils soient pourvus d'une ample provision de canons faits de papier fin, simplement plié, rempli de la poudre qui contiendra la balle, pour qu'ils n'aient plus qu'à la placer à l'intérieur et faire feu. Ainsi prêts à l'action, ils n'ont pas besoin de revenir en arrière comme les arbalétriers lorsqu'ils se préparent à charger. [ca. 1487-1489] B. 46 v.

278 La feuille d'études sur des cavaliers combattant des dragons (Windsor, RL 12331r) est un parfait exemple de la compréhension qu'avait Léonard d'une voltige qui utilisait au combat les antérieures des chevaux comme armes offensives. On le voit également dans l'étude d'un combat entre des cavaliers et des soldats d'infanterie représenté à la sanguine vers 1511, Windsor, RL 12332r.

279 Entre autres titres, on consultera avec profit : Frank Zöllner, La "Battaglia di Anghiari" di Leonardo da Vinci, tra mitologia e politica (Lettura Vinciana XXXVII, 18 avril 1997), Firenze, Giunti, 1998. Carlo Pedretti (a cura di), La Mente di Leonardo. Al tempo della "Battaglia di Anghiari", catalogo della mostra, Firenze, Giunti, 2006, p.97-105. Carlo Vecce, « Le battaglie di Leonardo », Lettura Vinciana, vol. LI, Giunti, Florence, 2011, p.1 à 32. Pietro Cesare Marani, "La Tavola Doria dalla Battaglia d'Anghiari di Leonardo : un riesame", in Raccolta Vinciana 35 (2013), p.69–85.

détermination et l'héroïsme. Le traité de peinture offre une source unique pour comprendre l'objectif de Léonard dans l'art de représenter une bataille[280]. La bibliographie sur le sujet est abondante et il n'est question ici que de résumer les principaux résultats des études antérieures. Tout d'abord, Léonard a exploré l'expression de la terreur. Le corps exprime en effet par toutes sortes de signes, son angoisse :

« Fais les vaincus pâles et défaits, les sourcils hauts et froncés, avec la peau au-dessus sillonnée de rides douloureuses. Des rides allant des narines à la naissance de l'œil arqueront les côtés du nez ; montre la dilatation des narines, cause de ces plis, les lèvres arquées, découvrant la mâchoire supérieure, les dents écartées à la façon de qui hurle des lamentations. L'une des mains fera bouclier aux yeux terrifiés, la paume tournée vers l'ennemi ; … Les mourants grinceront des dents, les prunelles révulsées, labourant leur corps du poing, et les jambes… des hommes en déroute crieront, la bouche béante… »

Il s'agit aussi pour l'artiste de mettre en scène la rage et la détermination en action :

« Tu pourras figurer un combattant désarmé et terrassé qui, tourné vers son adversaire, le mord et le griffe, par vengeance féroce et cruelle ; on verra aussi un cheval sans cavalier, galoper dans les rangs ennemis, crinière au vent, et causant grand dommage avec ses sabots. Ou encore quelque estropié tombé à terre, se couvrir de son bouclier, et l'adversaire penché sur lui porter le coup fatal. »

Sur la *Tavola Doria* et la copie de Rubens au Musée du Louvre (inv 20271), on aperçoit deux combattants au sol, sous les pattes des chevaux, dont l'un, grimaçant, agrippe les cheveux de l'autre et s'apprête à le poignarder. La scène n'est pas sans rappeler le dessin préparatoire aux combattants s'affrontant à la lutte dont il a été question plus haut[281]. Au-dessus d'eux, le visage du capitaine en armure qui s'empare de l'étendard est envoûté par la haine qu'il porte à ses assaillants cependant que le porte-étendard a les yeux plissés par la peur et la bouche crispée de rage.

Les visages du musée de Budapest déclinent d'autres sentiments encore : une sanguine montre ainsi un jeune soldat dont le casque n'a pas été représenté (un sergent peut-être ?) criant un ordre, l'œil aux aguets, tendu vers

---

[280] Manière de figurer une bataille [ca. 1492] Ms. 2038 Bib. nat. 31 r. et 30 v.
[281] Galleria dell'Accademia, Inv.214.

l'action[282]. Une autre sanguine dépeint un fantassin casqué portant sur l'épaule une sorte de hache de guerre, lui aussi poussant un cri farouche[283]. Un autre homme grince des dents et ses yeux brulent de haine[284]. Un homme plus âgé plisse son front et invective ses ennemis à moins qu'il n'invite ses hommes à le rejoindre au cœur de la mêlée[285]. Tous ces personnages étaient destinés à insérer dans le tableau un chaos sonore dédoublant celui de la poussière et des gestes violents. Daniel Arasse avait montré en son temps qu'une ultime confusion semblait dans la fresque mêler le registre de l'animalité terrestre et aquatique dans la figure curieusement coiffée d'un coquillage du porte-étendard.

Les chevaux eux-mêmes se transforment en bêtes monstrueuses. Le cavalier à la bannière se trouve ainsi centaurisé mais plus effrayant encore, dans le dessin retouché par Rubens, les têtes des deux autres chevaux, par un jeu de perspective, forment une tête unique d'animal diabolique aux yeux fous[286]. Ce processus d'ensauvagement des montures est assez congruent avec un dessin préparatoire de Léonard où le cheval écumant se transforme en lion qui lui-même, par glissement, devient à son tour un guerrier hurlant[287]. La guerre est *pazzia bestialissima*, écrit-il.

Si dans son traité de peinture, Léonard recommande de représenter le sang qui coule dans la boue et sur lequel glissent les combattants, en revanche, il représente assez peu les morts ou même les corps estropiés par les armes blanches, il faut remonter très loin, aux années 1480, pour que l'on voie dans ses dessins des membres découpés, et c'est dans la représentation du char à faux de Turin conservé à la bibliothèque royale. Le corps meurtri reste encore tabou.

---

[282] Budapest, Szepmüveszeti Museum, inv.1774r.
[283] Budapest, Szepmüveszeti Museum, inv.1174v.
[284] Venise Galeria dell'Accademia, pierre noire.
[285] Étude de deux soldats, 1503-1504, Pierre noire et sanguine sur pointe de métal Budapest, Szepmüveszeti Museum, inv.1175r.
[286] Sur le fantasme de centaurisation, très caractéristique de la Renaissance, voir Daniel Roche, *Histoire de la culture équestre XVIe-XIXe siècle : connaissance et passion*, t. 3, Paris : Fayard, 2015, p. 262.
[287] Étude de chevaux, vers 1503-1504, Pierre noire et sanguine, Windsor Castle, RL, 12326 r.

Léonard de Vinci, une invention du XIXe siècle

Philippe Comar

Illusion ou réalité, Léonard de Vinci apparaît aujourd'hui comme la personnalité la plus emblématique de la Renaissance. Il semble à lui seul l'incarner tout entière, cristallisant la figure de l'artiste accompli, mais également celle du savant ayant excellé dans tous les domaines — architecture, mathématique, optique, perspective, mécanique, anatomie, histoire naturelle. Aucun champ de la connaissance ne semble lui avoir échappé. Or, paradoxalement, Léonard est loin de représenter l'art et la science de son temps. Non seulement, il est considéré à l'époque comme un artiste secondaire (quoique remarqué), mais ses recherches, tant dans le domaine pratique que théorique, demeureront pour l'essentiel inconnues jusqu'à une période récente. Son *Traité de la peinture* et les milliers de pages de ses carnets n'auront aucune influence sur ses contemporains, car Léonard méconnaît deux inventions majeures de son époque : l'imprimerie et la gravure. Il ne publie aucun ouvrage et ses dessins resteront dans ses cartons. Par ailleurs, ses notes, retrouvées après sa mort, difficilement déchiffrables, car écrites à l'envers, resteront lettre morte.

Jusqu'au milieu du XIXe siècle, le grand peintre de la Renaissance, celui qui est encore constamment loué par Ingres et son école, et qui demeure la référence absolue en matière de peinture dans les académies, c'est Raphaël. Il faut attendre l'apparition des préraphaélites en Angleterre, puis celle des impressionnistes en France, pour voir détrôner le peintre des salles de réception du Vatican. Et si, aujourd'hui, *La Joconde* est le tableau le plus célèbre du monde, son extraordinaire notoriété est en grande partie due au fait d'avoir été volée au Musée du Louvre en 1911. Du jour au lendemain, elle devient célèbre. Les Parisiens défilent devant le mur vide pour voir la trace de sa disparition. Reproduite, détournée, caricaturée *ad nauseam*, elle devient le symbole même de l'œuvre d'art. Et nombreux sont les artistes qui, par dérision ou admiration, l'intégreront dans leurs œuvres (Malevitch, Duchamp, Léger, Dalí, Magritte, Dubuffet, Warhol, Rauschenberg, Christo, Basquiat, Banksy, Koons, etc.).

Quant à l'œuvre scientifique de Léonard, elle demeure longtemps inconnue. Ainsi, ses dessins anatomiques, pour l'essentiel conservés à la bibliothèque royale du château de Windsor, sont restés confidentiels, si l'on excepte les quelques vignettes reproduites dans son *Traité de la peinture* publié en 1651 par Raphaël du Fresne, vignettes réalisées d'après des esquisses attribuées à Nicolas Poussin, retouchées par Charles Errard et gravées par un inconnu. Autant dire qu'il ne reste pas grand-chose de la virtuosité du maître toscan. En 1784, le grand anatomiste anglais William

Hunter, qui a le privilège de consulter les dessins anatomiques conservés à Windsor, témoigne de sa surprise face à l'ampleur de cette œuvre encore ignorée :

« Je m'attendais à trouver dans ses dessins tout au plus les indications anatomiques qui sont indispensables à un peintre pour la pratique de son art. Mais, à mon grand étonnement, j'ai constaté que Léonard avait étudié l'anatomie dans son ensemble et avec une grande profondeur[288]. »

Hunter envisage une édition, mais meurt avant de mettre son projet à exécution. À la toute fin du XVIIIe siècle, quelques gravures maladroites, réalisées « d'après » des dessins de Léonard, sont publiées par John Chamberlaine, sous le titre *Imitations of the Original Designs by Leonardo da Vinci*[289]. Il faut attendre la fin du XIXe siècle pour voir ce corpus anatomique publié pour la première fois (et même pas de manière exhaustive) par Théodore Sabachnikoff et Mathias Duval[290].

Aujourd'hui, ces dessins sont devenus emblématiques de la culture scientifique de la Renaissance. Pourtant, tout exceptionnels qu'ils sont, ces dessins ne sont pas vraiment représentatifs du savoir anatomique de l'époque, encore fortement marqué par les théories de Galien et surtout par les conceptions astrologiques du monde médiéval. La précision et l'ampleur des notations de Léonard et surtout son approche n'ont pas d'équivalent parmi les anatomistes de son temps. Léonard est un excellent observateur, doublé d'un extraordinaire dessinateur, mais il est aussi doué d'une curiosité qui le pousse à ne pas se limiter à la seule description, mais à rendre compte du fonctionnement du corps humain. L'alliance de ces qualités fait de lui un anatomiste et un physiologiste hors pair. Non seulement il décrit avec précision les organes, en inventant un ensemble de procédés qui, aujourd'hui encore, continue de faire la pertinence des illustrations anatomiques (plans de référence, coupes sagittale, frontale et transversale, multiplication des points de vue autour d'un même organe, distinction des couches superficielle et profonde, représentation par superposition et transparence), mais surtout il cherche à traduire graphiquement la fonction. Léonard ne dessine pas ce qu'il

---

288 William Hunter, *Two introductory letters*, London, 1784, cité par Mathias Duval & Édouard Cuyer, *Histoire de l'anatomie plastique, les maîtres, les livres et les écorchés*, Paris, Alcide Picard & Kaan Éditeur, 1898, p. 58-59.

289 John Chamberlaine, *Imitations of the Original Designs by Leonardo da Vinci, consisting of various drawings of single figures, heads, compositions, horses, and other animals; optics, perspective, gunnery, hydraulics, mechanics; and in particular of very accurate delineations, with a most spirited pen, of a variety of anatomical subjects*, London, Printed by W. Bulmer and Co., and sold by G. Nicol, etc., 1796.

290 Une de leurs premières publications : Leonardo da Vinci, Theodor Sabachnikoff, Mathias Duval, Giovanni Piumati, *I manoscritti di Leonardo da Vinci della reale biblioteca di Windsor.[1], Dell'anatomia. Fogli A*, Paris, E. Rouveyre, 1898.

voit, mais ce qu'il comprend. Ses planches montrant sous différents angles la musculature du membre supérieur, chefs-d'œuvre de précision et de didactisme, rendent compte de l'anatomie du vivant en suggérant le tonus et la fonction musculaires. En cela, elles sont bien supérieures aux célèbres planches d'André Vésale, qui, un demi-siècle plus tard, ne reflètent que l'anatomie du cadavre. On notera que parmi les quelque 230 planches qui consignent les dessins anatomiques de Léonard, aucune ne montre une scène de dissection. Toutes figurent le corps écorché dans une attitude vivante. Léonard ne dessine pas d'après le cadavre, mais d'après ce qu'il en a compris. En somme, il dissèque d'abord, dessine ensuite. La mise en image du corps est moins le constat d'une autopsie que le fruit d'une analyse. De plus, certains de ses dessins montrent une approche dynamique du corps humain en décomposant un mouvement en une séquence de plusieurs figures. Dans le domaine de l'imagerie du vivant, Léonard semble moins le contemporain des anatomistes de son siècle que du physiologiste Étienne-Jules Marey, père de la chronophotographie.

Mais, surtout, l'intérêt que nous portons aux dessins techniques et scientifiques de Léonard est étroitement lié au fait que la plupart de ses inventions, et dans les domaines les plus divers (char d'assaut, parachute, hélicoptère, machines volantes, sous-marin, ski nautique, etc.) se sont vues réaliser à partir de la fin du XIXe siècle. En somme, Léonard, qui paraît avoir anticipé notre ère technologique, incarne l'image du chercheur, de l'inventeur moderne, habité par l'idéologie du progrès. Aucune époque plus que la nôtre ne pouvait se reconnaître en lui.

Enfin, l'inachèvement de ses peintures (il finissait rarement ses tableaux) et celui de ses projets scientifiques, presque tous restés à l'état d'ébauche, font de Léonard une icône du *work in progress* — autre idole de notre modernité. Une part de la fascination exercée par ses carnets est liée à ce foisonnement de l'écriture et du dessin, qui se développe et se ramifie sans cesse, ouvre sur des connaissances toujours plus vastes. Léonard est continûment en quête de ce qu'il ne comprend pas. On sait qu'il attachait une grande importance à la perspective aérienne — le fameux *sfumato* (« enfumé ») qui, pour rendre compte de l'imprécision des formes dans le lointain, dissout la perspective linéaire dans le flou atmosphérique. À la différence de ses contemporains, Léonard a constamment le regard tendu vers ce qu'il ne parvient pas à capter. D'un côté, il fait preuve de la plus haute exigence pour cerner avec précision les nervures d'une feuille ou les boucles d'une chevelure ; de l'autre, il a cette appétence pour tout ce qui lui échappe, d'où son intérêt récurrent pour les fluides, le brouillard, les tourbillons de fumée, les nuages, les « corps sans surface ».

C'est cette curiosité pour tout ce qui est insaisissable qui aujourd'hui nous fascine et nous émeut dans son œuvre, et qui fait de lui une figure du savant insatiable, mais aussi du savant conscient des limites de l'esprit humain, laissant poindre dans ses carnets son inquiétude existentielle face à l'impossibilité de saisir le monde dans toute sa complexité.

Léonard de Vinci : inventions et innovations... en anatomie

Dominique Le Nen

À la fois artiste et scientifique, Léonard de Vinci (1452 – 1519), *uomo universale*, va loin dans l'étude et la représentation du corps humain. Contrairement à ses contemporains, qui ne cherchent sous la peau qu'à parfaire leur art, il saisit le scalpel, dissèque tel un anatomiste à l'aide d'instruments de chirurgie, avec patience, méthode, refoulant le dégoût qui a empêché par exemple Michel-Ange de poursuivre un tel exercice. Il observe et, strate par strate, retranscrit dans ses carnets le fruit de ses découvertes, noircit de très nombreux feuillets de sa célèbre écriture inversée en langue vernaculaire, au fil des dissections, parfois de mémoire.

Léonard a tout étudié sur le corps humain, et bien qu'imprégné des connaissances anatomiques des Anciens, comme tout Homme de son temps, en particulier de l'emprise du galénisme qui a pris pour référentiel l'animal, il est aussi l'un des premiers à s'affranchir des erreurs du passé en utilisant l'observation directe et l'expérimentation.

L'impressionnant corpus anatomique de Léonard de Vinci se compose de plus de deux cents planches à contenu souvent hétérogène, mêlant notations et dessins, dessins et croquis, structures animales et humaines, organes et mécanismes divers ou éléments d'architecture. Ces planches sont depuis 1690 la propriété de la Royal Library de Windsor et aujourd'hui de Sa Majesté la reine Élisabeth II.

Hormis ses travaux sur les viscères, le cerveau et le crâne, sa vision du corps est celle de l'ingénieur, qui considère l'Homme comme une structure mécanique dont chaque pièce pourrait devenir modélisable afin de mieux en étudier la situation par rapport aux autres, les mécanismes et les interactions.

Comme tout Homme de son époque, Léonard idéalise le corps humain, l'élève au rang de créature divine aux proportions idéales. Il se passionne et étudie en particulier le squelette, les muscles et les articulations, en déterminant la ou les fonctions ; il s'inspire des machines et autres mécanismes qui lui permettent de modéliser l'anatomie humaine. Il observe aussi l'arrangement respectif des structures et des organes, leur place dans les différentes parties du corps, essaie de trouver une explication aux phénomènes et éléments observés, joint l'expérimentation à l'observation pour tenter d'en comprendre le fonctionnement.

Voici en quelques mots quelle est la vision du corps humain de Léonard, qui sera toute sa vie perturbée, d'une part en raison de l'intégration de structures animales — il est tellement plus aisé d'en obtenir et de les disséquer — et de l'absence parfois d'explications cohérentes aux phénomènes observés — c'est le cas de l'étude consacrée au cœur.

Technique de dissection

Sa technique de dissection s'éloigne de celle des facultés où celui qui dissèque, le barbier, ne dit mot, ne fait qu'agir, la parole et les explications étant réservés au Maître, un médecin, qui du haut de sa chaire, lit Galien.

Les dissections se déroulent plutôt l'hiver, dans un local isolé, à l'abri des regards et au frais, le soir ou la nuit. Pour mieux s'éclairer et identifier les tissus disséqués, Léonard de Vinci travaille à la lumière de bougies, peut-être de lampes à huile ou de torches. Il met au point une lampe, dont le dessin figure dans une planche conservée à Windsor et datant de 1508 (RL 12282r). En analysant de près ce dessin, la lampe est composée de 8 faces en verre qui diffusent ainsi de façon radiaire la lumière d'une seule bougie disposée au centre.

Une note située à la partie haute d'une planche (RL 19102v) semble indiquer la participation d'un ou de plusieurs élèves aux travaux anatomiques, probablement pour l'aider à la préparation de la pièce anatomique, des instruments, du local, mais aussi dans l'acte de tenir, d'écarter, de récliner les structures disséquées, soulevées, retournées par le Maître. Ils apportent de l'eau, des tissus pour emballer les pièces, pour nettoyer la table, le sang, des seaux pour récolter les fragments de peau, de muscles, de viscères extirpés (fig. 1). Entre deux séances de dissection, ses élèves enveloppent soigneusement dans des linges humides les pièces étudiées pour les préserver d'une détérioration rapide.

La séance de dissection est animée, on partage, les questions fusent, Léonard explique à ses élèves qui doivent surmonter le dégoût, l'écoutent bouche bée ; ailleurs, c'est Léonard qui assiste un médecin, l'interroge, prend des notes, dessine rapidement ce que les mains expertes dévoilent, car pour lui *« il est nécessaire de figurer en même temps que d'écrire »*. Lorsqu'il pratique la dissection, Léonard de Vinci a-t-il les mains sûres ? Ces mains qui détachent les organes, s'insinuent dans des interstices naturels, manient des instruments chirurgicaux, du plus grossier au plus fin. Est-il adroit, le geste précis ou tremblant d'émotion ? J'imagine ses mains fortes et puissantes, car Léonard est grand, mais agiles et douces dans la gestuelle, douées d'une grande précision. Le détail de ses dissections, les structures dévoilées par le scalpel et le respect des parties disséquées prouvent sa dextérité, alors qu'il surmonte la vue des humeurs ou du sang, l'odeur des viscères abdominaux livrés à la putréfaction.

Un corps est-il prêt pour la dissection que Léonard se fait prévenir, qu'il essaie de mettre entre parenthèses, pour un ou quelques jours, ses activités en cours. Les pièces anatomiques étant rares, Léonard tente d'en extraire le plus d'informations possible, tant qu'elles sont dissécables. Ailleurs, les pièces anatomiques sont tellement dénaturées que la dissection ne peut avoir lieu ou qu'il doive l'interrompre. C'est la raison pour laquelle le recours à l'animal frais, facile à renouveler, est privilégié, pour compléter une étude en cours qui doit être interrompue par faute de temps, de lumière, de pièce anatomique humaine ; cela pourrait expliquer l'association d'organes ou de structures humaines et animales, voire uniquement animales, dans de nombreuses planches.

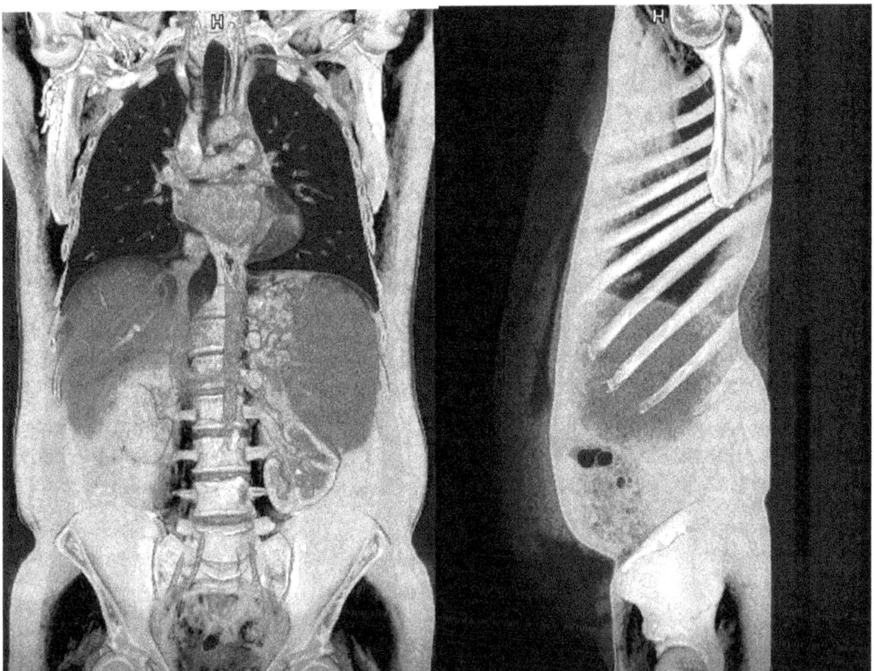

Fig. 1. Images de virtopsie (© Ronan Boutier, CHRU Brest). À gauche, un corps vu de face (ou coupe coronale), montrant thorax, abdomen et petit bassin. À droite, le même corps en vue de profil (ou coupe sagittale).

Il est possible d'imaginer Léonard, le scalpel à la main, s'afférant d'un côté sur une pièce anatomique qu'il dissèque avec un, voire deux élèves en face de lui, et de l'autre, dessinant à partir d'un croquis de base, où lignes, pointillés, l'aident à préparer la figuration finale. Carlo Vecce, philologue et spécialiste de Léonard de Vinci à Naples, fournit quelques précisions concernant les supports employés pour la rédaction de ses notes et la réalisation de ses dessins : *« Son instrument de travail préféré pour cette recherche quotidienne (la singulière expression d'un visage, le mouvement d'un corps, une feuille, un arbre...) était un carnet de poche..., des carnets que Léonard confectionnait par ses propres moyens, coupant les feuilles, cousant les feuilles à la pliure, pour les disposer ensuite dans des portefeuilles de cuir fermés par des cordons.* » Léonard s'inspire de ses lectures et se retourne volontiers vers un texte anatomique, posé à même une table ou un lutrin. Ailleurs, Léonard est conduit à sacrifier l'exercice de retranscription immédiat à l'approfondissement de l'acte technique, repoussant à un autre moment de la journée, voire à une date ultérieure, la rédaction des notes et surtout la réalisation des dessins. Sa grande mémoire lui permet ce luxe, au prix de certains écarts entre ses représentations et ce qu'il a réellement observé.

La colonne vertébrale

Léonard offre la toute première description exacte de la colonne vertébrale. Il suffit d'observer les représentations du rachis et, de manière générale, des squelettes pour s'apercevoir qu'à la Renaissance, les anatomistes n'atteignent pas son niveau de perfection. À côté de l'empilement de vertèbres telles qu'elles se présentent dans la réalité de la dissection, il représente une colonne aux pièces vertébrales détachées, pour mieux apprécier la forme, le volume et la composition de chaque élément. Le commentaire qui s'y attache s'inscrit dans un esprit d'étude en trois dimensions, comme si l'on tenait l'os dans la main et qu'on le faisait tourner entre les doigts. Il préconise d'effectuer trois représentations des os, d'abord réunis puis séparés, avant de les dessiner vus de dessus et de dessous. Cela permettrait, selon Léonard, d'en avoir une représentation complète et juste, ce qui n'était apparemment pas le cas des anciens ni des modernes. Il décrit avec exactitude les différentes courbures sagittales du rachis : lordose cervicale, cyphose dorsale, lordose lombaire (fig. 2). Léonard met un terme à la confusion dans le nombre des vertèbres, attribuant justement cinq pièces soudées au sacrum, qu'il représente le plus parfaitement, alors que Galien lui en attribuait trois. De même, son coccyx compte deux vertèbres, mais nous savons qu'il existe chez l'homme des variations.

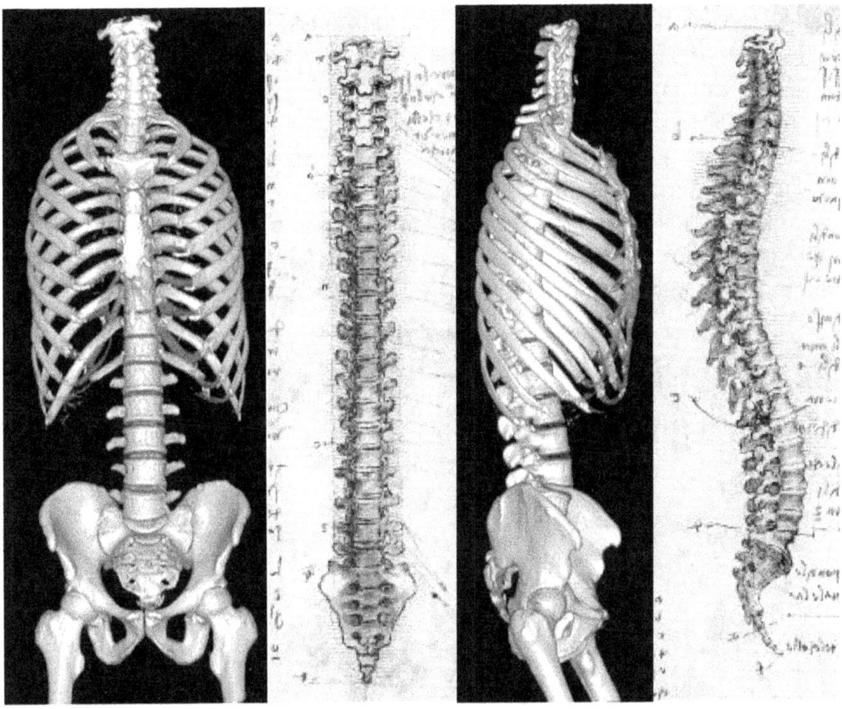

Fig. 2. La colonne vertébrale (ou rachis). De gauche à droite :
– Vue coronale d'un scanner de la colonne vertébrale (© Marc Garetier, HIA Brest)
– Détail de la planche 19007v/1510/Royal Collection Trust/© Her Majesty Queen Elizabeth II 2020. Vue coronale d'une colonne vertébrale.
– Vue sagittale d'un scanner de la colonne vertébrale montrant à quel point le dessin de Léonard est pertinent et exact (© Marc Garetier, HIA Brest)
– Détail de la planche 19007v/1510/Royal Collection Trust/© Her Majesty Queen Elizabeth II 2020. Vue sagittale d'une colonne vertébrale.

L'Homme en 3 D

Léonard serait-il le précurseur de la résonance magnétique nucléaire (IRM) ou de la tomographie axiale transverse (scanner) ? Ses premières coupes sériées apparaissent très précocement dans son œuvre anatomique. Dès 1487, il dissèque une jambe avec un scalpel affuté, la sectionne avec une scie, en un endroit, puis en d'autres, prend de quoi dessiner et s'attache à montrer ce qu'il découvre dans une vue légèrement inclinée de la tranche de section ; il représente dans une première planche les sections successives d'un membre inférieur, en particulier le détail d'une coupe de la musculature d'une cuisse. Dans une autre, plus dense en dessins, il représente de même des coupes sériées d'un membre inférieur, ainsi qu'une section détaillée de la musculature d'une jambe. Avec quelques siècles d'avance, il initie ce qui deviendra une révolution dans la lecture du corps humain, à la fin du XXe siècle, grâce au scanner et à l'IRM (fig. 3). La visualisation des muscles de cette manière bouscule les représentations classiques des corps d'écorchés. De toute évidence l'objectif de Léonard est de montrer et d'enseigner l'anatomie musculaire dans un plan axial, afin d'y dévoiler les différentes loges, la place des muscles, leurs situations par rapport au squelette. Les coupes à différentes hauteurs de la cuisse et de la jambe invitent le lecteur à poursuivre la dissection pour étudier et connaître en totalité l'ensemble de la musculature d'un membre. Aucun dessin aussi précis utilisant cette approche de l'anatomie des muscles et des loges n'existe à la Renaissance. Anatomiste visionnaire, Léonard de Vinci étonne et fait office de précurseur incontesté.

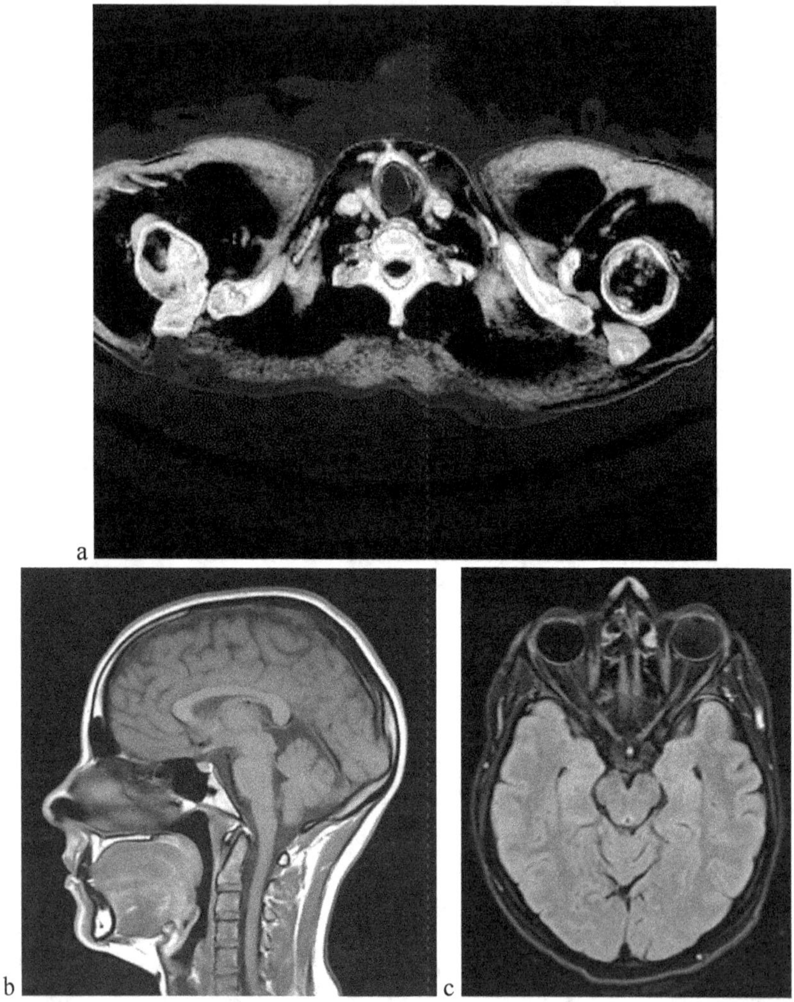

Fig. 3. Coupes IRM axiales et sagittales

a. Scanner : coupe axiale de l'abdomen (© Ronan Boutier, CHRU Brest)
b. IRM crânienne passant par le plan sagittal (© Marc Garetier, HIA Brest)
c. IRM crânienne passant par le plan axial (© Marc Garetier, HIA Brest)

L'imagerie moderne donne la possibilité aujourd'hui d'aller plus loin, de reconstruire les images dans différents plans de l'espace, sagittal et coronal, et aussi de pouvoir convertir ces images 2D en images 3D (fig. 3). C'est déjà ce que propose Léonard lorsqu'il représente par exemple un squelette dont le thorax fermé en avant par le sternum laisse apparaître le rachis ainsi que les arcs postérieurs et antérieurs des côtes, l'objectif étant de donner l'illusion du relief.

Multiplier les vues... pour une connaissance totale

Grâce à la multiplication des vues, Léonard de Vinci apporte au lecteur potentiel une vision dynamique du corps, une idée de l'anatomie générale de l'élément concerné. Une planche met en scène plusieurs figures d'un membre supérieur se succédant, pouvant se lire de gauche à droite, ou bien de droite à gauche ; elle fournit ainsi une vue intégrale de ce que l'œil aperçoit, dans le cadre d'une rotation à 90° du membre supérieur autour de lui-même, d'une vue antérieure à une vue de profil, comme si Léonard était armé d'une caméra (fig. 4). Le diagramme situé tout en bas de la planche, une étoile à huit branches, représente tous les points de vue que Léonard recommande pour connaître et illustrer l'anatomie du bras : *« Je transforme un bras en huit aspects, dont trois du côté externe, trois du côté interne, un de derrière et un de face. Et je le transforme en huit autres aspects, lorsque le radius et le cubitus se croisent [c'est-à-dire en pronation]. »* Les musculatures du bras et de l'avant-bras sont très bien reproduites, en quatre dessins, en quatre vues différentes, procurant une idée assez fidèle du volume et de la direction des muscles représentés sur des membres qui, par ailleurs, sont tous en pronation, c'est-à-dire la position de repos. Les visages sont absents, ce qui est rare dans cette série de planches. Plus les figures s'éloignent de l'épaule, moins elles sont nettement détaillées, de sorte que les poignets et les mains apparaissent de manière schématique.

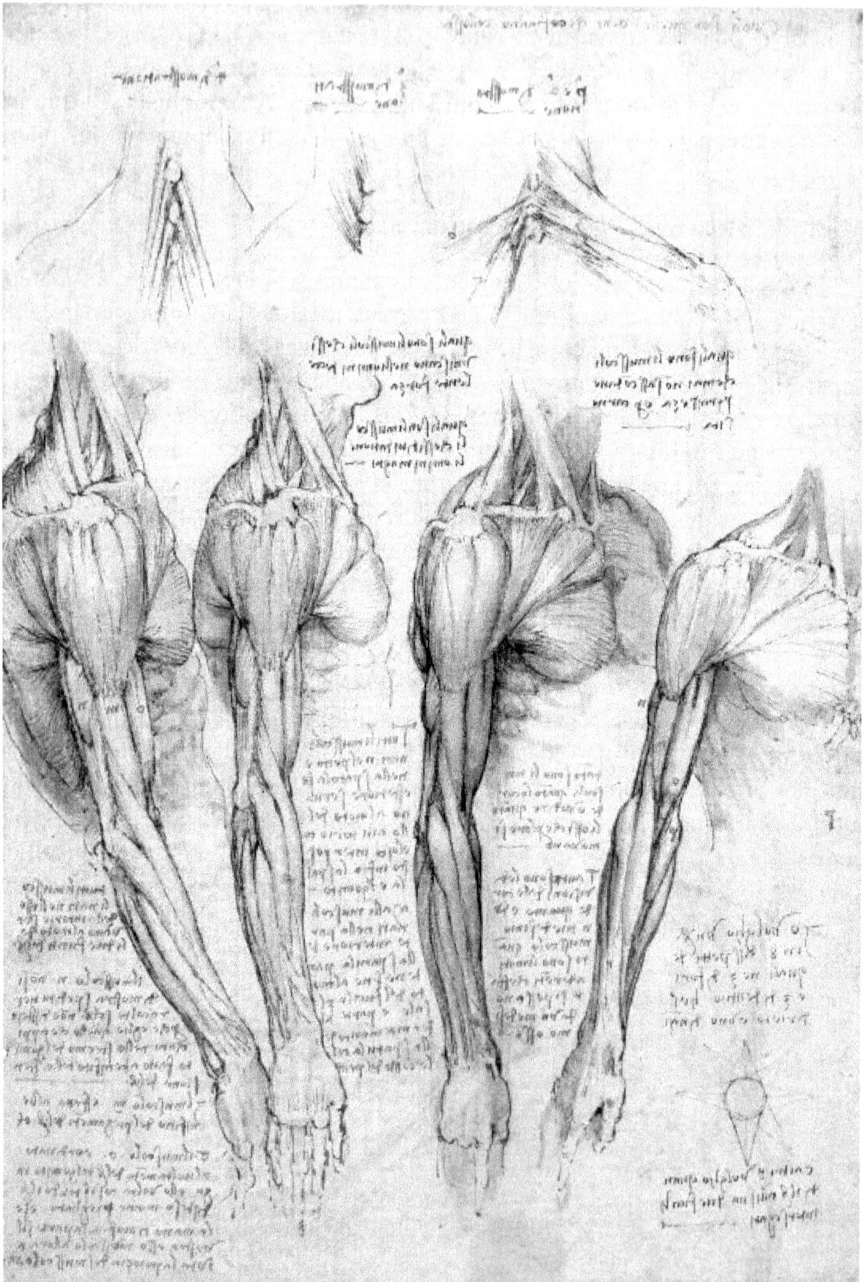

Fig. 4. Planche 19008 v/1510/Royal Collection Trust/© Her Majesty Queen Elizabeth II 2020.

Le corps mécanique

Léonard est avant tout un ingénieur civil, concepteur talentueux de machines. Il use de cette vision « mécanique » pour étudier le corps humain, le dessiner et en restituer la fonctionnalité. Cette démarche l'amène sans aucun doute à puiser dans ses lectures certains éléments de son travail anatomique. La poulie, une invention du Grec Archytas de Tarente (IVe-IIIe siècle av. J.-C.) lui permet d'expliquer par exemple à la main le fonctionnement des tendons (fig. 5, 6). Des appareils de chantiers tels que des grues et des leviers, conçus par l'architecte et ingénieur romain Vitruve (1er siècle av. J.-C.), semblent l'inspirer pour représenter l'action des muscles lors de la flexion du coude. Il écrit par exemple, à côté d'un schéma explicatif : *« Plus les tendons qui fléchissent l'ulna sont proches de la main, plus importante la main peut soulever de poids, et c'est ce qui fait que le singe a proportionnellement plus de force dans ses bras que l'homme. »* Le principe du hauban ne lui échappe pas. Il l'applique aux muscles vertébro-costaux du cou ou encore au mécanisme de flexion/extension de la cheville, quand il compare le tibia à un mât de bateau formant l'axe d'une balance dont le fléau est constitué par le tarse antérieur d'un côté, sur lequel s'insèrent les tendons extenseurs de la cheville, et le tarse postérieur de l'autre côté, sur lequel s'insère le tendon achilléen (ou tendon d'Achille).

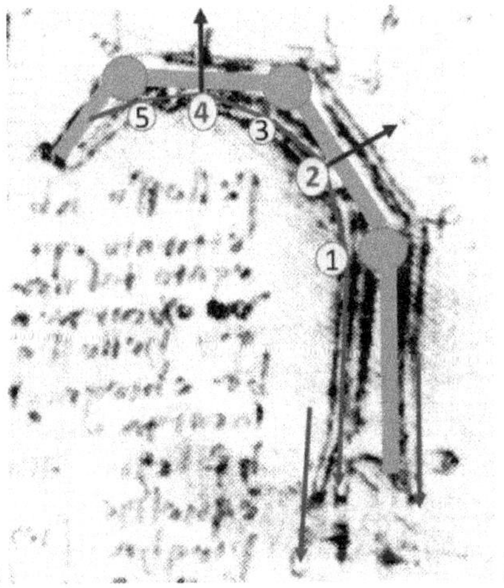

a

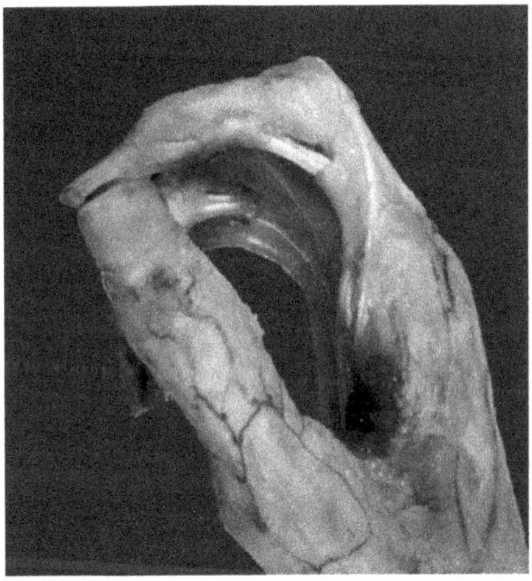
b

Fig. 5. Les tendons fléchisseurs des doigts

a- Schéma représentant les poulies digitales sur le dessin de Léonard de Vinci. A2 (légende 2) et A4 (légende 4) sont les seules dessinées (© Dominique Le Nen, 2019). À partir de la planche 19009r/1510 – 1511/Royal Collection Trust/© Her Majesty Queen Elizabeth II 2020.

b- Dissection à partir du dessin de la planche de Windsor (© Dominique Le Nen et Jacky Laulan, Laboratoire d'anatomie de Tours, 2010)

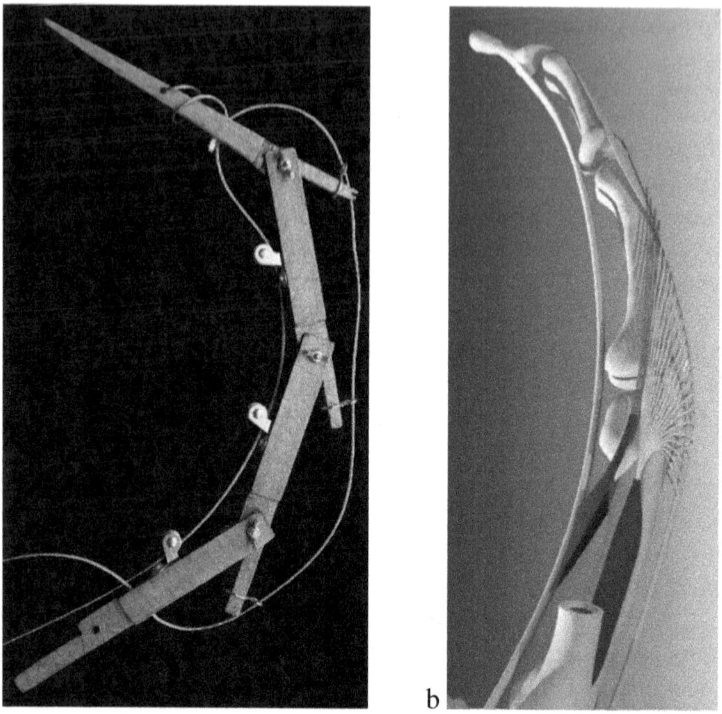

a b

Fig. 6. Modélisation des tendons de la main. De gauche à droite :

a- Modèle articulé en bois avec poulies et câbles, à partir du dessin de Léonard de Vinci (© Dominique Le Nen, 2020)

c. Modèle informatique d'un doigt humain (© Joël Savéan, Christian Lefèvre, Laboratoire d'Analyse et de Traitement de l'Imagerie Médicale, BREST, 2019), dont les principes de fonctionnement rappellent étrangement l'aile mécanique de Léonard

Le corps modélisé

Dans le but de recréer la réalité à la fois fonctionnelle et esthétique des organes et des différentes « pièces » du corps humain, il ne peut se satisfaire d'un dessin, plat et statique, en 2 dimensions ; il use ou au moins propose d'user d'artifices en modélisant des éléments comme les muscles sous une forme simplifiée, en les illustrant par des « fils », soit deux traits parallèles, et propose de les modéliser en 3D avec des tiges de cuivre ou de laiton rougis au feu, fixées sur les pièces anatomiques, afin d'en expliquer la place respective, leurs interactions et leurs principes mécaniques fondamentaux : *« Avant de représenter les muscles, figure-les au moyen de fils qui serviront à indiquer leur emplacement ; leurs extrémités aboutiront au milieu de l'attache des muscles sur leurs os. Et ceci donnera une connaissance plus rapide quand tu voudras représenter tous les muscles, l'un au-dessus de l'autre. Quand tu auras représenté les os de la main et que tu voudras dessiner, par-dessus, les muscles qui s'unissent à ces os, dessine des fils à la place des muscles. Je dis des fils et non des lignes, afin que l'on reconnaisse quel muscle passe au-dessus ou au-dessous de l'autre, ce qui ne saurait être démontré au moyen de simples lignes ; après quoi tu feras une autre main à côté de celle-là, indiquant la véritable forme de ces muscles [...] »*

Il est possible que Léonard tire ces notions de Galien, qui, deux siècles apr. J.-C., compare l'action des tendons au niveau des articulations aux ficelles qui mettent en mouvement les marionnettes (fig. 7). Michel-Ange emboîte le pas à Léonard, car lui aussi a modelé des muscles en cire et les a regroupés pour obtenir des démonstrations en trois dimensions.

Un des plus beaux exemples de corps modélisé concerne un dessin d'épaule. Les muscles, nombreux, sont parfaitement identifiables par leurs insertions et leurs trajets : le deltoïde, le trapèze, le triceps, le grand rond, le grand dorsal, l'infra-épineux, le petit rond ; leur représentation se simplifie à l'extrême, sous la forme d'une, de deux, voire de trois « cordes ». Ainsi, Léonard simplifie une anatomie complexe afin de la rendre plus compréhensible, probablement dans un but didactique. Dans plusieurs feuillets, par la décomposition d'une région musculaire en structures linéaires, il offre une véritable représentation simplifiée en 3D par le passage de « cordelettes » en avant ou en arrière les unes des autres, et ce, pour de nombreuses régions du corps.

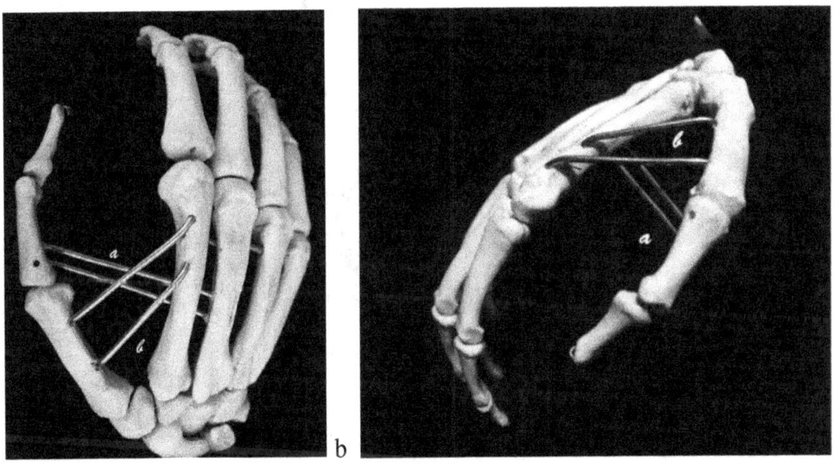

a b

Fig. 7. Modélisation des muscles ou tendons à la manière de Léonard de Vinci

a. Maquette avec fils de cuivre représentant les muscles de la première commissure au niveau d'une main. *a* - muscle adducteur du pouce. *b* - muscle 1er interosseux dorsal (© Dominique Le Nen, 2019)

b. Vue sous un autre angle de la maquette avec fils de cuivre. *a* - muscle adducteur du pouce. *b* - muscle 1er interosseux dorsal (© Dominique Le Nen, 2019)

En modélisant le corps, son objectif est à l'évidence de représenter par le dessin, avec la plus grande finesse, les muscles et leurs attaches sur le squelette, et aussi de créer avec des tiges de cuivre disposées sur une maquette de squelette une vision en 3D de la région étudiée. De nos jours, certains chercheurs ingénieux, 500 ans après Léonard, procèdent de la même manière, par l'intermédiaire d'une modélisation informatique (cf. dernier chapitre de l'ouvrage : Shoulder anatomy, function, and modeling : Current state of the art as foreseen by Leonardo da Vinci)

L'Homme, ce « mécano »

Léonard assimile l'Homme à une machine constituée de « pièces détachables » les unes des autres (fig. 8). Par exemple, sur un dessin de l'épaule, il « extrait » la clavicule pour mieux révéler l'anatomie sous-jacente ; des traits relient son extrémité latérale à sa position d'origine traduisant son intention de lever cet os sans en modifier la place. Sur un autre dessin, il représente une épaule au niveau de laquelle l'articulation entre la scapula et l'humérus est dévoilée uniquement par le jeu d'une traction imaginaire sur le bras. Cela lui permet aussi d'identifier les muscles de la coiffe des rotateurs. Léonard fait, là encore, preuve d'un don d'observation et d'un esprit didactique remarquables.

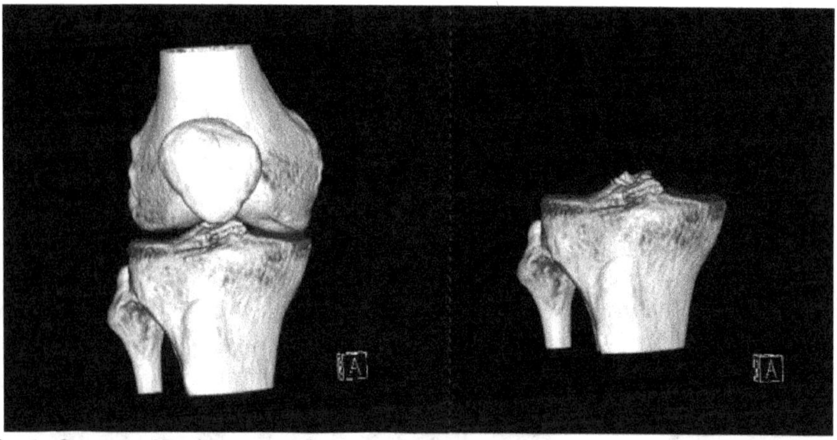

Fig. 8. Scanner 3D d'un genou à la manière de Léonard qui enlève le fémur et la rotule, par l'informatique, pour montrer uniquement le tibia, objet de l'étude (bilan d'une fracture) (© Service d'imagerie médicale, CHRU Brest)

Le crâne… objet de ses premières études

En 1489, Léonard de Vinci représente d'une manière très réaliste un crâne vu de face (fig. 9). Scindé en deux parties par le milieu dans un plan sagittal, il se compose d'un hémi-crâne gauche, intact, servant de référentiel, et d'un hémi-crâne droit vu en coupe frontale, révélant pour la première fois les sinus, frontal et maxillaire, qu'il nomme « cavités », ainsi que les racines dentaires visibles sur le maxillaire et la mandibule, les dents supérieures numérotées, de gauche à droite, 6, 4, 2, 4. La coupe, dont le niveau et la direction sont parfaitement calculés, réunit toutes les cavités de la face : orbite, sinus frontal, fosse nasale, sinus maxillaire, cavité buccale. Sous le crâne, un texte décrit les différentes cavités du crâne : « *La cavité de l'orbite de l'œil et la cavité de la pommette, et celle du nez et de la bouche sont d'égale profondeur et aboutissent au-dessous du siège du sens commun, selon une ligne perpendiculaire ; et chacune de ces cavités correspond au tiers du visage humain, lequel s'étend du menton aux cheveux.* » Avec une acuité d'esprit toujours affutée, Léonard représente sur cette coupe l'orifice du canal lacrymo-nasal, au milieu du plancher de l'orbite, et la communication entre le foramen mentonnier, orifice de la mandibule, et le canal dentaire. À gauche du crâne sont dessinées les dents du maxillaire au-dessus d'un long descriptif en marge à gauche. Léonard observe la denture, composée de six molaires supérieures munies de trois racines, les deux prémolaires avec leurs deux racines, les deux canines qu'il nomme *maestre*, mot inconnu, à racine unique, et devant se trouvent les quatre incisives qui ne possèdent qu'une racine. La mandibule se compose également de seize dents, mais ses molaires n'ont que deux racines ; les autres dents sont identiques à celles du maxillaire. Il en détaille à la fin du texte leurs fonctions. Chez l'animal, écrit-il, les dents qui sont deux saisissent la proie, les quatre autres la coupent, les six autres la broient. Ses dessins sont les premiers qui représentent d'une manière exacte les dents. Il faudra attendre le *Libellus de dentibus* ou « Petit Livre sur les dents » de Bartolomeo Eustachi, imprimé en 1563, premier livre consacré aux dents.

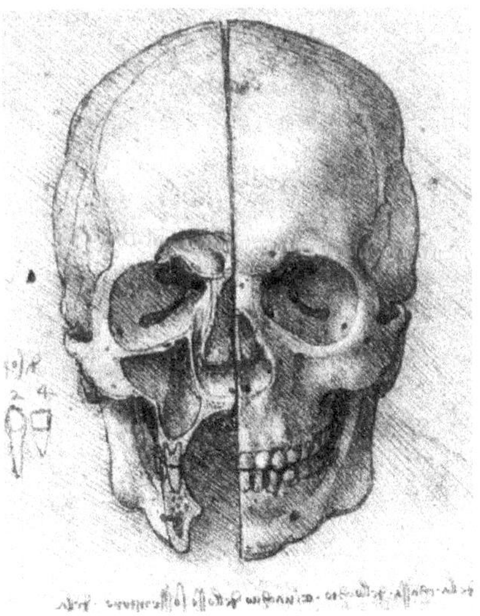
a

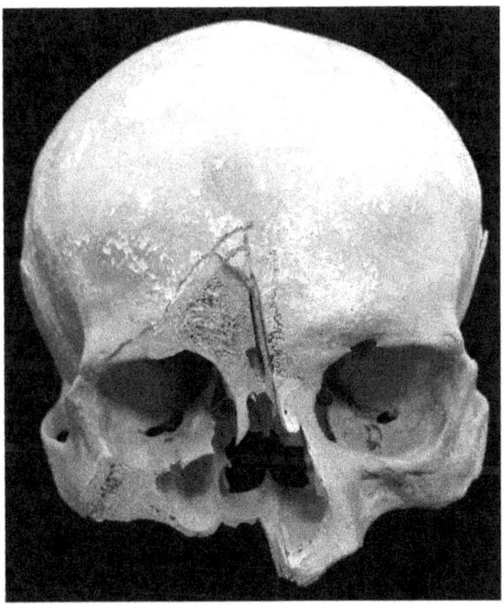
b

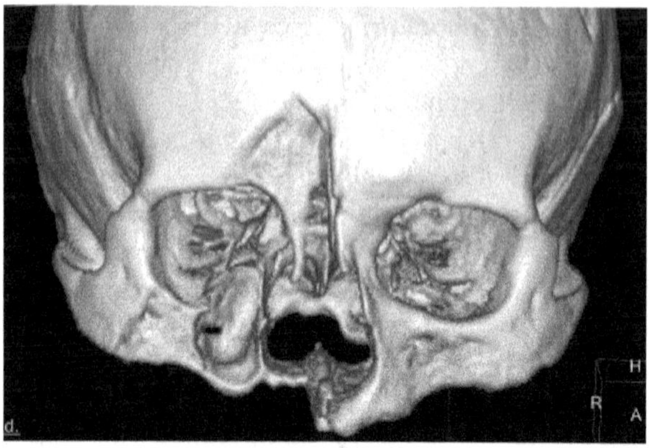

c

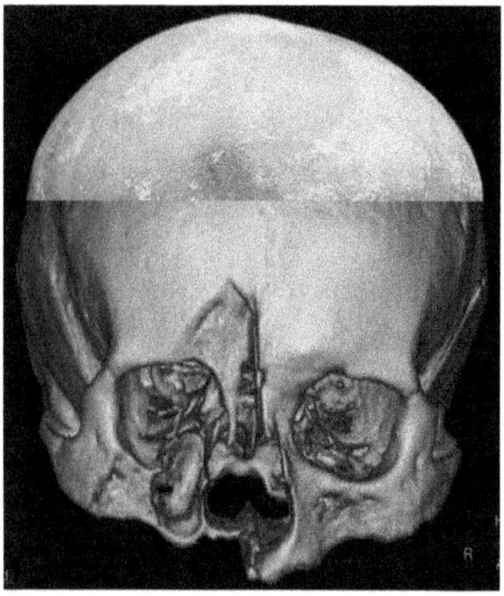

d

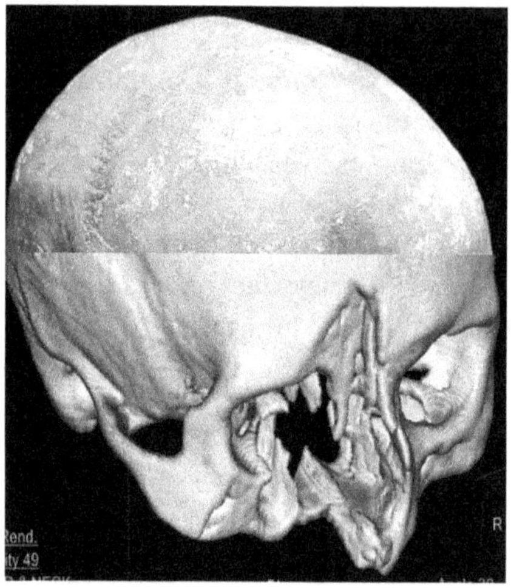

e

Fig. 9. Représentation des sinus.

a. Planche 19058 v/1489/Royal Collection Trust/© Her Majesty Queen Elizabeth II 2020
b. Crâne préparé à la manière de Léonard, afin de visualiser les différentes cavités de la face (© Fabrice Daguet, Romuald Seizeur, Dominique Le Nen, Laboratoire d'anatomie, CHRU Brest, 2019)
c. Scanner 3D du « crâne de Léonard » (© Douraied Bensalem, CHRU Brest, 2019)
d. Fusion des images du « crâne de Léonard » et du scanner de face (© Dominique Le Nen, 2019)
e. Fusion des images du « crâne de Léonard » et du scanner de trois-quarts (© Dominique Le Nen, 2019)

Une autre magnifique planche représente un crâne en coupe sagitto-transversale sous un angle différent du précédent (fig. 10). Les lignes horizontales et la ligne verticale, se croisent en lieu et place du *senso commune* (sens commun). Les nerfs optiques et acoustiques, ainsi que d'autres nerfs, sont dessinés convergents vers ce point. Les étages de la base du crâne sont reproduits assez fidèlement.

Souhaitant représenter sur la même vue et avec la précision du détail les orifices de la base du crâne ainsi que les os de la face, Léonard prend quelques libertés avec la réalité anatomique, car il ne peut montrer à la fois, sur le même dessin, la face et la base du crâne. En effet, une vue centrée sur la face ne montre pas la base du crâne (fig. 10 b) ; *a contrario*, une vue centrée sur la base du crâne montre la face en fuite (fig. 10c). L'objectif de ce dessin, véritable extrapolation de la réalité, est probablement pédagogique. J'y vois une autre hypothèse, que m'inspire un passage de Philippe Comar dans cet ouvrage (cf. chapitre : Léonard de Vinci, une invention du XIXe siècle) : *« Léonard de Vinci ne dessine pas ce qu'il voit, mais ce qu'il comprend »*, ce que je pourrais traduire aussi par *« ce qu'il souhaite montrer, dévoiler »* ; ainsi, représenter sur le même dessin les orbites contenant les globes oculaires et la scelle turcique, « siège de l'âme » par cet artifice semble procéder d'une volonté affichée de délivrer un message, d'identifier l'œil comme la « fenêtre de l'âme ».

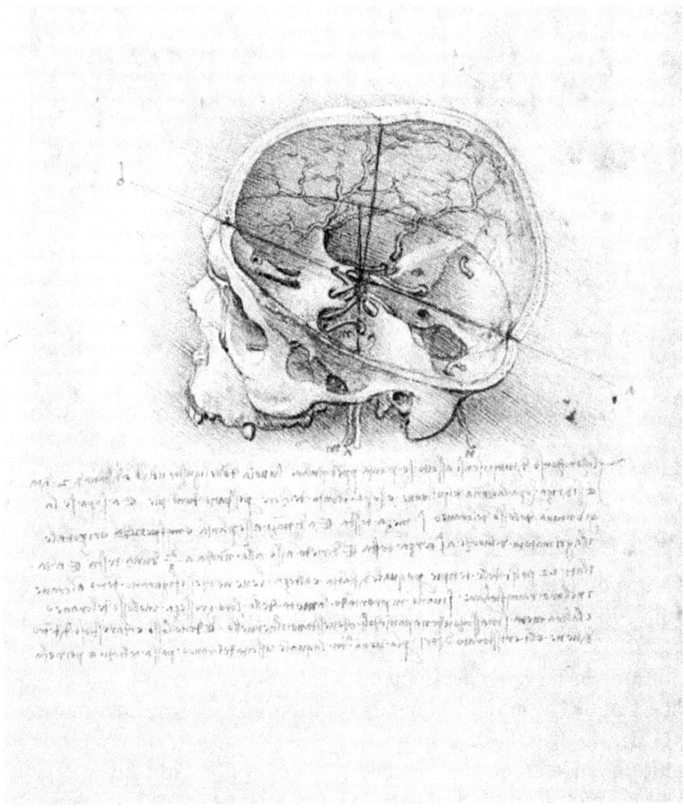

a

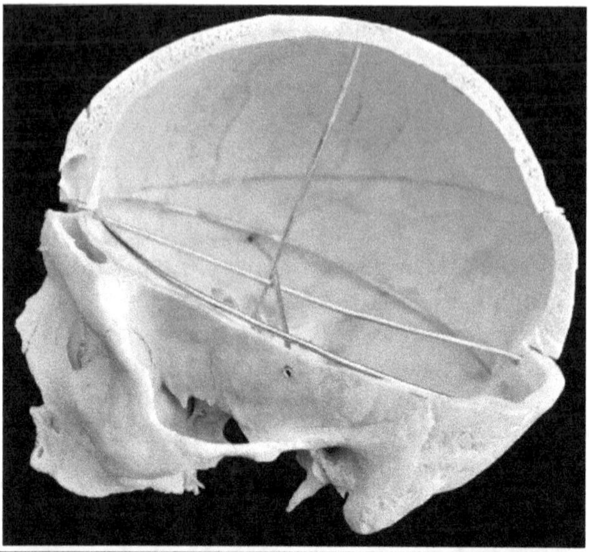

b

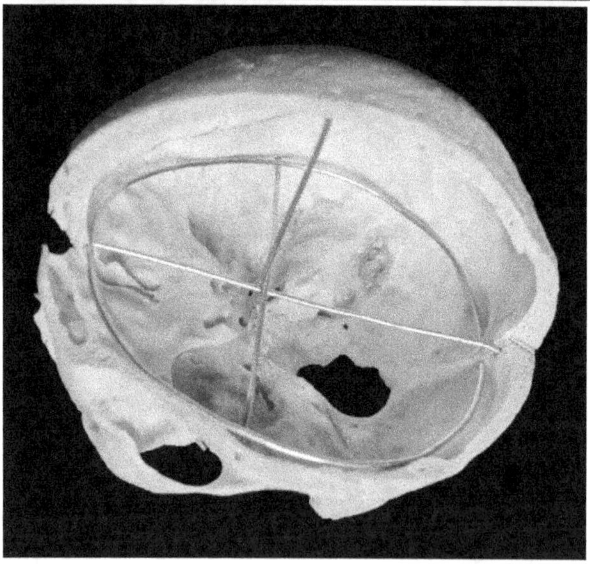

c

Fig. 10. Coupe du crâne.

- a- Planche 19058 r/1489/Royal Collection Trust/© Her Majesty Queen Elizabeth II 2020
- b- Restitution du « crâne de Léonard » en coupe sagitto-transversale. Vue 1 (© Fabrice Daguet, Romuald Seizeur, Dominique Le Nen, Laboratoire d'anatomie, CHRU Brest, 2019)
- c- Restitution du « crâne de Léonard » en coupe sagitto-transversale. Vue 2 (© Fabrice Daguet, Romuald Seizeur, Dominique Le Nen, Laboratoire d'anatomie, CHRU Brest, 2019)

Malgré cela, la richesse de la planche efface largement les égarements philosophiques au sujet du siège des fonctions cérébrales. Pour aboutir à de telles précisions, on imagine très bien la quantité de travail fournie avec l'aide d'outils certainement rudimentaires ; et puis combien de crânes aura-t-il fallu pour aboutir à des images aussi somptueuses que celles-ci ? D'après Léonard, la luette ou uvule, grâce à laquelle *« on goûte la saveur des mets »*, se situe à une distance de deux doigts sous l'entrecroisement des deux lignes perpendiculaires. Sur la ligne horizontale, au tiers de la tête, se situe le canal lacrymo-nasal ; derrière, la nuque est à deux tiers de tête, et sur les côtés, les deux « pulsations temporales » sont à égale distance et hauteur. Léonard, fin observateur, remarque avec justesse que les veines visibles à l'intérieur du crâne, avec leurs ramifications, inscrivent la moitié de leur épaisseur dans l'os du crâne et l'autre moitié se dissimule dans les méninges, qui recouvrent le cerveau. Mais il confond veines et artères méningées, comme après lui André Vésale, qui tombera dans cette erreur. D'autres vaisseaux peuvent être identifiés, en particulier les veines angulaire et supra-orbitaire. Pour Avicenne, qui suivait la tradition hippocratique, la veine supra-orbitaire avait une grande importance pour la saignée dans le traitement des céphalées et des troubles de l'esprit.

Conclusion

De sa main, nous savons que Léonard de Vinci souhaitait « mettre en ordre » ses notes et nourrissait le projet d'écrire un ouvrage d'anatomie, mais ce traité d'anatomie n'est demeuré qu'un rêve. S'il avait pu voir le jour, il serait composé d'une somme de dessins détaillés, de vues variées de régions anatomiques sous différents angles, de notes claires et concises, écrites de gauche à droite. Les planches anatomiques des années 1510-1511, d'une remarquable précision et parfaitement ordonnées, préfigurent ce qu'aurait pu être cet ouvrage. Aujourd'hui encore, elles impressionnent, tant par leur précision scientifique que par leur audace et leur exceptionnelle qualité graphique.

Certains passages de cet article sont extraits de l'ouvrage : *Léonard de Vinci, l'aventure anatomique*, Dominique Le Nen, édité chez E/P/A Hachette, en 2019.

Bibliographie

Clayton M., Philo R., *Léonard de Vinci anatomiste*, Arles, Éd. Acte sud, 2019.

Laurenza D., *Léonard de Vinci, anatomies*, Paris, Éd Gründ, 2010.

Le Nen D., *Léonard de Vinci, l'aventure anatomique*, Paris, Éd. E/P/A. Hachette, 2019.

Le Nen D., Laulan J., *La main de Léonard de Vinci*, Paris, Éd Springer, 2010.

Léonard de Vinci, *Carnets*. Sous la direction de Pascal Brioist, Paris, Éd. Gallimard, 2019.

O'Malley C.D., Saunders J.B., *Leonardo da Vinci on the human body*, New York, Gramercy Books, 1982.

Vecce C., *Léonard de Vinci*, Paris, Éd. Flammarion, 2001.

Léonard de Vinci : une anatomie cardiovasculaire dynamique

Jean-Jacques Monsuez

Léonard de Vinci est né dans un village près de Florence en 1452. Il est le fils illégitime d'un notable local qui lui laisse cependant son nom et le reprend avec lui à ses 5 ans, de sorte que sa mère puisse se marier. Ses dons artistiques le lui font confier en apprentissage (1466) auprès d'Andrea del Verrocchio, dont l'atelier est aussi un lieu de rencontre d'intellectuels. Là, de 14 à 24 ans, il apprend le dessin, la peinture, la sculpture, la décoration, et les premiers rudiments d'anatomie nécessaires aux arts plastiques [1]. Ses dons artistiques amènent Andrea del Verrocchio à le faire admettre au cercle Saint-Luc, qui réunit les artistes florentins, ce qui lui permet d'assister à ses premières leçons d'anatomie à l'hôpital Santa Maria Nuova [1].

En 1482, Léonard de Vinci quitte Florence pour s'établir à Milan, auprès de Ludovico Sforza, qui l'a recruté en tant qu'ingénieur militaire et des fortifications. Dans ses travaux, il s'intéresse à l'écoulement des eaux, des fleuves, qu'il consigne dans plusieurs planches de dessin. Parallèlement, il peint ses premières toiles, mais c'est là aussi que naît son intérêt pour l'anatomie. Une anatomie baignée d'intelligence et de questions, « *quels sont les nerfs qui font le mouvement simultané des yeux* » ? Une anatomie qu'il doit cependant garder en retrait de sa vie de technicien auprès du duc de Milan. Les années qui suivent ne sont guère plus favorables. La conquête de Milan par l'armée française de Louis XII en 1498, quoiqu'il n'en soit pas inquiété, change son statut, et si elle le libère de la contrainte de ses charges, elle le laisse dans une situation matérielle plus instable, le conduisant à Mantoue, Venise, puis Florence en 1500. Florence qu'il quitte à nouveau pour revenir à Milan en 1508. Il y peint (La Joconde), s'acquitte de ses tâches d'architecte militaire, mais renoue une troisième fois avec l'anatomie, lorsqu'il rencontre Marcantonio della Torre, qui l'initie à la lecture de Galien (*De l'utilité des parties du corps*) et à celle d'Avicenne. Il le suit aux autopsies de l'hôpital Maggione, où il complète les notes qui serviront ensuite à la composition des planches anatomiques qu'il projette [1-8].

Lorsque Maximilien Sforza reprend Milan aux Français en 1513, Léonard de Vinci accepte l'invitation de Giuliano de Medici à Rome, où il croit pouvoir enfin se consacrer aux études qu'il n'a pu mener comme il l'entendait jusqu'alors. Il reprend ses dessins d'ingénieur militaire sur l'écoulement des eaux autour d'un obstacle, ses études anatomiques avec autopsies à la chandelle à l'hôpital du Spirito Santo, et découvre certainement l'hémodynamique dans leur rapprochement [1-8]. C'est au cours des deux périodes (1485-1490 et 1507-1513) de dissections conduites à la fois chez l'animal et chez l'homme (on en estime le nombre à une trentaine) que les dessins et les notes destinés à la rédaction ultérieure d'un livre d'anatomie sont rassemblés. Mais le mécène qui le protège est aussi le frère du pape Léon X, auquel les travaux d'anatomie et de dissections humaines déplaisent, amenant Léonard à s'en inquiéter, à y renoncer à partir de 1513, puis à décider de partir à nouveau. François 1er l'invite à le rejoindre à Amboise. Il accepte. Arrivé, il décide de mettre en ordre ses écrits, dessins, résumés d'expériences et descriptions de phénomènes physiques. Il y en a plus de 5000. Ce travail n'a cependant pas pu prendre la forme que Léonard aurait souhaitée. S'il quitte en effet l'Italie pour Amboise en 1516 pour se consacrer entièrement à ses recherches, il y meurt en 1519 sans avoir pu rassembler ses dessins anatomiques comme il l'aurait voulu [1-8].

Léonard de Vinci se distingue des anatomistes de la Renaissance par le fait qu'il pense non seulement en artiste descriptif, mais aussi avec une dimension dynamique et temporelle. La connaissance qu'il veut du corps humain s'intègre à la vie, au mouvement pour le corps, à l'esprit dont le visage est le lieu d'expression. S'il entreprend des dissections humaines à Milan à partir de 1487, c'est bien avec le projet de rédiger un traité d'anatomie particulièrement illustré, non de dessins figés, mais qui rendent compte de ce mouvement (contractions musculaires, déplacements articulaires, posturaux) et de l'évolution de l'homme au cours du temps, du fœtus à l'adulte et au sujet âgé. La singularité, ou plutôt le génie de cette œuvre anatomique réside dans la précision de l'observation et de transcription graphique alliée à sa perspective dynamique. Elle s'inscrit à la fois dans le temps et dans le mouvement, qui l'un et l'autre ont une dimension privilégiée dans le domaine cardiovasculaire, on pourrait déjà presque dire hémodynamique. « *Le mouvement*, indique-t-il, *est le principe de toute vie* » (Bibl Instit France 141, 2 v, r) [9]. Et ce mouvement, il le cerne de dessins annotés, qui en rendent mieux compte que la seule description. « *Comment avec des mots pourrais-tu décrire ce cœur sans remplir tout un volume ? ... égaler la perfection de toute l'ordonnance dont le dessin se trouve ici ?* » (*Quaderni d'Anatomia*, Bibl Royale, Windsor) [8-10].

La dynamique cardiaque

Le muscle cardiaque est décrit avec et en fonction de sa contraction, qui assure la force transmise au flux sanguin. Cet aspect dynamique est analysé dans sa composante de raccourcissement circonférentiel et longitudinal.

« *N, le muscle ferme, est tiré en arrière, et c'est la première cause du mouvement du cœur, car ainsi tiré, il grossit, et grossissant, il raccourcit et entraîne dans sa régression tous les muscles inférieurs et supérieurs ; il ferme la porte M, réduit la distance entre la base et le sommet du cœur, et dès lors il arrive à le vider et à attirer l'air frais.* » (Feuillets B12 r) [8-9]

Cette dynamique cardiaque est vue comme une déformation du ventricule (le muscle ferme) avec mobilisation sanguine alternative des oreillettes aux ventricules.

« Le cœur a quatre ventricules, soit deux du bas dans la substance du cœur et deux du haut, en dehors de la substance du cœur, deux d'entre eux se trouvent à droite et deux à gauche... Ceux du haut sont séparés de ceux du bas par des passages, et les deux du bas sont séparés entre eux par une paroi poreuse à travers laquelle le sang du ventricule droit pénètre dans le ventricule gauche... »

Cette description anatomique, déjà remarquablement précise hormis les pores interventriculaires qui sont repris de la théorie de Galien et non de l'observation, est surtout associée à sa mécanique de fonctionnement.

« Les ventricules du haut font sans cesse affluer et refluer le sang qui est sans cesse aspiré et expulsé à travers les ventricules du bas par ceux du haut... Avec pareil flux et reflux, le sang se réchauffe et se subtilise... le poumon en se dilatant aspire de l'air frais dont il baigne les enveloppes des ramifications des veines qu'il rafraichit. » (Quaderni d'Anatomia, Bibl Royale, Windsor) [8-10]

Les ventricules du haut représentent nos oreillettes, ceux du bas, nos ventricules. Les passages sont les valves auriculo-ventriculaires, et la paroi poreuse, quant à elle, fait référence à la théorie admise depuis Avicenne de la traversée sanguine du ventricule droit au gauche. La première proposition n'est inexacte que par la nature unidirectionnelle du flux sanguin de l'oreillette au ventricule, mais elle constitue néanmoins la première description du rôle actif des oreillettes dans la mécanique cardiaque.

Le remplissage auriculaire est aussi particulièrement bien observé dans sa simultanéité de la contraction ventriculaire. La contraction des oreillettes remplit ensuite les ventricules lorsqu'eux-mêmes sont relâchés, jusqu'à ce que la contraction ventriculaire l'interrompe en fermant les valves auriculo-ventriculaires.

« *Les oreillettes sont les antichambres qui reçoivent le sang du cœur quand il s'échappe de son ventricule depuis le commencement jusqu'à la fin de la pression.* » [8-9]

Dans la seconde remarque, Léonard de Vinci, en indiquant (cf. aussi supra) « *arrive à le vider et à attirer l'air frais* », reprend certes la conception de Galien et Avicenne de l'arrivée d'air frais au cœur (pour le refroidir), mais l'assortit d'un concept nouveau d'aspiration du sang de l'oreillette gauche. Il y ajoute presque même une intuition de la véritable fonction pulmonaire.

« La ramification de la trachée se subdivise en rameaux très fins conjointement à la très fine ramification des veines avec laquelle ceux-ci restent en contact jusqu'aux extrémités. » (*Quaderni d'Anatomia*, Bibl Royale, Windsor) [8-10]

Les valves auriculo-ventriculaires, les piliers et les cordages ont une place privilégiée dans les études anatomiques les plus élaborées des cavités cardiaques, dessinées à partir d'observations conduites sur des cœurs bovins à Florence en 1511-1513. Léonard de Vinci décrit les piliers, les cordages et leur fonction de renforcer la valve lorsqu'elle est en position fermée, ce qui, là encore, enrichit l'anatomie de sa composante dynamique et révèle un concept totalement nouveau.

« La nature a mis les cordes au revers de la membrane charnue appartenant aux trois volets avec laquelle se ferme la porte du ventricule droit et si elle ne les a pas mises sur la face externe, c'est que ces volets peinent davantage quand ils aspirent le sang que quand ils l'expulsent. » [10]

En 1513, Léonard de Vinci établit un parallèle entre contraction cardiaque et pulsation vasculaire : « *La contraction cardiaque... génère une vague de sang dans tous les vaisseaux, qui se dilatent et se contractent en continuité. La dilatation a lieu à la réception de l'excès de sang, et la contraction au départ de cet excès de sang reçu, et le pouls nous le montre quand nous plaçons nos doigts sur ces vaisseaux...* » [9]. La composante d'automatisme de la contraction cardiaque est aussi avancée : « *Le cœur se meut de lui-même et ne s'arrête point, sinon pour toujours.* » [9]

La vascularisation coronaire

Parmi les dessins d'anatomie du cœur, l'un des plus surprenants de modernité décrit sa vascularisation. Les cahiers mentionnent parallèlement le concept même de vascularisation du muscle cardiaque avec un regard totalement nouveau. « *Le cœur en soi n'est pas le principe de la vie, c'est un vaisseau formé de muscles épais, vivifié et nourri par les artères et veines...* » Quant au dessin du réseau coronaire, on ne peut être qu'impressionné par l'exactitude de son agencement, dans lequel l'interventriculaire antérieure, la circonflexe, les marginales, la coronaire droite, l'interventriculaire postérieure, le réseau veineux coronaire satellite, et le sinus coronaire sont quasiment aussi bien identifiables que dans un traité d'anatomie moderne (fig. 1). Cette description est en fait la première qui ait été faite de l'aspect en couronne, « circulaire », de la vascularisation cardiaque, *« La surface du cœur est divisée en 3 parties par 3 veines qui partent de sa base. Deux d'entre elles sont aux extrémités du ventricule droit et ont en dessous d'elles deux artères en étroit contact... La superficie du cœur entre ses artères occupe la moitié de sa superficie circulaire...* » [8-9]

La valve aortique

C'est avec l'anatomie de la valve aortique que la conception hémodynamique de la mécanique cardiaque s'est exprimée avec son aspect le plus révolutionnaire [11-14]. Léonard de Vinci la dessine avec ses trois sigmoïdes et son ouverture triangulaire, mais y ajoute une schématisation du flux aortique, qui monte plus haut dans l'aorte à sa partie centrale que sur ses parois, où les turbulences notées lui laissent supposer qu'elles referment l'orifice aortique par retour élastique de la distension des sinus de Valsalva généré par le flux aortique. Il utilise, pour le démontrer, un véritable modèle expérimental en suivant le flux et les turbulences en dispersant des grains de mil dans le flux aortique.

« *Le sang dans la partie centrale du triangle* [d'ouverture des sigmoïdes]*dirige son impétuosité vers le haut... et celui sur les côtés distribue son impétuosité latéralement et se heurte aux arceaux de l'hémicycle* [les sinus de Valsalva]... *et à la concavité à leur base* [les sigmoïdes aortiques]. » [8-9]

Le dessin qui illustre cette description visionnaire (fig. 2) a récemment été superposé à l'imagerie en IRM de flux, qui retrouve les mêmes vortex que ceux mis en évidence par Léonard de Vinci [14].

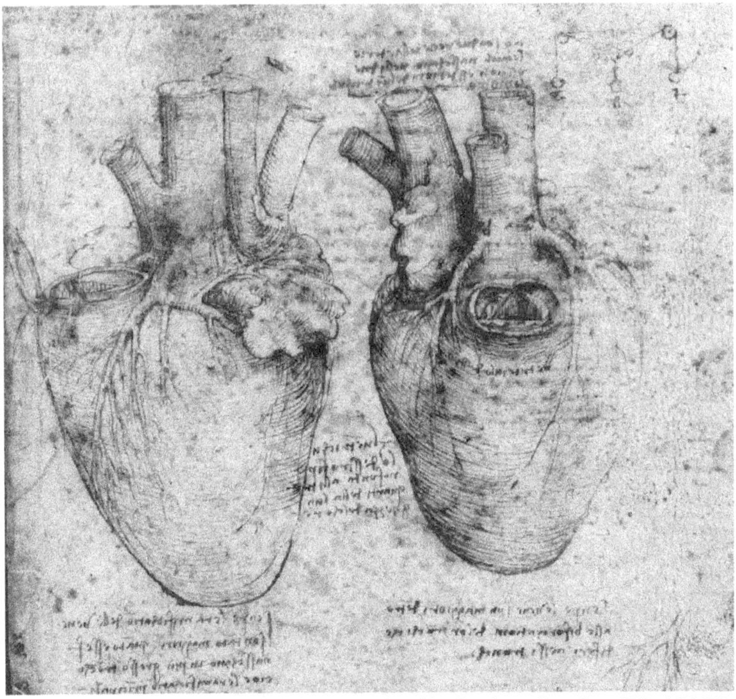

Fig. 1. Le réseau coronaire cardiaque (détail de la planche RL 19074v/Royal Collection Trust/© Her Majesty Queen Elizabeth II 2022)

)

Une fois fermée, la valve aortique, prévient le retour du sang de l'aorte au ventricule gauche au décours de la contraction et de l'éjection ventriculaires.

« *Les pannicules qui enferment le sang dans l'antichambre du cœur, à la base de l'aorte... qui en se gonflant barrent au sang l'accès du cœur lorsqu'il se rouvre sur le côté placé au-dessous d'elles.* » (*Quaderni d'Anatomia*, Bibl Windsor, 4 11r) [8]

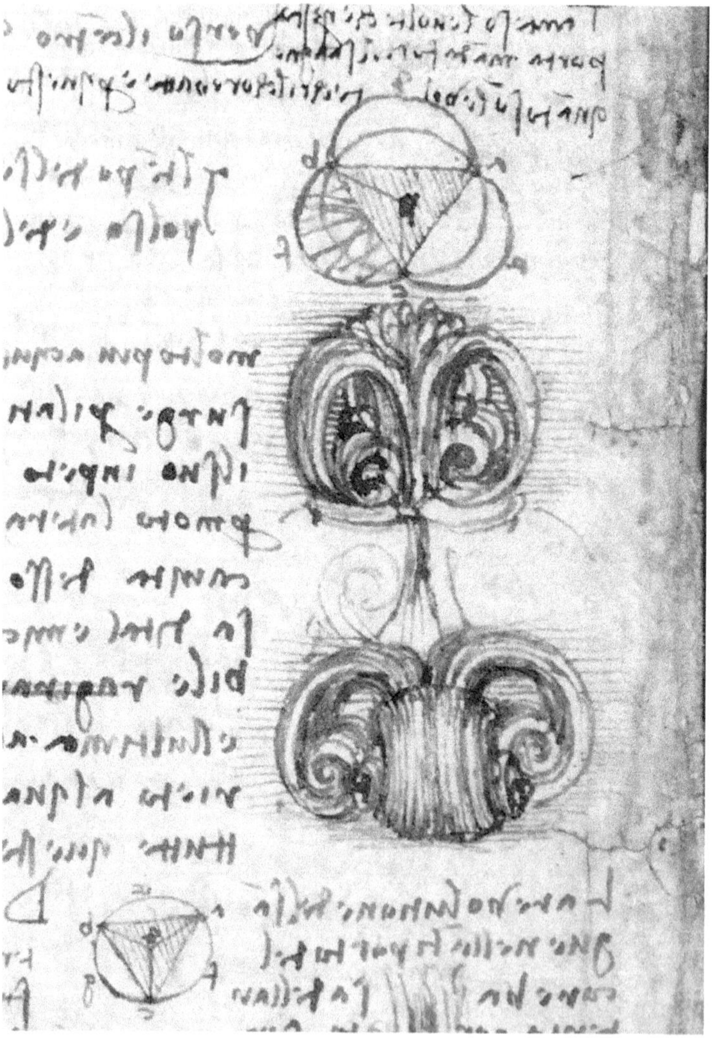

Fig. 2. Représentation du flux sanguin au travers de la valve aortique et de la mécanique d'ouverture-fermeture valvulaire (détail de la planche RL 19116r/Royal Collection Trust/© Her Majesty Queen Elizabeth II 2022)

Et plus loin, alors que la valve aortique est fermée, l'ouverture de la mitrale permet l'arrivée du sang de l'oreillette gauche :

« *Le sang qui revient lorsque le cœur s'ouvre à nouveau n'est pas le même que celui qui ferme les valves du cœur.* » Il remarque aussi que « l*es valves sont construites en continuité des vaisseaux à la terminaison du cœur... de sorte que le sang réfléchi ne puisse les détacher* » [8-9].

Les études de la valve aortique représentent aussi quelques variétés anatomiques, telles qu'un dessin, de valve quadricuspide, et celle d'un nodule d'Arantius sur l'une des sigmoïdes [15].

Le foramen ovale

Si le foramen ovale était connu depuis Galien, tout comme sa fermeture à la naissance, c'est à Léonard de Vinci que l'on doit la première description de sa persistance à l'âge adulte. *« J'ai découvert une perforation faisant communiquer la cavité gauche et droite, et dois vérifier si on le retrouve aussi entre d'autres oreillettes d'autres cœurs.* » [16]

Les gros vaisseaux

L'observation cardiaque est complétée, en continuité, de celle des gros vaisseaux intra-thoraciques. Les dessins montrent clairement les vaisseaux qui naissent du cœur, et leurs ramifications en aval vers l'ensemble du corps. « *Tous les vaisseaux naissent du cœur. La raison de cela, c'est que leur dimension maximale est au contact du cœur... et que plus ils en sont éloignés, plus leurs branches sont divisées et petites.* » [9] La vascularisation pulmonaire, en aval du tronc et des deux branches de l'artère pulmonaire, est suivie le long des axes bronchiques, sur lesquels apparaissent aussi les artères bronchiques, sans toutefois que leur origine soit clairement identifiée.

L'approche la plus saisissante de l'exploration du système vasculaire est sa vision dynamique et temporelle, généralisée dans les réflexions philosophiques de Léonard de Vinci.

« *Dans les fleuves, l'eau que tu touches est la dernière des ondes écoulées et la première des ondes qui arrivent : ainsi du temps présent.* » (*Codice Trivulziano* 63 a) [8-9]

Artères et veines sont avant tout le lieu de l'écoulement sanguin. Leur anatomie, tout comme leur fonction, varie aussi avec l'âge.

« *À mesure que vieillissent les artères et les veines, leurs ramifications perdent leurs directions rectilignes et elles deviennent d'autant plus flexibles ou sinueuses, leurs parois s'épaississent d'autant plus que les années s'accroissent.* » (Bibl Instit France B10r) [9]

Léonard explore ces différences à la suite de l'examen d'un homme de 100 ans.

« *Je pratiquai l'autopsie pour vérifier la cause d'une mort aussi douce et découvris qu'elle était consécutive à la faiblesse produite par la défaillance du sang et de l'artère qui nourrit le cœur et les autres membres inférieurs que je trouvai tout parcheminés, ratatinés et flétris... Les veines a, b finissent par subir chez les vieillards un rétrécissement tel que le sang perd son pouvoir de circulation...* » [9]

Cette dernière remarque, qui couple anatomie et hémodynamique, est aussi particulièrement novatrice d'un point de vue physiopathologique. Elle conduit Léonard de Vinci, pour étayer son raisonnement, à procéder à une comparaison avec le réseau artériel d'un enfant

« *L'autre autopsie fut faite sur un enfant de 2 ans et là je découvris que le cas était exactement à l'opposé de celui du vieillard.* » (Bibl Inst France B10v) [9]

On admet que ces constatations sont la première description anatomo-pathologique de l'athérosclérose coronaire.

Références

1. Martins e Silva J. Leonardo da Vinci and the first hemodynamic observations. *Rev Port Cardiol* 2008 ; 27 : 243-72.

2. Monsuez JJ. Léonard de Vinci et la valve aortique. *Arch Mal Cœur Pratique* 2012 ; 206 : 36-8.

3. Sterpetti AV. Cardiovascular research by Leonardo da Vinci (1452-1519). *Circ Res* 2019 ; 124 : 182-91.

4. Guéret P. Les dessins anatomiques cardiaques de Léonard de Vinci. *Consensus Cardio* N° 49, mai 2009.

5. Shoja MM, Agutter PS, Loukas M, et al. Leonardo da Vinci's studies of the heart. *Int J Cardiol* 2013 ; 167 : 1126-38.

6. Sterpetti AV. Leonardo da Vinci (1452-1519) : a modern scientist. *Circ Res* 2019 ; 124 : 681-3.

7. Sterpetti AV. Cardiovascular physio-pathology by Leonardo da Vinci (1452-1519). *Circ Res* 2019 ; 124 : 472-4.

8. Leonardo da Vinci. *Corpus of the anatomical studies in the collections of Her Majesty the Queen of Winstor Castle*. London : Harcourt Brace Jovanovich, 1983.

9. Léonard de Vinci. *Les carnets.* Paris, Éd. Gallimard, 1942 (réédition 2016).

10. Clayton M, Philo R . *Leonardo da Vinci anatomist.* Royal Collection trust, Londres 2012. Édition française (traduction Christine Piot), Actes Sud, Arles 2018.

11. Robicsek F. Leonardo da Vinci and the sinuses of Valsalva. *Ann Thorac Surg* 1991 ; 52 : 328-35.

12. Morea M, De Paulis R. « Il buso » (the orifice). How much did Leonardo know of the aortic valve ? *J Cardiovasc Med* (Hagerstown) 2007 ; 8 : 399-403.

13. Gharib M, Kremers D, Koochesfahani MM, et al. Leonardo's vision of flow visualization. *Exp Fluid* 2002 ; 33 : 219-23.

14. Bissel MM, Dall'Armellina E, Choudhury RP. Flow vortices in the aortic root : in vivo 4D-MRI confirms predictions of Leonardo da Vinci. *Eur Heart J* 2014 ; 1344.

15. Ashrafian H, Harling L, Athanasiou T. Leonardo da Vinci and the first portrayal of quadricuspid semilunar valves and the nodules of Arantius. *Int J Cardiol* 2012 ; 560-1.

16. Rigatelli G, Zuin M. Leonardo da Vinci and patent foramen ovale : an historical perspective. *Int J Cardiol* 2016 ; 222 : 826.

Mise en « Cène » : L'approche biomécanique de Léonard de Vinci

Christian Lefèvre, Joël Savéan, François Gaucher

Le terme « bio – mécanique » signifie mécanique du vivant, ce qui implique des notions de mouvement, d'attitudes, de locomotion, de déplacement dans l'espace. Parmi les nombreux domaines de compétences reconnus chez Léonard de Vinci, l'anatomie figure parmi les premiers. Le niveau d'excellence qu'il avait atteint s'explique par une double origine :

Les travaux de dissection ont permis à Léonard de bien comprendre l'anatomie descriptive du corps et de ses différents appareils, notamment l'appareil locomoteur. Léonard avait ainsi acquis une connaissance précise de la disposition et de la fonction des os, des muscles et des tendons, mais par définition, ses études portaient sur des corps inertes sans mouvement.

La deuxième force de Léonard a été un don d'observation hors norme. D'une curiosité et d'une véritable soif permanente d'apprendre, il saisissait avec acuité toute scène de la vie courante, en notant la contraction des muscles des membres, de la tête et du cou qui permettaient par leur action les attitudes et expressions observées. Ces véritables indications scéniques rappellent Léonard le chorégraphe [1]

C'est cette « double formation » qui lui a permis d'atteindre cette perfection qu'on lui connaît. Ainsi à partir de ses peintures, image plane 2D, il arrive à donner une impression d'espace, de volume 3D, de dynamique, allant même jusqu'à traduire l'émotion de ses personnages :

« Le bon peintre doit principalement peindre deux choses, la personne et son état d'esprit. La première est facile, la seconde difficile, car il faut la représenter à travers les gestes et les mouvements des membres. »

Pourquoi le choix de *La Cène* ?

Lorsqu'on analyse les nombreux carnets et croquis de Léonard dans la perspective de proposer un travail sur Léonard en tant que biomécanicien, on est vite attiré par le « côté vivant », dynamique, des personnages de *La Cène* (fig. 1). Le mot *cène* vient du latin et signifie : dernier repas, repas du soir, souper. Il s'agit en l'occurrence du dernier repas de Jésus entouré de ses douze apôtres. Rappelons le contexte temporel précis de la peinture : Jésus vient de murmurer (ses lèvres sont encore entrouvertes) : *« l'un d'entre vous va me livrer »*, d'où l'état de stupeur des douze convives. Chaque personnage réagit à sa manière, ce qui donne une véritable impression « d'arrêt sur image ».

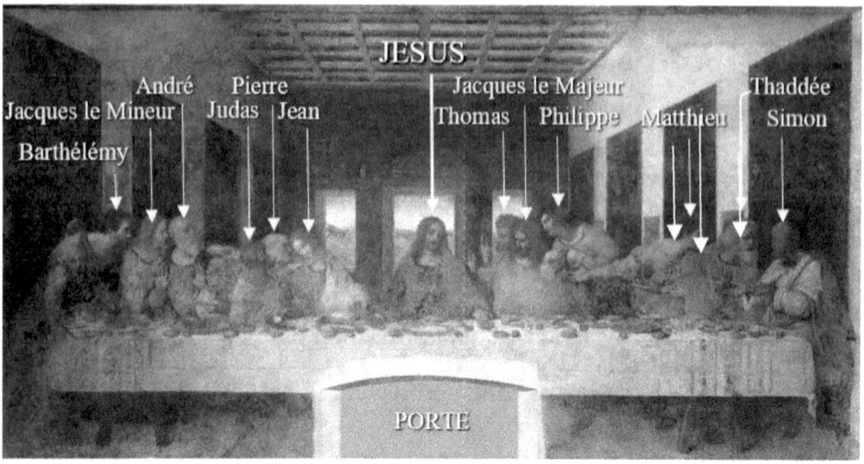

Fig. 1. *La Cène* de Léonard de Vinci

Cette étude poussée de physionomie, d'expression, de geste et de mimique explique le réalisme obtenu. Isaacson [1] a très justement qualifié la peinture « d'un moment en mouvement ».

Historiquement *La Cène* a été une peinture murale commandée pour le réfectoire des moines du couvent Santa Maria delle Grazie de Milan. Quatre ans (1494-1498) ont été nécessaires à Léonard pour peindre ce chef-d'œuvre. Les moines devaient tous pouvoir observer le tableau sachant qu'ils étaient assis pour leurs repas, ce qui explique l'emplacement haut situé (4,60 m) sur le mur nord du réfectoire. Ce mur s'est vite avéré comme un mauvais support par son humidité persistante qui a rapidement altéré la peinture. Ce contexte défavorable a été à l'origine d'au moins six tentatives de restaurations, *« la plupart ne faisant qu'empirer les choses »* [1]. Constatant un état de dégradation avancée, les moines se sont même crus autorisés en 1652 à percer une porte dans la partie basse du centre de l'œuvre (en regard des pieds de Jésus et de Jacques le Majeur), porte qui a été par la suite condamnée.

Techniques utilisées pour la présentation

1 — Modélisation des personnages à partir d'un squelette générique déformable 3D

Cet outil a permis de procéder à un recalage précis après analyse et strict respect de l'attitude de chaque personnage dans l'espace. La vidéo permet de comprendre comment on passe de l'autre côté du « rideau de la scène », passant ainsi d'une scène plane (2D) à la même scène en trois dimensions (3D) (fig. 2).

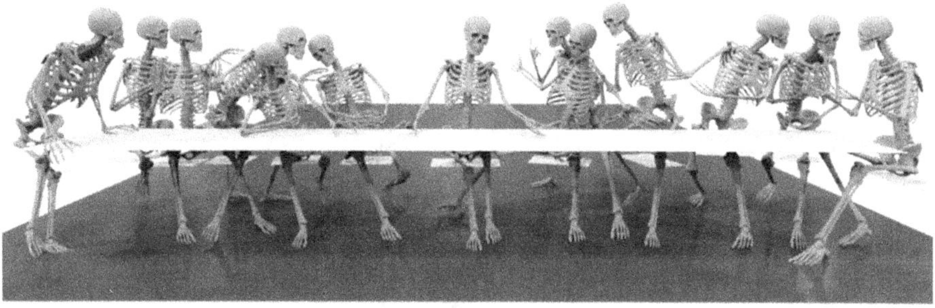

Fig. 2. Recalage du squelette déformable sur chaque personnage

Grâce à cette technique, il devient possible, tout en respectant l'attitude initiale des personnages dépeinte par Léonard, d'observer isolément chacun d'eux dans l'espace sous de nouveaux angles de vue variés et jamais proposés auparavant (fig. 3).

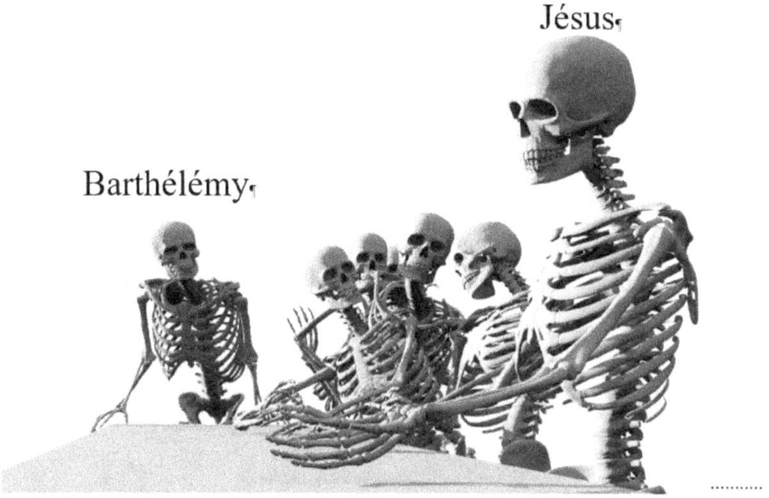

Fig. 3. Visualisation 3D de *La Cène* sous un angle inhabituel

2— Respect des perspectives

Par sa peinture de *La Cène*, Léonard s'est montré un maître du trompe-l'œil [2]. En effet bien que l'œuvre est à regarder du sol, donc avec un regard ascendant, l'observateur a l'impression d'une vue plongeante sur la table, en fait comme s'il était situé à 4,50 m du sol et à une distance de 5,30 m du mur, point théorique d'observation (fig. 4). Le recalage 3D a bien entendu respecté cette perspective voulue par Léonard.

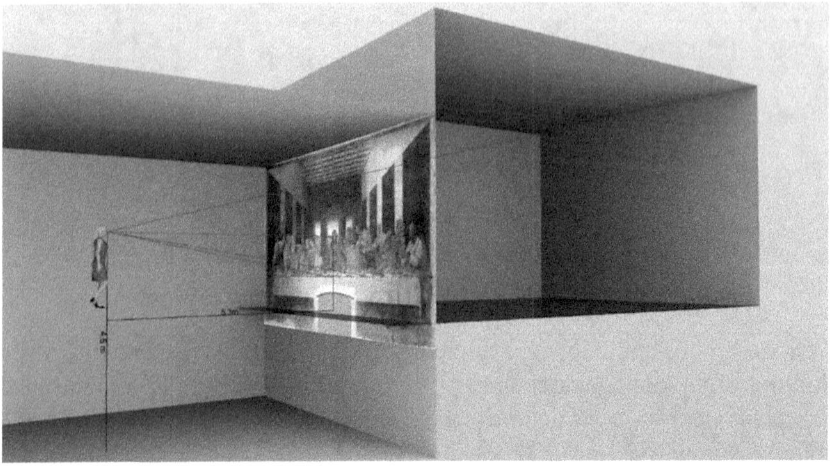

Fig. 4. Point d'observation théorique de *La Cène*

3— Utilisation des images de Kiyoshi BANDO (après accord de l'auteur)

Professeur d'ingénierie en mécanique des fluides à la Faculté d'Osaka, Kiyoshi Bando a réalisé un travail remarquable pendant dix ans : une restauration numérique minutieuse de l'œuvre. Respectant le plus fidèlement possible le tableau initial, la Cène numérisée de Kiyoshi Bando peut être considérée comme une référence fiable et utile par la qualité et la précision de ses images dès lors qu'on veut analyser des détails de l'œuvre initiale malheureusement parfois trop altérée (fig. 5, 6).

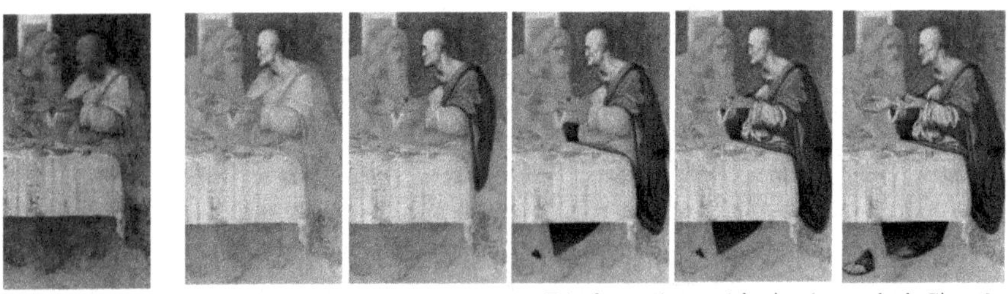

Original — Résultat après numérisation (exemple de Simon)

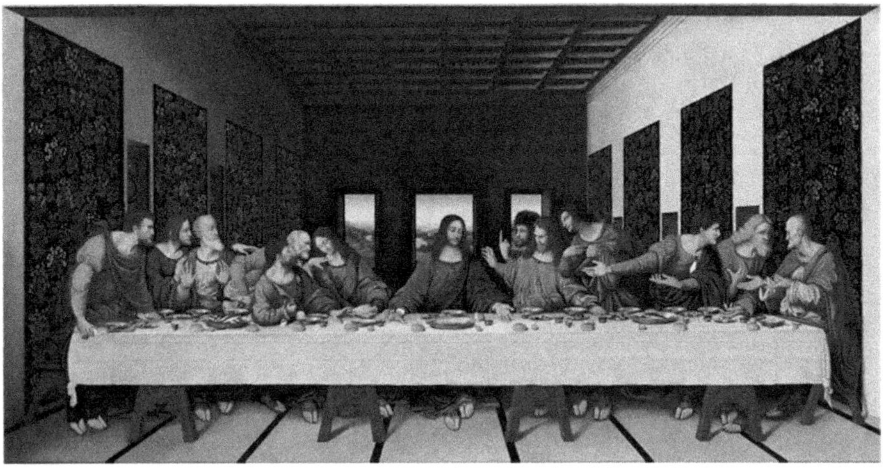

Fig. 5 et 6. La Cène numérisée de Kiyoshi BANDO

La seule liberté que s'est autorisé Kiyoshi BANDO est d'avoir représenté les pieds de Jésus et de Jacques le Majeur, puisque ceux-ci avaient disparu de l'œuvre initiale en raison de la porte percée dans le mur à cet endroit.

Ainsi en combinant ces trois techniques, il devient possible de discerner des notions de biomécanique magnifiquement rendues sous le pinceau de Léonard, à savoir les notions de modélisation musculaire, d'effet hauban, de bras de levier et de puissance musculaire, ainsi que l'analyse fine d'un mouvement complexe qu'est la pronosupination du membre supérieur et enfin la notion d'équilibres stables ou instables.

Notions de biomécanique de Léonard

1 — Modélisation des muscles

La « modélisation » peut être assimilée à une schématisation, une représentation simplifiée d'une structure. La structure musculaire est caractérisée par l'orientation de ses fibres, orientation variable pour des muscles plats étendus tels le trapèze du cou et du dos ou le deltoïde de l'épaule. Si le terme de modélisation est relativement moderne, Léonard avait déjà utilisé ce moyen pour comprendre et surtout faire comprendre l'action des faisceaux d'un même muscle. Les dessins de ses carnets montrent à l'évidence sa parfaite compréhension de la physiologie musculaire.

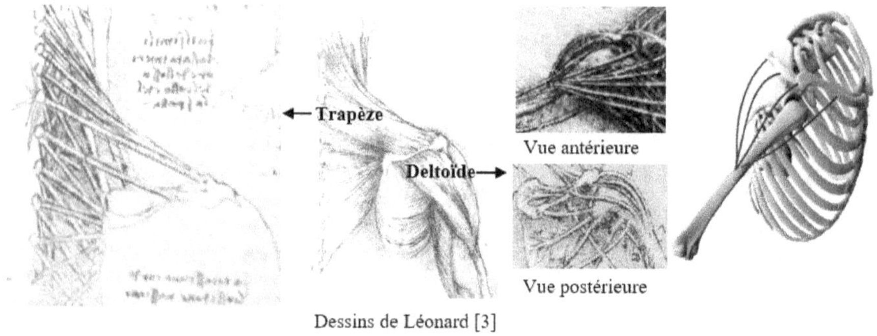

Fig. 7. Modélisation musculaire (les dessins de Léonard de Vinci sont des détails des planches RL 19015r/ RL 19001r/RL 19003v/Royal Collection Trust/© Her Majesty Queen Elizabeth II 2021)

Cet artifice de modélisation aide à comprendre l'action d'un muscle dont certains larges et étendus peuvent même être à la fois agonistes et antagonistes. Ainsi le trapèze supérieur élève l'omoplate, le trapèze inférieur l'abaisse. De même le deltoïde antérieur entraîne le bras en flexion, le deltoïde postérieur en extension (fig. 7).

2 — Application à la notion de hauban musculaire

Ce dessin de Léonard [4] sur les haubans musculaires du cou mérite que l'on s'y attarde (fig. 8, 9) :

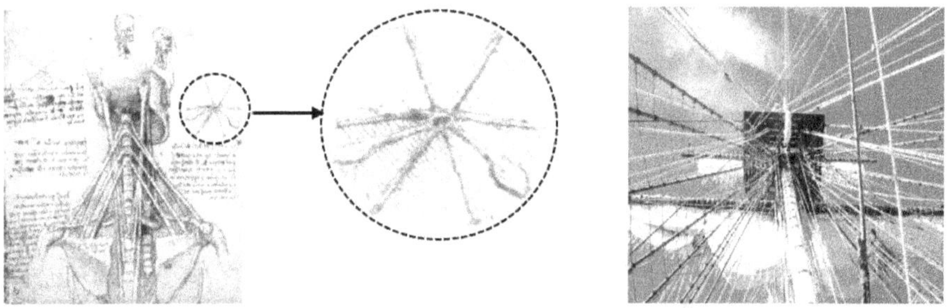

Fig. 8. Disposition circonférentielle des haubans musculaires du cou. (planche et détail de la planche RL 19075v/Royal Collection Trust/©Her Majesty Queen Elisabeth II 2022)

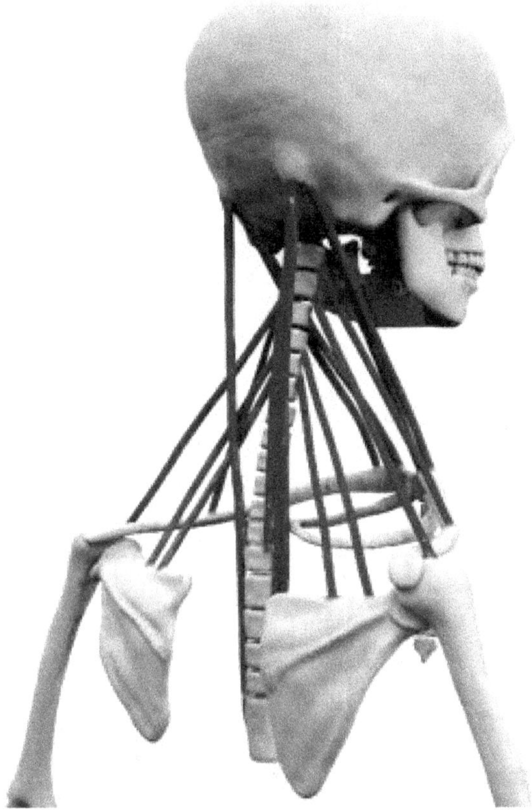

Fig. 9. Représentation tridimensionnelle du dessin de la figure 8 de Léonard

En effet le cartouche précise bien la répartition circonférentielle et donc spatiale des muscles du cou. Cette disposition n'est pas sans rappeler le haubanage d'un gréement de voilier ; Léonard assimile ainsi le crâne à une tête de mât de laquelle s'étalent les haubans pour stabiliser l'ensemble tête-rachis cervical. La figure suivante n'est que la numérisation 3D du dessin original de Léonard.

À propos de cette planche, on peut remarquer un paradoxe parfaitement conscient de Léonard. En effet, le dessin présente beaucoup d'inexactitudes au plan anatomique : nombre de vertèbres cervicales et insertions musculaires aberrant, alors que Léonard a décrit ailleurs et avec une grande précision l'anatomie de cette région ! C'est ici le pédagogue qui apparaît : pour faire comprendre le mécanisme physiologique, Léonard n'hésite pas à faire des écarts avec l'anatomie, à beaucoup schématiser, mais le message passe de fait très bien...

Haubans postérieurs de la tête et du cou : exemple de Barthélemy

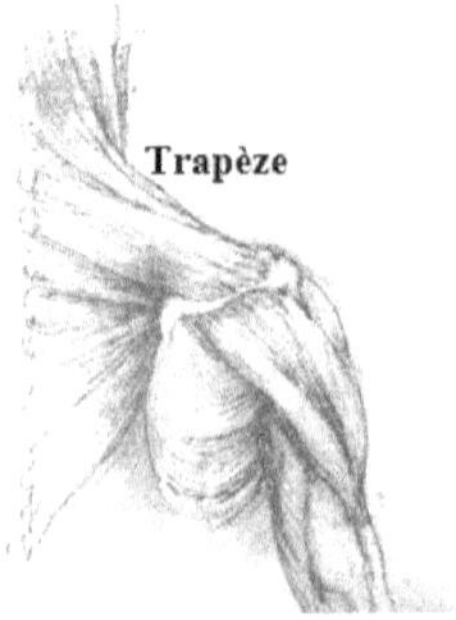

Dessin de Léonard de Vinci [3]

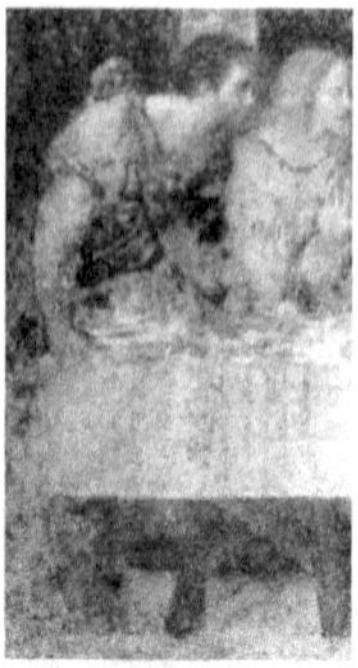

Léonard de Vinci

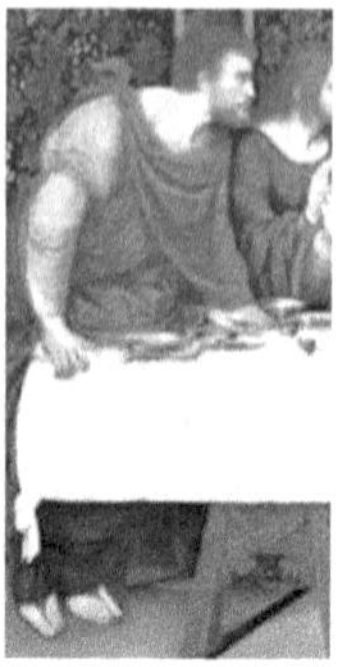

Kiyoshi BANDO

Fig. 10. Contraction du hauban postérieur trapézien chez Barthélemy (détail de la planche RL 19015r/Royal Collection Trust/© Her Majesty Queen Elizabeth II 2022)

)

Barthélemy, jeune apôtre, est offusqué et réagit avec fougue aux propos de Jésus, qu'il n'a peut-être pas bien entendus ; se levant de son siège, sa posture en avant laisse deviner un cou puissant (fig. 10).

Haubans antérieurs et postérieurs du cou : exemple de Judas

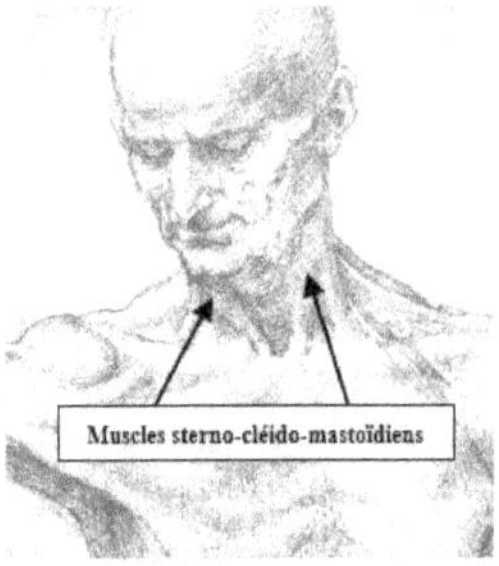

Dessin de Léonard de Vinci [3]

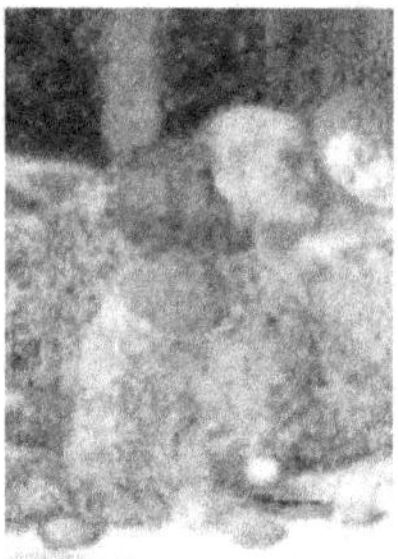

Léonard de Vinci

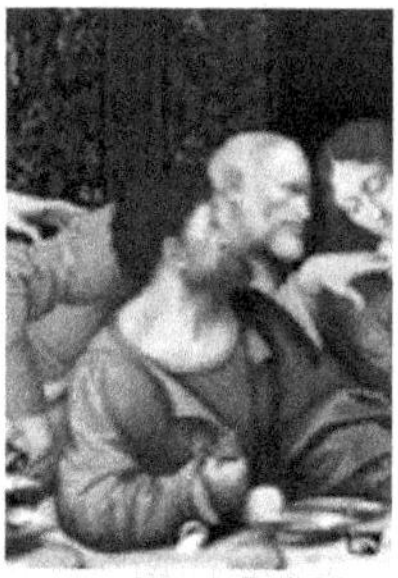

Kiyoshi BANDO

Fig. 11. Contraction simultanée des muscles antérieurs et postérieurs du cou chez Judas (détail de la planche RL 19003r/Royal Collection Trust/© Her Majesty Queen Elizabeth II 2022)

Judas venant d'entendre Jésus sait que c'est lui le traître ; il adopte alors brutalement une position de recul avec une certaine crispation, comme en témoignent les contractions concomitantes de son trapèze (agoniste postérieur) et de son sternocléidomastoïdien (antagoniste antérieur) du côté droit apparent, contractions figeant ainsi le personnage dans cette attitude (fig. 11). Ce recul brutal entraîne le renversement d'une salière située sous son avant-bras droit. Ce détail reste fort symboliquement, car Jésus avait dit à ses disciples : *« Vous êtes le sel de la terre. »* Le renversement de cette salière équivalait pour Léonard à une rupture de contrat de confiance, à la fin de l'alliance de Judas avec Jésus. La crispation de Judas se traduit aussi par sa main droite serrant une bourse. Léonard joue ici avec un questionnement : Cette bourse contient-elle l'argent de son forfait ? Mais on sait aussi que Judas était le trésorier du groupe ?

3 — Notions de bras de levier et de puissance musculaire : exemple de Matthieu

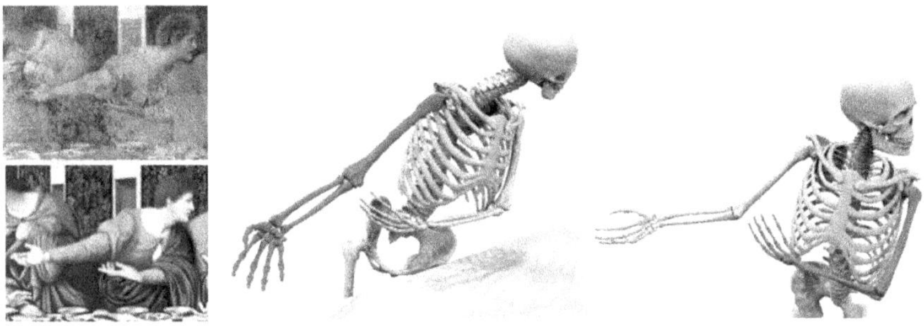

Fig. 12. Matthieu : les deux bras de levier opposés des membres supérieurs

L'attitude de Matthieu illustre à elle seule un exemple des deux extrêmes. En effet, pour soutenir tout le poids du membre supérieur droit en extension et abduction (= écartement), les muscles de l'épaule (trapèze + deltoïde) doivent être contractés au maximum à cause du bras de levier important (fig. 12).

À l'inverse, du côté gauche, le coude est fléchi et le bras est en adduction (= rapprochement). Les muscles de l'épaule sont alors très peu sollicités, le bras de levier étant très réduit.

4 — Étude de la pronosupination du membre supérieur

La pronosupination est un mouvement complexe associant la pronation et son contraire, la supination qui entraîne la main en rotation autour de l'axe de l'avant-bras. Ce mouvement s'explore sur un sujet coude fléchi, avant-bras à l'horizontale, afin d'éviter tout mouvement parasite de l'épaule. La supination est une rotation externe orientant la paume vers le ciel, la pronation est une rotation interne tournant la paume vers le sol. Finalement la position neutre de référence oriente le tranchant de la main vers le sol.

La pronosupination chez Jésus

Observons le personnage de Jésus et notamment ses mains : la paume de la main gauche est en supination, tournée vers le ciel, ce qui évoque la vie spirituelle, « un geste de don », selon Ladwein [3], mais aussi un geste de bienvenue aux moines entrant dans le réfectoire selon Isaacson [1] ; à l'opposé, la paume de la main droite en pronation, tournée vers le sol, évoquerait la vie terrestre, la mort (fig. 13).

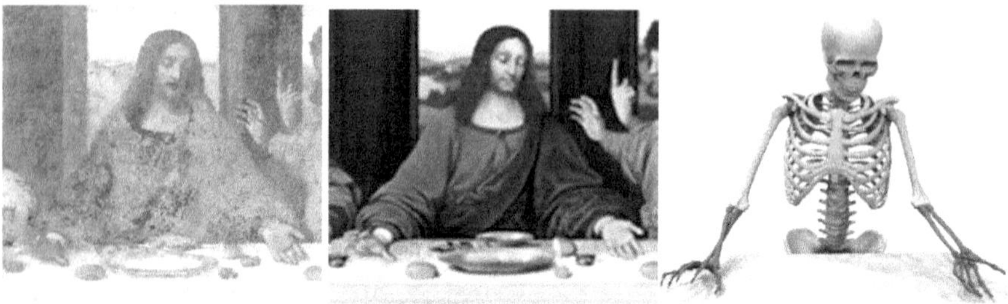

Fig. 13. Jésus : Main droite en pronation, main gauche en supination

La fausse supination : exemple de Matthieu, côté droit

Si la paume droite est bien orientée vers le ciel, il n'y a ici aucune supination, c'est l'épaule en rotation externe qui donne l'illusion sur ce membre au coude en extension (fig. 14).

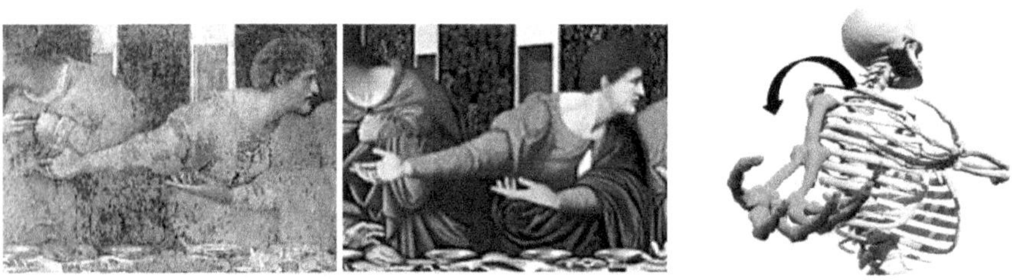

Fig. 14. Fausse supination du membre supérieur droit de Matthieu

Pronosupination neutre : exemple de Judas

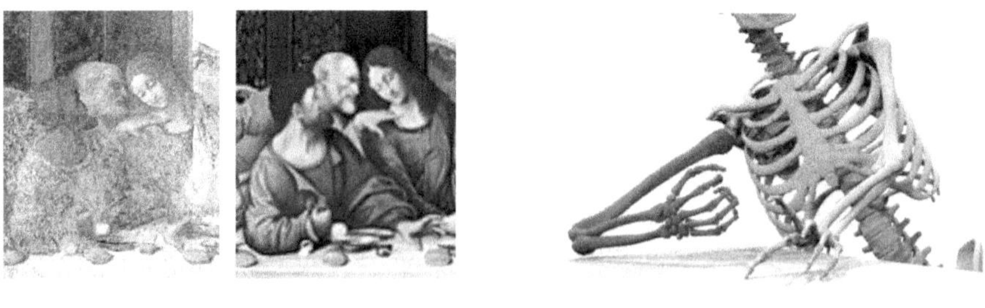

Fig. 15. Pronosupination neutre de Judas (côté droit)

Le coude droit est ici fléchi, le tranchant de la main est vers la table : il n'y a ni pronation ni supination (fig. 15).

Vraie supination : exemple de Matthieu (côté gauche)

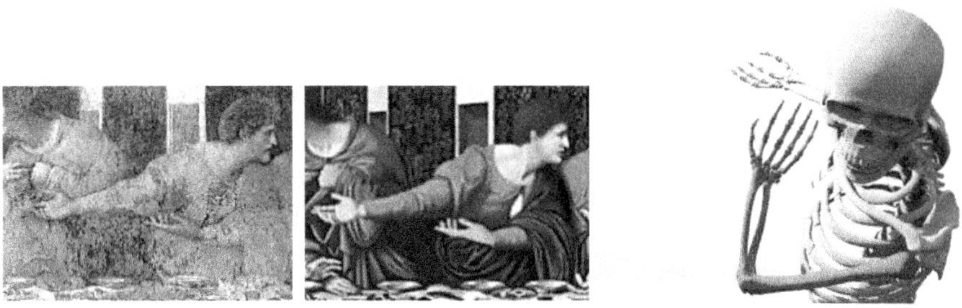

Fig. 16. Vraie supination de la main gauche de Matthieu

Le coude gauche est fléchi, la main est en rotation externe : il s'agit bien d'une vraie supination (fig. 16).

Jusqu'à présent, les différents mouvements évoqués ont été sous-entendus actifs, c'est-à-dire provoqués par des muscles moteurs (fléchisseurs, extenseurs, supinateurs, pronateurs...). Mais ces mêmes mouvements peuvent être passifs, c'est-à-dire contraints par un appui forcé, ou provoqués « passivement » par un examinateur. L'amplitude maximale d'un mouvement passif demeure toujours plus importante que celle du même mouvement actif, jusqu'à aboutir à la notion d'amplitude extrême.

Pronation passive forcée : exemple de Pierre (2 membres supérieurs)

Pierre a une attitude penchée en avant, sa main gauche s'appuyant en pronation forcée sur l'épaule de Jean, et sa main droite tenant un couteau (prêt à bondir ?), également en pronation forcée en appui sur la crête iliaque de son bassin (fig. 17).

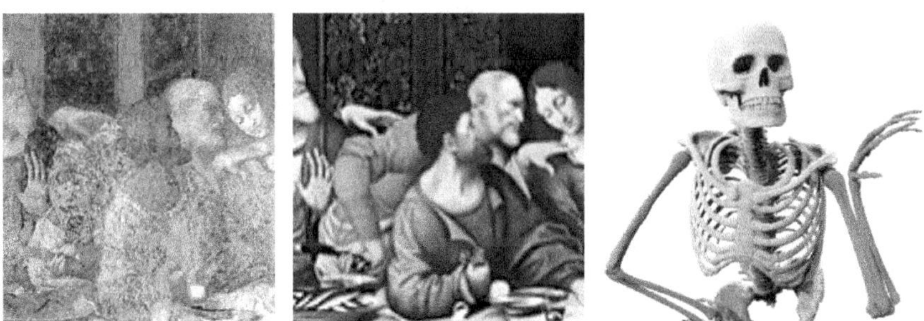

Fig. 17. Pronation passive bilatérale de Pierre

Notons par ailleurs que le coude gauche, appuyé contre le dos de Jean est aussi en flexion passive forcée du coude, l'avant-bras apparaissant quasi au contact du bras.

À propos de pronosupination, on remarque une diversité étonnante : aucun personnage n'a la même attitude que celle d'un autre, et plus encore, aucun d'entre eux n'a d'attitude symétrique entre ses côtés droit et gauche. Cette diversité contribue à l'aspect vivant, dynamique de la « scène ».

5 — Notions d'équilibres

Équilibre statique stable : exemple de Jésus

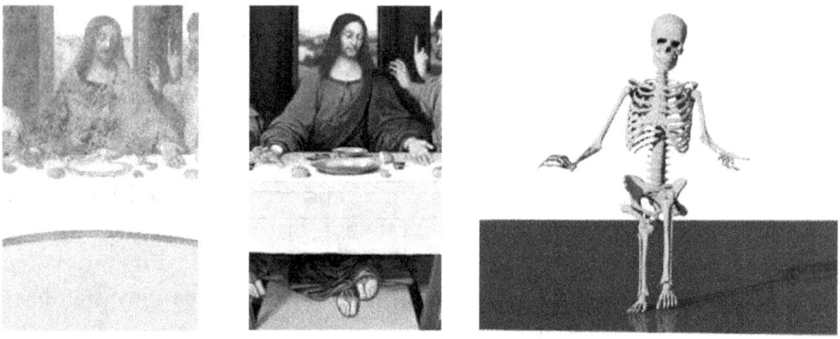

Fig. 18. Station assise de Jésus

Jésus est le personnage central de la peinture, au point que sa tempe droite est le centre réel du tableau (fig. 18). C'est à partir de ce centre que Léonard a tiré toutes les perspectives de *La Cène*. La position assise presque symétrique, neutre, de Jésus donne une impression de rayonnement du personnage, de calme, de maîtrise, voire de sagesse ; on peut difficilement parler ici de sérénité ; rappelons que Jésus savait qu'il était en train de prendre son dernier repas avant de vivre « sa passion »...

Équilibre dynamique (~ instable) : exemple de Barthélemy

Barthélemy est donc offusqué par la nouvelle. Alerte et vif, il a une « attitude colérique et menaçante » [1]. Peut-être a-t-il mal entendu ce qu'a dit Jésus [2], se levant brutalement, il en arrive à être presque debout, sur le pied droit au sol, *« sur le point de bondir, la tête en avant »* d'après Léonard. Cette posture instable l'oblige à se stabiliser à l'aide de ses deux mains posées sur la table (fig. 19).

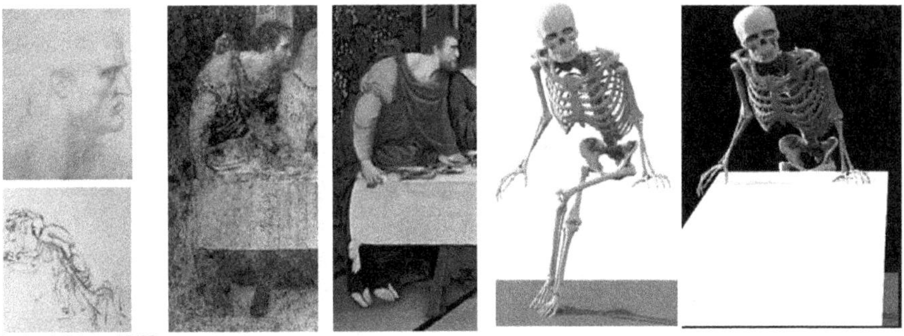

Fig. 19. Barthélemy s'appuyant sur la table

Équilibre dynamique (~ instable) : exemple de Jacques le Majeur

Jacques le Majeur est le proche voisin de gauche de Jésus, et donc a bien entendu sa terrible annonce. Sa surprise et son étonnement le poussent au comble de l'émotion (fig. 20). Il semble crier indigné : *« ce n'est pas possible »* ! dans un mouvement d'écartement des bras et de recul brutal qui fait tomber son vêtement de dessus (il est le seul personnage portant un seul vêtement de dessous). Pour éviter le déséquilibre en arrière, il a besoin d'un appui qui n'est autre que Thomas situé juste derrière lui, et dont on remarquera l'index tendu, pointant le ciel… S'agit-il de Thomas qui pointe son doigt menaçant, voire d'indignation (*« qui a pu oser une chose pareille parmi nous » ?*), ou s'agit-il de Thomas le sceptique, l'incrédule qui a voulu mettre son doigt pour vérifier les plaies de Jésus ?

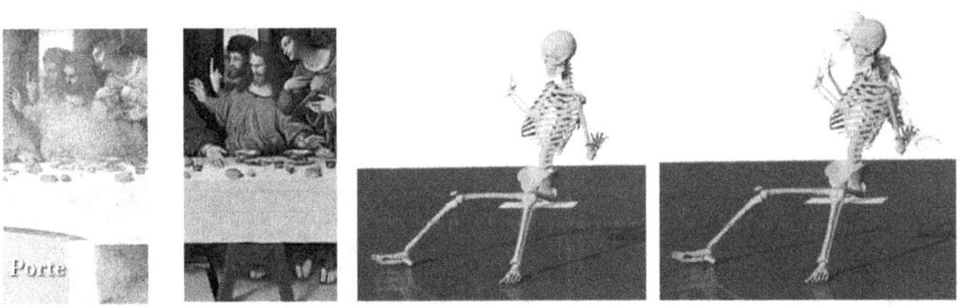

Fig. 20. Jacques le Majeur s'appuyant contre Thomas

Équilibre dynamique (~ instable) : exemple de Pierre

Pierre étant le plus âgé des disciples n'a sans doute pas bien entendu les propos de Jésus, aussi se penche-t-il vers Jean qui a du bien comprendre ce qu'a dit Jésus, étant son jeune voisin de table situé à sa droite (fig. 21). L'attitude de Jean penché pour tendre l'oreille vers Pierre laisse à penser que ce dernier parle tout bas et semble dire : *« qu'a-t-il dit ? »* ou *« de qui parle-t-il ? »*

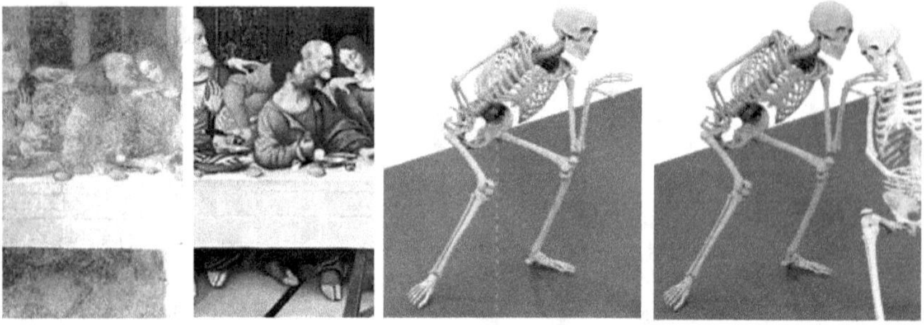

Fig. 21. Pierre murmurant à l'oreille de Jean

Il est à noter que Pierre « court-circuite » Judas, son voisin le plus proche. Se méfiait-il de lui ? Reconnaissons que Léonard en a fait un personnage sombre et laid, au nez crochu [1]. En passant derrière Judas, Pierre est obligé de se pencher très nettement pour atteindre l'oreille de Jean ; pour éviter de se retrouver déséquilibré, il s'appuie de sa main sur l'épaule droite du jeune disciple.

Les écarts et invraisemblances que s'est permis Léonard…

La technique 3D utilisée pour ce travail a permis d'authentifier quelques invraisemblances…

1 — Impossibilité pour les treize convives d'être assis côte à côte du même côté de la table

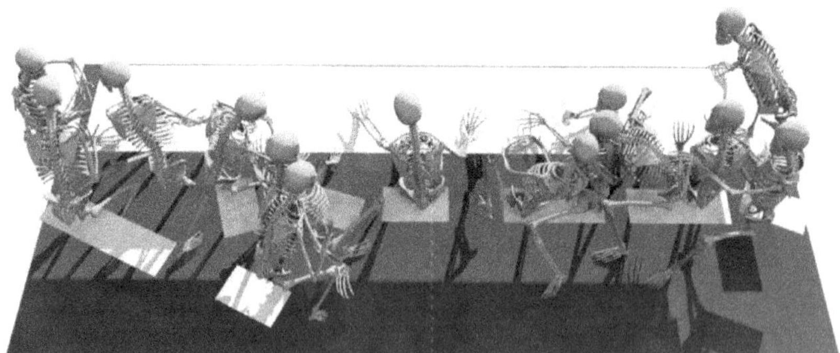

Fig. 22. Les treize convives

Conscient de cet écueil, Léonard a utilisé un artifice : placer les personnages dans quatre plans successifs (fig. 22). Mais cette astuce a pour corollaire une nouvelle invraisemblance (cf. infra).

2 — Thomas est disproportionné

Thomas, peut-être offusqué et quittant sa place, se trouve « en troisième rideau » derrière Jacques le Majeur qui est lui-même en retrait par rapport au premier plan des convives (cf. plus haut). Or on voit d'une part sa main gauche posée sur le bord de la table, et d'autre part son pied gauche apparaître sous cette table. La 3D objective une distorsion manifeste des membres supérieur et inférieur gauches démesurément longs pour parvenir à cette situation (fig. 23).

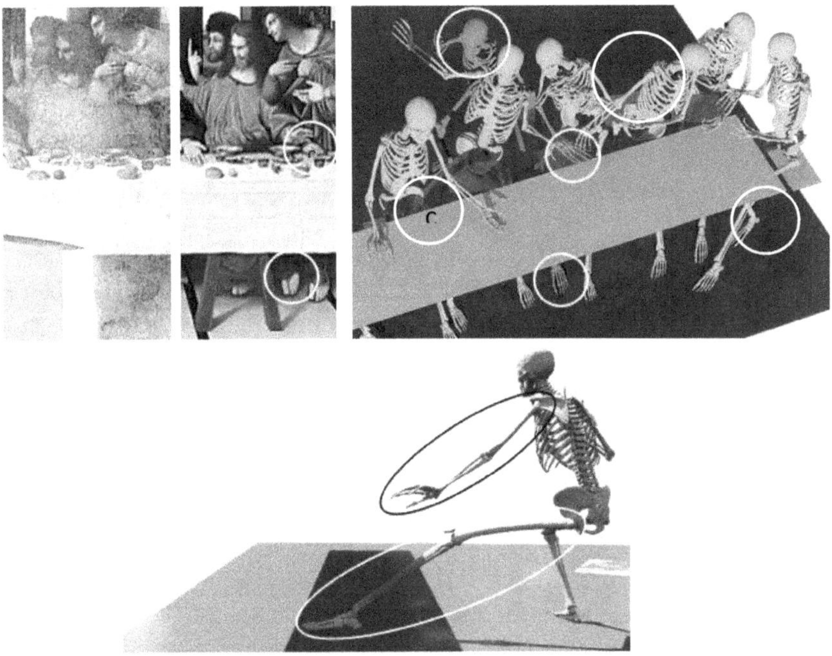

Fig. 23. Les disproportions de Thomas

3 — La table est anormalement basse

La plupart des convives sont assis, à l'exception de Barthélemy et de Philippe. Léonard a en réalité très habilement représenté ces deux personnages. En effet si Philippe adopte une attitude très penchée latéralement, Barthélemy est représenté lui aussi penché, mais en avant, presque debout. En évitant à ses deux personnages une station érigée, Léonard a pu « tricher » avec le niveau de la table qui est en fait anormalement basse, passant juste au-dessus des cuisses des convives assis. L'avantage de cette représentation est de privilégier la partie visible du thorax et des membres supérieurs des personnages assis, la table masquant complètement leur bassin et leurs membres inférieurs, à l'exception des pieds apparaissant sous la nappe (fig. 24).

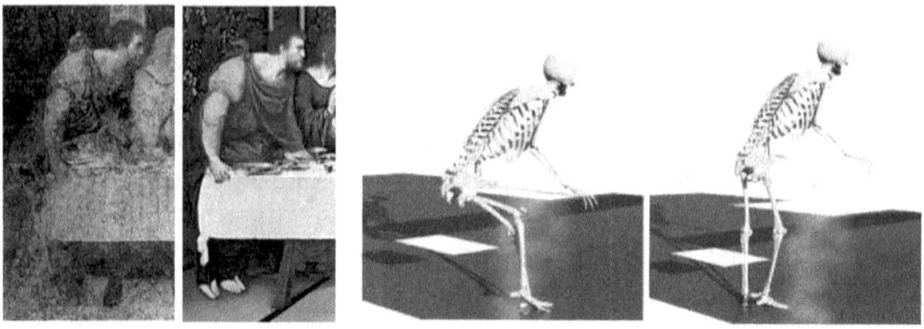

Fig. 24. Le passage à la station debout laisse deviner une table anormalement basse.

En imaginant Barthélemy en position debout, la 3D permet de se rendre compte que la table arrive juste au-dessus des genoux, ce qui est totalement inhabituel.

Conclusion

Grâce à ses connaissances en anatomie et à sa compréhension du mouvement qu'on appelle maintenant biomécanique, Léonard de Vinci montre qu'il avait 500 ans d'avance. On ne peut qu'admirer son génie et son intuition au travers de ce magnifique tableau qu'est *La Cène*. *« La figure qui, par ses gestes, exprime le mieux le mouvement de son âme, mérite le plus d'éloges. »*

En matière d'éloges, cette conception de Léonard peut être sans réserve attribuée à Léonard lui-même ! Certes la technique 3D utilisée pour ce travail a pu déceler quelques transgressions, mais on ne peut décemment pas lui en faire reproche et on lui pardonne volontiers ses écarts, bien minimes au vu de la renommée de sa peinture qui atteint l'universalité ; l'art de Léonard de Vinci est bien plus pérenne que quelques remarques à visée de précision scientifique…

Bibliographie

1. Walter Isaacson, *Léonard de Vinci — La biographie*, Lausanne, Presses polytechniques et universitaires romandes, 2019.

2. Michael Ladwein, *La Cène de Léonard de Vinci — Drame universel et acte de rédemption*, Paris, Éd. Triades, 2005.

3. Martin Clayton, Ron Philo, *Léonard de Vinci anatomiste*, Arles, Éd. Actes Sud, 2019.

4. Franck Zöllner, Johannes Nathan, *Léonard de Vinci — Tout l'œuvre peint et graphique*, Paris, Éd. Taschen, 2003.

Partie III

APPLICATIONS CONTEMPORAINES DE L'ŒUVRE DE LÉONARD DE VINCI

L'homme dans son nuage de données

Stéphane Tirard

L'œuvre de Léonard de Vinci habite notre présent par un ensemble de références qui nous paraissent évidentes. C'est ainsi que des représentations de l'Homme de Vitruve sont couramment mobilisées dans des contextes contemporains, sans aucun lien direct avec les intentions de Léonard. Il est possible de formuler quelques éléments d'analyse épistémologique sur les conditions de telles appropriations en posant comme hypothèse qu'elles témoignent à la fois de représentations communes de l'œuvre et de la personnalité de Léonard, ainsi que de nos propres conceptions de la relation entre passé, présent et futur. Cet exposé s'appuiera notamment sur notre utilisation de l'Homme de Vitruve pour représenter le corps, non plus contenu dans ses propres proportions, mais déployant ses données génétiques.

Introduction

Le fait de s'exprimer en tant que non-spécialiste d'un thème engendre toujours un sentiment étrange, mélange de culpabilité due à l'illégitimité et de curiosité à étudier un nouvel horizon. Je ne suis pas spécialiste de Léonard et bien qu'historien des sciences de la vie et de la médecine, ma période et mes objets sont bien éloignés de l'œuvre du célèbre Toscan. J'ai pourtant cédé à l'insistance amicale de Dominique Le Nen pour donner une conférence dans le cadre de ce colloque rassemblant des spécialistes de l'œuvre de Léonard. Après avoir été étonné par cette invitation, puisque nous nous connaissons de longue date et que Dominique sait fort bien que je ne suis pas un spécialiste de Léonard, j'ai cru comprendre ce qui me valait cette sollicitation. En effet, j'ai présenté en 2017 à Brest, dans le cadre du séminaire du Centre François Viète d'épistémologie et d'histoire des sciences et des techniques, qui est notre équipe de recherche commune à Dominique et moi-même, le programme de recherche que je coordonne à Nantes et qui s'intitule *DataSanté : Médecine personnalisée et données en grand nombre*[291]. Il s'agit d'un programme interdisciplinaire de SHS (sciences humaines et sociales) qui regroupe des disciplines aussi variées que la philosophie, l'histoire, la sociologie, la psychologie, le droit, l'économie, l'éthique, les sciences biomédicales et la bio-informatique. Comme vous vous en doutez la problématique de nos travaux est éminemment contemporaine, même si pour ma part, en tant qu'historien des sciences, je m'attache à travailler sur la profondeur historique des domaines qui se rencontrent, s'entremêlent, et font émerger les transformations profondes que les données et le numérique

291. Tirard Stéphane, « Big Data, algorithmes, médecine personnalisée : DataSanté », *séminaire du Centre François Viète*, Brest, 12 décembre 2017. Programme DataSanté : https://www.data-sante.fr/

imposent à la médecine. Lors de ma présentation, j'avais confronté le dessin de l'homme de Vitruve par Léonard à une version contemporaine et stylisée de celui-ci. Cette intrusion de Léonard dans un propos dédié à la science contemporaine a probablement, semble-t-il, attiré l'attention de Dominique.

Le célèbre dessin de Léonard, que les Italiens ont eu un peu de mal à laisser venir au Louvre[292] où nous avons pu l'admirer dans les semaines qui ont précédé le colloque brestois, a été réalisé vers 1490. Pour sa part la version stylisée, trouvée sur Internet, anonyme et non datée, mais nécessairement issue de ces dernières années, nous rappelle la médiatisation de cette figure et son caractère à la fois universel et trivial. Le personnage, identique à celui de Léonard, est entouré de lignes rayonnantes de 0 et de 1 évoquant le numérique et de plus un effet de transparence révèle les organes à la manière de l'imagerie médicale, ce qui achève d'en faire une image évoquant les données numériques et la santé. On pense immédiatement aux quantités de données tirées du corps de chacun d'entre nous qui peuvent aujourd'hui être acquises, notamment grâce aux fameuses « — omiques » : la génomique, la transcriptomique, la protéomique… Nos corps, et cette image contemporaine inspirée du dessin de Léonard l'évoque justement, déploient ou peut-être devrions-nous dire dispersent couramment nos propres données.

Dans la suite de mon propos, je rappelai que le dessin de Léonard avait été réalisé une cinquantaine d'années après l'invention de l'imprimerie et sa version stylisée un peu plus de cinquante ans après l'invention de l'ordinateur. Implicitement cette comparaison incitait donc à rapprocher ces moments correspondant à l'émergence de deux systèmes de transmission et de traitement de l'information, l'imprimerie et l'ordinateur, qui ont chacun, à cinq siècles d'intervalle, profondément transformé les sociétés de leurs époques respectives.

Cette invitation m'a incité à m'interroger plus avant sur la signification de ma propre démarche et sur les raisons de cette utilisation du célèbre dessin de Léonard. Pourquoi ai-je été sensible à cette version de l'homme de Vitruve et pourquoi ai-je éprouvé la nécessité de la relier à celle de Léonard et à son temps alors que mon propos était la science et la médecine contemporaines ? Est-ce parce que je pouvais m'appuyer sur Léonard que je me suis autorisé la comparaison entre l'émergence de l'informatique et du numérique et l'invention et le développement de l'imprimerie ? Plus généralement cela pose, me semble-t-il, encore d'autres questions :

– Une première très générale et concernant l'œuvre de Léonard : comment nous offre-t-elle un cadre de réflexion si stimulant que nous tendons à nous tourner spontanément vers lui ?

---

292. Exposition *Léonard de Vinci*, Le Louvre, du 24 octobre 2019 au 24 février 2020.

– Comment de tels rapprochements, entre le présent et ce passé lointain, peuvent-ils être réalisés en limitant le risque d'anachronisme ?

– Finalement l'objectif n'est peut-être pas de faire le lien entre le passé et le présent et de les comparer, mais de profiter de l'espace euristique et critique qui les sépare. Les faits, les contextes, sont incomparables, la distance temporelle est immense, mais les problèmes ne peuvent-ils pas s'éclairer mutuellement ?

Le symbole de l'homme de Vitruve : l'universalité des proportions

Revenons donc sur le cas de l'homme de Vitruve. Il s'agit de l'une des œuvres de Léonard qui a acquis un statut universel. Elle incarne l'image de l'homme et a été mille fois reprise, stylisée, caricaturée. Elle est probablement le plus souvent utilisée sans que soient connus les efforts réalisés par Léonard pour établir les proportions du corps humain, révisant à l'occasion de ce dessin celles qui avaient été proposées quinze siècles plus tôt par Vitruve.[293]

Cette image du corps dans cet environnement géométrique est chargée de perfection. Elle modélise et donne les mesures parfaites, mises en relation les unes avec les autres, c'est-à-dire les proportions qui semblent dès lors définir le corps. Il n'en fallait donc pas plus pour l'utiliser dans une analogie stylisée en exploitant les nouvelles investigations qui désormais donnent les caractéristiques d'un individu et donc représenter l'homme de Vitruve entouré de 1 et de 0 dans une évocation des données issues de chacun d'entre nous.

Notons également que cette image de Léonard est un très bel emblème de la relation entre art et science, ceci au moins à deux titres. Dans sa matérialité, en tant que dessin, elle relève à la fois d'une observation rigoureuse des proportions, c'est-à-dire de la réalisation de mesures mettant en œuvre une précision qui pourrait relever d'une intention scientifique dans la connaissance du corps. D'autre part, Léonard lui-même, dans sa pratique incarne ce rapprochement en réalisant ces observations. Peut-on séparer, dans son cas, les intentions de l'observateur construisant une connaissance du corps de celles de l'artiste ? Laissons les spécialistes en décider, mais il semble bien que non.

Pour revenir à notre propre regard, il y a bien un risque à tendre des fils par-delà cinq siècles et à tenter des comparaisons. Par exemple, en convoquant Léonard dans un exposé dont le titre évoque les données au cœur de la médecine contemporaine. Ce risque est celui de l'anachronisme, redouté par tout historien. C'est celui d'une perte de sens par l'importation des repères d'une époque dans une autre. En effet la transposition de concepts, de

293 Brioist Pascal, *Les audaces de Léonard*, Paris, Stock, 2019, p. 212-214.

systèmes explicatifs, de représentations, d'un temps dans un autre, génère à coup sûr une perte d'intelligibilité de l'époque étudiée en introduisant des non-sens, des faux sens et des contre sens.

« Heurs et malheurs de l'anachronisme [294]»

Il y a plusieurs façons d'aborder la notion d'anachronisme. Une première consiste évidemment à rappeler la méthode historique fondamentale qui nous enjoint d'ancrer Léonard dans son temps, de traiter sa vie et son œuvre grâce à des sources dument critiquées et interprétées en se défiant de l'effet déformant du regard rétrospectif inévitablement introducteur de biais. Les historiens, répétons-le, vivent avec cette inquiétude et ils se font un devoir de combattre cette tendance.

Une autre façon, parce que nous sommes face à un grand artiste, serait de regarder du côté de l'histoire de la peinture en nous laissant guider par Daniel Arasse qui analyse les spécificités de ce domaine. Celui-ci note en effet dans son ouvrage *Histoires de peintures*, que « *l'anachronisme est constitutif de la relation de l'historien à son objet* [295]» et il s'en explique en analysant comment l'œuvre s'inscrit dans le temps. Selon lui toute œuvre d'art mélange en effet trois temps au minimum.

« Tout d'abord notre temps, car l'objet est présent ici et aujourd'hui. »[296] Il n'est nul besoin de rappeler que l'homme de Vitruve est présent aujourd'hui. Chacun peut le constater au gré de ses expositions au public.

« Le deuxième temps à l'inverse est celui de la production. »[297] Nous venons de rappeler que nous connaissons aujourd'hui des éléments sur les conditions de cette production, au demeurant très étudiée par les historiens. À la fois les conditions intellectuelles, mais aussi techniques, le document livrant lui-même des renseignements sur le soin immense mis par Léonard dans sa réalisation.

Enfin, le troisième temps : *« qu'il ne faut jamais oublier, est celui qui passe entre les deux. (...) Ce temps-là agit. Il appartient à l'œuvre d'art de deux façons. Matériellement d'abord, car une œuvre d'art porte la trace du temps qui s'est écoulé entre le moment de sa production et sa réception actuelle : les craquelures, la fameuse patine, les vernis, les accidents, les découpes, etc. Et puis, il y a quelque chose de beaucoup plus grave et fascinant, parce qu'insinuant, subreptice et peut-être même subversif, qui est le temps mental écoulé entre les deux, et le fait que l'œuvre que je vois devant*

---

294. Daniel Arasse, *Histoires de peintures*, Paris, France Culture Denoël, 2004, p. 145-152.
295. *Ibid.*, p. 149.
296. *Ibid.*, p. 149.
297. *Ibid.*, p. 150.

moi, accrochée sur telle paroi de musée ou de galerie d'exposition, même si c'est la première fois que je la vois, ce n'est en fait pas la première fois ».[298]

Arasse parle ici de la postérité de l'œuvre, du fait que nous connaissons l'homme de Vitruve sans même nous y être intéressés spécifiquement. Cette connaissance résulte d'une diffusion qui échappe totalement à l'intention artistique. Certaines œuvres, et c'est le cas de la plupart des œuvres de Léonard, au premier chef desquelles La Joconde, mais c'est également vrai pour l'homme de Vitruve, acquièrent ainsi une forme d'universalité et d'intemporalité. Cette dernière dressant donc aisément le lit de l'anachronisme.

Passé, présent, futur : où tourner le regard ?

Revenons à notre question première : pourquoi avoir mobilisé cette image de Léonard ? Notons que la réflexion à visée explicative menée ici, ne correspond peut-être pas à celle qui a inconsciemment conduit à ce choix. Mais elle vaut néanmoins d'être exposée, car elle trouve son sens dans le travail épistémologique développé dans le cadre du programme DataSanté qui est *a priori* tourné vers le présent, mais qui se donne une dimension historique en se penchant sur les transformations profondes qui atteignent ou atteindront des pans entiers de la médecine.

Au sujet de ces transformations, notre hypothèse est que leur complexité est générée par l'interaction d'un ensemble de nouveaux possibles techniques : obtention de données massives (— omiques), capacité toujours croissante de stockage des données biologiques, cliniques, sociales…, algorithmes de plus en plus puissants, développement de l'IA… Cet ensemble d'éléments intriqués ne doit pas être analysé comme un tout homogène, mais au contraire il faut démêler l'entrelacs qu'ils constituent. Car, pour chacun des nouveaux possibles engagés dans cette transformation, il est nécessaire d'explorer son histoire pour saisir les conditions qui ont été celles de leur rapprochement. Cette voie est indispensable pour comprendre l'identité épistémologique de ce tout et se préparer à réfléchir aux prolongements possibles, c'est-à-dire pour préparer un avenir dans lequel beaucoup voudraient que nous nous précipitions aveuglément, sous l'emprise de promesses dont nous ne connaissons pas toujours les motivations de ceux qui les formulent.

En effet, ce que l'on observe dans le champ du numérique et notamment dans le champ de la santé, est bien un régime présentiste, un terme emprunté à l'historien François Hartog et à son analyse des régimes d'historicité. Rappelons qu'Hartog distingue trois régimes d'historicité.

298. *Ibid.*, p. 150.

Dans l'ancien régime d'historicité, qui eut cours jusqu'à la fin du XVIIIe siècle et le premier de sa classification, on recherchait l'intelligibilité du présent dans le passé. « *Alors, l'histoire à venir n'excédait pas celle qui était advenue : elle ne la répétait pas, mais les règles du jeu demeuraient les mêmes.* »[299] Il distingue ensuite un deuxième régime, celui de l'histoire futuriste : *« Dans l'histoire futuriste, ou régime moderne, c'était l'inverse : on regardait du côté du futur, c'était lui qui éclairait le présent et expliquait le passé ; c'était vers lui qu'il fallait aller au plus vite. Il orientait les expériences historiques et l'histoire était téléologique (...) Cette fois, l'histoire à venir ne pouvait que dépasser celle qui était déjà advenue. Et la réécrire au fur et à mesure était la tâche de l'historien. »*[300]

Vient ensuite le régime présentiste qui opère de nos jours selon Hartog et doit son identité aux effets de la diffusion du numérique et de l'immédiateté qu'elle induit dans tous les domaines. Celui de la santé n'y échappe aucunement. *« La singularité du régime présentiste tient à ce qu'il n'y a finalement plus que du présent. Chacun en fait l'expérience dans son quotidien, personnel comme professionnel. Dans ce régime-là, on ne sait plus quoi faire du passé puisqu'on ne le voit même plus et l'on ne sait plus quoi faire de l'avenir que l'on ne voit pas davantage. »*[301]

Hartog ajoute :

« À l'histoire tout aussi bien locale que globale, si elle veut retrouver une prise sur le monde, de prendre une vue critique sur les nouvelles expériences du temps, en s'attachant à faire surgir, de l'apparente contemporanéité de tout avec tout, les différentes temporalités actives au sein même de ce présent attrape-tout. »[302]

Certains des développements du numérique dans la santé semblent en effet emprisonnés dans ce « présent attrape-tout ». Un présent dans lequel le futur faute d'être envisagé sereinement se réduit à des évocations, voire des incantations, dans des promesses d'un *à venir* meilleur. Et ceci, souvent sans que l'on sache vraiment qui en est à l'origine et comment sont fondées ses promesses. L'historien et l'épistémologue ont peut-être alors le devoir de rompre avec ce mouvement précipité vers l'avant et de s'interroger sur les racines de ce présent qui reste néanmoins complexe. C'est sans doute pour

---

299. François Hartog, « L'histoire à venir ? », in : Patrick Boucheron et François Hartog, *L'histoire à venir*, Toulouse, Anacharsis, 2018, p. 70.
300. *Ibid.*, p. 70.
301. *Ibid.*, p. 70-71.
302. *Ibid.*, p. 71-72.
Les thèses de François Hartog sur l'historicité sont développées dans : François Hartog, *Les régimes d'historicité. Présentisme et expériences du temps*, Paris, Le Seuil, 2018.

souligner une telle intention que j'avais choisi d'introduire une référence à Léonard dans un exposé sur les données et la médecine.

Conclusion

Au risque de l'anachronisme, nous sommes donc tentés de profiter des résonances d'une œuvre scientifique technique et artistique comme celle de Léonard. Il nous conduit à penser notre rapport au progrès, aux ruptures et peut-être aux futurs possibles.

Ainsi Léonard résonne-t-il certainement dans le présent parce qu'il a produit une œuvre qui nous semble résolument tournée vers l'innovation et la nouveauté. En l'observant dans le passé, on le perçoit dans une action orientée vers le futur de son temps. C'est en cela qu'il est attirant et stimulant, euristique peut-être.

L'homme de Vitruve entouré de 1 et de 0 évoquait donc les données. Ces données finalement cachées dans le corps de chacun que la technique nous permet aujourd'hui de révéler. Les données relèvent d'un décodage du corps qui en lui-même constitue un nouveau langage porteur d'informations complexes que les bio-informaticiens, biologistes et médecins s'attacheront à traduire en connaissances scientifiques et médicales précieuses pour la recherche et la clinique. Pourtant, si le corps déploie ses données, grâce aux nouveaux outils numériques, sa complexité n'en reste pas moins masquée et difficile à percevoir, peut-être comme sous les draperies des études de Léonard.

« L'homme de Léonard », une application contemporaine de « L'homme de Vitruve »

Pascal Gleyze, Julia Dasic

Introduction

Au jour où l'homme s'est découvert Être, il s'est révélé à ses mystères. Différent et semblable aux autres. C'est sur les chemins du quotidien qu'il cherche le sens de son existence et de son devenir. Jour après jour, la création le grandit et le mouvement l'élève vers des lendemains incertains dont il pressent qu'ils ne peuvent se dévoiler qu'à l'image de ceux qui s'y rendent.

De tout temps, l'homme a recherché des signes et des messages de compréhension de ce qu'il est, et de ce qu'il doit faire pour construire un avenir individuel et collectif auquel il ne peut se soustraire tant qu'il porte sa vie. L'illustration de l'homme de Vitruve par Léonard de Vinci est art, science, beauté et image d'Humanité. C'est une œuvre intemporelle qui place l'Homme face à son destin. Elle donne le sens de notre présence ici-bas. Elle montre la clé et le chemin de notre élévation individuelle et collective. L'esprit de recherche et d'innovation de Léonard de Vinci nous invite à continuer sur la voie de force et de pureté que son chemin de pensée a exprimées dans cette œuvre.

Représentation universelle de l'humain, de sa place et de son avenir, comment utiliser au mieux ce message majeur de la Renaissance pour aider les hommes d'aujourd'hui ?

Considérant que la santé est un état de complet bien-être physique, psychique et sociétal[303], l'œuvre de Léonard nous oblige ici à considérer que le tout qui fait l'homme est indissociable de la notion de santé. C'est au quotidien, au travers de l'éducation et de la prévention en santé que la réalité de l'homme — l'avenir de l'humanité qui le porte — se fera.

Par ce travail, fondé sur notre admiration pour les enseignements de Léonard de Vinci[304], nous proposons une adaptation de son œuvre afin d'en faire un outil vulgarisé de compréhension, de maîtrise et d'évolution de la santé individuelle et collective : « L'Homme de Léonard ».

---

303 22 juillet 1946, New York, Actes officiels de l'Organisation mondiale de la Santé, n°. 2, p. 100.

304 Pascal Gleyze, Dominique Le Nen, Eric Pierre Smee, *Une approche philosophique et neuroscientifique de l'art et du geste chirurgical au travers des travaux anatomiques de Léonard de Vinci*, Cahiers du Cercle Nicolas Andry, Montpellier, Sauramps Medical, 2011, n° 5, 139-162.

L'homme de Vitruve

<u>Genèse</u>

Marcus Vitruvius Pollio[305], architecte romain du premier siècle av. J. - C., cultivait de nombreux préceptes et travaux qui ont trouvé naturellement leur place à la Renaissance. Architecte de toutes choses, génie civil et militaire, chimiste, urbaniste, théologien, il « *insufflait l'esprit dans la matière* ». La dimension universelle, technique et humaine de son traité d'architecture a fondé une école de pensée et de travaux centrée sur l'homme. Pour Vitruve, la création humaine est *équilibre* parce qu'à l'image de la nature. L'observation de la nature et la compréhension du corps humain sont essentielles pour toute chose ayant utilité pour l'homme.

La définition de « l'homme Vitruvien » est avant tout graphique et biométrique (fig. 1). Elle se fonde sur des calculs de proportions démontrant que le corps humain, sous condition d'attitude (abaissement de 14 % de la longueur de la colonne vertébrale), se tient dans l'harmonie et les équilibres cosmiques que symbolisent le cercle et le carré[306].

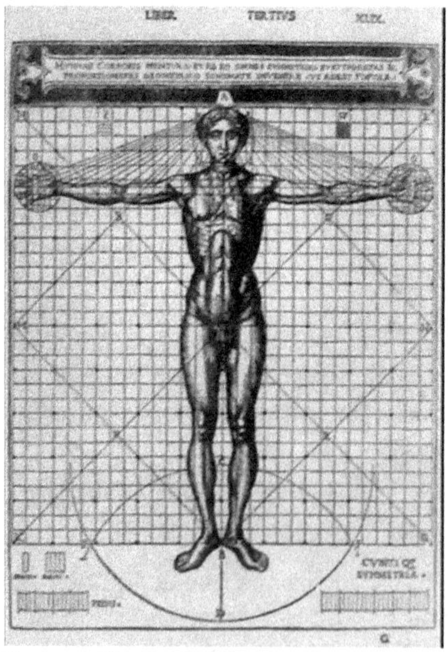

Fig. 1. L'homme de Vitruve. Illustration issue du *De Architectura.* Marco Vitruvio Pollione.

[305] Marco Vitruvio Pollione, *De architectura libri dece traducti de latino in vulgare,* Como, Gottardo da Ponte, 1521.

[306] Vitruve., *Les Dix Livres d'architecture,* Traduction intégrale de Claude Perrault, 1673, revue et corrigée sur les textes latins, et présentée par André Delmas, Paris, Éd. Balland, 1965, (réédition en 1979).

Représentation d'un corps humain idéal, l'homme de Vitruve est au centre de l'univers. Le principe de l'illustration d'un corps intégrant un tout symbolique dans l'équilibre cosmique n'est pas nouveau. « L'homme zodiacal » (fig. 2), représentation symbolique de l'homme, de ses organes et de sa place dans l'univers sera aussi présent dans la culture du Moyen-Âge, avec sa dimension ésotérique et son référentiel constant aux pouvoirs célestes[307].

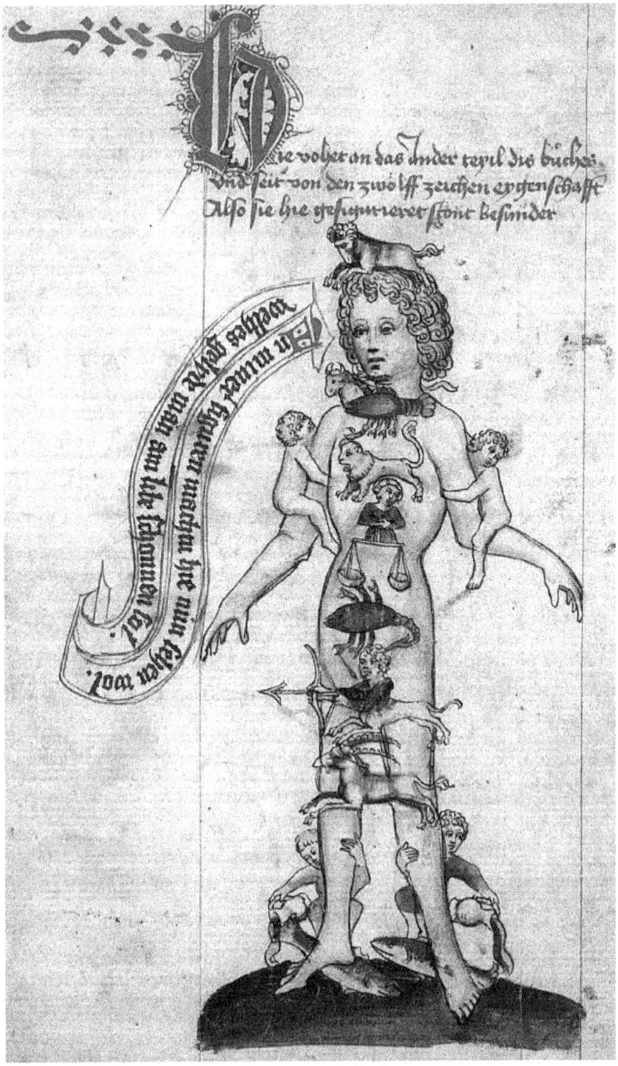

Fig. 2. L'homme zodiacal (Heinrich von Laufenberg, *Homo signorum*, 1450-1460)

[307] Heinrich von Laufenberg, *Homo signorum,* Regimen, ca. 1450/60, SBB-PK Ms. germ. fol. 1191, fol 23v.

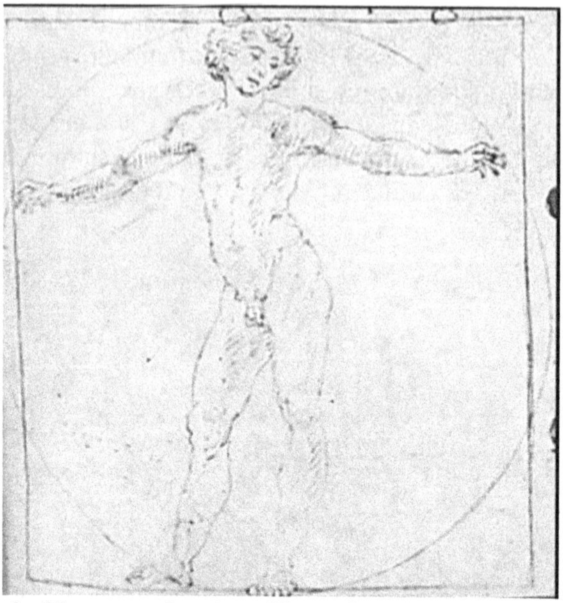

Fig. 3. Dessin de l'homme vitruvien (illustration du « Trattato di architettura » Francesco di Martini. 1470. Dessin. Bibliothèque Nationale, Turin)

De nombreux maîtres de la Renaissance ont également étudié le principe et l'illustration de l'homme dans l'univers. En particulier Francesco di Giorgio Martini, maître de Léonard de Vinci (fig. 3). Aucun d'entre eux n'en a extrait le sens que lui a donné Léonard.

La rencontre de Léonard avec le dessin de Vitruve

Léonard aurait réalisé l'œuvre pour répondre à des demandes de création de costumes par la corporation des métiers de la soie, siégeant à l'Hôpital des Innocents de Florence. La biométrie scientifique du dessin de Vitruve s'est imposée comme une référence de calcul et d'équilibre intégrant les mensurations et les proportions de l'homme idéal.

Les notes de travail de Léonard sur le sujet sont d'abord un descriptif technique rappelant les cotes, mesures et proportions du corps humain[308]. Il

[308] Dans ses *Carnets* (chapitre : proportions de l'homme, *Académie de Venise, R 343*, Paris, Éd Gallimard, 1942, Réédition en 2000, Tome 1, p. 224-225) Léonard de Vinci écrit : *« Dans son ouvrage sur l'architecture, l'architecte Vitruve déclare que la Nature a agencé les dimensions de l'homme de la façon suivante : quatre doigts font une paume, et quatre paumes font un pied, six paumes font une coudée : quatre coudées une hauteur d'homme. Et quatre coudées font aussi une enjambée [*un double pas*], vingt-quatre paumes font une hauteur d'homme ; et ces mesures se retrouvent dans ses édifices. Si tu écartes les jambes au point de réduire ta taille d'un quatorzième, et que tu ouvres les bras... jusqu'à toucher le sommet de ta tête, avec tes doigts médians, sache que le nombril sera au centre du cercle formé par les extrémités des membres étendus, et l'espace entre les jambes formera un triangle équilatéral. L'étendue comprise entre les bras écartés d'un homme est égale à sa hauteur. De la naissance des*

s'agit alors d'un corps à l'arrêt, la notion de mouvement n'y est pas intégrée. Seule la démonstration d'équilibre en état statique est représentée.

Par un cheminement de réflexions connu de lui seul et qui pourrait simplement être celui de la problématique à définir, les mensurations d'un costume qui puisse être « idéal » en toutes situations, Léonard ajoute et dessine un homme en mouvement, bras écartés. Il nous offre, en écriture associée, une réflexion profonde sur l'homme et sa souffrance. Pour se libérer de la peine qui lui est infligée chaque jour, l'homme devra se mouvoir et pour cela il lui faudra du courage et produire du travail. Telle est la réflexion de Léonard.

Le texte se veut être un argumentaire rédigé pour son père qui menaçait de le déshériter ; Léonard ayant refusé un mariage arrangé par celui-ci. L'expression de la peine et du labeur peut relever des explications destinées au père, puis couchées sur le papier car prenant leur sens face au dessin de cet homme en souffrance ou ce sont ses réflexions personnelles sur la pénibilité de la vie qui ont impacté le travail de dessin en cours. La peine et le labeur seraient alors à l'image de ce que Léonard subit. Arguments qui justifieraient qu'il puisse recevoir récompense malgré son refus de ce mariage ? La liberté des solitudes oblige-t-elle à la souffrance ou est-ce l'inverse ?

Qu'importe, l'essentiel est que le message de Léonard touche encore, par sa nature et sa force, au plus profond de tous. *« ... le fermier emploie ce pouvoir en cet endroit. C'est un lieu de lutte, où l'on apprend l'harmonie de la vie avec sagesse. C'est la victoire de l'homme sur la peine. Courageusement et puissamment, le fermier soumet la paix*[309] *... »*

L'homme statique du dessin original devient mouvement et s'avance, non sans mal, vers son évolution et sa destinée. Léonard donne ainsi l'expression universelle de l'homme en mouvement.

---

cheveux au bas du menton, il y a la dixième partie d'une hauteur d'homme ; du bas du menton au sommet de la tête, le huitième de la hauteur d'un homme ; du sommet de la poitrine au haut de la tête, le sixième ; du haut de la poitrine à la naissance des cheveux, il y a le septième de l'homme entier ; des mamelons au sommet de la tête, le quart. La largeur extrême des épaules représente en soi le quart de l'homme ; du coude à la pointe du médius, il y a un cinquième ;du coude à l'extrémité de l'épaule, un huitième. La main entière constituera un dixième. Le pénis commence au milieu du corps. Le pied est la septième partie de l'homme. De la plante du pied au point qui est juste en dessous du genou, un quart de l'homme. Depuis sous le genou jusqu'au début des parties génitales, il y a le quart de l'homme. De ce point à la naissance du pénis, également le quart. Les parties qui se trouvent entre le menton et le nez, et entre les points de départ de la chevelure et des sourcils, équivalent à la superficie de l'oreille, et représentent un tiers de la face. »

309 Franck Deniau, *Léonard de Vinci, « L'Homme de Vitruve »,* Independently published, 2019. www.leonarddevinci.eu.

La lecture de l'œuvre (fig. 4)

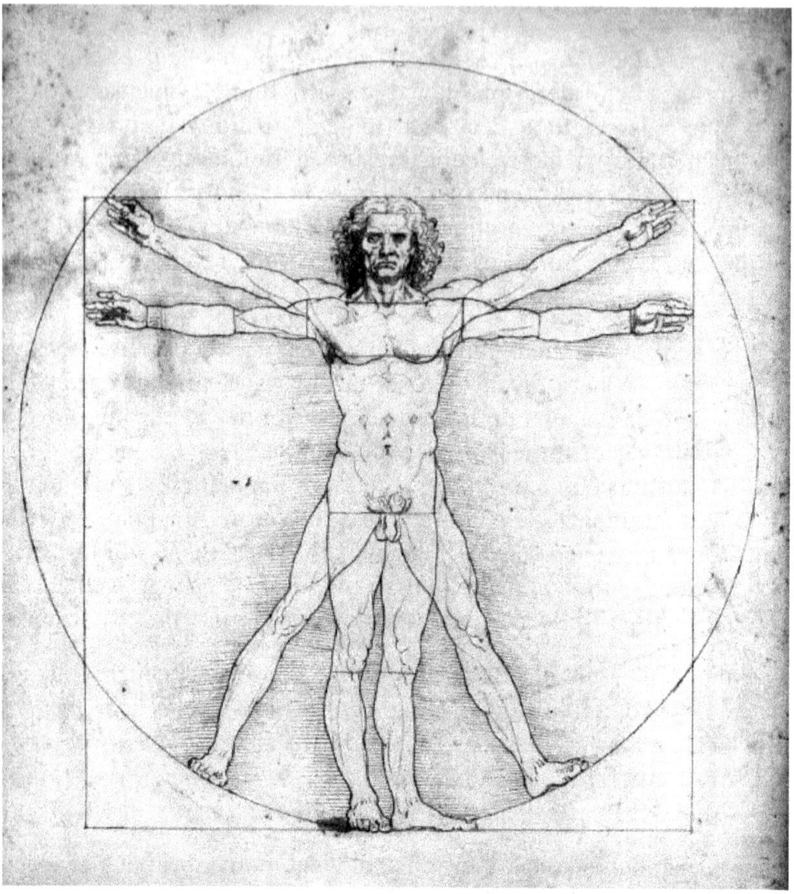

Fig. 4. L'homme de Vitruve — modifié par Julia Dasic

Les symboliques

Le corps est idéalisé, c'est un modèle universel normé, celui de l'harmonie de l'homme et de sa place dans les symboliques cosmogoniques. Le cercle, centré sur le nombril, est un symbole d'éternité et de perfection infinie. Le cercle est le cycle de la nature. Il est le tout sans lequel il n'est pas de vie. Le cercle est Gaïa, la terre et la mère nourricière. Le carré, centré sur les organes génitaux, est l'ordre de l'univers et de la création humaine. Il symbolise la matière terrestre du corps. Il est l'expression de l'unité, de l'intégralité et de l'équilibre des quatre fonctions psychiques que sont la *pensée*, la *sensation*, l'*intuition* et les *sentiments*. Le carré est rigueur et perfection, mais aussi ensemble fini.

L'homme posé (fig. 5)

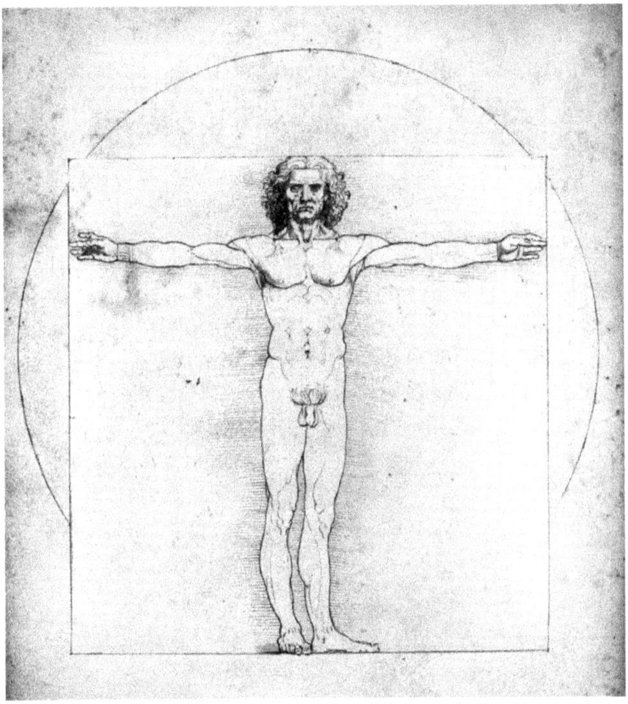

Fig. 5. L'homme posé — modifié par Julia Dasic

L'homme représenté dans le dessin de Vitruve est altier, en sécurité, car posé sur sa terre, son paradis, la mère primordiale, celle qui est aussi le champ des désirs et des souffrances, fils du génie humain, « *Comme un paralysant retour, un mystérieux accouplement* » (Gilbert Durand)[310]. L'être se tient debout au sein de celle qui le porte et le nourrit. La divergence des pieds et les bras écartés font la stabilité et l'assurance de sa force. Il est à l'arrêt, mais il n'est pas au repos. Il se prépare à l'action, car il sait que c'est le sens de la vie. La lecture physiologique et le ressenti qu'inspire cette position sont la stabilité du corps et de l'esprit, le bon fonctionnement des fonctions vitales, la force et la sérénité dans l'attente du mouvement. Un homme en santé, prêt, en paix et en force, sur sa terre nourricière.

L'homme en mouvement (fig. 6)

En écartant les bras, il se découvre et s'expose. Il montre son absence de peur et son énergie dans l'action. Il reste en stabilité sur la terre nourricière par la divergence conservée des pieds et la rotation de la jambe gauche. Il est

310 Gilbert Durant, *Les Structures anthropologiques de l'imaginaire*, Paris, Dunod (1re édition Paris, P.U.F., 1960).

le guerrier qui avance. Sa force et maîtrise sont dans le mouvement des bras qui embrassent son futur au travers de l'action à venir. Il se tient droit et la tête haute, car il est assez sûr pour ne pas avoir besoin de se protéger. Il incarne l'action et la volonté de mouvement. Il sait se faire force. Il connaît « *la baguette pour avancer et la main pour l'amour* ». Il sait qu'il n'a pas d'autre choix pour sortir de la peine, que le courage, la volonté et l'effort. Il est libre.

La lecture physiologique et le ressenti qu'inspire cette position sont la mise en action de l'appareil locomoteur, symbole du mouvement et de l'adaptation des fonctions vitales et de l'état psychique à une action en cours. Le cœur et la respiration s'accélèrent. Les hormones se rendent aptes à toute demande d'énergie. Le métabolisme des cellules augmente, le fonctionnement des fonctions vitales physiques et psychiques s'accélère ce qui régénère, renouvelle et majore le nombre de ses cellules.

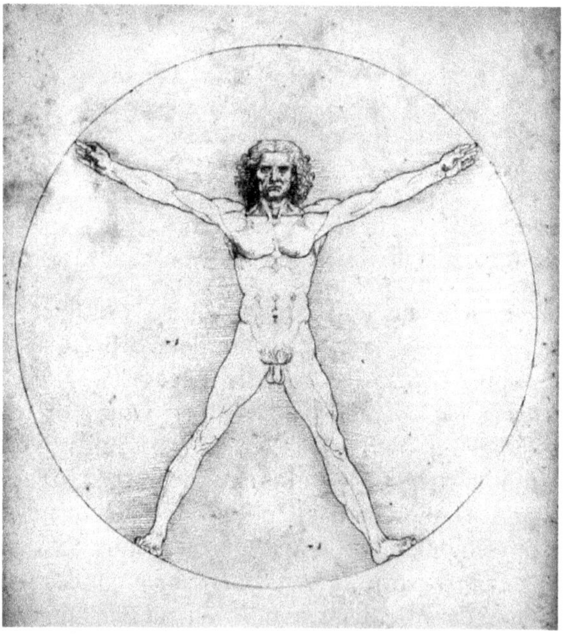

Fig. 6. L'homme en mouvement — modifié par Julia Dasic

Sur le plan psychique, à l'identique, la stimulation par le mouvement active la neuro-plasticité cérébrale. Le potentiel d'apprentissage et de compréhension s'exprime et se développe. Chaque mouvement, qu'il soit physique ou psychique, rend l'homme différent et meilleur. Et c'est ainsi qu'il avance vers son futur.

Le visage

Il n'est pas rayonnant. Il est déterminé, mais il pressent qu'il y aura risque et qu'il va souffrir. C'est le visage d'un homme qui va au combat et qui n'a pas le choix.

Sa pensée se fond dans le mouvement parce qu'il est concentré et que sa décision est prise. Il l'assume et mesure l'intensité de son implication et les risques qu'il prend. Les yeux sont interrogateurs, concentrés voire agressifs. La bouche est tendue et les muscles sont bandés. La diminution de 14 % de la longueur de la colonne vertébrale qui fait l'intégration du corps dans le cercle et le carré semble se retrouver dans une position de préparation au mouvement avec une tête qui rentre entre les épaules.

On ne voit pas ici quel est le but du mouvement ni ce qu'il va advenir du résultat, mais la compréhension du message s'impose. La réussite sera récompensée et l'échec sanctionné. La symbolique de ce regard rappelle celui du Père dans la fresque du jugement dernier (« La genèse – chapelle Sixtine »). Il y a la force et l'interrogation. Dans *l'homme de Vitruve*, l'homme en mouvement a le regard de Dieu le Père, comme si le mouvement lui insufflait la vie et le vidait de sa vacuité.

Sur le plan de la lecture physiologique de l'image, l'aspect du visage concourt à renforcer le ressenti de tension, d'attente du risque et de la souffrance potentielle qu'il exprime déjà, car il lui faudra se donner pour créer l'énergie dont il aura besoin. En transformant un dessin technique en art, Léonard donne une leçon : celle du mouvement et de la vie.

Pourquoi cette œuvre est-elle universelle ?

Cette œuvre est universelle et intemporelle, car elle éveille en nous, dès le premier regard, le ressenti instinctif des fondements de notre survie. Elle est un exemple exceptionnel d'attractivité, de vulgarisation et d'éducation pour tous. Pour comprendre la force évocatrice « naturelle » de l'œuvre, il faut appréhender les profondeurs du ressenti de l'être humain, les mécanismes de décisions et de mise en mouvements qui ont permis l'évolution individuelle et collective.

La naissance et la nécessaire évolution de l'être

Il fut un temps, soit il y a environ 600 millions d'années, où l'homme en voie de devenir n'était qu'un amas de protéines. Le temps et les nécessités de survie et d'évolution de cette masse protéiforme ont fait que les cellules se sont multipliées puis différenciées en organes permettant le développement des fonctions vitales indispensables à l'existence et au développement de l'organisme physique.

La survie biologique par le jeu des fonctions vitales

Ces fonctions vitales sont au nombre de 6. On distingue :

1. *la respiration* pour apporter l'oxygène qui va nourrir l'organisme,
2. *le cœur et la circulation* qui vont amener l'énergie et l'oxygène dans chaque partie du corps,
3. *la digestion* qui va trier et assimiler les énergies venant des aliments,
4. *les fonctions urogénitales* pour l'élimination des déchets et la reproduction sexuelle,
5. *l'appareil locomoteur* pour le déplacement et l'augmentation du périmètre de vie,
6. *la fonction neurologique* avec les organes des sens pour s'adapter et la fonction endocrinienne dont les glandes et leurs hormones permettent le contrôle et le fonctionnement des organes.

Multiplié, et progressivement différencié en de multiples entités protéiques autonomes préfigurant de ce qui devait devenir les composantes du corps de l'homme, cet amas originel unique dont nous sommes issus est porteur du ressenti d'unicité et d'universalité biologique qui, plus tard, guidera l'homme conscient.

Pour que cet organisme, désormais doté de 6 fonctions, s'adapte aux situations et survive, se développa un premier cerveau : le cerveau « proto reptilien ». Celui-ci fonctionne sur un mode « réflexe » permettant une adaptation instantanée « automatique » de chaque fonction vitale aux signaux de souffrance et de nécessités (manger en cas de faim, respirer plus pendant la course, etc.).

La décision et le mouvement ou la naissance de l'émotion et de la mémoire

Le développement de la colonne vertébrale, en permettant les déplacements de l'amas protéique devenu corps, a augmenté l'espace de vie et le potentiel de survie. Le mouvement offrait désormais au corps la possibilité de ne plus être passif dans un environnement qu'il subissait, mais de devenir acteur mobile de sa survie.

Le cerveau de coordination automatique des fonctions vitales ne suffisait plus. Les situations devenaient plus complexes et l'instinct physiologique ne pouvait gérer cela. Est donc apparu un cerveau additionnel permettant d'intégrer les situations de nécessité (danger) et de prendre les décisions qui vont conditionner la survie de l'organisme. Ce cerveau est le « paléo-cerveau », relié au cerveau proto reptilien. Il est le cerveau du ressenti, du jugement et de la décision « instinctive ».

Une bonne décision permettra une « récompense » par une souffrance diminuée et une survie augmentée. Une mauvaise décision se soldera par des souffrances et potentiellement la mort (« punition »). C'est la naissance de l'émotion. La gestion de chaque événement de vie créera une sensation de sécurité/bien-être/plaisir ou un ressenti de risque/peur/souffrance.

Le processus de décision par un protocole systématique d'association/comparaison (essai et erreur) est donc à l'origine de l'émotion par le développement de la sensation affective de plaisir ou de souffrance. Le test d'hypothèse est le calcul fondateur de notre existence. L'absence de décision est fondamentalement un comportement létal et contre nature.

L'augmentation des déplacements et l'élargissement du champ de vie ont progressivement augmenté le nombre et la complexité des situations à gérer au quotidien. Le cumul des ressentis de plaisir (bonne décision) ou de souffrance (mauvaise décision) a progressivement enrichi nos sensations de vie et créé des tonalités « globales » de « bien-être -plaisir -bonheur » ou de « souffrance -malheur ».

Une constante de décision s'est alors dégagée comme étant toujours favorable au bien-être et à la survie de l'individu et a permis de définir les fondements du couple, de la famille, du clan, de la société. Il s'agit de ce que les Anglo-saxons qualifient de « parent care », c'est-à-dire la pulsion irrépressible de prendre soin de soi et de ses proches pour en tirer bénéfices et plaisir. Fondé sur le ressenti de l'enfant et reproduit durant toute la durée de la vie, le « parent care », basé sur les impulsions du paléo-cerveau, a permis à l'individu et au groupe de survivre.

La mise en danger, la décision, le mouvement et ses conséquences positives espérées ont construit l'évolution de l'être et la survie de la communauté des corps humains bien avant l'apparition de la conscience. Le paléo cerveau est le cerveau du ressenti profond et instinctif de bien-être ou de souffrance. Il reste très puissant et colore toujours notre quotidien par les émotions qui s'y logent. En particulier il donne un sentiment de bien-être, de plaisir et de bonheur en toute situation de mise en œuvre du « parent care ».

Générations après générations, les situations et donc les mouvements à réaliser pour s'y adapter, sont devenues de plus en plus complexes. Il a fallu développer une nouvelle faculté de mémorisation afin de ne pas reproduire les mêmes erreurs. La perception d'un événement nouveau entraîne une connexion entre plusieurs neurones et permet la décision. Si un événement similaire se reproduit et qu'une décision a déjà été prise dans une situation identique, les neurones sont déjà « pré-associés ». Ils sont prêts à s'activer et capables de décider plus vite et mieux, pour cette situation en particulier, de ce qu'il faut faire. Le résultat de la décision prise lors de la gestion précédente de ce même événement sera mémorisé et aidera à mieux gérer la survenue ultérieure de ce même événement ou d'un événement proche.

La conscience et l'évolution individuelle et collective

La complexité croissante des événements, leur caractère multifactoriel et leur fréquence ont ensuite entraîné l'apparition d'un troisième cerveau, le « néo-cortex », destiné à compléter les deux autres. Le cortex, structure d'environ 10 milliards de neurones, permet de mémoriser mieux, de simuler et d'anticiper les situations à venir, de les préparer et d'en tirer des enseignements plus riches. C'est le cerveau de la conscience des informations apportées par les organes des sens. Il permet l'abstraction et la communication « non instinctive » avec l'autre. La notion « d'autre » impliquant la révélation de soi. C'est la naissance du langage. Désormais le paléo cerveau du ressenti de bien-être instinctif est encadré par une conscience et une mémoire qui pourront décider de ce qui est bon ou mauvais. Du « parent care » instinctif mammiférien, nous passons à la définition d'un système de pensées, de valeurs et, en conséquence, la création d'une société. La pensée et l'état psychique, soit la somme des ressentis du paléo cerveau et des consciences du cortex, constituent notre 7e fonction vitale, celle qui nous fait être. Cette 7e fonction est destinée, en utilisant au mieux les 6 autres, à mener le chemin d'élévation qui est l'histoire naturelle de l'homme.

Notre cortex, avec la naissance de l'être qu'il a permis, a fait que l'instinct primitif de survie est devenu recherche active de bien-être. Si certaines souffrances instinctives se sont estompées, d'autres, conscientes, se sont révélées. L'ensemble nous oblige toujours à la décision et au mouvement.

L'amas protéique devenu corps, puis être, et enfin homme, ne peut se soustraire à son évolution. Celle-ci se fait avec un cortex génétiquement offert par les ascendants biologiques que sont les parents et qui évolue au fil de la vie de l'individu par un mécanisme de développement individuel du cerveau appelé « neuro-plasticité ».

Ce développement est dépendant et proportionné à la capacité de chacun d'accueillir positivement un événement nouveau (ne pas fuir, ne pas rejeter, initier un mouvement) et de s'y adapter intelligemment (cortex) pour en retirer une émotion de bien-être profond (paléo-cerveau).

La capacité du cortex à se développer en créant de nouveaux neurones et de nouvelles connexions permet à chaque individu d'évoluer vers :

- plus d'intelligence,
- plus de sensibilité pour la collecte des données,
- plus de mémoire pour augmenter le champ de ses expériences,

- plus de sophistication pour l'analyse et l'interprétation des événements qui se présentent.

Avec pour cause et conséquence, plus d'amour par le développement de l'instinct primitif qu'est le « parent care ».

La neuro-plasticité qui fait qu'un cerveau se développe (ou non) pendant toute une vie se fait exclusivement par l'expérience de stimulation affective positive et de ressenti de « parent care ». Autrement dit, c'est l'expérience émotionnelle du soin (« parent care ») à soi-même et aux autres qui permet l'évolution naturelle humaine de l'individu et de la communauté. La notion de soin et de santé est bien au centre de notre évolution.

La neuro-plasticité est majeure pendant l'enfance et l'adolescence, et reste constante pendant toute la durée de la vie si les stimulations affectives continuent. Toute action bénéfique à l'autre, tout processus d'apprentissage, tout mouvement physique, intellectuel ou psychique de création d'émotion non destructrice pour soi ou pour les autres, stimule la neuro-plasticité de celui qui le prodigue comme celle de celui qui le reçoit. Chaque action de création de l'homme fait évoluer l'homme.

L'homme de Léonard

Un monde et des hommes différents

La problématique moderne est que l'être humain est enseveli par les données à traiter en provenance de nos organes des sens. En conséquence, il est en perte de repère permanente de son ressenti de bien-être « paléo-mammiférien ». L'individu a moins peur qu'autrefois, il s'adapte mieux et plus vite, mais les événements sont toujours plus complexes, plus nombreux et coupés de la nature régulatrice du paléo-cerveau. L'adaptation aux situations du quotidien se fait avec une souffrance non justifiée associée à une perte de la sensation de vie.

La neuro-plasticité, c'est-à-dire la capacité d'adaptation et de croissance du cerveau, ne permet pas encore d'avoir un cortex suffisamment puissant pour que l'individu puisse maîtriser aisément toutes les données des événements de sa vie. L'homme n'est pas suffisamment en sécurité et en paix pour profiter pleinement du ressenti de bonheur et de bien-être que son paléo cerveau — toujours porteur de l'unicité et du bien-être de la fratrie universelle — serait en capacité de lui offrir. Il faudrait pour cela que l'individu puisse contrôler mieux les flux de données qui l'ensevelissent au quotidien.

L'homme moderne est plus évolué, plus intelligent, sophistiqué et sensible qu'il ne l'a jamais été. Surtout il l'est collectivement. Le « potentiel évolutif individuel » n'est plus limité aux élites perdues dans une bulle de savoir isolées des réalités du plus grand nombre. L'afflux massif et incontrôlable de données qui assaillent le quotidien des peuples est une opportunité d'éducation massive. Même si la perte de contrôle est constante et dangereuse.

Tromper l'instinct de survie

Le risque le plus important pour notre évolution est celui de la « consommation dirigée ». Il s'agit de l'action de détourner notre instinct de survie pour l'amener non pas au bien-être, mais à une consommation de biens. Ceux-ci sont parés en simulacre de bien-être, car leur consommation permet la neutralisation de la souffrance potentielle que leur manque pourrait générer. Les messages communautaires qui nous envahissent au quotidien mettent faussement l'être en souffrance et trompent notre paléo-cerveau. Le message de risque de souffrance et de manque est si puissant que l'intelligence ne peut plus contrôler l'instinct de survie/recherche de plaisir. L'élévation par le mouvement devient alors jouissance passive de consommation et vol de vie.

Les grandes peurs naissent des grandes dérives. L'homme, face à la nouveauté, la technologie ou les médias, s'est toujours égaré le temps de la compréhension et de la maîtrise des événements et des outils, mais il a toujours su s'y retrouver et continuer son évolution. En ce sens, il n'a jamais perdu et ne perdra jamais le « parent care » qui est l'outil biologique de son chemin naturel d'amélioration.

Choisir sa vie

La solution pour le bien-être de chacun est la compréhension individuelle de ce qu'est la santé et la possibilité équitable d'une construction personnelle, consciente tout autant qu'instinctive, de son chemin de vie.

Quelles que soient les influences, les manipulations et les pertes apparentes de valeurs qu'il pourra subir, l'homme voudra toujours se protéger et créer son bonheur. Il ne pourra le faire qu'en maîtrisant sa souffrance et son risque. Il le fera par une gestion adaptée des événements qui se présentent à lui en se rapprochant au plus près, par la décision puis le mouvement, d'une sensation de bien-être psychique, physique et sociétal que l'on appelle « Santé » et qui est sa raison d'être.

Pour atteindre ce bonheur, il faut savoir et il faut agir. Il faut :

- l'amour *(le « parent care » générateur de bonheur instinctif),*
- l'éducation *(le savoir pour une décision motivée),*
- la prévention *(l'intelligence de l'anticipation des événements),*
- et le mouvement (*choisir sa vie*).

De l'utilité d'un outil de santé individuel et collectif[311]

Nous avons vu que l'avenir individuel et l'évolution collective se construisent par la survenue et la résolution des tensions (souffrances) successives qui s'exercent sur les fonctions vitales ; c'est-à-dire sur la santé de chacun tout au long de sa vie. La souffrance oblige à la décision et au mouvement libérateur espéré. Ce mouvement est un soin, car il permet d'éviter, d'atténuer ou de supprimer la souffrance de l'une ou l'autre fonction vitale. La souffrance, et le soin qu'elle entraîne sont la clé de notre système évolutif. Il s'agit du mécanisme unique de préservation de l'intégrité de l'individu, de son avenir et de l'avenir de tous.

Le mouvement est l'ensemble des phénomènes physiques (Corps), psychiques (Âme) et intellectuels (Esprit) qui vont permettre de passer d'un état à un autre. Ce passage, dont l'incidence est irréversible pour soi et pour les autres, se fera au prorata du niveau d'évolution de chaque être.

À chaque mouvement, l'homme se découvre puis se retrouve différent et meilleur.

L'avenir collectif passe par le mouvement individuel de préservation de sa santé. Il ne peut valablement s'exprimer, être accepté et s'épanouir auprès de la communauté humaine que s'il est santé et espoir. Il doit être porté par l'expression magnifiée et le partage de beauté des valeurs qui nous définissent. Valeurs qui font de chacun un être de vie. Toute autre option est destructrice de santé et d'évolution humaine. L'homme de Vitruve incarne parfaitement les messages d'éducation et de prévention en santé qu'il nous faut comprendre. Il peut être l'outil de la compréhension instantanée de l'état de sa santé et des actions à entreprendre pour la préserver. Il est le symbole d'une humanité responsable où chacun évolue au mieux et en paix, avec le moins de souffrances possible, jusqu'au dernier jour de son enveloppe physique.

Une représentation graphique permettant la vision et la compréhension immédiate de l'état de santé individuel

Principes généraux de la représentation proposée

La représentation graphique de « l'homme de Léonard » doit être belle, multimédia et interactive. Elle illustrera l'état individuel et collectif de santé et permettra à chacun d'évaluer, en temps réel, son état de santé passé, actuel et à venir, en fonction des actions de prévention réalisées. Sur une échelle de méta données, l'état de santé et le devenir de santé collective

[311] Pascal Gleyze, La Médecine de demain : Points de rupture et soins futurs. Arts du Soin, logique industrielle, quel équilibre pour la santé ? *Réalités industrielles*, Nov. 2014, p.107-111.

physique/psychique et sociétale d'une communauté peut également être parfaitement illustré en utilisant le même principe.

Il s'agira d'une plateforme en ligne dotée de tous les perfectionnements techniques, graphiques et animations correspondant aux meilleurs standards technologiques actuels. L'état de chaque fonction vitale ainsi que les actions en lien avec chaque fonction vitale seront présentés. Le niveau et la pertinence actuelle et future des actions de prévention réalisées seront exposés par l'illustration dynamique de leur incidence (ex. arrêt du tabac et éclaircissement de l'état de la fonction respiratoire).

La représentation graphique de l'état de santé se fera en utilisant les données de la personne selon trois échelles de valeurs différentes qui seront corrélées :

- le ressenti subjectif sur une échelle visuelle analogique de l'état de chaque fonction,
- la notation sur base de critères discriminants et significatifs extraits des questionnaires de sociétés savantes et dont l'énoncé a été vulgarisé,
- selon les cas, le renseignement des questionnaires médicaux de références par un praticien de santé si l'évaluation de la fonction utilisant cette plateforme est encadrée par le monde médical.

Ce travail scientifique sur les questionnaires des sociétés savantes a été réalisé spécifiquement pour la plateforme et a fait l'objet d'études de thèse de médecine (Faculté de Médecine - Université de Strasbourg). Toutes les variables graphiques (intensité de la lumière, effets d'ombres et de lien entre les zones) de la représentation sont calculées à partir des données numériques issues des questionnaires subjectifs et objectifs présentés plus haut. L'illustration ne devra exprimer que les valeurs d'état des fonctions vitales. Il n'y aura pas d'interprétation ou de projection de jouissance ou d'image. Il n'y aura pas de jugement de valeur ou de culture. Seules les données de santé physique, psychique et sociétale composeront la représentation graphique. Les données collectées et saisies par le patient ou son praticien et les « device » connectés seront automatiquement agrégés.

Les intensités qui représenteront l'état des fonctions et des actions qui les soignent seront basées sur le calcul numérique et proportionnées aux valeurs idéales de la physiologie naturelle. Les intercorrélations entre les fonctions vitales, leur état et leurs liens, ainsi que la représentation de l'impact des actions réalisées utiliseront les algorithmes médicaux de référence (mouvement et pertes de poids, etc.)[312].

Le paramétrage personnel intégrera les données corporelles de base, les habitus et rythmes de vie (temps de travail, impacts et nombre de personnes-ressources, etc.), les priorités de vie (famille, sport, lecture, écriture, etc.) et les éléments de géolocalisation. La plateforme attribuera des coefficients à une certaine quantité de situations et d'actions (lire, courir, apprendre, partage communautaire, etc.). Ces coefficients sont exclusivement basés sur les principes de l'évolution naturelle biologique telle que précisée en début de ce chapitre (la stimulation du « parent care » par le mouvement créatif).

Une pleine conscience de sa santé et la projection de son devenir est un rêve immense. Il ne peut être approché que par l'éducation et la prévention.

Reprendre l'homme de Vitruve

De « l'homme de Vitruve », il faut tout garder. L'harmonie cosmogonique qui lui donne sa raison d'être, les proportions parfaites d'un corps idéal, la conscience, la volonté et le mouvement générateur puis libérateur de la souffrance. Pour « l'homme de Léonard », il faut changer le regard et ajouter l'image de l'état de santé, les mouvements réalisés et leurs impacts dans le temps.

Illustrer l'état de santé

L'état des fonctions vitales : « L'homme de Léonard »[313] présente une image graphique des 7 fonctions vitales, qui seront, au mieux, enseignées dès le plus jeune âge. La compréhension de la physiologie de ces 7 fonctions permet à tous, mais encore plus à l'enfant, de spontanément analyser l'impact de toutes actions physiques et psychiques réalisées et ainsi d'enclencher systématiquement des réflexes de prévention, car c'est la nature même de notre quotidien. Sur le dessin, on retrouve les 6 fonctions « organiques » en situation anatomique (respiration, circulation, digestion, uro-génital, locomoteur), la fonction neuro-endocrinienne est représentée par un halo mince autour du corps. La 7e fonction vitale, le psychisme, est un cercle englobant le corps et les 6 autres fonctions. Le carré illustre la création humaine. Ses composantes graphiques sont calculées au prorata des objectifs de vie et leur éclat dépendra de la réalisation factuelle de ces actions (intensité et durée) (fig. 7).

---

[312] Pascal Gleyze, *La donnée en recherche clinique, de l'analyse statistique à la philosophie des Sciences,* Montpellier, Cahiers du Cercle Nicolas Andry, Sauramps médical, n° 1, 2009, p. 35-42.

[313] Le projet d'application « L'homme de Léonard » a été nominé en 2014 au Concours Mondial de l'Innovation 2030. Dépôt INPI 2014.

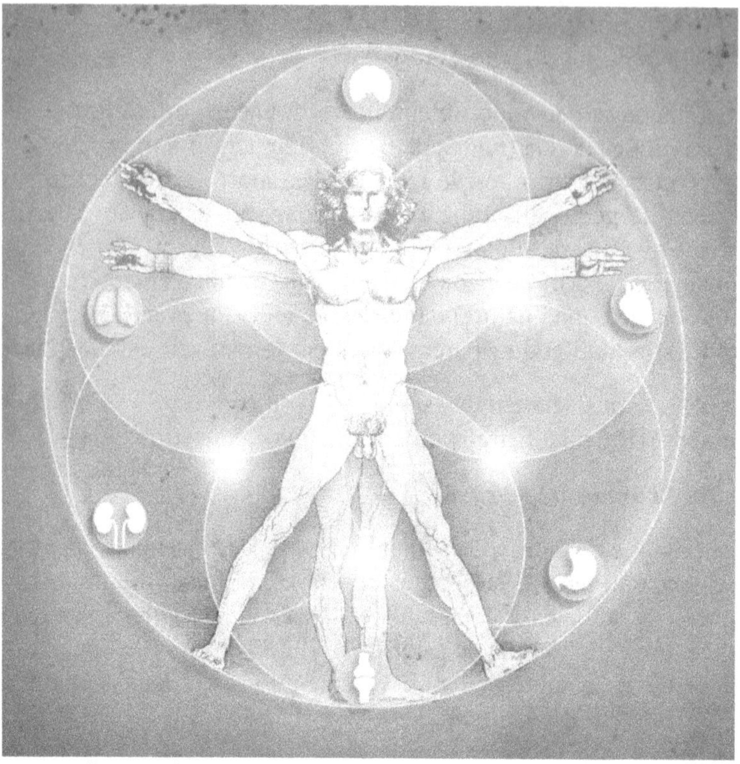

Fig. 7. L'homme de Léonard — Illustration : Julia Dasic

Le visage est celui d'une volonté affermie dont la crainte est moindre parce que la connaissance est meilleure et que le chemin est moins incertain qu'autrefois. Le mouvement n'est plus destiné de la réduction de la pénibilité du quotidien, mais à la construction active de son avenir, par une connaissance et un jugement meilleur.

En imaginant que la vitalité et le bon fonctionnement de chaque fonction soient proportionnés à l'éclat de sa représentation, on conçoit aisément la facilité à avoir une image immédiate et parfaitement claire de son état de santé.

Les fonctions en parfait état auront une luminosité blanche maximale qui décroitra au prorata de leur atteinte jusqu'à un gris sombre qui illustrera un état proche de l'arrêt. Dans cette représentation, nous avons l'homme au centre, sa capacité de mouvement et la photographie de son état de santé.

Illustrer les actions en lien avec chaque fonction vitale

Pour illustrer les actions en lien avec les 7 fonctions vitales, nous avons utilisé le symbolisme de la rosace en 7. La rosace est « Fleur de Vie » et l'engagement d'évolution de l'être. Les actions de l'individu sur l'enveloppe charnelle, support et outil de notre évolution psychique, s'expriment dans les 6 cercles et directions de l'espace. Les actions sur la fonction psychique sont illustrées dans le cercle englobant le tout. Cette « rosace sacrée de l'évolution de l'unité », figure emblématique du Moyen-Âge et largement employée dans les constructions des cathédrales, était bien connue de Léonard.

Le symbole engage la perception non consciente de messages forts et profonds. Il touche à l'instinct avec un impact infra cortical immédiat. C'est essentiel pour la prévention santé, car un message de prévention doit être ressenti avec son instinct de survie (le « paléo-cerveau ») avant d'être compris et intégré par le cortex. Le passage à l'acte de prévention se fait par une pulsion d'envie de bien-être plus que par une réflexion, une compréhension et une décision motivée ! *« Il faut perdre du poids »* est une injonction négative basée sur une connaissance scientifique. Elle demande réflexion avant décision et sonne comme un jugement qui peut porter atteinte à l'intégrité psychique de celui qui l'écoute. *« C'est si bien de se sentir bien »* engage au ressenti de plaisir, de corps et de santé et l'évidence du poids adapté et source de plaisir est beaucoup plus puissante que la menace de complications liées au surpoids.

Le message de prévention doit se libérer des analyses corticales qui sont trop souvent sous le joug des cultures, des médias ou autres réseaux d'influence. Pour être utile et déboucher sur une action efficace, il ne doit pas être supérieurement conceptualisé et exprimé, il doit juste être profondément ressenti !

À l'identique de la représentation de l'état des fonctions vitales, les cercles correspondant aux actions en lien avec chaque fonction vitale seront d'autant plus lumineux que les actions seront volontaires, courageuses et créatrices et d'autant plus sombres qu'elles seront absentes, passives ou incomplètes.

La temporalité se construira par la reproduction de l'image dans le temps et donnera la compréhension, l'éducation et la perspective de santé. La technologie permettra des effets graphiques d'évolution du corps et des organes dans le temps, en fonction de l'état des fonctions vitales et des actions exercées pour préserver la fonction de ses organes. Par exemple, un fumeur verra son poumon s'assombrir dans le temps et son appareil locomoteur diminuer par la limitation du périmètre de marche du fait de la dyspnée d'effort (fig. 8, 9).

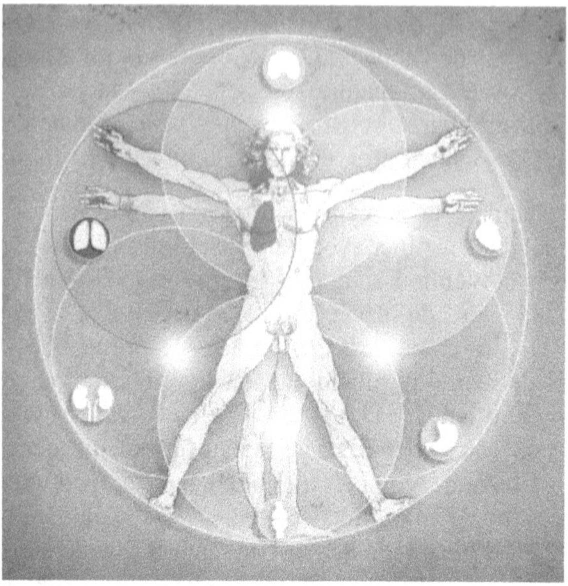

Fig. 8. Souffrance respiratoire non traitée — Illustration : Julia Dasic

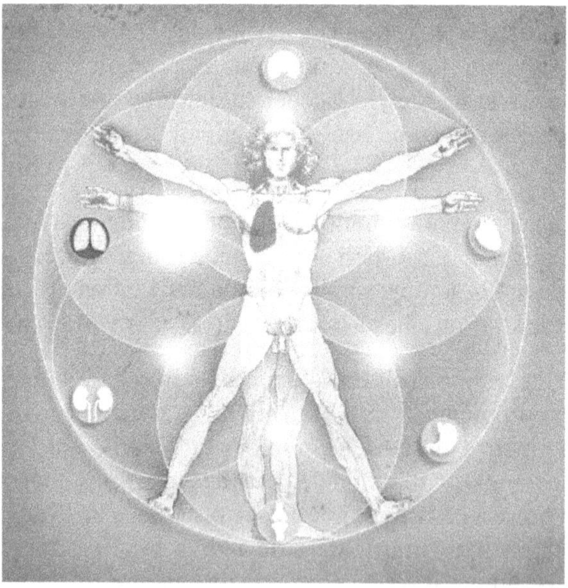

Fig. 9. Souffrance respiratoire traitée — Illustration : Julia Dasic

Conclusion

La souffrance oblige l'homme à avancer. En avançant courageusement dans l'effort et dans la création d'émotions positives (amour) pour soi et pour les autres, il grandira et s'élèvera vers des valeurs plus essentielles. Son évolution personnelle sera à l'image des capacités nouvelles qu'il développe à chaque nouveau mouvement et notre évolution collective en sera la résultante.

Le « mouvement » doit être compris au sens d'une action physique, psychique et sociétale utile au « parent care » qui est le soin individuel et collectif.

La spirale logarithmique de l'évolution humaine s'est construite par la lutte de chacun contre la souffrance et la recherche de bien-être par la préservation de la santé individuelle et collective. Il ne peut y avoir de retour en arrière, car chaque mouvement induit une modification irréversible de l'être et de la collectivité qui l'entoure.

Mais pour cela il faut souffrir, prendre des décisions, avoir du courage et construire son avenir. Être passif, c'est subir dans l'attente les événements de sa vie. Être actif permet de construire la vie qui arrive. La prévention en santé est l'acte d'engagement de la préparation des avenirs individuels et collectifs.

L'absence de souffrance, de décision, de volonté et de courage dans le mouvement ordonnerait l'involution des fonctions vitales de l'homme (fig. 10). Le défaut de mouvement personnel est une attitude passive et un crime contre l'humanité, car l'absence de souffrance n'existe pas. Tout mouvement de l'homme est un acte de création et de préservation de la santé physique, psychique et sociétale.

« L'homme de Léonard » est conçu pour permettre un ressenti profond et immédiat de son état de santé personnel et de l'impact que pourront avoir les actions que nous exerçons pour le préserver. À l'échelle d'une société, la compilation des données individuelles peut permettre, selon les mêmes principes, d'utiliser « L'homme de Léonard » comme un baromètre graphique de la santé des populations.

Parce ce que nous devons respecter et protéger la vie qui nous a été donnée. Parce que chaque souffrance oblige au mouvement et que chaque mouvement est acte de santé. Alors la vie nous aime plus que ce que l'on croit. Tel est le message de « L'Homme de Léonard ».

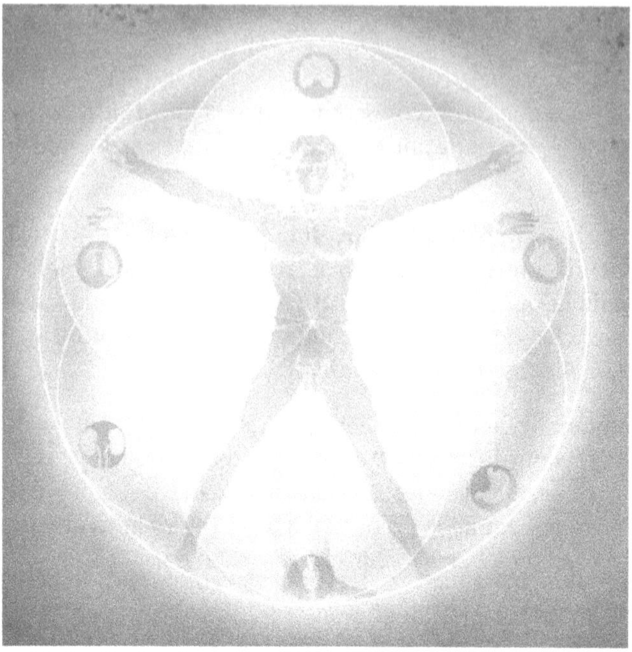

Fig. 10. La fin des fonctions vitales de l'être pleinement créateur
Illustration : Julia Dasic

Nous souhaitons respectueusement dédicacer ce travail à Monsieur le Président Romain Migliorini, pour une vie dédiée à la Prévention et à l'Éducation en Santé pour tous. La Grau

Le crâne humain en réalité virtuelle : nouvelles modalités d'enseignement de la traumatologie faciale

Roman Hossein Khonsari, Jean-Baptiste Masson,
Mohamed El-Beheiry, Jebrane Bouaoud

La pratique de la chirurgie maxillofaciale nécessite une compréhension tridimensionnelle (3D) de l'anatomie crâniofaciale. Ce chapitre de l'anatomie clinique est un point difficile des études de médecine, notamment en raison du faible nombre d'outils pédagogiques 3D adaptés. Ainsi, tous les étudiants en médecine se souviennent du laborieux apprentissage de la classification des factures de Le Fort et de leurs différentes solutions de continuité. Les questions sur la « base du crâne » ou la « fosse infra-temporale » sont redoutées des externes et des internes, et beaucoup de chirurgiens confirmés se sentent perdus dans ces zones aux reliefs osseux contournés.

Nous rapportons ici l'expérience proposée aux étudiants en médecine de l'Université de Paris durant l'année universitaire 2019-2020 pour les aider dans l'apprentissage de l'anatomie et de la traumatologie crâniofaciale. Nous avons mis en place, dans le cadre des enseignements de chirurgie maxillofaciale, l'utilisation routinière de la réalité virtuelle pour les sessions de cours dédiées à la traumatologie du crâne. La mise en place de cet enseignement innovant a été possible grâce à une collaboration étroite avec un laboratoire de recherche, DIVA — Data Integration and Visualisation in Augmented and Virtual Environments, de l'Institut Pasteur à Paris.

Quelles problématiques pédagogiques en traumatologie faciale ?

La région crâniofaciale concentre des entités anatomiques de diverses natures — cerveau, os, vaisseaux sanguins, nerfs, organes des sens, glandes et canaux — sur un faible volume, avec une intrication tridimensionnelle de ces éléments parfois infernale aux yeux des étudiants en médecine. Les traumatismes crâniofaciaux perturbent cette anatomie et sont la cause de traits de fracture dont la description nécessite une compréhension avancée de la position relative de tous ces éléments.

Dans le vaste champ de la traumatologie faciale, les fractures de Le Fort 1 à 3 posent des problèmes pédagogiques spécifiques. Chaque fracture de Le Fort est définie par des traits spécifiques et une lésion commune, la disjonction ptérygo-maxillaire. Ces lésions sont difficiles à représenter en 2 dimensions. La plupart des étudiants ne comprennent l'organisation spatiale des traits de fracture de Le Fort que durant leurs stages hospitaliers, soit en radiologie soit en chirurgie maxillofaciale, à l'occasion de l'examen de reconstructions 3D du scanner crâniofacial d'un patient traumatisé de la face.

Des questions sur ces lésions sont régulièrement posées à l'Examen Classant National (ECN), et l'apprentissage des étudiants doit impérativement être standardisé : tous les Centres Hospitaliers Universitaires (CHU) ne disposent pas de services de chirurgie maxillofaciale et il est ainsi possible aujourd'hui qu'un externe se présente aux ECN sans avoir eu un enseignement avancé en traumatologie faciale, parce qu'il n'est pas passé dans les « bons » stages.

Dans le champ des nouvelles technologies pouvant contribuer à l'enseignement de questions anatomiques élaborées, deux approches se démocratisent depuis quelques années : la réalité virtuelle et l'impression 3D.

L'impression 3D permet d'obtenir des modèles anatomiques normaux ou pathologiques avec une qualité de reproduction des tissus saisissante, notamment grâce à la technologie polyjet, qui est aujourd'hui la méthode de fabrication additive la plus adaptée à ce type de question. Cependant, les imprimantes polyjet sont encore chères (près de 400 000 € pour le modèle de chez Stratasys dédié à la production de modèles anatomiques[314]), l'impression de chaque modèle est onéreuse (environ 1000 € par crâne en taille réelle) et la durée de vie de ces modèles est limitée (environ 6 mois s'ils sont exposés à la lumière). Pour toutes ces raisons, il est encore trop tôt en 2020 pour proposer l'impression 3D de modèles anatomiques élaborés comme une solution à l'enseignement de la traumatologie maxillofaciale pour l'ensemble des CHU de France.

La réalité virtuelle permet de s'immerger dans une image 3D à l'aide d'un casque dédié. Le prix de ces casques a considérablement diminué au cours de ces dernières années[315] (voir paragraphe suivant) et permet leur utilisation pratique à l'université. Le problème qui se pose est celui de l'interface de visualisation des images : une méthode simple et reproductible qui permette d'immerger les étudiants dans toute image radiologique sans étape intermédiaire de traitement et de préparation. À l'Université de Paris, nous avons résolu ce problème en collaborant avec un laboratoire de recherche spécialisé dans le traitement d'images médicales.

Comment construire un objet pédagogique en réalité virtuelle ?

La question principale pour l'utilisation de la réalité virtuelle en pédagogie est de construire un modèle virtuel de la structure sur laquelle vont travailler les étudiants. Pour le crâne, il faut sélectionner les zones d'intérêt à montrer selon les lésions : os, muscles ou vaisseaux sanguins par exemple. Il existe

---

314 https://www.stratasys.com/fr/3d-printers/j750-digital-anatomy

315 https://www.vive.com/fr/product/#vive%20series

deux approches pour obtenir un objet tridimensionnel à partir des images brutes DICOM d'un scanner ou d'une IRM.

La segmentation. Cette approche consiste à sélectionner sur chaque coupe scanner ou IRM les zones correspondant aux régions d'intérêt, puis à reconstruire ces zones en 3D. Toutes les reconstructions 3D à partir des scanners qui sont utilisées en pratique clinique sont le résultat de segmentations. La méthode de segmentation la plus simple est la segmentation avec un seuil unique : l'utilisateur définit un seuil de niveaux de gris (niveau de densité) qui marque la limite entre ce qui va être retenu dans la reconstruction 3D et ce qui va être ignoré. Ce type d'approche est très efficace pour la reconstruction 3D du crâne, car l'os a un signal à la fois homogène et différent des autres tissus du crâne. Par contre, pour des structures comme les muscles de la face, ces approches automatiques par seuil ne sont généralement pas suffisantes et un travail spécifique de traitement de l'image peut être nécessaire. La segmentation d'un scanner ou d'une IRM permet d'obtenir un objet 3D, généralement au format STL, qui peut être intégré à un environnement de réalité virtuelle et exploré par les étudiants. Dans le cas d'une segmentation complète du crâne, les différents éléments anatomiques (os, muscles, vaisseaux sanguins par exemple) peuvent être affichés ensemble ou séparément, avec des couleurs et des transparences facilement réglables par les utilisateurs. Ces objets d'enseignement sont cependant construits sur mesure, et doivent être sauvegardés dans une banque locale afin de permettre la continuité des enseignements. Ils peuvent être développés localement dans chaque centre, ou échangés entre différentes universités.

La visualisation consiste à représenter en 3D les images du scanner à l'aide d'une fonction de transfert qui attribue des propriétés optiques (couleur, transparence) à chaque point de l'image. L'objet obtenu ne permet pas de traiter de manière séparée les différents éléments anatomiques, sauf si leurs propriétés intrinsèques leur permettent d'être isolées par la fonction de transfert ; dans ce cas, il ne s'agit pas d'objets 3D individualisables. La visualisation est plus adaptée que la segmentation à une généralisation de l'utilisation de la réalité virtuelle en enseignement, car la seule information à transmettre pour permettre l'exploitation d'images DICOM d'un scanner ou d'une IRM est la nature de la fonction de transfert.

Dans le cadre de l'utilisation de la réalité virtuelle dans l'enseignement de la traumatologie aux étudiants en médecine, les deux approches — segmentation et visualisation — étaient équivalentes, car la reconstruction 3D du squelette ne pose aucun problème technique. Nous avons travaillé en collaboration avec un laboratoire de l'Institut Pasteur à Paris, DIVA — Data

Integration and Visualisation in Augmented and Virtual Environments,[316] qui a développé une interface de visualisation rapide des données médicales par fonctions de transfert adaptées. L'interface DIVA est déjà utilisée en pratique clinique par les chirurgiens du sein de l'Institut Curie, à Paris. Notre projet était la première application de DIVA à des données tête et cou.

En pratique, nous avons sélectionné 3 scanners de patients avec des fractures de Le Fort, que nous avons visualisé en utilisant les fonctions de transfert de DIVA (fig. 1). Ces visualisations 3D étaient adaptées à une bonne exposition des traits de fracture. Le travail sur les fonctions de transfert était minime et d'autres images, venant d'autres centres voulant utiliser cette technique, pourront être exploitées sans obstacle technique.

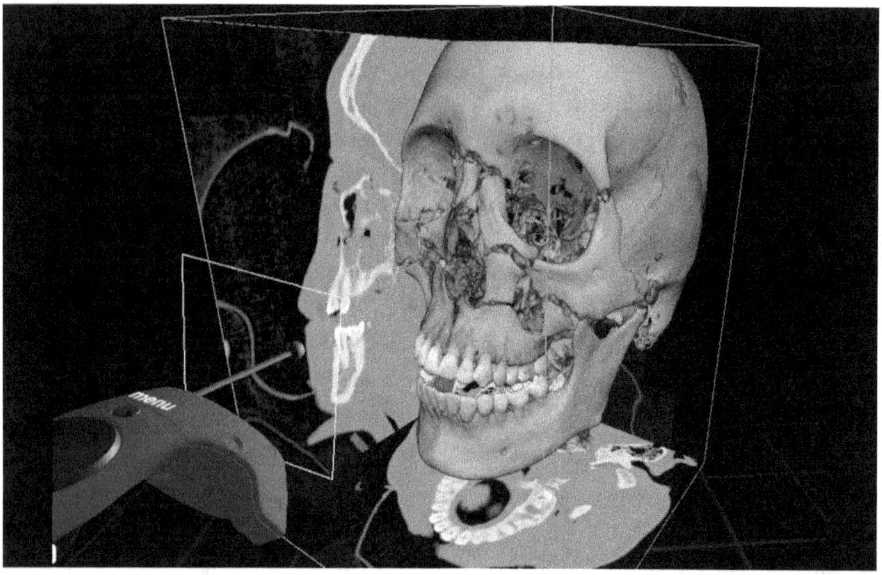

Fig. 1. Exemple de visualisation d'un crâne en 3D avec l'interface DIVA (fracture de Le Fort 3). L'utilisateur équipé d'un casque de réalité virtuelle et d'une manette dédiée est immergé autour du crâne, dont les représentations 2D des planches du scanner s'affichent également en temps réel.

La réalité virtuelle à la faculté de médecine en pratique

Grâce à un financement spécifique de DIVA destiné à déployer leur technologie dans des structures d'enseignement, nous avons pu acquérir, pour l'Université de Paris, trois postes de réalité virtuelle comprenant chacun un casque HTC VIVE (d'une valeur d'environ 600 €) et un ordinateur portable puissant (d'une valeur d'environ 1500 €) pouvant traiter les images 3D. Ces trois postes ont été installés pour test dans le laboratoire « Forme et

[316]https://research.pasteur.fr/fr/project/data-integration-and-visualisation-in-augmented-and-virtual-environments/

Croissance du Crâne » (dir. RH Khonsari, Hôpital Necker — Enfants Malades, Institut Imagine) puis transportés dans les locaux d'iLumens,[317] la plateforme de simulation de l'Université de Paris (fig. 2). Toutes les séances de travaux dirigés se sont tenues à iLumens.

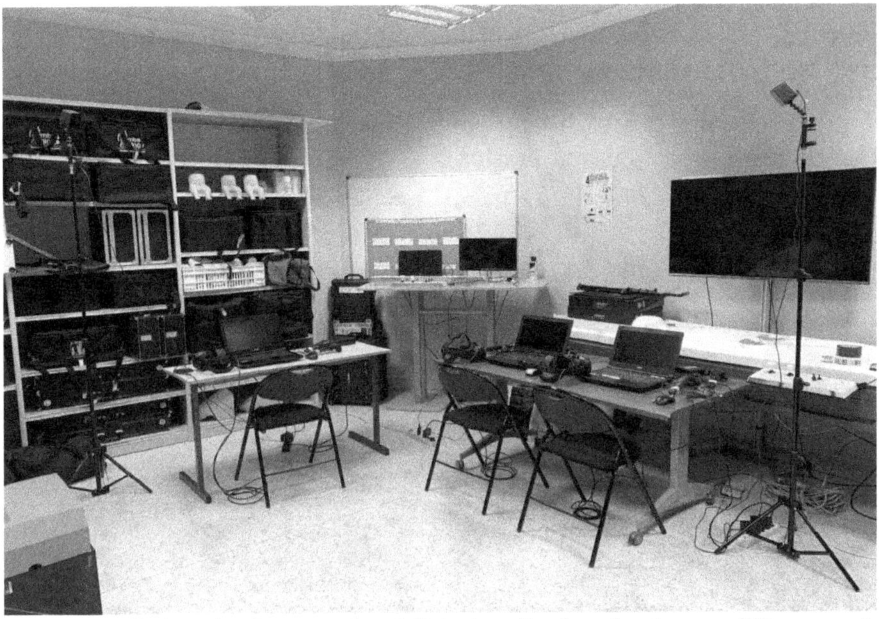

Fig. 2. Installation des 3 postes de réalité virtuelle dans les locaux d'iLumens, la plateforme de simulation de l'Université de Paris.

Les enseignements de traumatologie à l'Université de Paris ont été dispensés en novembre/décembre 2019 et en mars 2020 aux étudiants de DFASM3. Près de 250 étudiants ont pu en bénéficier.

L'organisation de la séance était la suivante :

– Les étudiants étaient répartis par groupe de 3 devant chaque poste, sous la supervision de deux encadrants — chaque session durait 30 minutes et 8 groupes de neuf étudiants se succédaient lors de séances d'une durée totale de 4 heures (fig. 3).
– Trois scanners présentant des fractures de Le Fort avaient été sélectionnés, avec une image pré-opératoire et une image post-opératoire. Ces six jeux de données DICOM étaient chargés sur les trois postes.
– Les étudiants avaient initialement accès aux images 2D et aux reconstructions 3D habituelles d'un des trois crânes, qu'ils manipulaient à l'aide du logiciel gratuit RadiAnt®.[318] À l'issue de l'examen de ces images, effectué à trois, ils devaient réfléchir à un diagnostic et à un plan de traitement.

[317] http://ilumens.fr

[318] https://www.radiantviewer.com/

Ils avaient ensuite accès à l'interface DIVA pour la visualisation en réalité virtuelle des mêmes images. Chaque étudiant pouvait examiner le pré-opératoire et le post-opératoire d'un des trois crânes, ce qui représentait 10 minutes d'exploration (sur RadiAnt® puis DIVA) pour chaque patient.
– L'objectif pédagogique demandé aux étudiants était de fournir un diagnostic lésionnel précis et un plan de traitement, puis de confronter ce plan de traitement au scanner post-opératoire.

Les encadrants étaient disponibles pour accompagner les étudiants tout au long du déroulement de cette session.

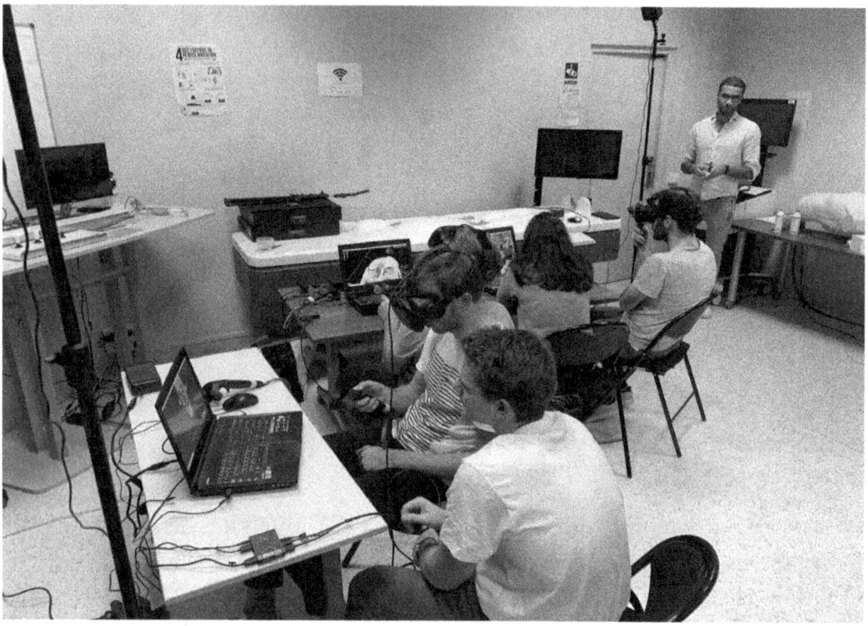

Fig. 3. Séance d'enseignement de la traumatologie par réalité virtuelle en cours à l'Université de Paris, sous la responsabilité d'un encadrant.

À l'issue de la séance, un questionnaire de satisfaction a été soumis aux étudiants. Presque tous les étudiants (92 %) ont déclaré être « très satisfait » ou « plus que satisfait » lorsqu'ils ont utilisé DIVA pour explorer et analyser ces cas de traumatisme maxillofaciaux. Par ailleurs, l'utilisation de l'outil DIVA a était facile, intuitive (88 %) et a été bien tolérée (86 %). DIVA a permis aux étudiants de visualiser certaines lésions qu'ils n'avaient pas diagnostiquées sur les imageries 2D et 3D de scanner habituelles (82 %). Enfin, presque tous les étudiants ont fortement recommandé l'utilisation de DIVA à des fins pédagogiques en traumatologie.

Perspectives

L'utilisation de la réalité virtuelle pour l'enseignement de la traumatologie a été un succès du point de vue de la satisfaction des étudiants. D'autres études pédagogiques sont nécessaires pour évaluer les effets de cette approche sur l'apprentissage effectif.

D'une manière plus générale, comme la chirurgie maxillofaciale est une spécialité en crise d'effectifs universitaires, ce type d'approche permettra de centraliser les enseignements en mettant des étudiants à distance sous la supervision de tuteurs situés dans les CHU qui disposent de services spécialisés. Cette approche de l'enseignement est par ailleurs particulièrement pertinente en période de pandémie.

En pratique, afin de permettre d'harmoniser cet enseignement, une Banque Nationale d'images destinées à la réalité virtuelle pourrait être créée, dans laquelle les différents CHU pourront puiser afin d'organiser localement des séances d'enseignement. Un partenariat avec des universitaires chirurgiens maxillofaciaux permettra la supervision de ces séances de manière virtuelle, dans tous les centres où les universitaires de cette spécialité font défaut. Dans les centres pourvus de services de chirurgie maxillofaciale universitaires, les enseignements pourront être organisés localement sur la base de la même banque d'image. C'est avec ce type de démarche que des vocations universitaires naîtront et permettront de pallier le déficit d'enseignants de cette spécialité dans de nombreux CHU comme Brest, Grenoble, La Réunion, Martinique, Metz-Thionville, Nîmes, Orléans, Point-à-Pitre, Poitiers, Reims ou Rennes.

Au-delà de la traumatologie faciale, dans la mesure où les fonctions de transfert de DIVA permettent également la visualisation simple d'IRM, des approches similaires peuvent être appliquées à d'autres domaines de la chirurgie maxillofaciale comme l'oncologie (visualisation de l'anatomie vasculaire et ganglionnaire cervicale), et à d'autres spécialités comme la neurochirurgie, la chirurgie viscérale, l'urologie et bien d'autres.

En conclusion, l'utilisation de la réalité virtuelle ne représente pas une rupture conceptuelle avec les visualisations habituelles en 3D des scanners et des IRM. Cependant, la clarté de la visualisation immersive et la charge émotionnelle associée à ce type de technique permettent des avancées pédagogiques spécifiques et prometteuses.

Léonard de Vinci… la première ventriculographie ?

Énola Barboux, Cécile Petitjean, Romuald Seizeur

À l'occasion du 500e anniversaire de la mort de Léonard de Vinci, nous nous sommes intéressés à son travail d'anatomiste, et plus particulièrement à ses recherches sur l'anatomie des ventricules cérébraux.

Au XVIe siècle, les penseurs localisaient les facultés mentales dans les ventricules cérébraux schématisés par trois sphères successives. Vers 1490-1492, Léonard de Vinci a dans un premier temps repris dans une planche cette représentation sphérique du système ventriculaire humain (fig. 1), où correspondait respectivement : le ventricule antérieur au siège du « *senso commune* » ou sens commun ; le ventricule médian au « *cogitatio estimatio* » ou l'intellect et enfin, le ventricule postérieur à la « *memoria* » ou la mémoire et l'activité volontaire.

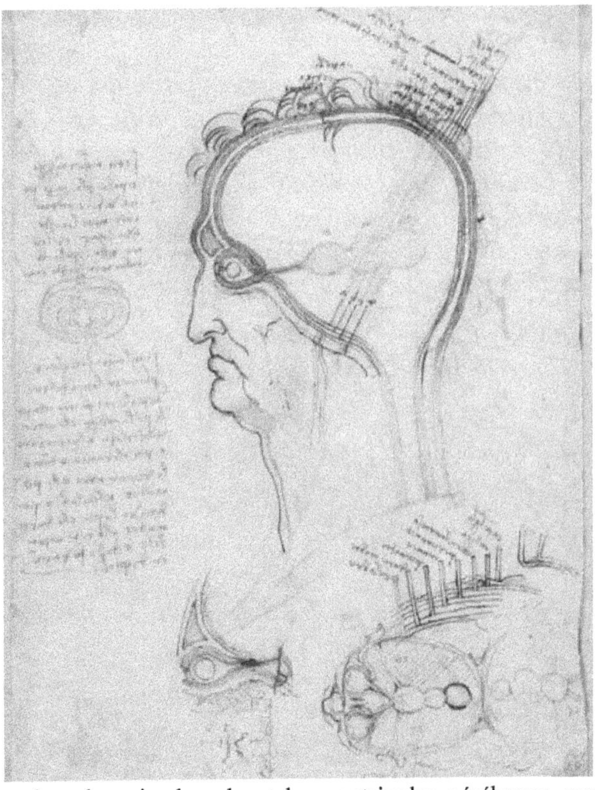

Fig. 1. Les couches du cuir chevelu et les ventricules cérébraux, vers 1490-1492, Royal Library, château Windsor, RL 12603/Royal Collection Trust/© Her Majesty Queen Elizabeth II 2020

Dans un second temps, suite à des recherches sur la fonction de la vision et sur l'anatomie des nerfs sensitivo-moteurs, Léonard de Vinci a corrigé cette disposition tout en gardant la représentation sphérique des ventricules. Il plaçait dans le ventricule antérieur le « *cogitatio estimatio et imprensiva* » du fait de sa continuité avec le nerf optique. Le ventricule moyen a pris le rôle du « *senso commune* » étant donné la convergence anatomique des nerfs sensoriels, olfactifs et auditifs. Puis le ventricule postérieur restait le siège de la « *memoria* » et de l'activité volontaire, fonctions expliquées par la proximité avec les nerfs moteurs.

Vers 1508-1509, Léonard de Vinci a dessiné une nouvelle planche anatomique (fig. 2) représentant plusieurs coupes sagittales et axiales de la filière ventriculaire ovine avec deux ventricules antérieurs latéralement, un troisième ventricule central et plus bas un quatrième ventricule allongé. Pour obtenir cette représentation anatomique en trois dimensions, Léonard de Vinci a dû réaliser un moulage des ventricules cérébraux à la cire d'abeille sur un cerveau ovin, par la méthode décrite ci-contre extraite de la traduction des Carnets :

« Perce deux évents dans les cornes des grands ventricules et insères-y, au moyen d'une seringue, de la cire fondue, en pratiquant un trou dans le ventricule de la mémoire ; remplis par ce trou les trois ventricules du cerveau ; puis, quand la cire s'est solidifiée, enlève le cerveau et tu verras exactement la forme des trois ventricules. Mais commence par introduire de minces tubes dans les évents afin que l'air qui se trouve dans les ventricules s'échappant, cède ainsi la place à la cire qui y entre. »

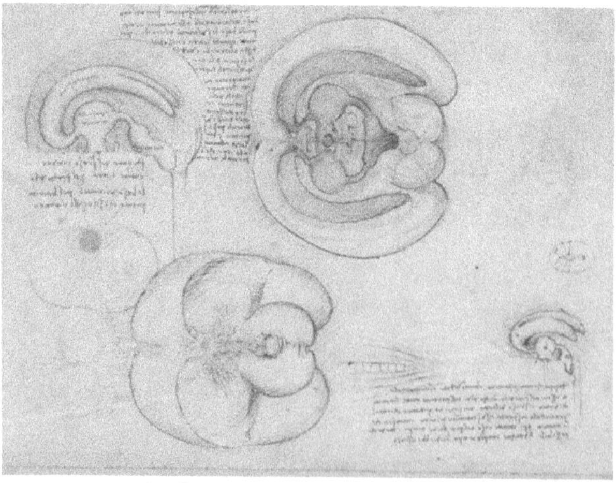

Fig. 2. Dessin en coupe sagittale et transversale des ventricules cérébraux humains et ovins, vers 1508-1509, Royal Library, château Windsor, RL 19127/Royal Collection Trust/© Her Majesty Queen Elizabeth II 2020

L'abord du ventricule de la mémoire, 4e ventricule, pour y injecter de la cire nécessitait une connaissance précise de l'anatomie de la région cervicale. Léonard de Vinci a étudié à plusieurs reprises cette région du corps humain. Il a également décrit avec précision l'anatomie des différents éléments du cou comme le montre le dessin extrait de la Royal Library (fig. 3).

Par le biais de l'étude du mouvement, Léonard de Vinci s'est intéressé aux commandes des muscles : les nerfs. Il est ainsi remonté à leur origine commune, la moelle épinière, dont il a schématisé le positionnement au sein des vertèbres cervicales (fig. 4). Ce dessin didactique de la moelle épinière cervicale a été réalisé en 1508, soit moins d'un an avant la réalisation de la ventriculographie cérébrale à la cire d'abeille.

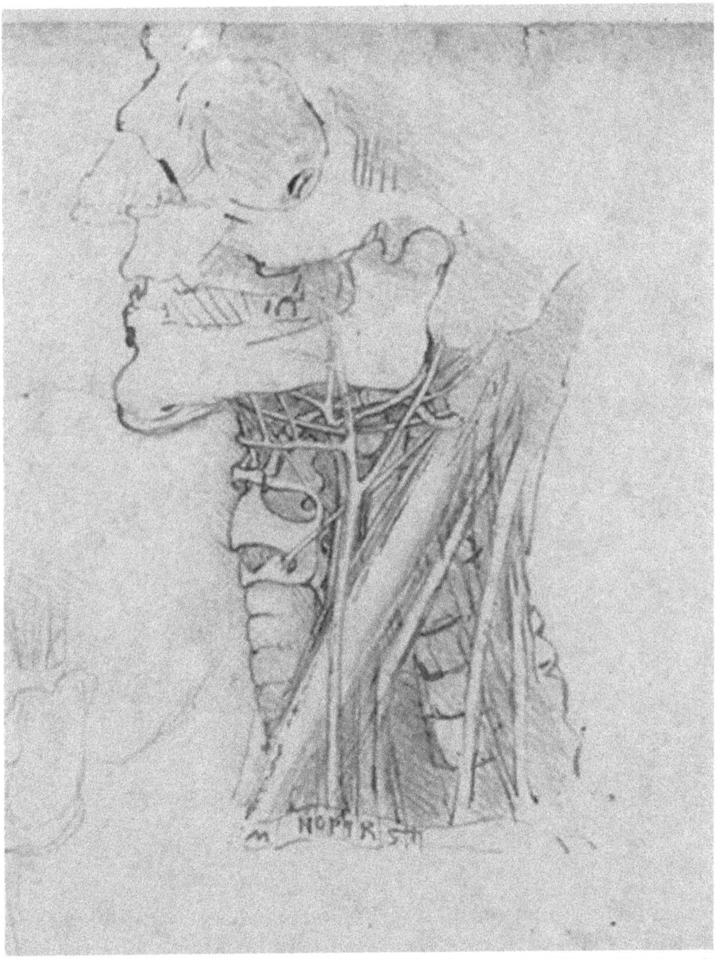

Fig. 3. Dessin en vue sagittale de la région cervicale vers 1485-1490, Royal Library, château Windsor, RL 12609/Royal Collection Trust/© Her Majesty Queen Elizabeth II 2020

Dans son texte, Léonard de Vinci a insisté sur la nécessité de commencer par la réalisation de deux évents pour l'évacuation de l'air avant d'injecter la cire. Passionné par la mécanique, il a étudié l'équilibre et le mouvement des fluides. Il connaissait ainsi la loi des vases communicants et l'importance de créer un orifice d'échappement de l'air pour laisser place à la cire liquide. De plus, l'idée de laisser échapper l'air des ventricules au lieu du liquide cérébrospinal est étonnante. Elle fait écho avec une de ses théories sur l'esprit, un corps aérien répandu dans une quantité d'atmosphère précise.

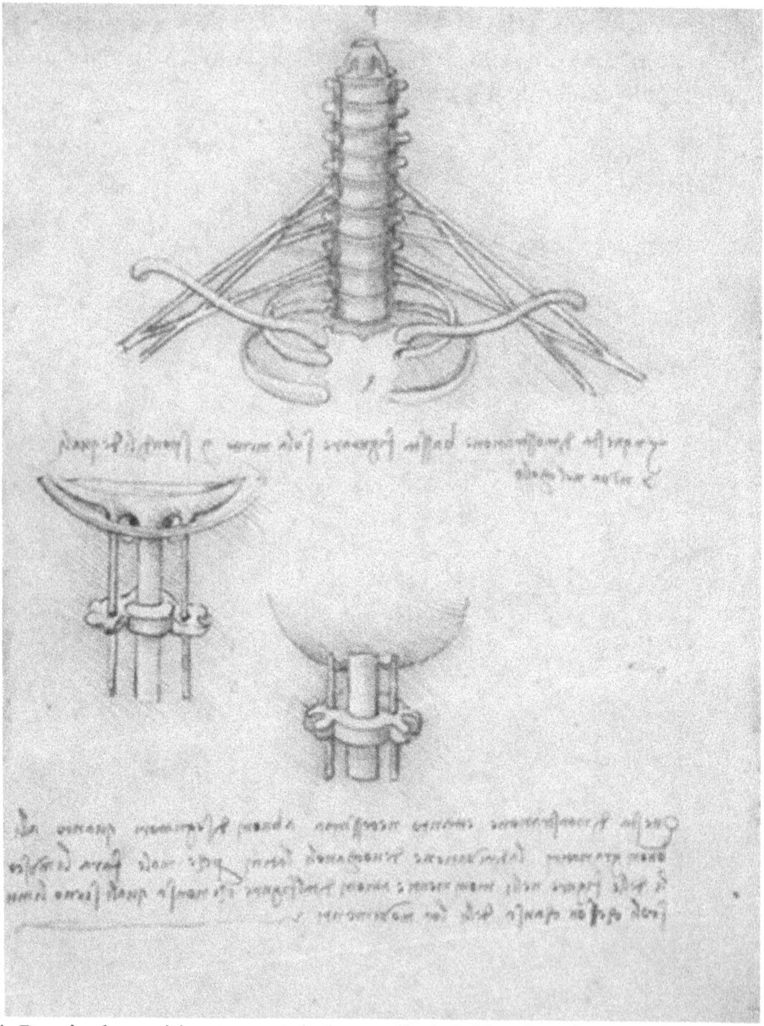

Fig. 4. Dessin du positionnement de la moelle épinière dans les vertèbres cervicales, vers 1508, Royal Library, château Windsor, RL 19021/Royal Collection Trust/© Her Majesty Queen Elizabeth II 2020

La technique décrite par Léonard de Vinci pour réaliser la première ventriculographie semble complexe à mettre en œuvre. Actuellement, nous n'avons pas de preuve formelle qu'il l'a pratiquée chez l'homme. Par conséquent, nous nous sommes interrogés sur la reproductibilité d'une telle expérience et nous avons cherché à reproduire un moulage de la filière ventriculaire sur un cerveau humain, selon la méthode décrite par Léonard au XVIe siècle dans les carnets.

Pour ce faire, nous avons travaillé au laboratoire d'anatomie de Brest, sur six corps du centre de don de Brest. Notre méthode de moulage nécessitait quatre temps.

Le premier temps permettait la conservation des tissus sur lesquels nous allions travailler. Nous avons disséqué le paquet jugulo-carotidien pour cathétériser ces deux vaisseaux à l'aide de canules. Un rinçage des vaisseaux était réalisé à l'aide d'ammoniaque puis une solution de WINCKLER était injectée avant le clampage de ces axes vasculaires.

Le deuxième temps (fig. 5) consistait en la préparation des ventricules latéraux et du troisième ventricule. Nous avons travaillé sur un corps en décubitus dorsal. Une incision cutanée arciforme frontale était réalisée pour retirer le scalp, puis le périoste était retiré à l'aide d'une rugine. Cette installation permettait la visualisation de la suture coronale, élément de repère important pour la réalisation des deux orifices. Ces derniers étaient réalisés à l'aide d'une chignole à main, à 1 cm en avant de la suture coronale sur la ligne médio-pupillaire. Un cathéter était introduit dans chacun des orifices, permettant le retrait de quelques millilitres de liquide cérébro-spinal. L'incision était refermée et le corps placé en case positive à 4 °C.

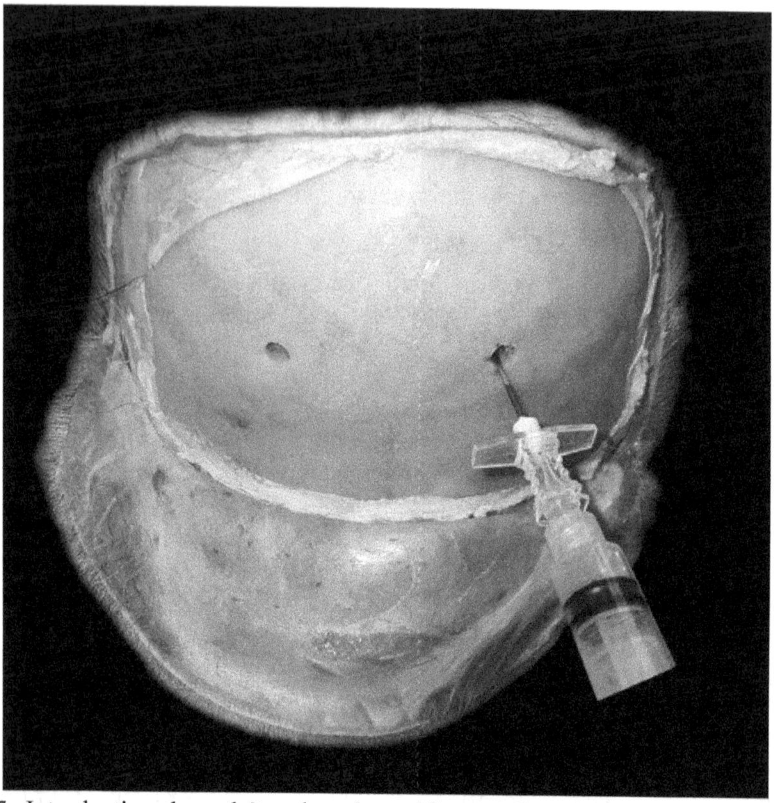

Fig. 5. Introduction du cathéter dans les orifices réalisés à l'aide d'une chignole (Laboratoire d'anatomie, CHRU BREST)

Le troisième temps était dédié à l'injection du quatrième ventricule. Nous avons cette fois-ci travaillé sur un corps en décubitus ventral. Nous avons réalisé une incision verticale entre la protubérance occipitale externe et le processus épineux de la deuxième vertèbre cervicale. L'arc postérieur de la première vertèbre cervicale était retiré afin d'exposer la dure-mère. Cette dernière était ouverte afin de visualiser le cervelet et le tronc cérébral. De la cire chaude était injectée par cet orifice puis l'incision refermée et le corps placé en case positive à 4 °C.

Le quatrième temps permettait la récupération du moulage. Nous avons travaillé sur un corps en décubitus dorsal. L'incision du scalp réalisée à la première étape était reprise. Les muscles temporaux étaient désinsérés à la rugine. Enfin, la boîte crânienne était ouverte à la scie à plâtre selon les modalités suivantes :

– Réalisation d'une première incision selon une ligne oblique en bas et en arrière passant en au-dessus des orbites en avant et par la protubérance occipitale externe en arrière.

– Réalisation d'une seconde incision selon une ligne médiane coupant ainsi l'os frontal en deux moitiés, séparant les os pariétaux et coupant l'os occipital en deux moitiés.

– Retrait de chaque hémi-crâne en désinsérant la dure mère au bistouri froid.

– Le moulage à la cire d'abeille (chaude) était ensuite récupéré après dissection de l'encéphale (fig. 6, 7)

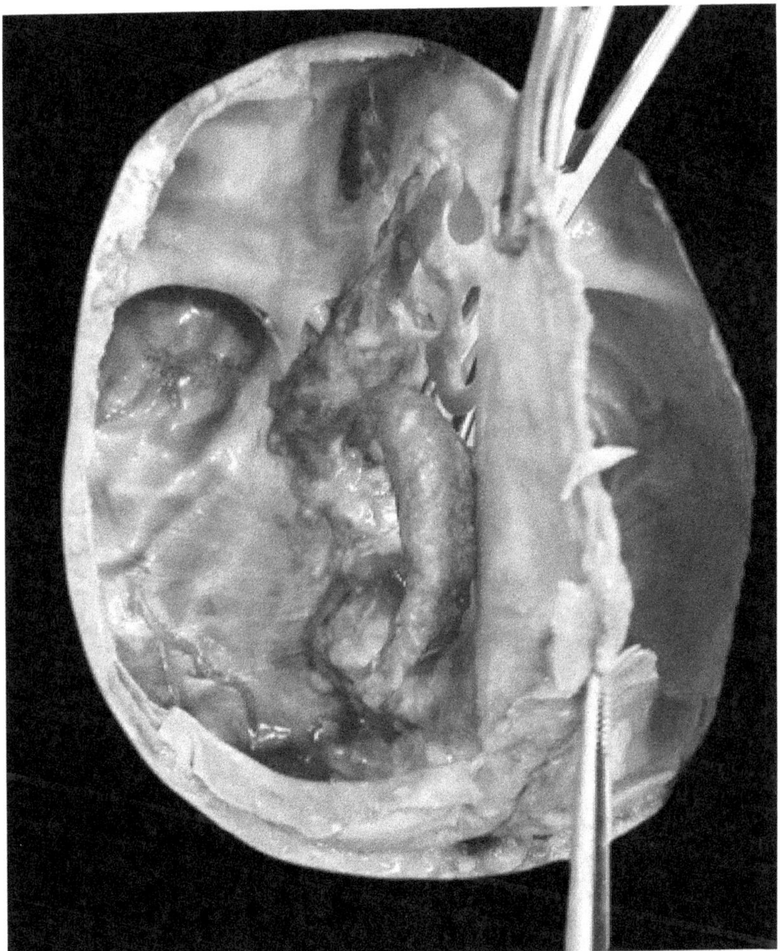

Fig. 6. Ventricule latéral gauche moulé (Laboratoire d'anatomie, CHRU BREST)

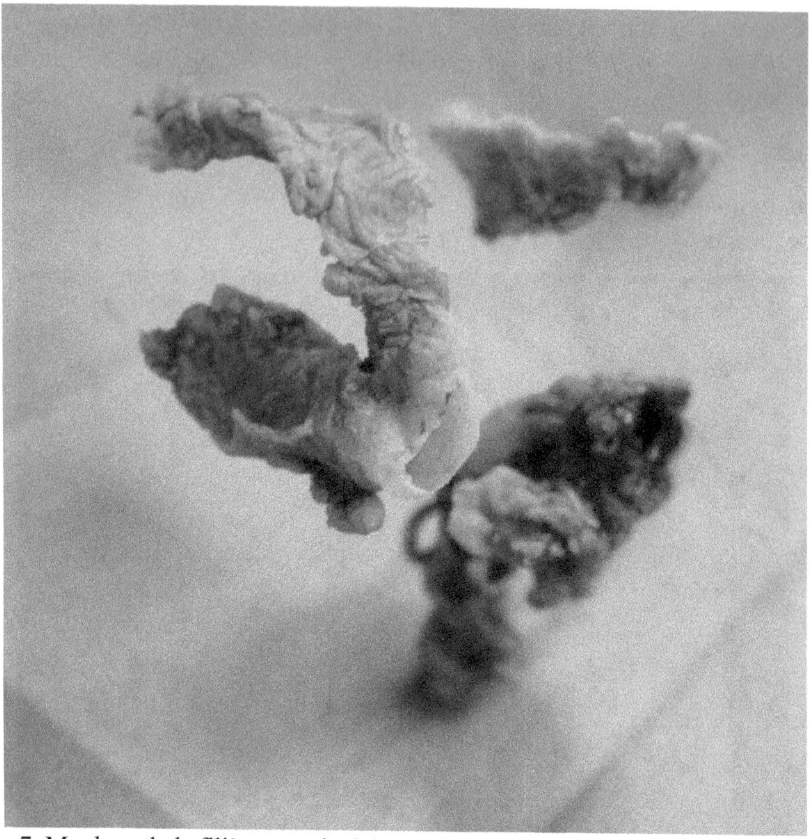

Fig. 7. Moulage de la filière ventriculaire (Laboratoire d'anatomie, CHRU BREST)

Cette technique de moulage mise au point au XVIe siècle par Léonard de Vinci est difficile à maîtriser. Nous nous sommes heurtés à différentes difficultés telles que la nécessité d'injecter une grande quantité de cire rapidement avant qu'elle ne durcisse dans un orifice fragile ou encore le matériel utilisé qui n'était pas adapté à une cire de cette température. Nous avons également essayé différentes techniques telles qu'une injection sur un encéphale extrait de la boîte crânienne ou différentes injections dans les ventricules latéraux puis dans le 4e qui se sont avérées moins performantes que l'injection uniquement dans le quatrième ventricule. Pour reconstituer une filière ventriculaire complète, nous devons utiliser l'ensemble des moulages réalisés sur les 6 corps avec la technique de Léonard de Vinci. Il est donc légitime de s'interroger sur le nombre de cerveaux ovins et probablement humains nécessaires à Léonard de Vinci pour maîtriser cette anatomie.

Qualifié d'homme universel, Léonard de Vinci a su faire le lien entre de nombreux domaines différents tels que : l'anatomie, l'ingénierie, l'art, la philosophie et tant d'autres pour bousculer les idéaux de son époque. Son principal atout semble être son infinie curiosité qui l'a conduit tout au long de sa vie à repousser les limites de la science dans de nombreux domaines, dont l'anatomie. Là où un médecin aurait cherché une application clinique à cette découverte anatomique, Léonard de Vinci s'est arrêté d'écrire sur le sujet.

La ventriculographie cérébrale à la cire d'abeille de Léonard de Vinci a permis de comprendre l'anatomie des ventricules cérébraux dans l'espace bien avant l'invention des modélisations en trois dimensions telles que nous les connaissons aujourd'hui.

Bibliographie

Le Nen D., *Léonard de Vinci, l'aventure anatomique,* Paris, Éd. E/P/A. Hachette, 2019.

Léonard de Vinci, *Les carnets,* Tome 1, Paris, Éd. Gallimard, 2000.

O'Malley C.D., Saunders J.B., *Leonardo da Vinci on the human body,* New York, Gramercy Books, 1982.

L'enseignement de l'anatomie au XXIe siècle… un challenge humain et technologique

Romuald Seizeur, Océane Petitjean

« L'anatomie est la meilleure porte d'entrée donnant accès à la physiologie et à la pratique clinique »
André LATARJET, Professeur d'anatomie à Lyon. Conférence inaugurale du cours d'Anatomie, 1920

Introduction

L'enseignement d'une discipline ne peut s'affranchir de son histoire. L'étude de l'histoire de l'anatomie montre qu'il s'agit d'une discipline vivante, celle-ci est au fondement même de la médecine et plus encore de la chirurgie.

L'anatomie, discipline biologique, fait partie des sciences morphologiques, elle étudie la structure du corps humain. Sur le plan étymologique, le terme anatomie provient du grec « *anatemnein* » et signifie « incision/couper à travers ». L'anatomie a longtemps été synonyme de « dissection ».

L'anatomie s'intéresse à l'ensemble des organismes vivants du règne animal et comprend donc l'anatomie humaine et l'anatomie animale. Parmi les champs d'études de l'anatomie, on trouve donc l'anatomie comparée qui étudie les ressemblances et les différences entre l'anatomie humaine et l'anatomie animale. Elle étudie les organes sains, mais également les organes pathologiques et les malformations.

L'enseignement de l'anatomie se fait selon différentes approches. L'anatomie descriptive ou analytique décrit séparément les différents organes, systèmes et appareils comme l'étude des os (ostéologie), l'étude des vaisseaux (angiologie), l'étude du système nerveux (neuroanatomie) ou encore l'étude des viscères (splanchnologie). L'anatomie topographique décrit la position des organes les uns par rapport aux autres au sein d'une région du corps (le cou, le thorax, la fosse poplitée, la boîte crânienne…). L'anatomie fonctionnelle s'intéresse à la relation entre la forme et la fonction d'un organe (neuroanatomie fonctionnelle), d'une région du corps (complexe articulaire de l'épaule) ou d'un appareil (appareil locomoteur) ; on y trouve le lien entre l'anatomie et la physiologie sans pour autant confondre les deux disciplines. L'anatomie générale n'est pas uniquement l'étude des généralités en anatomie, mais elle concerne l'étude des tissus (histologie) et celle des cellules (cytologie). L'anatomie générale s'intéresse également, par exemple, à l'évolution de la relation entre la morphologie et la fonction d'un organe (étude de la locomotion en rapport avec l'évolution animale ou l'évolution de l'Homme).

Les progrès de la médecine, de la chirurgie, de la radiologie ont fait évoluer les champs de l'anatomie, nous parlerons ici d'anatomie appliquée. L'anatomie de surface décrit les structures superficielles sous-cutanées (repères osseux et musculaires principalement). L'anatomie palpatoire étudie, par la palpation, ces structures. L'anatomie clinique fait le lien entre les différentes composantes de la connaissance anatomique qu'elle soit descriptive, topographique, fonctionnelle... L'anatomie radiologique décrit les structures anatomiques visualisées par les différents procédés d'imagerie médicale, la radiographie, l'échographie, le scanner à rayons X ou l'imagerie par résonnance magnétique. L'anatomie chirurgicale décrit les voies d'abord chirurgicales en lien avec les techniques chirurgicales, les procédures spécifiques (microchirurgie, endoscopie), les variations anatomiques (forme, topographie, vascularisation...). Ces deux dernières sont en relation avec l'anatomie du vivant et montrent d'une part que l'anatomie est bien une science vivante, mais également qu'il s'agit d'une discipline scientifique qui explore et détermine des voies de recherche.

Parmi les champs d'application de l'anatomie, il faut citer également l'organogenèse qui étudie la formation des organes et la paléontoanatomie qui s'occupe des structures fossiles.

De même que l'anatomie a évolué au cours du temps et en fonction des progrès de la médecine, l'enseignement de l'anatomie s'est notablement modifié au cours des siècles et notamment ces dernières décennies avec l'avènement technologique qui permet un apprentissage de l'anatomie du vivant en 3 dimensions. Sans oublier la recherche en pédagogie qui a pu faire évoluer les concepts d'enseignement par une meilleure connaissance de la mémorisation.

Dans ce chapitre, après avoir fait un rapide tour de l'histoire de l'enseignement de l'anatomie au cours des siècles, nous nous focaliserons sur les techniques modernes d'enseignement même si les princeps restent d'actualité.

Au commencement était l'anatomie...

La préhistoire n'a laissé que peu de représentation du corps humain, il s'agit en général de statuettes féminines. Cela contraste avec les belles fresques animales (1). Les débuts de l'anatomie sont plus tardifs que ceux de la thérapeutique ou de la pratique médicale.

Parmi les anciens documents relatant l'anatomie du corps humain, on trouve des traités médicaux rédigés en sanscrit datant des derniers siècles avant notre ère. Susruta, chirurgien de l'Inde ancienne du Ve siècle av. J.-C., énumérait différentes structures du corps composé de huit réservoirs pour l'air, le sang, la bile, le mucus, l'urine, les aliments digérés, les aliments non digérés et le fœtus chez la femme. L'homme possède 360 os, 210 articulations, 500 muscles, 24 gros vaisseaux sanguins… (1,2)

En Grèce, la période préhippocratique est caractérisée sur le plan anatomique par les descriptions d'Homère puisées dans l'Iliade (IXe siècle av. J.-C.), poème de 24 chants qui raconte un épisode de la guerre de Troie. Homère y fait une description anatomique issue de la chirurgie de guerre et notamment les régions vulnérables du corps humain (foie, bas du cou, région latérale du crâne). Alcméon (disciple de Pythagore), 500 av. J.-C., aurait été le premier à disséquer l'œil et l'oreille et aurait distingué les veines des artères, les faisant naître dans la tête comme dans les traités de la collection hippocratique.

Le siècle de Périclès (1), âge d'or de la Grèce, est marqué par les Asclépiades, longue lignée familiale descendant du dieu Asclépios, dieu de la médecine. Les Asclépiades se transmettaient les secrets de la médecine babylonienne. Ils auraient disséqué des animaux et ils auraient illustré leur enseignement oral de croquis sur les murs. Hippocrate (460 av. J.-C.) appartenait à cette famille, il s'agit d'un personnage historique et mythique qui enseigna et pratiqua la médecine. Il est à l'origine du serment d'Hippocrate toujours d'actualité lors des soutenances de thèses de médecine. Les textes transmis, d'Hipprocrate ou d'autres, indiquent un niveau de connaissance en anatomie très bas. L'explication en est probablement l'absence de dissection en dehors de certains traités comme celui du cœur, écrit tardivement. Aristote, bien qu'asclépiade, ne fut pas médecin, mais disséqua probablement des animaux pour décrire l'anatomie humaine. Il est considéré comme le fondateur de l'anatomie comparée.

Alexandrie fut fondée vers 332 av. J.-C. Elle devint le centre intellectuel de l'Orient et son rayonnement associé à la dynastie des Ptolémées. Ptolémée II Philadelphe (309-246 av. J.-C.) fit construire le musée avec la célèbre bibliothèque contenant 700 000 livres, un jardin botanique, une ménagerie, un observatoire, des salles de cours et des salles de dissection. La pratique des dissections fut instituée et suivie par de nombreux étudiants. Les deux professeurs d'anatomie les plus célèbres de cette époque sont connus par les œuvres de Galien, Hérophile de Chalcédoine et Erasistrate de Céos (Hérophile aurait disséqué 600 cadavres). Leurs deux écoles rivales furent très actives et l'anatomie fit des progrès considérables grâce aux dissections humaines et aux vivisections sur les animaux (1,2). L'incendie de la bibliothèque en 48 av. J.-C., lors du siège de la ville par Jules César, détruisit complètement les trésors scientifiques qu'elle contenait (2).

Galien (129-200 av. J.-C.) est considéré comme le plus grand médecin de l'Antiquité après Hippocrate. Il étudia, entre autres, l'anatomie, mais ne put jamais disséquer. Il eut le mérite de recueillir tous les travaux de ses prédécesseurs. Il n'apporta rien de nouveau et ses œuvres comportent des erreurs qui se sont transmises pendant des siècles sans que personne n'osât remettre en cause ses écrits jusqu'au XVIe siècle avec la publication de « *De Humanis Corporis Fabrica* » de Vésale (1,2).

Les grands médecins des civilisations de l'Islam (Avicenne, Averroès) prenaient tous pour base la philosophie d'Aristote et la médecine d'Hippocrate et de Galien. En France, Ambroise Pare (1510-1590) reprenait encore entièrement les théories galéniques.

Au XIe et XIIe siècle, les écoles de médecine apparaissent en Europe occidentale, notamment en France et en Italie (1,2). L'anatomiste le plus connu est Mondino dei Luzzi (1275-1326), il enseigna à Bologne et disséqua deux cadavres féminins vers 1315. Son traité de dissection *« Anathomia Mondino »* est le plus célèbre jusque celui de Vésale, il fut inspiré des traductions et commentaires d'Aristote et Galien par Avicenne.

À Montpellier, sous influence arabe, Henri de Mondeville (1260-1320) a enseigné l'anatomie et fait une dissection publique en 1304. Il illustrait ses cours de diagrammes (Bibliothèque de Berlin). Il considérait l'anatomie indispensable à la pratique de la chirurgie et comparait les chirurgiens ignorant l'anatomie à des graveurs sur bois aveugles. Comme Henri de Mondeville, Gui de Chauliac modifia la vision de l'anatomie remettant en cause les dogmes en déclarant par exemple « ... *l'omission criminelle, à la base de la médecine et de la chirurgie, de toute science anatomique* » (1).

Le XVe siècle fut marqué par l'imprimerie (1). Il existait alors une diffusion des livres médicaux publiés, mais la qualité ne changeait pas de même que l'enseignement dans les écoles de médecine, ni dans la forme ni dans le fond. C'est également le siècle de Léonard de Vinci, génial précurseur de l'anatomie humaine, qui inaugure l'ère de la science anatomique et de la science expérimentale, mais son œuvre ne fut pas publiée et resta inconnue jusqu'au début du XXe siècle. Ses textes et dessins anatomiques furent présentés et commentés notamment par Pierre Huard, professeur d'anatomie, en 1961 et en 1968.

Au début du XVIe siècle, les anatomistes continuaient à enseigner l'anatomie galénique. Berengario de Carpi (1470-1530) est l'un des meilleurs anatomistes se situant entre Mondino et Vésale, ses œuvres ouvrirent l'ère de l'illustration. Comme tout bon anatomiste, il a beaucoup disséqué. Ses planches ont servi à de nombreuses générations d'étudiants. Il fut également plagié.

D'après Henri Mondor, *« la science du corps humain n'ayant sérieusement commencé, avec un Brabançon de génie, qu'au milieu du XVIe siècle, il est aisé de voir que les hommes avaient retardé avec soin la connaissance de leur structure »* (3). Il s'agit de Vésale (1514-1564), célèbre anatomiste et chirurgien qui fut le principal acteur de cette révolution scientifique qu'est l'étude et l'enseignement de l'anatomie. Vésale fut déçu de l'enseignement d'anatomie reçu à Paris et il lui fut confié par son maître Gauthier von Andernach des dissections à la place des barbiers. D'étudiant il devint enseignant. Il fut rapidement associé aux travaux de traduction du traité de Galien sur la dissection, qu'il illustra de planches anatomiques (2). Après un retour à Louvain il devint docteur à Padoue où il enseigna l'anatomie et les gestes chirurgicaux et il publia à Venise les *Tabulae Anatomicae Sex* en 1538. Ces *Tabulae* furent présentées à Charles Quint et utilisées par Ambroise Paré pour illustrer son traité publié en français en 1561 « Anatomie universelle du corps humain » (1,2). Vésale publia son traité d'anatomie « *De Humani corporis Fabrica* » en 1543, traité qui fut probablement le premier vrai traité d'anatomie.

À la fin du XVIIe siècle, médecins et chirurgiens disséquaient dans une certaine rivalité qui tourna à l'avantage des chirurgiens avec la fameuse fistule du Roi, traitée par le premier chirurgien de Louis XIV (4). Aux XVIIIe et XIXe siècles, les dissections étaient possibles pour les étudiants en médecine et les chirurgiens. La Révolution française interrompit l'enseignement de l'anatomie dans les théâtres et ce fut donc le développement d'un enseignement par l'iconographie de plus en plus riche et des manuels d'anatomie de plus en plus illustrés. Ces ouvrages atteindront une forme de perfection avec Rouvière, Poirier, Testut ou encore Latarjet. Le XXe siècle ne fera qu'accentuer cette évolution de l'enseignement et l'anatomie s'adaptera aux progrès de la chirurgie, de la clinique et de la technique (4). Toujours enseignée par la dissection, l'anatomie ne suppose plus aujourd'hui l'effort personnel de la découverte du corps puisque l'enseignement se fait par les cours magistraux, les livres, et comme nous le verrons dans les prochaines sections par des méthodes pédagogiques toujours plus innovantes.

La dissection

Nous pouvons constater par l'étude de l'histoire de l'anatomie que la dissection a été le moyen d'apprentissage par la prosection d'une part, c'est-à-dire la démonstration de dissections aux étudiants, d'autre part par la réalisation de dissections qui est un excellent moyen d'apprentissage et ceci d'autant plus que ces dissections sont nombreuses. Rappelons les 600 dissections réalisées par Hérophile de Chalcédoine (1,2). Le IIIe siècle av. J.-C. est la seule période de l'Antiquité pendant laquelle la dissection des cadavres humains fut pratiquée de manière systématique pour la recherche médicale (2). Il y a ensuite eu une disparition totale jusqu'au XIIIe siècle pour des raisons de sacralisation du corps ou des raisons religieuses. Ces dissections ont d'abord été des illustrations des textes anciens et c'est à la Renaissance que les dissections ont été réalisées à des fins de connaissance anatomiques voire de vérifications des textes anciens (5). L'art s'intéressait également à l'anatomie et notamment la peinture hollandaise qui relatait les leçons d'anatomie dont la célèbre toile de Rembrandt (1632) qui met en scène la *leçon du docteur Nicolas Tulp* disséquant les muscles fléchisseurs de l'avant-bras (4).

Ces dissections sont également à la base de la réalisation de beaucoup de traités d'anatomie, celui de Vésale, mais également les traités du XIXe et du XXe siècle, Rouvière, Bourgery (6,7), les traités plus récents reprenant les données des autres traités ou des articles scientifiques.

Dans les dernières décennies, la dissection par les étudiants s'est faite plus rare et moins systématique dans la plupart des facultés de médecine, laissant place à la prosection ou à la dissection par quelques étudiants volontaires (4,8). Néanmoins, il existe un engouement permanent pour la dissection, en particulier des étudiants voulant devenir chirurgiens ou de certaines professions paramédicales, par exemple les kinésithérapeutes (9).

C'est au cours du XVIIIe siècle que sont apparues les solutions de conservation des corps avec Jean-Joseph Sue en 1764 (5). Les dissections ont alors pu évoluer en améliorant leur qualité. Ces méthodes de conservation sont très variées allant du formol au mélange de glycérine et phénol qui permet de bien conserver la texture des tissus. La méthode la plus récente est celle de la plastination née en Allemagne et consistant en une conservation avec du silicone selon une procédure longue et délicate (5). De nos jours, les conservations sont très souvent réalisées en congélation des corps afin de pouvoir les garder pendant de longues durées.

Les évolutions technologiques actuelles restituent aux corps une circulation sanguine comme cela a été développé en France à Poitiers avec le système SimLife® qui permet aux futurs chirurgiens de s'entraîner aux interventions chirurgicales sur les corps qui simulent des patients au bloc opératoire (10). Ceci démontre l'intérêt toujours croissant de la dissection que cela soit pour apprendre l'anatomie au début des années de médecine, mais également pour les formations aux différentes spécialités interventionnelles.

Les planches d'anatomie

Le dessin au tableau noir fut la méthode la plus répandue de l'enseignement de l'anatomie au XXe siècle. Celle-ci permet l'enseignement de l'anatomie modale, c'est-à-dire de l'anatomie commune de l'Homme en permettant une construction progressive de cette anatomie par des schémas successifs. Ces planches permettent également de réaliser un enseignement à propos de tous les champs de l'anatomie, de la description externe et interne d'un organe jusqu'à la mise en place des rapports au sein d'une région définie.

On trouve les premières illustrations par des schémas fabriqués sur une toile cirée vers 1878 par le professeur Fort de la faculté de médecine de Paris (4). Depuis cette époque l'enseignement de l'anatomie a été agrémenté de ces schémas, devenus dessins, au tableau noir ou dans les manuels d'anatomie, créés par les enseignants et appréciés par les étudiants. Il faut reconnaître qu'ils étaient la première représentation de l'anatomie en dehors des dissections et de l'enseignement par la lecture des livres anciens. C'est au début du XXe siècle que l'enseignement de l'anatomie évoluera, s'adaptant au fur et à mesure aux progrès de la clinique, aux techniques chirurgicales et à la recherche… De même les livres d'anatomie atteindront une perfection alors jamais connue (4).

Encore aujourd'hui, de nombreux enseignants d'anatomie utilisent des craies de couleurs sur tableau noir pour cet enseignement, s'adaptant aux différents thèmes proposés, et ceci malgré l'évolution des programmes d'anatomie et la réduction du nombre d'heures dédiées aux sciences fondamentales de la médecine (4, 5, 11). Cette notion de planches d'anatomie réfère à la leçon donnée par les professeurs d'anatomie et qui est encore actuellement la méthode d'évaluation des enseignants pour les concours de recrutement aux postes de maître de conférences et de professeur des universités. Ces leçons permettent de traiter un sujet pendant le temps imparti de manière didactique en construisant pas à pas les schémas. Depuis quelques années le tableau noir peut être remplacé par les tablettes graphiques qui n'est qu'une numérisation de ces tableaux noirs et qui autorise la construction progressive des schémas indispensables à l'apprentissage de l'anatomie.

À la fin du XXe siècle sont apparus les diaporamas informatisés qui ont agrémenté les cours par des illustrations d'imageries médicales ou de dessins déjà réalisés, mais ces techniques, même si fort utiles pour l'illustration, ont fait perdre une partie du message et de la compréhension de la construction anatomique (11).

L'ère radiologique : de l'anatomie du vivant à l'anatomie en coupe

La radiologie a apporté tout au long du XXe siècle une illustration spectaculaire de l'anatomie du vivant. Outre certaines dissections qui auraient été pratiquées sur des sujets vivants tout au long de l'histoire de la médecine (2), elles sont réalisées sur des cadavres et sont donc le reflet de l'anatomie humaine d'une personne décédée. La radiologie apporte des informations issues de sujets vivants (fig. 1). La radiologie est née en 1895 avec la première radiographie réalisée par Roentgen. La radiographie standard permettait de voir les os en place dans le corps humain voire en position de fonction. Progressivement, les radiographies avec produit de contraste ont pu révéler des aspects anatomo-physiologiques. Prenons l'exemple de l'estomac dont on peut apprécier la poche à air gastrique en radiologie standard sans préparation debout et de face. Ce terme de poche à air gastrique ne peut être apparu qu'en ayant observé ce type de radiographie, la terminologie anatomique étant la grosse tubérosité, eu égard à sa forme lors de dissections. La radiographie avec produit de contraste permet d'apprécier les variations de morphologie de l'estomac en fonction de son contenu, mais également l'ouverture et la fermeture des sphincters (cardia et pylore) permettant, ou non, la vidange de celui-ci. Il en est de même pour l'anatomie vasculaire par les angiographies (artériographies et veinographies).

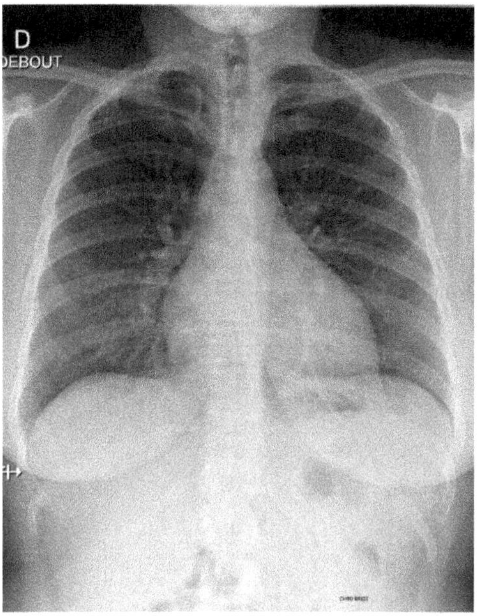

Fig. 1. Radiographie de thorax montrant essentiellement les éléments osseux et aériques. CHRU Brest.

L'avènement du scanner à rayon X puis de l'imagerie par résonance magnétique (IRM) ont permis la découverte de l'anatomie du vivant en coupes (fig. 2), initialement en coupes horizontales uniquement avec le scanner puis dans les trois plans de l'espace par les reconstructions informatiques et l'IRM (fig. 3). Actuellement, les coupes peuvent être réalisées dans tous les plans de l'espace et constituent une formidable source de connaissance et d'illustrations pour les cours d'anatomie.

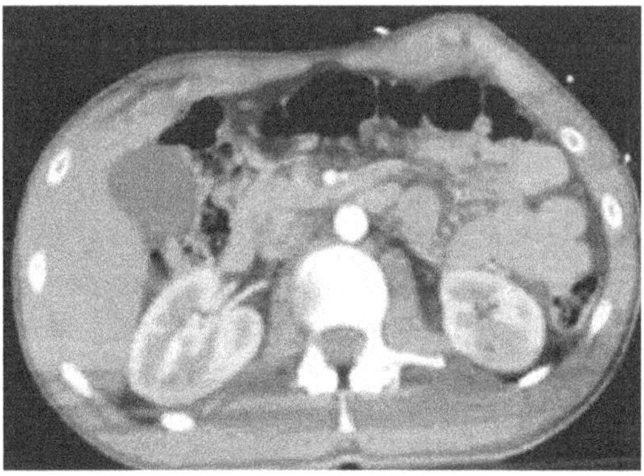

Fig. 2. Coupe horizontale en scanner de l'abdomen. Représentation anatomique chez le sujet vivant. CHRU Brest.

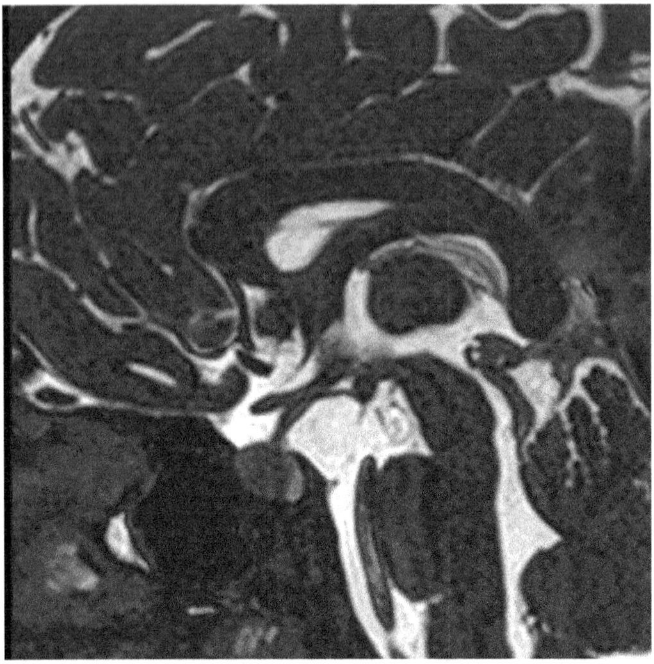

Fig. 3. Coupe sagittale médiane de l'encéphale. CHRU Brest

La comparaison des coupes anatomiques avec les coupes en imagerie médicale nous montre la différence entre l'anatomie cadavérique et l'anatomie du vivant, on peut y ajouter un caractère fonctionnel selon le type d'imagerie.

Prenons l'exemple des espaces méningés, lors de la réalisation des coupes anatomiques, les liquides biologiques disparaissent (sang, liquide cérébro-spinal…). L'observation des coupes de la tête montre les espaces méningés non remplis. On peut donc voir le feuillet arachnoïdien posé sur le cortex cérébral. Sans liquide cérébrospinal, normalement présent sur le vivant, on observe l'espace virtuel sous-dural, car l'arachnoïde et la dure-mère ne sont donc plus en contact. La même coupe en IRM sur le sujet vivant montre également des espaces, mais en présence de liquide cérébro-spinal. Dans ces deux cas, des espaces méningés sont visualisés, mais ne sont pas les mêmes, l'espace sous-dural sur la coupe anatomique et l'espace sous-arachnoïdien sur la coupe IRM.

L'IRM cérébrale fonctionnelle est une séquence d'IRM qui permet d'observer la variation de débit sanguin cérébral local en relation avec une activation qui correspond à une tache réalisée (tache motrice, sensitive, langage, visuel…). Cela implique donc l'observation, outre la morphologie du cerveau, une approche de sa fonctionnalité en montrant les régions impliquées lors d'une tache (fig. 4).

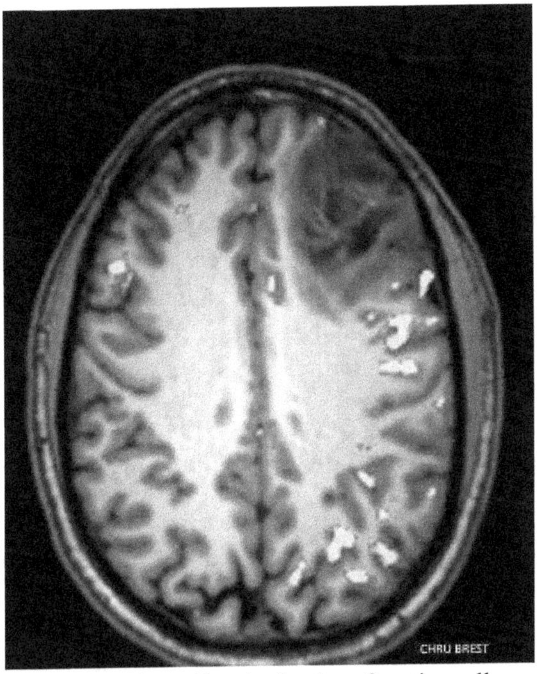

Fig. 4. IRM cérébrale fonctionnelle. Activation fonctionnelle représentée sur le cerveau à partir d'une tache réalisée pendant l'acquisition des images. CHRU Brest.

L'échographie, quant à elle, permet de créer des coupes anatomiques dans tous les plans, elle donne également des renseignements fonctionnels, comme par le doppler, en visualisant les vaisseaux, dont le sens de circulation du sang voire sa vitesse. Les échographes sont désormais de petite taille et peuvent permettre l'analyse anatomique au lit du patient ou en salle opératoire. Ces échographes sont désormais présents en salle de dissections pour compléter la formation par l'analyse des structures qui vont être disséquées (9) ou dans le contexte d'entraînement de gestes sur cadavres, lors d'anesthésie loco-régionale. L'étudiant peut, après le geste qu'il ferait au bloc opératoire, étudier les structures anatomiques concernées par son geste.

L'ensemble de cette radio-anatomie ne remplace pas les leçons d'anatomie par la construction au tableau de cette anatomie, pour autant l'enseignement de l'anatomie ne peut plus se passer de l'apport de l'imagerie médicale quelle que soit la qualité, voire l'excellence, des dessins réalisés au tableau noir, ou désormais à la tablette graphique.

Chaque modalité d'imagerie médicale (sans oublier l'imagerie métabolique par la médecine nucléaire) permet une approche spécifique des structures anatomiques en les montrant sous des aspects différents, souvent complémentaires (9). D'une part l'analyse de l'imagerie médicale nécessite une bonne connaissance de l'anatomie morphologique et topographique, parfois de l'anatomie fonctionnelle comme nous l'avons vu pour l'IRM fonctionnelle. D'autre part, l'enseignement utilise désormais toutes les modalités de l'imagerie médicale afin de montrer les structures anatomiques sous tous leurs aspects en pouvant également montrer des exemples d'anatomie pathologique ce qui renforce l'intérêt de la connaissance anatomique. L'imagerie médicale a également révélé de nombreuses variations anatomiques et anomalies ou malformations (5). En effet, on ne peut faire le diagnostic de l'anormal que si on a une bonne connaissance de l'anatomie normale.

L'ère numérique : l'évolution de l'enseignement de l'anatomie

Ces dernières années nous avons assisté à une extraordinaire évolution des capacités d'enseignement en ligne, à l'aide d'ordinateurs de plus en plus puissants.

Nous ne développerons pas l'évolution de l'informatique et de la numérisation des images qui ont amélioré les reconstructions tridimensionnelles de l'imagerie médicale enrichissant les cours de médecine de belles illustrations sans pour autant révolutionner l'enseignement. La numérisation de l'imagerie médicale et de la photographie a facilité l'utilisation de ces illustrations au quotidien.

C'est l'ère numérique, par la reconstruction en 3 dimensions et les projets logiciels qui a entraîné une révolution dans l'enseignement. Actuellement tous les étudiants ont la possibilité de découvrir le corps humain en coupes ou en reconstructions tridimensionnelles voire en dissection virtuelle sur chaque ordinateur, tablette numérique ou smartphone.

L'enseignant d'anatomie au XXIe siècle se doit d'intégrer toutes ces nouvelles modalités afin de guider les étudiants dans leur apprentissage. L'enseignement au tableau noir, ou à la tablette numérique, mais également en dissection, n'est plus suffisant pour aborder la connaissance de l'anatomie du corps humain.

Nous développerons 3 aspects de cette ère numérique avec l'anatomie en 3D, les dissections virtuelles et les tablettes graphiques. Nous entrons dans l'ère de l'anatomie virtuelle (12).

La reconstruction tridimensionnelle permet de visualiser une structure anatomique sous tous ses aspects, elle implique une reconstruction à partir soit d'une acquisition en imagerie médicale soit à partir de coupes numérisées puis reconstruites. Si nous prenons l'exemple du carpe, l'acquisition scanographique apporte une analyse osseuse sur un sujet vivant. Les reconstructions tridimensionnelles animées permettent d'observer ces pièces osseuses articulées entre elles et en mouvement. La rotation de ce modèle 3D offre une parfaite observation et la mise en transparence de certaines pièces osseuses du carpe pour ainsi visualiser les rapports entre chacun des éléments du carpe issu d'un sujet vivant en position anatomique ou en position de fonction selon la position adoptée lors de l'acquisition scanographique (fig. 5). Ces différents modèles sont une aide précieuse à la compréhension de la morphologie et éventuellement des fonctions du carpe. Bien évidemment cela implique qu'au préalable l'étudiant ait acquis les connaissances nécessaires en termes d'anatomie morphologique et topographique. Par ailleurs, et c'est un point important de cette ère numérique, la qualité des reconstructions est très variable ainsi que les supports disponibles. Les supports ont été divers, d'abord sur Cd-roms puis sur Internet. Actuellement il y a des développements d'applications disponibles sur un ordinateur, une tablette voire un smartphone (5, 11, 12). Le problème est la validation anatomique de tous les modèles de reconstruction 3D.

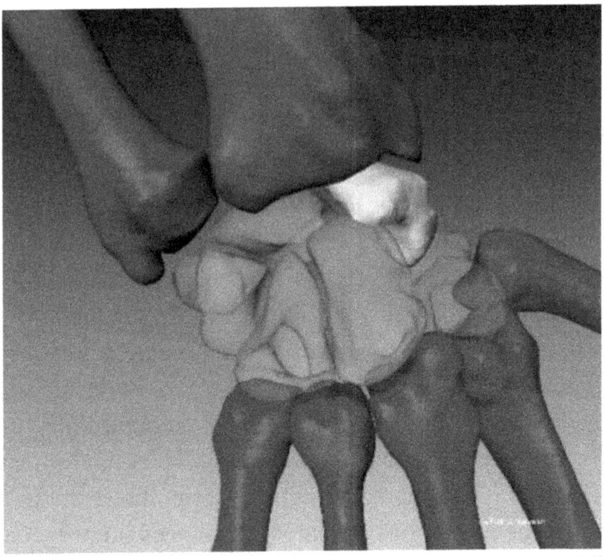

Fig. 5. Représentation du carpe après une reconstruction tridimensionnelle scanographique, seul le scaphoïde n'est pas en transparence (Pr Lefèvre, LaTIM, université de Brest).

L'évolution de cette modélisation 3D s'est faite par des applications de dissections virtuelles téléchargeables pour quelques dizaines d'euros jusqu'aux tables de dissection virtuelles à taille humaine élaborées par la numérisation de coupes anatomiques issues de sujets décédés ayant donné leur corps à la science. Ces tables coûtent des dizaines de milliers d'euros (13). La qualité des reconstructions 3D, de la dissection virtuelle ainsi que la validation anatomique diffèrent d'une application à l'autre, de même pour les tables de dissections virtuelles. Néanmoins ces tables virtuelles permettent un apprentissage du corps humain par un système de dissection d'un corps humain virtuel, les corps des donateurs sont parfois rares dans les facultés de médecine et dont nous devons gérer leur usage avec rigueur. Ces tables sont donc utiles afin de faire de l'enseignement appliqué sous forme de travaux pratiques sans l'utilisation d'un corps ou pour la préparation d'une dissection réelle. Elles permettent également l'observation des organes et leurs rapports sous tous les angles, bien plus encore que lors d'une dissection sur corps humain. Ces types de dissections sont complémentaires. À Brest nous avons créé une unité d'enseignement *dissections réelles et virtuelles* afin que les étudiants bénéficient d'une approche très complète de l'anatomie humaine sur le plan descriptif et topographique.

L'ère numérique a apporté également les tablettes graphiques dont certaines sont réellement multifonctions permettant la projection des modèles 3D des applications de dissections virtuelles, des diaporamas d'illustration par l'imagerie médicale ou des photographies de dissections ou d'exemples de pathologies. Les applications graphiques destinées initialement au milieu artistique permettent de faire des dessins d'anatomie lors de leçons désormais complètement numériques. Il s'agit d'un apport majeur dont nous ne sommes qu'au début de l'évolution. En effet elles remplacent peu à peu les dessins au tableau noir avec les craies de couleurs. La palette de couleur est immense, de même que les différents stylos, stylets et autres pinceaux. Pour autant il ne faut pas perdre de vue l'objectif de l'utilisation de ces tablettes, c'est-à-dire la démonstration de l'anatomie pour l'enseignement aux étudiants. Les logiciels nécessitent un apprentissage, comme cela est le cas d'ailleurs pour les dessins au tableau noir. Les avantages sont nombreux, notamment la possibilité de faire des schémas ou dessins très agrandis permettant une excellente visualisation pendant le cours en amphithéâtre (fig. 6). Ce qui a souvent été reproché aux leçons d'anatomie, filmées ou non, c'est en effet le caractère intimiste avec de petits dessins au tableau noir lorsque l'étudiant est au fond de l'amphithéâtre. La tablette numérique permet d'agrandir le dessin tout en gardant une bonne qualité. L'étudiant peut ainsi suivre l'évolution de construction du schéma, on peut y adjoindre rapidement par l'affichage de calques préparés, une iconographie d'imagerie médicale ou autre. Il est également possible de choisir des options de visualisation mimant le tableau noir et la craie ce qui permet de conserver un aspect apprécié des étudiants, mais également des enseignants (fig. 7).

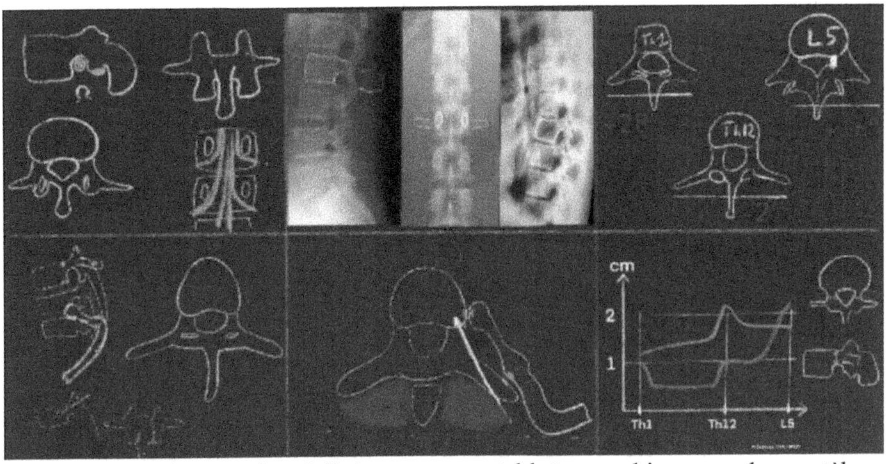

Fig. 6. Leçon d'anatomie réalisée avec une tablette graphique sur les vertèbres thoracolombaires. Cours de 3e cycle (Pr Seizeur, université de Brest).

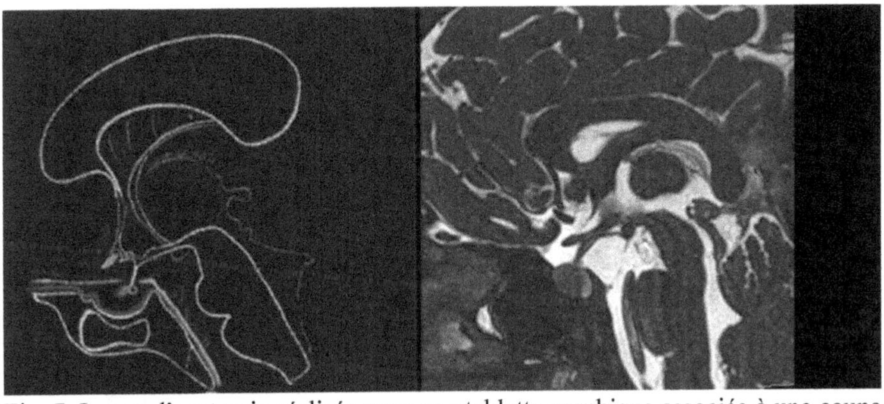

Fig. 7. Leçon d'anatomie réalisée avec une tablette graphique associée à une coupe sagittale de l'encéphale montrant les mêmes structures sur un sujet vivant. Cours de deuxième année de médecine (Pr Seizeur, université de Brest).

Il n'y a pas que des avantages bien évidemment, notamment l'absence de vue d'ensemble ce qui est systématiquement le cas au tableau noir, car l'organisation d'une leçon d'anatomie implique de ne pas effacer les dessins déjà réalisés afin de pouvoir montrer l'ensemble de la leçon du cours. Lors de l'utilisation d'une tablette numérique, il faut impérativement revenir à la vue d'ensemble régulièrement si on a bien organisé la leçon sur une seule et même page. Si une leçon au tableau noir peut être enregistrée en vidéo ou photographiée, la leçon sur tablette numérique est conservée en tant que fichier informatique, en image ou film, avec ou sans les commentaires ce qui permet une diffusion ou une rediffusion ultérieure. Les tablettes numériques autorisent donc un enseignement multimodal qui peut aller jusqu'à dessiner, pendant le cours, les structures anatomiques sur l'iconographie de coupes scanner ou IRM, ce qui permet d'illustrer l'enseignement de l'anatomie normale et pathologique (fig. 8).

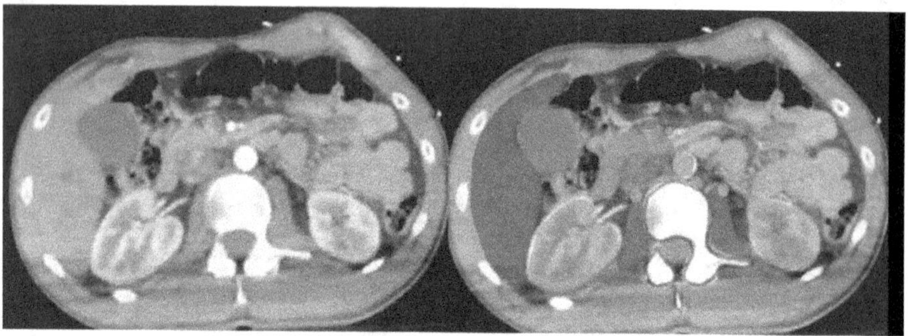

Fig. 8. Dessin réalisé avec une tablette graphique montrant les structures anatomiques sur une coupe horizontale de l'abdomen en scanner (à gauche, la coupe scanographique, à droite la schématisation sur cette coupe). Cours de formation continue, Pr Seizeur, université de Brest.

En termes d'évolution numérique, nous pouvons également relever la possibilité de création de contenu interactif en ligne que l'on nomme e-learning pour signifier que le cours est dispensé sur une plateforme d'enseignement. Celle-ci permet à l'étudiant de progresser tout au long du cours par des animations qui peuvent paraître ludiques, mais permettent aux étudiants de découvrir le contenu, lire et entendre des informations en ayant la possibilité à la fin de chaque module de s'évaluer par des tests de connaissance. Le e-learning est très souvent utilisé dans le cadre de la formation continue (14), mais tend à être de plus en plus utilisé en formation initiale, comme nous le faisons en première année commune des études en santé dans notre université en utilisant le logiciel Storyline® qui permet la création et la mise en ligne de contenus interactifs d'enseignement (fig. 9).

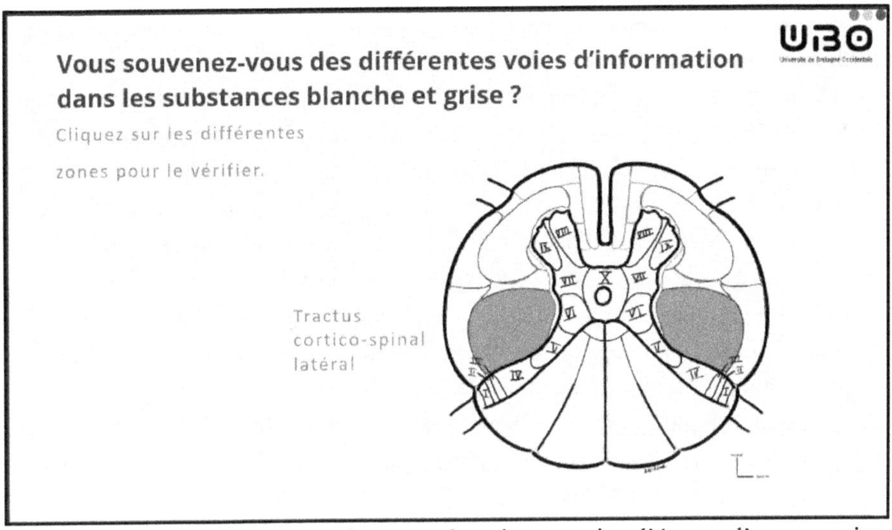

Fig. 9. Cours de neuroanatomie en e-learning, copie d'écran d'un exercice d'entraînement. Cours de première année commune des études en santé (Pr Seizeur, université de Brest).

Les pédagogies innovantes

Dans les dernières décennies, de nombreuses pédagogies innovantes ont émergé afin de modifier l'enseignement pour rendre les étudiants plus actifs que dans les cours magistraux. Ainsi sont nés en Amérique du Nord, au Canada en particulier, les ARC (apprentissage du raisonnement clinique) (15,16) qui avaient pour objectif de construire un cours à partir de cas cliniques. Il était reproché au cours magistral un monologue de l'enseignant infligeant aux étudiants de nombreuses connaissances à assimiler en un minimum de temps. Au Canada, de nombreuses stratégies d'enseignement ont été inventées et évaluées. Il existe toujours un délai pour que ces méthodes pédagogiques arrivent en France et notamment les aspects de formation des formateurs (17). Un autre type d'enseignement a été proposé rendant les étudiants, de même que les élèves de collège et lycée, actifs et acteurs de leur apprentissage, et ceci est basé sur leur motivation (18). Il s'agit de la pédagogie inversée.

La pédagogie traditionnelle peut être considérée comme une pratique où les étudiants sont passifs, l'enseignant est le seul détenteur du savoir. C'est de ce constat que la pédagogie inversée a été inventée (19). La classe inversée a été inventée dans les années 1990 aux États-Unis à l'université d'Harvard où un enseignant a proposé à ses étudiants de lire l'ouvrage de référence avant de venir en cours afin de consacrer le cours aux chapitres difficiles et aux exercices de cours (19). La classe inversée consiste à déplacer la partie cours magistral à la maison en travail préparatoire. À l'inverse, le travail traditionnellement réalisé à la maison est effectué en classe par des explications approfondies et des applications à partir d'exemples (19,20). L'évolution numérique est très propice au développement de cette modalité pédagogique par la réalisation de capsules vidéo, de textes commentés, d'images ou diaporamas qui peuvent être déposés sur des plateformes d'enseignement (21). Cela peut être associé aux forums de questions en lignes. La conception des capsules vidéo peut prendre un temps important et représenter une charge de travail supplémentaire pour l'enseignant. Elle nécessite du matériel adéquat (ordinateur, microphone, tablette graphique...), mais aussi des connaissances dans l'utilisation de certains logiciels : logiciels de capture d'écran comme Camtasia®, logiciels de présentation comme Prezi® ou logiciels de diffusion, comme par exemple Youtube®, etc. (19).

La classe renversée est une autre façon de pratiquer la pédagogie inversée, il s'agit ici d'un changement de posture entre étudiant et enseignant. JC Cailliez (22) avait résumé cette méthode pédagogique par cette phrase à ses étudiants : « *Désormais, vous ferez tout... je ne ferai plus rien !* » Bienvenue dans la « Classe renversée ». Il s'agit ici de la classe inversée poussée à l'extrême afin de rendre les étudiants actifs en les responsabilisant. L'enseignant est alors aux côtés des étudiants dans l'amphithéâtre (à l'université) et sort donc de sa zone de confort, car il n'est plus en situation de sachant qui édicte le savoir à des étudiants qui prennent de notes sans se poser de questions (22). L'enseignant laisse l'étudiant préparer et présenter le cours et il est alors là pour corriger et expliquer différemment le contenu de cours. Il peut alors se retrouver dans une situation où il n'a pas prévu d'aborder certains contenus de cours ou n'a pas préparé certaines questions.

Cette pédagogie inversée ne fait pas l'unanimité parmi les enseignants, notamment à l'université, qui prétendent que les étudiants doivent se concentrer pour assimiler le flot continu des informations lors d'un cours magistral, à condition que le cours soit bien fait et que les étudiants soient suffisamment attentifs (22).

Selon H Dufour (23), cette pédagogie inversée permet d'individualiser l'enseignement du fait que l'apprenant travaille individuellement et à son rythme hors classe c'est-à-dire à la maison. Elle évoque aussi le fait que cette méthode pédagogique permettrait de développer l'autonomie des élèves par la mobilisation des connaissances dans les activités de mise en pratique et d'approfondissement, avec la différenciation pédagogique qui peut être pratiquée par l'enseignant. Cette forme d'enseignement favorise également le tutorat par les pairs en favorisant le travail de groupe. Ainsi les étudiants les plus en difficultés bénéficient du soutien et des explications de leurs pairs tandis que les étudiants les plus à l'aise approfondissent leurs connaissances et leur compréhension.

Si le concept de la classe inversée est simple à comprendre, sa mise en pratique et son succès demandent une certaine préparation. Mettre en place une classe inversée nécessite un investissement initial, un temps important de la part de l'enseignant. Contrairement aux idées reçues, la planification et l'élaboration des activités en classe sont souvent plus chronophages que la réalisation des vidéos elles-mêmes.

La pédagogie inversée met en scène non plus un professeur-maître omniscient, mais plutôt un enseignant-coach. La place du professeur dans l'espace de la classe est d'ailleurs révélatrice de son changement de rôle : il n'enseigne plus face à ses élèves, mais bien à leurs côtés. Un des défis de cet enseignement est de trouver le bon dosage au niveau des contenus théoriques. Ceux-ci ne doivent pas comporter trop d'informations en une fois, au risque de compliquer leur appropriation par les élèves. La tentation est grande d'ajouter toujours plus de connaissances dans les supports, notamment en ligne, afin de gagner le plus de temps possible en classe (21).

L'anatomie ne fait pas exception aux innovations pédagogiques. Même si la leçon en cours magistral reste le Gold Standard de l'enseignement, de nombreux enseignements ont eu pour objectif de faire préparer un cours à un étudiant qu'il doit présenter aux autres pendant le cours. Il s'agissait en général de cours optionnel type enseignement de master, cela a été également essayé pour certaines séances de dissections (24).

Depuis quelques années, à Brest, nous avons introduit ces classes renversées à la place des cours magistraux et de certains travaux dirigés. En histologie, il s'agit d'un système de classe inversée et de co-enseignement par la mise à disposition d'une plateforme de lecture de lames d'histologie où les étudiants peuvent s'entraîner et apprendre le cours puis l'enseignant fait des séances d'approfondissement du cours (25,26). En anatomie, il s'agit plutôt d'une classe renversée, ce sont les étudiants qui viennent faire, par groupe, les enseignements au tableau. Les étudiants sont donc contraints d'une part, de travailler le cours en amont en faisant une préparation sérieuse et, d'autre part, de travailler en groupe. Il est remis aux étudiants le plan général du cours et les objectifs pédagogiques ainsi que quelques consignes et un référentiel qui est le contenu minimum à connaître. Les étudiants ont le choix dans l'organisation de leurs chapitres de cours, le mode de présentation, les exemples cliniques. Ce type d'enseignement permet aux étudiants de développer des compétences dans différents domaines, et pas uniquement sur le chapitre d'anatomie qu'ils ont dû étudier et présenter. Les trois premières années, nous avons fait des évaluations de ces enseignements dans le cadre d'une étude sociologique par des questionnaires et des entretiens d'étudiants ayant vécu ces enseignements (27,28).

À partir de l'expérience de classe renversée de l'appareil digestif en deuxième année de médecine, nous avons mené une étude psycho-sociale par des questionnaires et des entretiens individuels (28). Les cours avaient également été filmés avec l'accord des étudiants. En parallèle d'une échelle de motivation, des questions ont été posées aux étudiants. L'échelle de motivation MSLQ (motivated strategies for learning questionnaire) (29) a été développée afin de connaître la motivation des étudiants à apprendre une discipline. L'anatomie était considérée comme une discipline de grande valeur et ils étaient motivés pour l'apprendre. Il était mis en avant l'intérêt de la transmission par un pair, et l'attention portée à ce travail, mais également de la méthode proposée. Les étudiants mettaient en évidence la relation de confiance avec l'enseignant qui se trouve alors à leur côté et semble plus accessible aux questions et aux échanges sur le cours. Le rôle de l'enseignant était bien perçu comme le sachant, le référent, qui était capable de rectifier les éventuelles erreurs dans le cours proposé par les pairs étudiants. Il était stipulé dans les entretiens le caractère nécessairement bienveillant de l'attitude de l'enseignant. En matière d'acquisition, outre la connaissance liée au cours étudié et présenté, les étudiants valorisaient l'acquisition de compétences transversales utiles aux autres enseignements, comme la capacité d'organisation et de partage de l'information, mais également la prise de parole en public. Les étudiants ne se sentaient pas obligés de participer à cette expérience pédagogique, en effet leur participation était basée sur le volontariat, mais lorsqu'ils participaient, ils se sentaient responsables de leur présentation. Ceci concourait bien évidemment à la grande qualité des cours présentés par les étudiants et l'enseignant ne faisait finalement que des commentaires et des approfondissements sans nécessité de reprendre les fondamentaux des cours comme cela a déjà été signifié pour la pédagogie inversée (23).

En troisième année de médecine, pour l'enseignement de l'anatomie, nous utilisons les cours en e-learning comme support de cours avant la classe renversée. En effet, les étudiants apprennent (ou réapprennent) les fondamentaux de la neuroanatomie, essentiellement la morphologie et il leur est demandé de construire des chapitres de cours d'anatomie fonctionnelle pour la classe renversée.

La période COVID

En 2020, la pandémie COVID-19 a contraint l'ensemble des enseignants à repenser leurs enseignements et l'anatomie n'a pas dérogé à la règle. Tous les systèmes de cours et innovations en tous genres ont émergé. Diaporamas sonorisés, cours en distanciel différés ou en direct, enregistrement dans un amphithéâtre vide. Même les enseignants qui ont conservé leurs modes d'enseignement ont dû s'adapter en s'enregistrant en amphithéâtres, sans public pour une diffusion parfois en direct, parfois en distanciel.

La première partie de la période de pandémie a nécessité un confinement n'autorisant aucun cours et donc l'ensemble des enseignements ont été réalisés en distanciel, les travaux dirigés et travaux pratiques ont été supprimés à partir de mars 2020. Dans les mois qui ont suivi, une reprise partielle a été possible et si les cours ont été le plus souvent en distanciel, les TD et TP ont pu reprendre, mais il y a eu une grande disparité entre universités et dans les différents pays (30,31) et c'est essentiellement les dissections qui ont eu un accès plus difficile (32).

Même si cette période a été difficile pour tous, étudiants et enseignants, elle a permis la découverte de nombreuses solutions de communication à distance, en dehors des forums qui étaient déjà largement diffusés sur les plateformes universitaires type Moodle. L'enseignement a également dû s'adapter le plus souvent à une évaluation également en distanciel et donc sur des modalités forcément différentes, ce qui oblige donc à repenser la façon de réaliser l'enseignement. Les innovations pédagogiques en anatomie ont pu se poursuivre avec notamment les classes renversées en distanciel. Chaque groupe d'étudiants, tel que nous l'avons présenté dans la section précédente, pouvait présenter sa préparation de cours sur une plateforme d'enseignement et il était simple pour l'enseignant, par le système de partage de document, de faire une correction adaptée, telle qu'elle aurait pu être faite en amphithéâtre. Certains avantages ont pu être mis en avant avec les enregistrements systématiques de ces enseignements permettant une rediffusion soit pour les étudiants absents (cas assez fréquent dans les facultés de médecine) soit pour que les étudiants puissent les visionner à nouveau.

Conclusion

L'enseignement de l'anatomie s'est profondément modifié au cours des siècles, même si la dissection a finalement toujours été le fil conducteur et reste aujourd'hui l'occasion de la découverte et de la connaissance du corps humain. C'est dans la majorité des cas le premier contact avec la mort de nos étudiants en médecine. Si la dissection fut pratiquée sur des corps d'indigents ou de condamnés à mort, elle est effectuée actuellement dans l'éthique et le respect de la personne qui a fait don de son corps pour la médecine c'est-à-dire l'enseignement et la recherche. Tous les enseignants d'anatomie et les étudiants remercient ce don si précieux pour l'enseignement de la médecine.

De nombreuses innovations ont marqué l'anatomie et ont permis de découvrir de nouveaux aspects du corps et de moderniser l'enseignement. Si le XXe siècle a vu se créer l'enseignement par le dessin au tableau noir qui montre le corps humain par la construction plan par plan, le XXIe siècle permet de pénétrer dans un corps virtuel sous de nombreuses formes. C'est actuellement un enseignement multimodal qui doit être dispensé afin d'avoir une vision large, mais cohérente du corps humain. Et comme d'autres disciplines, l'anatomie peut être enseignée à l'aide de pédagogies innovantes voire à distance qui permettent aux étudiants, au travers de cette anatomie, de construire leur formation médicale sous le regard bienveillant de leurs enseignants.

Références

1. Sakka M. *histoire de l'anatomie humaine*. Que sais-je. Paris : PUF ; 1997 [cited 2020 Dec 30]. Available from : https://livre.fnac.com/a949221/Michel-Sakka-histoire-de-l-anatomie-humaine

2. Mazliak P. *Brève histoire de l'anatomie de l'Antiquité à André Vésale* [Internet]. Bordeaux : ADAPT-SNES ; 2018 [cited 2020 Dec 30]. Available from : https://www.mollat.com/livres/2319592/paul-mazliak-breve-histoire-de-l-anatomie-de-l-antiquite-a-andre-vesale

3. Mondor H. *Anatomistes et Chirurgiens*. Paris : Frangrance ; 1949. 530 p.

4. Bouchet A. L'enseignement de l'anatomie au cours des siècles par le « théatre » et par le livre. *Rev Lyon Med.* 1969 ;17 : 59–81.

5. Bouchet A. In defence of human anatomy--a commentary. *Surg Radiol Anat.* 1996 ;18 (3) : 159–65.

6. Rouvière H. *Anatomie humaine, descriptive et topographique* [Internet]. Paris : Masson ; [cited 2021 Jan 18]. Available from : https://www.le-livre.fr/livres/fiche-ro60038738.html

7. Bourgery J. M. *Traité complet de l'anatomie de l'homme comprenant la médecine opératoire* [Internet]. Paris : Delaunay ; 1831 [cited 2021 Jan 18]. Available from : https://gallica.bnf.fr/ark:/12148/bpt6k10433237

8. Sugand K., Abrahams P., Khurana A. The anatomy of anatomy : A review for its modernization [Internet]. Vol. 3, *Anat Sci Educ* ; 2010 [cited 2021 Jan 24]. p. 83–93. Available from: https://pubmed.ncbi.nlm.nih.gov/20205265/

9. Abed Rabbo F., Garrigues F., Lefèvre C., Seizeur R. Interactive anatomical teaching : Integrating radiological anatomy within topographic anatomy. *Morphologie* [Internet]. 2016 ;100(328):17–23. Available from : http://dx.doi.org/10.1016/j.morpho.2015.08.004

10. Danion J., Breque C., Oriot D., Faure J.P., Richer J.P. SimLife® technology in surgical training – a dynamic simulation model [Internet]. Vol. 157, *Journal of Visceral Surgery*. Elsevier Masson SAS ; 2020 [cited 2021 Jan 31]. p. S117–22. Available from : https://pubmed.ncbi.nlm.nih.gov/32354683/

11. Chevrel J.P. The modern teaching of modern anatomy. *Surg Radiol Anat.* 1995 ;17(4) :285–6.

12. Estai M., Bunt S. Best teaching practices in anatomy education : A critical review. *Ann Anat* [Internet]. 2016 ;208:151–7. Available from : http://dx.doi.org/10.1016/j.aanat.2016.02.010

13. DeBose K. Virtual Anatomy : expanding veterinary student learning. *J Med Libr Assoc.* 2020 ;108(4) :647–8.

14. Vaona A., Banzi R., Kwag K.H., Rigon G., Cereda D., Pecoraro VL, et al. E-learning for health professionals [Internet]. Vol. 25, Quaderni ACP. *Associazione Culturale Pediatri ;* 2018 [cited 2021 Jan 31]. p. 49. Available from : https://pubmed.ncbi.nlm.nih.gov/29355907/

15. Chamberland M. Les séances d'apprentissage du raisonnement clinique (ARC) : description de la méthode pédagogique. 2007.

16. Chamberland M., Hivon R., Tardif J., Bedard D. Recherche et Perspectives Évolution du raisonnement clinique au cours d'un stage d'externat : une étude exploratoire Recherche et Perspectives. *Pédagogie médicale.* 2001 ;2 (1) : 9–17.

17. Ménard L., Legault F. *La formation à l'enseignement au postsecondaire : ses composantes et ses effets sur la motivation des étudiants.* In : Actes du congrès de l'Actualité de la recherche en éducation et en formation (AREF). Université de Genève ; 2010. p. 1–11.

18. Ménard L., Leduc D. La motivation à apprendre des étudiants de français et de littérature au cégep. *Rev Int pédagogie l'enseignement supérieur.* 2016 ;32 (2).

19. Nono L., Baque N. Pédagogie de la classe inversée : place des outils et ressources numériques dans cette forme d'enseignement. *Adjectif.net* [Internet]. 2017;1–6. Available from : http://www.adjectif.net/spip/spip.php?article427

20. Jonathan Bergmann A.S. La classe inversée [Internet]. *Canada : Édition Reynald Goulet INC.* ; 2014 [cited 2021 Jan 31]. Available from : https://livre.fnac.com/a9305990/Jonathan-Bergmann-La-classe-inversee

21. Lahaye L. *« Flipped classroom » ou classe inversée… Une autre manière d'enseigner avec le numérique* [Internet]. [cited 2021 Jan 31]. Available from : http://www.rtbf.be/video/detail_la-technique-

22. Cailliez J. C. *La classe renversée — L'Innovation pédagogique par le changement de posture — L'innovation pédagogique par le changement de posture*. 2e Éd. Paris : Ellipses ; 2017 [cited 2021 Jan 31]. 216 p. Available from : https://livre.fnac.com/a13269791/Jean-Charles-Cailliez-La-classe-renversee-L-Innovation-pedagogique-par-le-changement-de-posture-2e éd.

23. Dufour H. La classe inversée. *Technologie*. 2014 ;193 : 44–7.

24. Fleagle T.R., Borcherding N.C., Harris J., Hoffmann D.S. Application of flipped classroom pedagogy to the human gross anatomy laboratory : Student preferences and learning outcomes. *Anat Sci Educ*. 2018 Jul 1 ;11 (4) : 385–96.

25. Talagas M., Uguen A., Perrin A., Marcorelles P. Évaluation par les étudiants de travaux pratiques transdisciplinaires d'histologie — anatomie pathologique en classe inversée centrée sur l'ECNi. *Morphologie*. 2015 Dec ;99 (327) : 170.

26. Talagas M., Dantec V., François C., Beney M. Authentic histology and pathology co-teaching closest to professional practice. *Med Educ*. 2020 ;54(11) :1076–7.

27. Seizeur R., Ta P., Gouzien B., Campion B., Lefèvre C. Modèle de classe inversée en anatomie de l'appareil digestif. *Morphologie*. 2017 Dec 1 ;101 (335) : 183.

28. Seizeur R., François C., Ta P., Lefèvre C., Dantec V. Étude sociologique d'une classe inversée à propos de l'enseignement de l'anatomie de l'appareil digestif. *Morphologie*. 2019 Nov 1 ;103 (342) : 119–20.

29. Pintrich P.R., De Groot E.V. Motivational and Self-Regulated Learning Components of Classroom Academic Performance. *J Educ Psychol*. 1990 ;82(1) :33–40.

30. Yoo H., Kim D., Lee Y.M., Rhyu I.J. Adaptations in Anatomy Education during COVID-19. *J Korean Med Sci*. 2021 ;36(1) :1–12.

31. Chung M.S., COVID-19 Changes Medical Learning. *J Korean Med Sci.* 2021 ;36(1) :8934.

32. Iwanaga J., Loukas M., Dumont A.S., Tubbs R.S. A review of anatomy education during and after the COVID-19 pandemic: Revisiting traditional and modern methods to achieve future innovation. *Clin Anat.* 2021 ;34(1) :108–14.

Shoulder anatomy, function, and modeling : Current state of the art as foreseen by Leonardo da Vinci

Asma Salhi[1,2], Hoel Letissier[1,3], Douraied Ben Salem[1,4,5], Élisabeth Bruyant[5], Sébastien Kerdraon[5], Vincent Josse[5], Valerie Burdin[1,2], Bhushan Borotikar[1,6]

1. Laboratory for the Treatment of Medical Imaging (LaTIM), INSERM U1101, Brest, France
2. Department of Image and Information processing, IMT Atlantique, Brest, France
3. Department of Orthopedic surgery and traumatology, University Hospital La Cavale Blanche, Brest, France
4. University of Western Brittany (UBO), Brest, France.
5. Department of Radiology, University Hospital La Cavale Blanche, Brest, France.
6. Symbiosis Centre for Medical Image Analysis (SCMIA), Symbiosis International University, Pune, India

Léonard da Vinci, a revolutionary anatomist

« The painter who has knowledge of the nature of nerves, muscles and tendons will know well, in the movement of a limb, how many tendons and included / understood, cause this movement, and which muscle, by swelling is the cause of the shortening of the tendon ... » Leonardo da Vinci

Leonardo da Vinci is known worldwide for his beautiful and lively paintings. However, his work and his writings (as above) suggest that painting was rather a medium in the service of his quest to describe and understand human anatomy, its function, and nature. Leonardo da Vinci first developed his gift of painting skills and then used it to best complete his quest for truth, his quest for fidelity in his transcriptions, to better understand the mystery of human nature that prevailed in his era. Leonardo da Vinci was a true artist as he was passionate about anatomy and had an eye for detail. It is clear from his paintings that he had a desire to precisely illustrate every anatomical structure as his paintings correctly depict the underlying anatomy. But Leonardo didn't just stop here and went further than just anatomy ! He wanted to understand functional anatomy and he painted characters who are in motion (fig. 1).

From the year 1510 (until his demise in the year 1519), Leonardo changed his focus from art to scientific research. He was working on human anatomical studies and was reportedly working in the Medical School of the University of Pavia to ensure a good supply of cadavers. Leonardo had intended to publish his anatomical studies as an illustrated treatise but unfortunately, all his meticulous work and drawings about human anatomy remained in his private notebook. While the early anatomical studies were unfocused, he wished to explain every aspect of human anatomy which was evident from his private notebook. But he died on 2 May 1519, at the chateau of Cloux (Currently known as Château du Clos Lucé) in Amboise (France), and left his notebooks and drawings to Francesco Melzi. Though Leonardo had stated his intention to put his notes into order, Melzi returned to Italy with a mass of undigested and disorganized material. Melzi died around the year 1570, and by 1590 his son had sold the majority of Leonardo's papers to a well-known sculptor Pompeo Leoni. Leoni preserved the notebook(s) and mounted the loose drawings into several large albums. Among the contents of one of these albums were almost all the anatomical studies now known to us. This album of notes kept changing hands and Leonardo's research was not to be published for several centuries. Finally in 1773, almost 250 years after Leonardo's death, it was formally recognized as the primary great work in the history of anatomy.

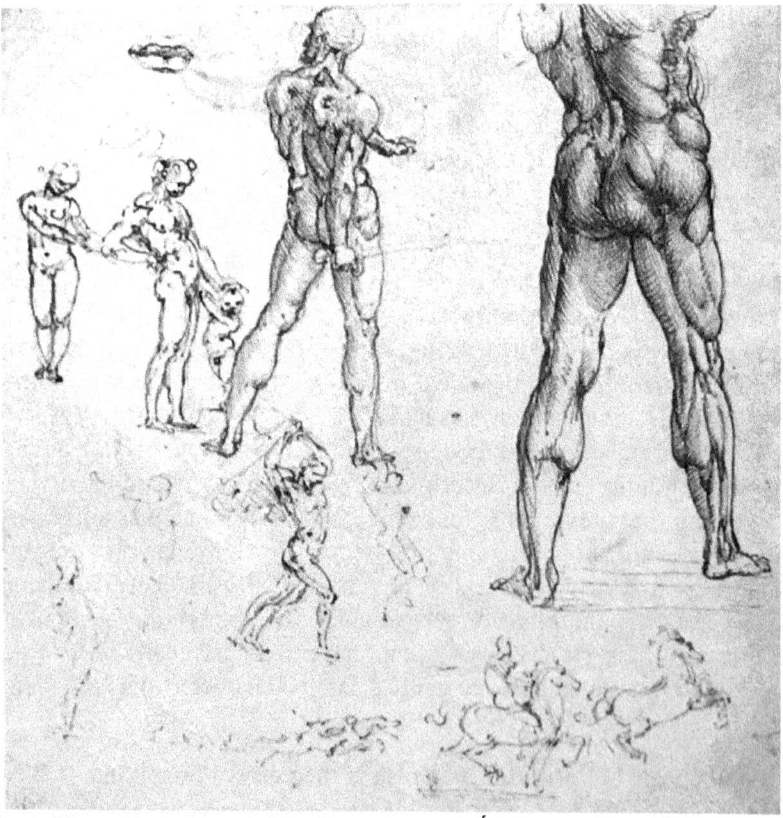

Fig. 1. Illustrations from Leonardo's drawings, *Étude de soldats nus et d'autres figures*, 1505 (with permission© MiC Musei Reali, Biblioteca Reale di Torino)

We must acknowledge that Leonardo da Vinci did not have all the modern means of reproduction, of creation that we have today. Digital graphics, photography, 3D printing techniques were not available at that time. Therefore, Leonardo da Vinci expressed himself through painting, sculpture, and architecture. Of all the anatomical science and human artwork Leonardo did, we were peculiar about his work on shoulder joint and so was Leonardo da Vinci who placed particular importance on the anatomy of the shoulder. From his album, multitude of pages reveal his drawings and notes about the anatomy of shoulder, arm bones, and muscles, along with his understanding of their function. In this chapter, we present the advances and the state-of-the-art in terms of imaging, 3D modeling of shoulder joint with current computer tools and how Leonardo's illustrations about shoulder anatomy and function are still valid and relevant after 500 years.

Shoulder anatomy: future and past

We can safely say that shoulder complex has been studied for more than 500 years and the first ever mention was made by none other than Leonardo da Vinci (fig. 2). To improve his artwork, Leonardo turned to body structures and was the first artist to study the physical proportions of men, women and children as well. He focused on bones and muscles and analyzed their structure and function in mechanical terms. Shoulder is one of the most complex and functionally active joint in the human musculoskeletal system. Shoulder complex has a very interesting structure, and it relates to evolution of human beings from quadrupedal to bipedal locomotion. As a result of this evolution, humans have acquired a vast range of motion to their shoulder complex in order to perform multiple hand tasks and gestures. First important functional requirement is that shoulder complex is not a weightbearing joint, but it must be able to withstand weightbearing capacity if needed. This requirement makes the shoulder complex a unique joint in terms of its structure and function. Second, shoulder complex is responsible for all our daily mundane activities starting from brushing our teeth, eating, putting clothes, working, hand sports (e.g. badminton), driving, cleaning, gesturing etc.

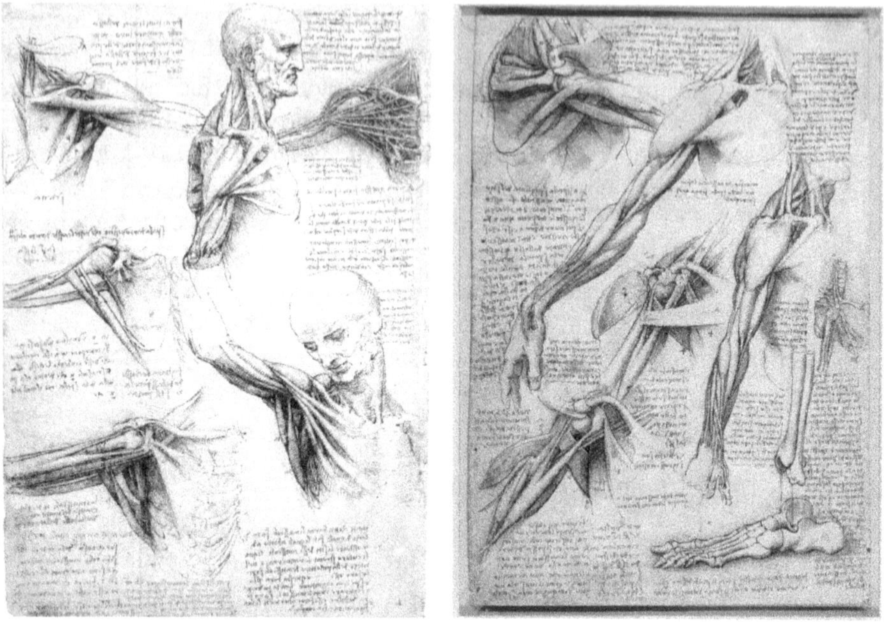

Fig. 2. Leonardo da Vinci's earlier depiction of shoulder musculature. Left drawing shows studies of the muscles of the shoulder (RL 19003 v/Royal Collection Trust/© Her Majesty Queen Elizabeth II 2021). Right drawing shows studies of the muscles of the shoulder and arm, and the bones of the foot (RL 19013v/Royal Collection Trust/© Her Majesty Queen Elizabeth II 2021)

For shoulder complex, the load-bearing joint is gleno-humeral joint which is formed between scapula and humerus bones. Interestingly, all the load coming onto this joint will ultimately be passed to scapular bone, but scapular bone is literally a floating bone in the musculoskeletal structure and it absorbs most of the load coming onto gleno-humeral joint while passing a very small amount to torso through clavicular articulation [1–3]. Thus, scapula plays a dampener role when it comes to load-sharing and transmission [4]. This brings a whole new meaning to shoulder complex and any abnormality in its structural composition directly hampers the quality of life.

Shoulder anatomy as we know it today

The skeletal structure

The shoulder complex consists of four bones : scapula, humerus, clavicle, and sternum (fig. 3). The bilateral shoulder complexes form a shoulder girdle, also called the pectoral girdle. It is composed by two anterior clavicles and two posterior scapulae. Each clavicle articulates with the scapula and the manubrium region of the sternum. The scapula is attached to the thoracic cage by skeletal muscle only and has no bony ligaments connected with it. This makes the shoulder complex one of the most unstable structure of the human body.

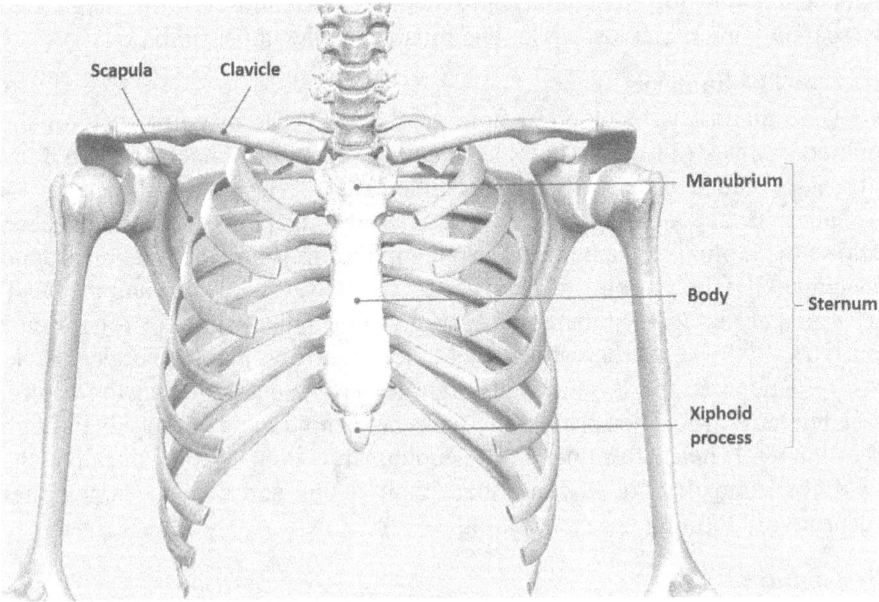

Fig. 3. The skeletal structure of shoulder complex [5] consisting of two anterior clavicles, two posterior scapulae, bilateral humeri, and sternum.

The sternum

The sternum is a T-shaped bone located at the middle of the front of the ribs. It is composed of three parts : the manubrium, the body (a.k.a. gladiolus) and the xiphoid process. The manubrium is the widest and the most superior part of the sternum. The gladiolus is the middle and largest part of the sternum [6]. The xiphoid process is the smallest and the most inferior part of the sternum. It has a highly variable shape and size.

The clavicle

The clavicle is S-shaped bone located at the superior region of the thoracic cage. Mechanically, the clavicle acts as a strut to anchor the upper limb to the trunk. Several important muscles for the shoulder movement have their attachment regions on the clavicle, including the deltoid, trapezius, sternocleidomastoid, and pectoralis major [6].

The scapula

The scapula is a flat triangular bone located over the upper part of the posterior thoracic cage. It is thicker at the site of formation of its four bony processes : acromion, coracoid, spine, and glenoid. Anterior concavity of the scapula in sagittal plane creates an articulating surface against the first ribs of the thoracic cage. At the posterior surface of the scapula, the scapular spine creates the infraspinatus and the supraspinatus fossae. Glenoid cavity of the scapula is shallow and articulates with the proximal head of the humerus forming the glenohumeral joint. The scapular bone serves as ground of attachment sites for 18 shoulder muscles [3]. These muscles are categorized as scapulohumeral, axioscapular and muscles of the upper limb [3].

The humerus

The humerus is the longest bone in the arm. The proximal part of the humerus consists of the humeral head and the anatomical neck and two bony processes called greater and lesser tuberosities. The humeral head is its articular surface at the proximal end. Spherical shape of the humeral head allows the motion of the humerus in a complete circle and the rotation around its long axis. The anatomical neck lies between the tuberosities and the head. The greater and lesser tuberosities serve as attachment sites for rotator cuff muscles. Bellow the tuberosities, the humerus narrows into the surgical neck. As its name indicates, it is the focus of surgeons due to its tendency to fracture. The humerus articulates proximally with the glenoid fossa of scapula through the humeral head forming the glenohumeral joint. More distally, the capitulum and the trochlea articulate with radius and ulna forearm bones respectively forming the elbow joint.

The Joints

The shoulder complex consists of four joints, three anatomical and one functional. The anatomical joints of shoulder are : sternoclavicular joint, acromioclavicular joint, and glenohumeral joint, whereas the scapulothoracic joint is regarded as the functional joint.

The sternoclavicular (SC) joint

The sternoclavicular (SC) joint is a synovial joint between the manubrium of the sternum, the first costal cartilage and the proximal end of the clavicle (Fig. 4). The SC joint is the only articulation between the axial skeleton and the upper limb [7]. The articular surfaces of the medial end of the clavicle and the manubrium have unequal dimensions and surface shapes, thereby making the joint not very stable. The sternoclavicular ligaments together help stabilizing the joint during depression of the clavicle by providing the minimal rotation occurred.

The acromioclavicular (AC) joint

The acromioclavicular (AC) joint is a synovial joint linking the lateral end of the clavicle and the acromion of the scapula (Fig. 4). The joint capsule and the ligaments around the AC joint contribute together to maintain the joint stability. The AC joint capsule cannot maintain the joint integrity without the reinforcement of the ligaments both superiorly and inferiorly. Further stability of the AC joint in vertical direction is provided by the coracoclavicular ligament, which is composed of conoid and trapezoid ligaments.

The glenohumeral (GH) joint

The glenohumeral (GH) joint is a ball and socket type synovial joint formed between the glenoid cavity of the scapula and the head of the humerus (Fig. 4). The articular surface disproportion of the glenoid fossa and the humeral head permits a greater mobility in the joint [8]. Indeed, the glenoid fossa of the scapula is shallow, whereas the humeral head has a large spheroid shape. The ligaments play an important role in maintaining the stability of the bony structures. For the GH joint, the main ligaments are : glenohumeral ligaments (superior, middle and inferior), coracohumeral ligament, transverse humeral ligament, coracoacromial ligament. These ligaments together have a potential stabilizing role, but the skeletal muscles surrounding the GH joint remain the major stabilizer of the joint. Each muscle has different contribution on stability but the rotator cuff muscles (infraspinatus, supraspinatus, subscapularis and teres minor muscles) have the highest. In the shoulder complex, the GH joint is considered as the most critical joint for its extensive range of movement, thereby its exposure to injuries and joint dislocations.

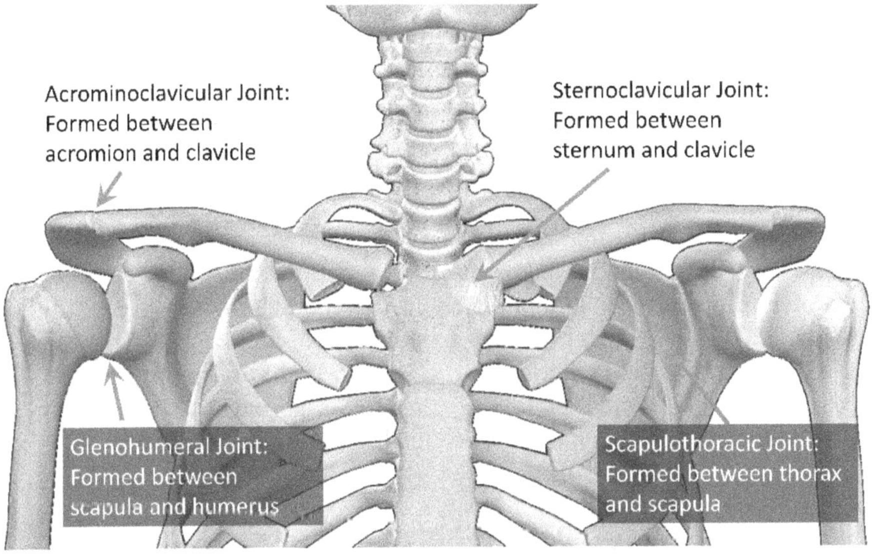

Fig. 4. Schematic diagram showing four joints of the shoulder formed by scapula, humerus, clavicle, sternum and thorax.

The scapulothoracic (ST) joint

Anatomically, the scapulothoracic (ST) joint is not considered as a true joint for its lack of joint characteristic such as cartilaginous or synovial tissues. It is regarded as a functional joint. Functionally, it is defined by the articulation of the scapula against the posterosuperior part of the thorax, depending on the AC and SC joints (Fig. 4). It is a sliding "Joint" of the scapula on approximately the 2-7th ribs anteriorly [2]. This contact area between scapula and thorax is often known as the scapulothoracic gliding plane (STGP). The scapula is held against the thorax only by skeletal muscles that originate or insert on the scapula either deeply or superficially [2]. The interdependency of the ST joint on the AC and SC joints leads to a closed-chain linkage, going from the sternum to clavicle via SC joint, then from clavicle to scapula through AC joint and back to thorax via ST joint [2].

The Muscles

The shoulder musculature is responsible for maintaining the stability while providing a high range of mobility [9]. The stability of shoulder complex is mainly ensured by muscles. It is a complex structure, ranging from massive muscles, also called prime-movers, to fine muscles called stabilizers and muscles fixators. The prime shoulder muscles are mainly grouped into three muscle groups ([10,11,12]) : 1) Scapulohumeral group, 2) Axioscapular group, and 3) Axiohumeral group, without ignoring the role of other muscles that impact the shoulder movement.

Scapulohumeral group

This is a group of muscles connecting the scapular bone to the humerus bone. This group is comprised of seven muscles : a) deltoid, b) infraspinatus, c) subscapularis, d) supraspinatus, e) teres minor, f) teres major, and g) coracobrachialis (fig. 5). They are the main contributors of the upper limb movement. Deltoid muscle is mainly responsible for arm rotation, flexion and abduction. The infraspinatus, subscapularis, supraspinatus and teres minor muscles together form the rotator cuff muscle group. The rotator cuff muscles have an important role maintaining the glenohumeral joint stability by holding the humeral head against the small glenoid fossa of the scapula while the arm moves throughout the glenohumeral joint. The injury of one or more of this group of muscle is called rotator cuff tear (full or partial). Most of the time, it is the supraspinatus which is affected, leading to severe shoulder pain.

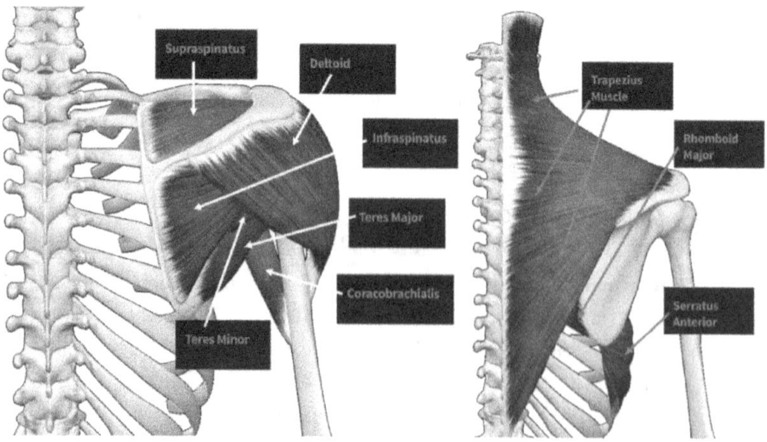

Fig. 5. Schematic diagram showing the Scapulohumeral and Axioscapular group of muscles.

Axioscapular group

This is a group of muscles originating from the thorax to the scapular bone. This group is comprised of four muscles : trapezius, rhomboids, levator scapulae and serratus anterior (fig. 5). Topologically, these muscles span the scapulothoracic gliding surface. The trapezius muscle is one of the largest superficial muscles on the back. Topologically, the two rhomboid muscles (Rhomboid minor and rhomboid major) are located under the trapezius muscle. Both the rhomboid muscles together produce the scapular retraction and elevation. The levator scapulae muscle's main function is to elevate the scapula during shoulder elevation. The serratus anterior muscle spans the anterolateral part of the thorax cage under the scapula. The contraction of the serratus anterior allow the scapula to protract, holding the scapula against the rib cage.

Axiohumeral group

This is a group of muscle originating from the thorax to the humerus bone. This group is comprised of two large muscles : latissimus dorsi, pectoralis major and pectoralis minor. They are considered as prime movers of the shoulder, assisting further the scapula and the humerus motions. These two muscle contribute together to adduct and medially rotate the humerus [9].

Other muscle group

The shoulder muscles listed above in different groups are responsible for the shoulder girdle function, but we should not ignore the role of other shoulder muscles that act on the glenohumeral joint. Among these muscle we found the long and short heads of biceps brachii that contribute on arm flexion/extension, the triceps brachii muscle with its three heads (long, lateral and medial), and subclavius muscle which plays an important role on stabilizing the SC joint.

The Motions

Shoulder complex provides an extreme range of motion to the upper arm (Table 1). The upper arm motion with the anatomical terminology is typically described by following :

1) Abduction and adduction of the arm
2) Flexion/extension of the arm
3) internal and external rotation of the arm
4) circumduction
5) Scapular protraction retraction, elevation, and depression
6) forearm motions

All the daily activities performed using upper arm can be described by above motion terminologies. Each of this motion is a combination of multiple bone articulations and muscle activations. Most of the above terminologies are related to GH joint motion in different planes. It is important to understand the range of motion for each of these motions for an adult healthy shoulder. Restrictions or constraints in these range of motions restricts the ability of arm to perform many daily activities.

Action	Range of Motion
Abduction of the arm	170° – 180 °
Adduction of the arm	50° – 75°
Internal rotation of the arm	60° – 100°
External rotation of the arm	80° – 90°
Horizontal abduction and adduction	130°
Scapular elevation	170° – 180°
Circumduction	200° in horizontal and 360° in sagittal plane

Table 1 : Normal range of motions for adult shoulder complex [14].

Shoulder anatomy as explained by Leonardo :

Leonardo described the anatomy of shoulder bones and muscles in multiple of his sketches and one of the drawings and illustration pages of his notebook is shown in figure 6 here. Most of this page is concerned with the muscles around the shoulder joint. The largest drawing, at upper center, is a view from superior and posterior sides. Two muscles are shown in a separated fashion : first is the deltoid (labelled as spalla), detached from its origins on the spine of the scapula and the acromion ; second is a portion of the trapezius (labelled omero), also detached from an attachment on the acromion. Three important shoulder muscles viz. supraspinatus, infraspinatus, and teres minor, are clearly shown in this drawing and at the humeral head, they are illustrated to be fused. This construct also clearly appears in the lower left drawing of the figure 6. This suggests that Leonardo understood the structure that we refer to as the rotator cuff. Leonardo has also depicted teres major and latissimus dorsi, brachialis, and the long head of triceps brachii passing along the underside of the arm. On the right upper corner of this drawing, the levator scapulae muscle is shown, passing from its attachment along the superior angle of the scapula upwards towards the cervical vertebrae. The tendon of the long head of biceps brachii can also be seen within a groove on the upper surface of the humerus. Leonardo's anatomical acuity is demonstrated by his illustration of part of the coracoclavicular ligament, just next to the conoid tubercle of the clavicle.

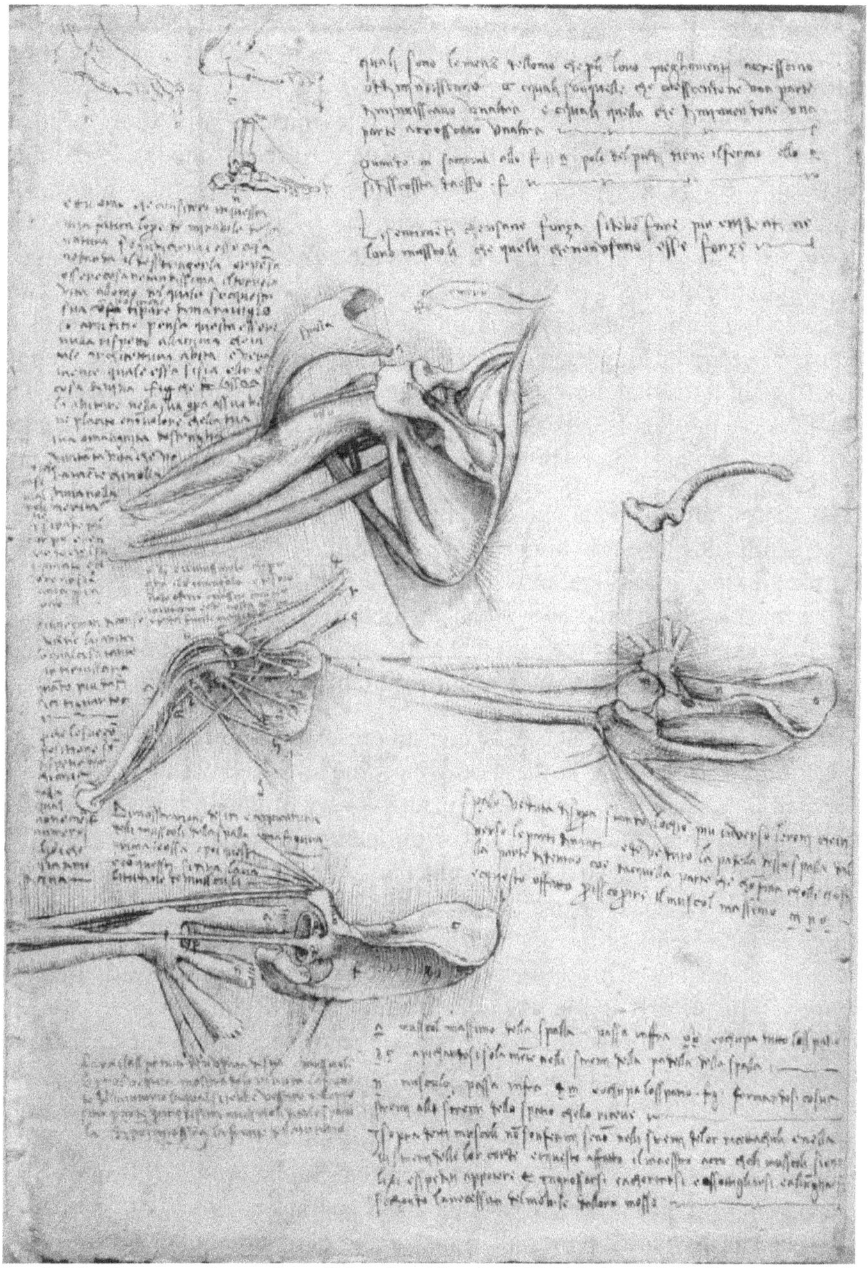

Fig. 6. The bones and muscles of the shoulder (RL 19001r/Royal Collection Trust/© Her Majesty Queen Elizabeth II 2021)

In the center right drawing of figure 6, Leonardo illustrated the subscapularis muscle by rotating the scapula in the forward direction. The clavicle bone is detached from the shoulder to better illustrate the other structures. The subscapularis muscle passes beneath the coracoid process to contribute to the rotator cuff on the head of the humerus. The tip of the coracoid process appears flattened with one muscle—the short head of biceps— and four tabs radiating from its anterior aspect : the tab to the right is probably coracobrachialis, the other three probably pectoralis minor. The two heads of biceps meet in a long 'v' with the apex towards the elbow. The drawing at lower left in the figure 6 shows the structure from the same angle, now separating the head of the humerus from the socket of the glenoid fossa to clarify the form of the coracoid process and acromion. The two heads of biceps are seen, the long head originating on the superior aspect of the glenoid fossa, the short head along with coracobrachialis on the coracoid process. The four tabs on the head of the humerus represent the muscles of the rotator cuff—subscapularis, supraspinatus, and below, infraspinatus and teres minor.

At center left (fig. 6) is one of Leonardo's 'thread diagrams', in which he reduces muscles to cords along their central line of force so as to depict a complex three-dimensional muscular structure in a single drawing—virtually all the muscles discussed above can be identified in this diagram. It can be seen that he has bundled the muscles together from their functionality as you could see three bundles for each of infraspinatus and deltoid muscles.

In more illustrative sketches, Leonardo presented a view of the upper limb of a skinned man (fig. 7). In these drawings, the artist represented the muscles of a man in his prime. Current day scientists very often work with an elderly subject, sometimes undernourished, with leaner muscular curves. Leonardo also must have received elderly subjects for his cadaveric studies at the University of Pavia. However, he depicted this possible representation of a muscular man in his prime, away from the reality he knew, in the service of the art and beauty. This is also described in the notes of the diagram in figure 7. This clearly explains his dedication to both the worlds of arts and science and his efforts to meet halfway between the beauty of the artist, and the rigor of the scientist ! The notes written on the sketches emphasize the importance of different views, on the movement of the arm, in order to better reflect the dynamics (biomechanics) of the shoulder and the role of each muscle. The clavicle and ribs were resized in thickness to improve the transparency of the diagram, so that the scapula can also be seen. These multiple and dynamic representations of the shoulder allow the reader to perceive movement despite the limitations of a two-dimensional canvas representation. Leonardo da Vinci, lead his era remaining at the forefront of three dimensions and seamlessly joining the respective understanding between the art and science of human anatomy.

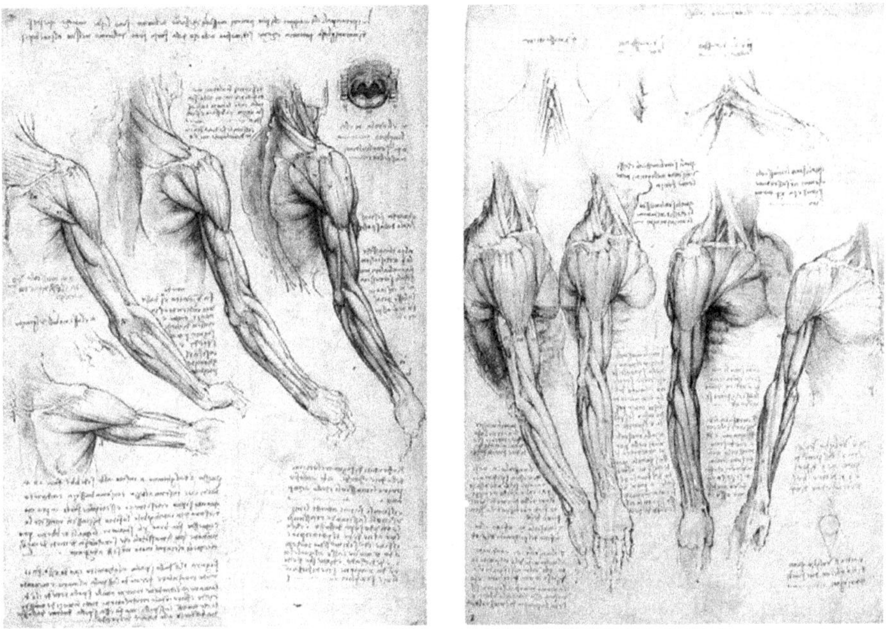

Fig. 7. Leonardo da Vinci's drawings of upper limb. Left drawing shows studies of the arm showing the movements made by the biceps (The muscles of the shoulder, arm and neck. RL 19005v/ Royal Collection Trust/© Her Majesty Queen Elizabeth II 2021). Right drawing shows studies of the muscles of the neck, shoulder, chest and arm (RL 19008v/ Royal Collection Trust/© Her Majesty Queen Elizabeth II 2021).

Imaging of the shoulder complex

Shoulder imaging plays important role in clinical practices to diagnose a pathology or to support decision making during the management of shoulder disorders. Multiple imaging techniques are used to understand healthy and clinical anatomy of shoulder joint and surrounding soft tissue. These imaging techniques include computed tomography (CT), magnetic resonance imaging (MRI), ultrasonography (US), and X-rays. Each of these imaging techniques provide complementary information about the imaged anatomy and thus are used either in combination or on need-basis for clinical assessments. Computed tomography scans can capture the skeletal anatomy better than other tissues (fig. 8) whereas MRI can provide a good contrast information on soft tissues (fig. 9, 10). X-ray imaging provides a quick and important information about a 3D bony profile as a projection on a 2D film (fig. 11). Ultrasound is the only portable imaging technique (fig. 12) that can provide a real time evaluation of a small region of tissue immediately under the skin.

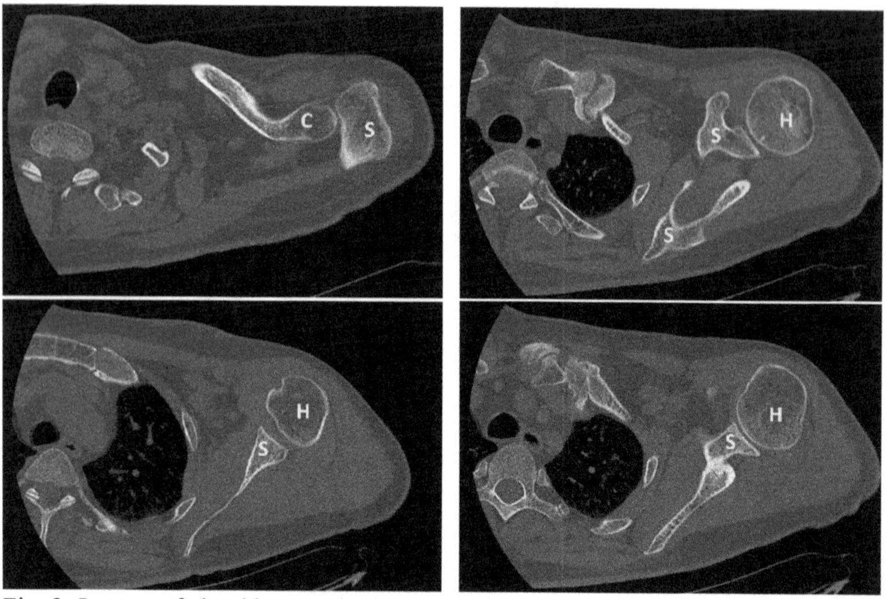

Fig. 8. Images of shoulder acquired in the axial plane using computed tomography technique. When seen clockwise starting from top left image, shoulder anatomy from top (superior) to bottom (inferior) can be seen.
C = Clavicle, S = Scapula, H = Humerus.

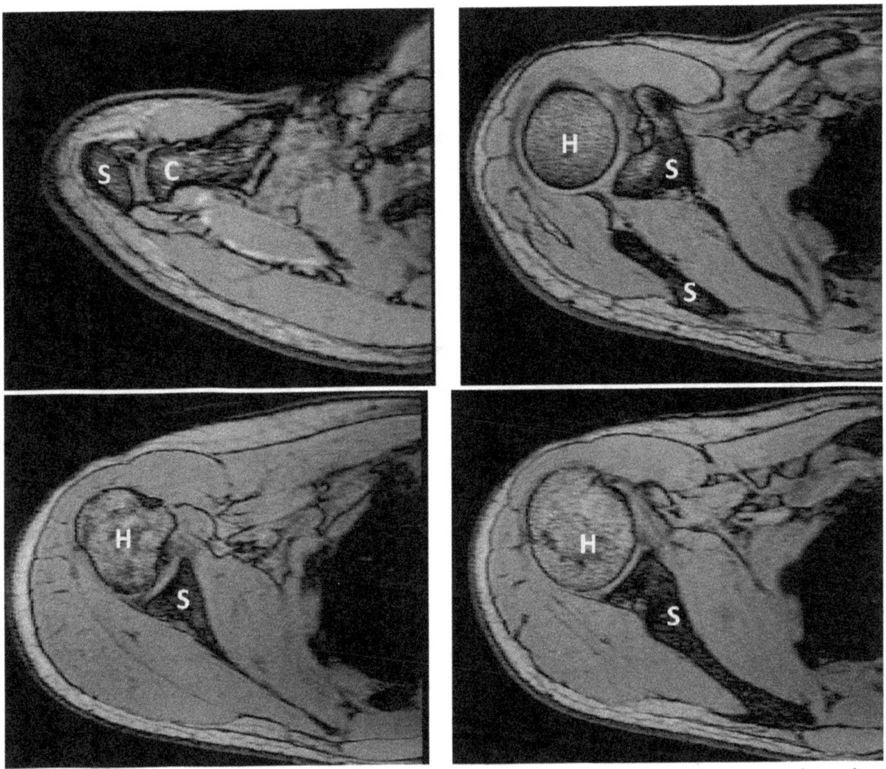

Fig. 9. Images of a healthy shoulder acquired using magnetic resonance imaging technique. A special sequence called eTHRIVE was used to acquire these images on a 3.0T Philips Achieva scanner. When seen clockwise starting from top left image, shoulder anatomy from top (superior) to bottom (inferior) can be seen.
C = Clavicle, S = Scapula, H = Humerus.

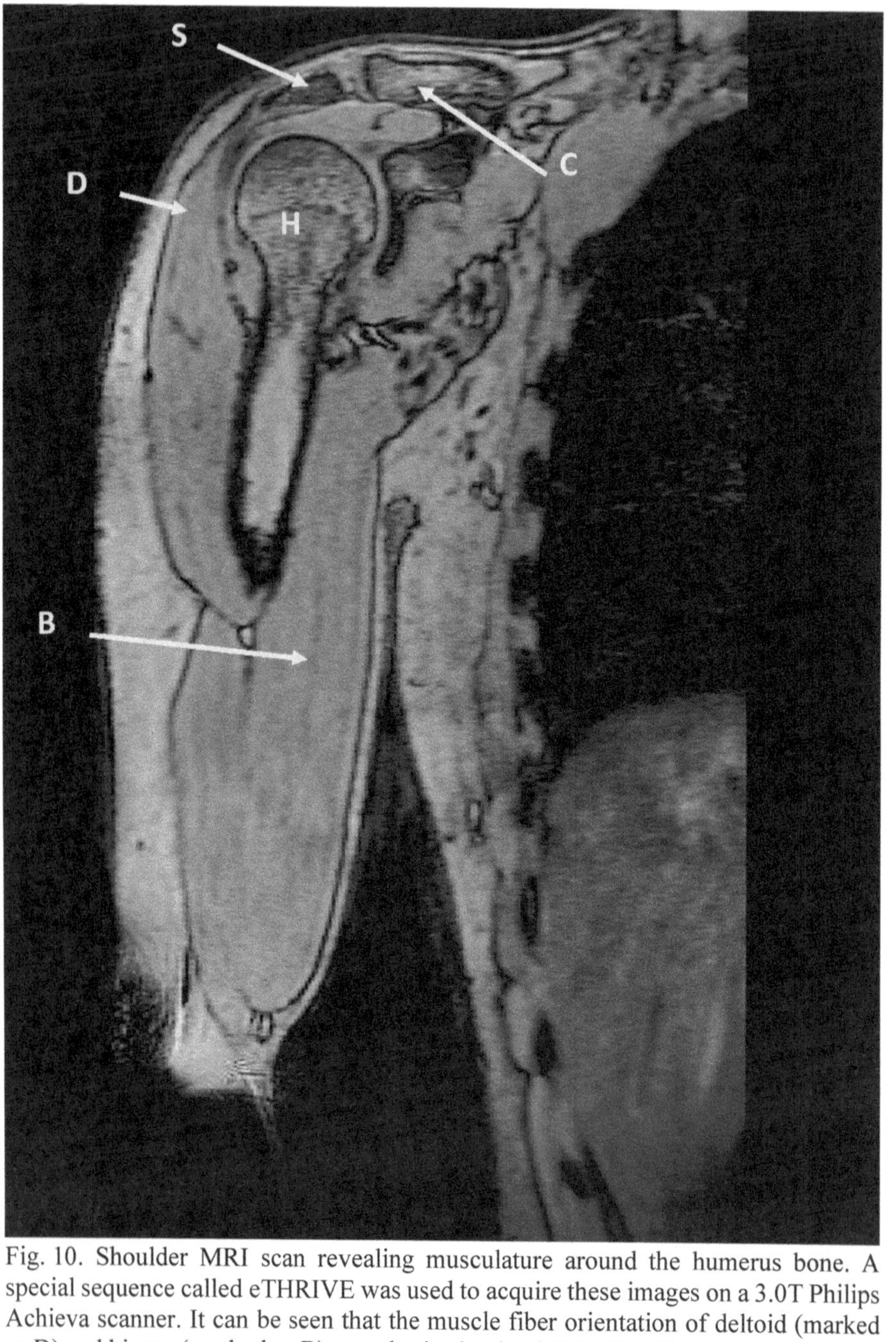

Fig. 10. Shoulder MRI scan revealing musculature around the humerus bone. A special sequence called eTHRIVE was used to acquire these images on a 3.0T Philips Achieva scanner. It can be seen that the muscle fiber orientation of deltoid (marked as D) and biceps (marked as B) muscles is clearly visible. C = Clavicle, S = Scapula, H = Humerus.

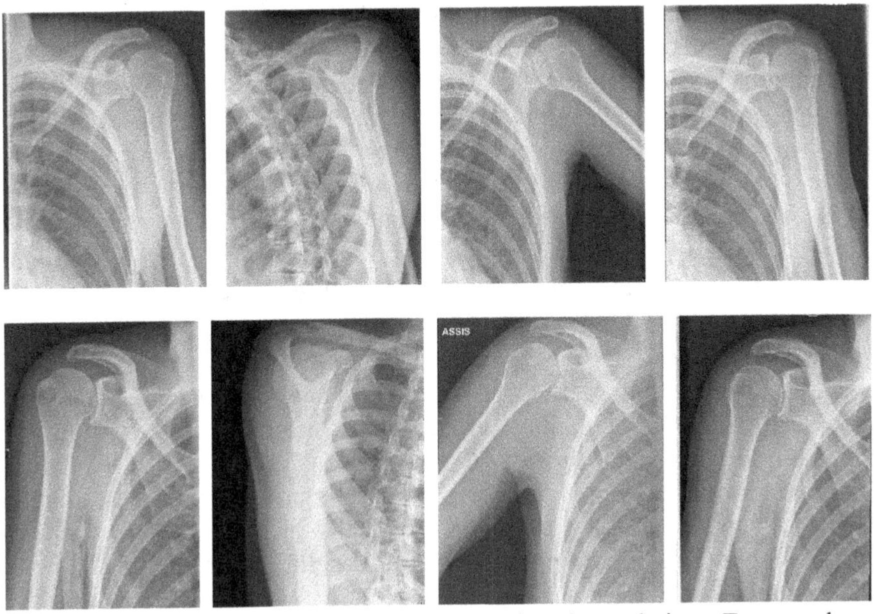

Fig. 11. Images of shoulder acquired using X-ray imaging technique. Top row shows images of the left shoulder and bottom row shows images of the right shoulder. Extreme left images in both the rows show neutrally positioned shoulder with anteroposterior view. Second image in both rows show a neutrally positioned shoulder but with a lateral view. Third image in both rows show an internally rotated shoulder. Fourth image in each row shows an externally rotated shoulder.

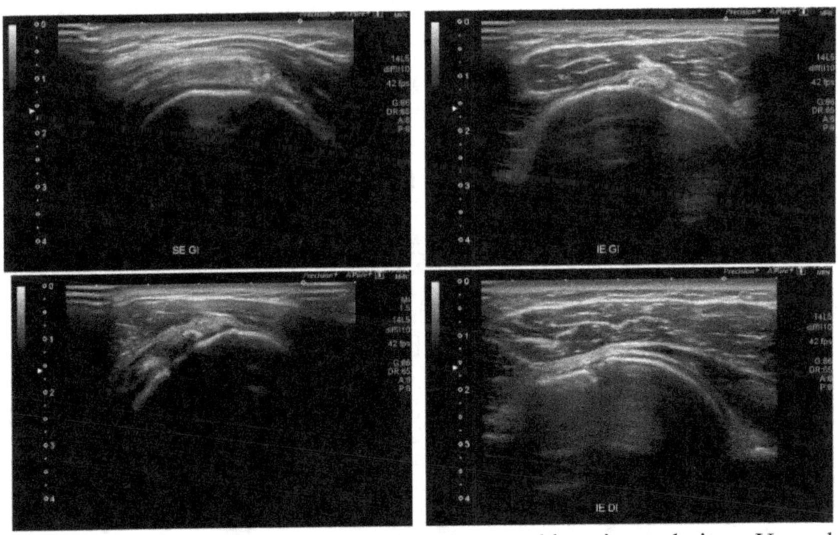

Fig. 12. Images of shoulder acquired using ultrasound imaging technique. Upper left and lower left images show a longitudinal view of supraspinatus muscle of left and right shoulders respectively. Upper and lower right images shows a longitudinal view of infraspinatus muscle of left and right shoulders respectively.

Based on these imaging techniques, we have understood a lot about the variations in the anatomy and function of the human shoulder. When this information is compared with what was explained by Leonardo, it is surprising to know that he had explained the anatomy and function of the shoulder joint in extremely accurate manner. This is no simple feat as there were no imaging techniques that existed 500 years ago and what we call a routine cadaveric study was an exotic and unsocial affair in those days.

Computational modeling to understand shoulder function

Multiple studies have been reported in the literature that use shoulder images and either provide insights into the anatomical understanding of a shoulder or build computational models that can provide insights into the shoulder mechanics and function. A computational model is a mathematical representation of a simple or complex system to study its behavior by computer simulation. Such models are typically built to study the systems where simple (linear) and intuitive analytical solutions are not available or experimental techniques cannot be effectively employed. Certainly, computational models play an important role in understanding human body, its structure, and its function in normal and perturbed situations. In shoulder joint research, computational modeling has led to an important advance in our understanding of shoulder function, surgical planning, shoulder implant behavior, ergonomic practice, and rehabilitation [15]. With the advances in mathematics and informatics and with the increase of the biomechanical interest in shoulder function, complex shoulder mechanics models are built and used in various applications. Multiple techniques that are used to build computational models can be broadly categorized into 1) Finite element models, 2) multibody musculoskeletal system dynamics models, and 3) hybrid models that combine finite element and musculoskeletal modeling techniques. In this chapter we will focus on multibody musculoskeletal system dynamic modeling because of its merits in identifying and analyzing the underlying shoulder joint mechanics in terms of muscle force distribution and joint movement quantification. A multibody system is typically composed of rigid bodies, joints, bearings, particles, springs, dampers, force and position actuators, etc. The rigid bodies and particles are connected by joints resulting in a system of topology which can be classified as a chain, tree or loop topology [16]. A chain topology is easy to formulate and interact with and have further classification of a closed or open chain topology. A musculoskeletal model (MSM) is a computational model that consists of two or more rigid bone segments modeled as joints and actuated by muscles. MSMs use computational methods to study the kinetic and kinematic behavior of the muscles or ligaments or bones of the joints during movement. MSMs can be used multiple times by using different loading conditions, segmental-motion, material parameters, and other parameters. In this way, musculoskeletal system behavior is examined under different loading/unloading conditions in order to simulate and understand the mechanics of real life situations.

The modeling and simulation of movement in musculoskeletal systems is a complex and time-consuming process and is prone to errors. However, the part of deriving the constituent equations of motion from the designed skeletal system model can be either automated or greatly facilitated using software tools. Multibody simulation software like SD-Fast came into existence about 25 years ago (https://support.ptc.com/support/sdfast/index.html). While the modeling in SD-Fast involved providing descriptions of skeletal segments in a text file, other multibody simulation software with interactive model building tools such as Working Model (www.design-simulation.com) and Adams (www.mscsoftware.com) can build the model of the skeletal system graphically. The main disadvantage of these primarily mechanical simulation packages is the lack of tools for modeling specialized biological components such as bones, muscles, and proprioceptors that require specially designed software tools.

The first specialized musculoskeletal modeling software, SIMM (https://motionanalysis.com/simm/) was developed in the 1990s followed by the development of newer software including those that are freely available to the public. AnyBody (http://www.anybodytech.com/) and LifeModeler (http://www.lifemodeler.com/) are commercial software that focus mainly on inverse dynamics as opposed to forward dynamics. SIMM software provided a kinematic modeling tool that could be coupled to the Dynamics Pipeline and SD-Fast engines to perform both forward and inverse simulations and animations, but its interactive graphical tools for editing models or building new models are limited. OpenSim [17] is another musculoskeletal modeling software that is an open-source toolkit (extension of SIMM) for biomechanical modeling and simulation of the human musculoskeletal system. OpenSim was developed in Stanford University in C++ and the first working version was realized in 2007. It has the capability of interfacing with different engineering software packages like MATLAB and it has an extensible Application Programming Interface (API), providing access to the algorithms and enabling to build specific programs or OpenSim plugins adapted to specific applications.

The OpenSim graphical user interface (GUI) is an efficient tool for analyzing and simulating models and motions. In the OpenSim GUI, it is possible to import, visualize and edit models and experimental data and it has a set of important tools to scale the models, perform an inverse kinematics, inverse dynamics, forward dynamics, static optimization, Muscle-driven simulations and probe the models. OpenSim developed models have been widely adapted for various applications, including musculoskeletal biomechanics research, neuroscience research, medical and biomedical engineering education, orthopedics, design of medical device, rehabilitation, ergonomics studies, sport injuries, robotics, animal movement. Most users of OpenSim take advantage of extensive libraries of musculoskeletal models developed previously in and editable using SIMM (e.g. Arnold et al., 2010 [18]). In this section we explain the use of OpenSim software to build musculoskeletal model of the pediatric shoulder joint.

Musculoskeletal models of the shoulder

Multibody models have long been used to solve inverse dynamics problems for human movement [19], and models of musculoskeletal anatomy were added to allow estimation of forces in joints and orthopedic implants [20]. These inverse dynamics approaches, however, require data collection on human subjects performing the movements of interest. Muscle dynamics-driven forward dynamic approaches were developed simultaneously, and these allow simulation of novel and hypothetical movements. Pioneering work on models of musculoskeletal dynamics, and methods for simulation and optimal control, was done by Hatze [21]. Subsequent applications include rehabilitation [22] and basic research in motor control [23], where simulation allows the testing of general hypotheses. Forward dynamics has also been applied in orthopedics and sports medicine to study the effect of neuromuscular control on injuries [24] and to design neuromuscular strategies for reducing joint loads in osteoarthritis [25].

Historically, simulation based orthopedic and biomechanics research of the shoulder has been overwhelmed with the ones focusing on the knee and the hip. One orthopedic reason could be the larger number of joint replacements at the knee and the hip joint as compared with the shoulder joint. From a modelling point of view, the complexity of the shoulder joint and the difficulties to get enough accurate data to build and validate the models makes it a challenging task. However, with the increase of clinical and research interest of the community to understand the internal forces that cannot be measured in vivo, musculoskeletal models of the shoulder showed their potential capability to give clinical insights and predicts different outcomes. And this explains the exponential increase of the number of publications focusing on numerical models of the shoulder [26]. Multiple clinical issues are currently addressed using shoulder models. These include models to study GH instability, rotator cuff tears, shoulder arthroplasty, tendon transfer surgeries etc.

In the absence of non-invasive methods to understand deeply the shoulder muscle and joint function, mathematical and computational models have been used since 1899 (Shoulder organ by Mollier in1899 [27]) to go deeper in details of the shoulder complex. It was attractive for people who were curious to know more about the real behavior of muscles and joints of the shoulder, giving them a tool to test their hypothesis and feel free to ask what/if questions. The earliest computational shoulder models were two-dimensional models, representing muscle and joint forces in one plane [28]. Driven by the increasing interest on understanding the musculoskeletal function of the human body, many shoulder models were developed from specific data to solve a specific clinical problem. After that, these models were extensively used by other researchers, by making changes in them to adapt the models to the research question they were trying to answer. These musculoskeletal models were used to investigate physiological and clinical problems of shoulder biomechanics to give insights into clinical problem and develop adequate clinical strategies. In the next sections of this chapter, we provide a brief overview of how to build a pediatric musculoskeletal shoulder joint model in OpenSim.

Development of musculoskeletal models of the shoulder

Shoulder imaging and bone co-ordinate system development

To develop a musculoskeletal model, we start with an MRI (or CT) scan of the torso region including the entire shoulder region. In our case, we used an MRI dataset of a healthy side of a 13-year-old girl child. This imaging data was acquired on a 3T Philips scanner (Philips Achieva, Best, Netherlands) as a part of a clinical scan. Before acquiring the imaging data, MRI feasibility form was filled and screened for any possible contraindications. A custom-made e-THRIVE sequence was used for static MRI acquisition of the shoulder joint in the sagittal and axial plane(s). Right shoulder and right limb were targeted for model building. Skeletal geometry of thorax (including sternum, spine and the important part of the ribs), clavicle, scapula, and humerus (fig. 13) was acquired from MRI data. For this, manual segmentation of each bone was first performed in a 3D modeling software called Amira (Amira, FEI, Hillsboro, V5.4) and a 3D surface mesh of each

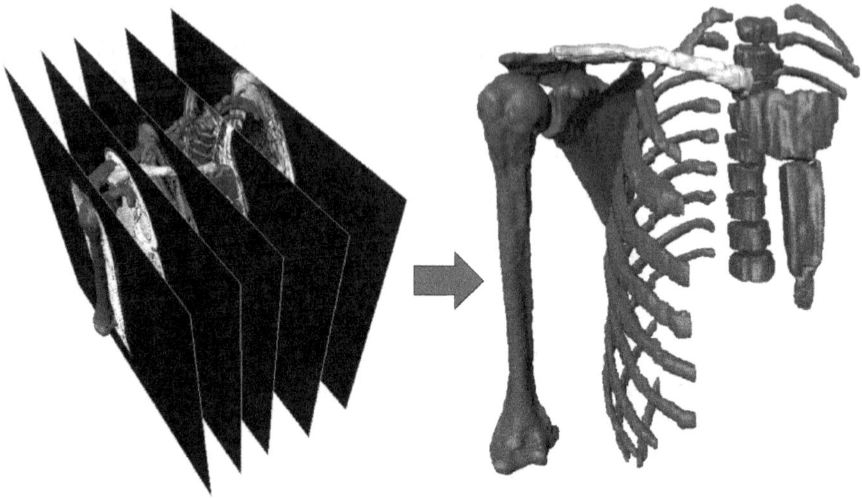

Fig.13. Model building : From MRI data to 3D reconstruction

bone (rigid body) was created (fig. 13). For each bony segment, a local coordinate system was defined from a set of bony landmarks (fig. 14) as per the recommendation from the International Society of Biomechanics (ISB) [29]. The embedded coordinate system is a set of axes, which defines the orientation of the segment in the global frame, and location of the origin, which defines the position of the segment in the global frame (fig. 14).

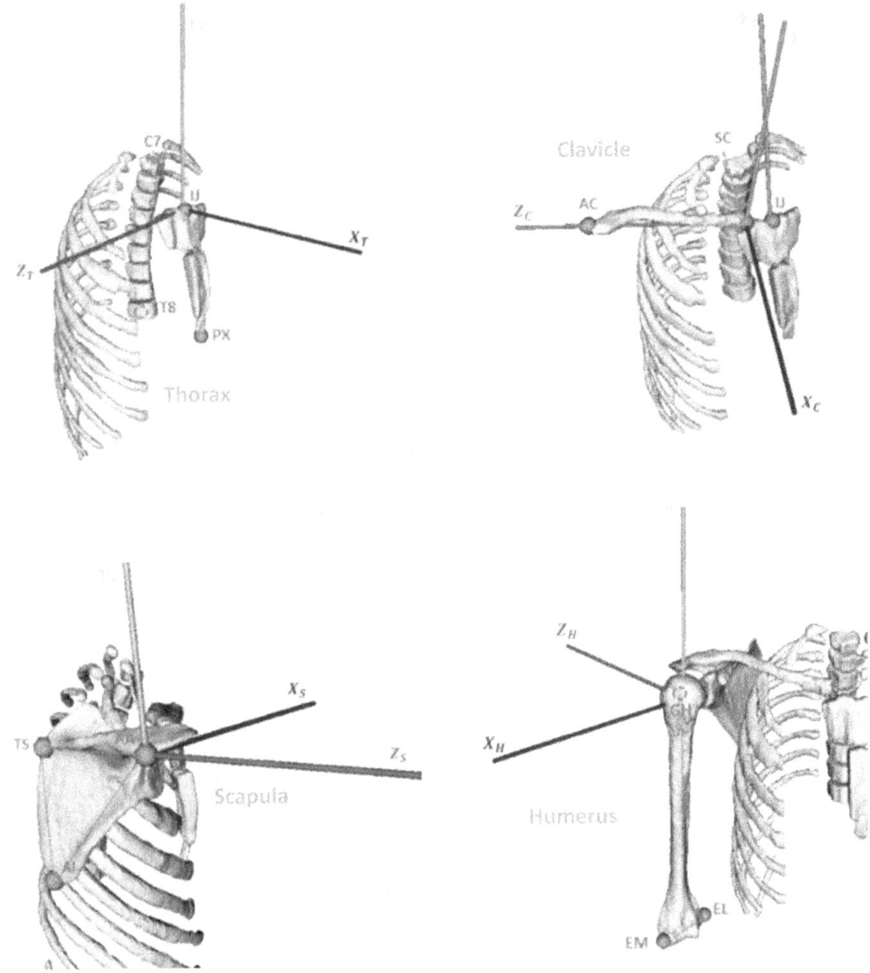

Fig. 14. Body co-ordinate systems for each of the thorax, clavicle, scapula, and humerus

Muscle modeling

Skeletal muscles are the main actuators for human musculoskeletal system movement. The muscle dynamics has always been considered as a starting point to study and understand the dynamics of the musculoskeletal system. Given the complexity of the anatomical structure of the muscle and the intricate physiological processes involved in the generation of muscle force, mathematical muscle models have the big challenge to provide equations that are computationally usable in different applications and representative of the muscle dynamic process. The multibody musculoskeletal models described in section above are typically driven by mathematical muscle dynamics models. Muscle dynamic models are comprised of two dynamics systems : activation dynamics and contraction dynamics. While the activation dynamics starts with neural excitation and ends with muscle activation, the contraction dynamics takes muscle activation as an input and provides actuator forces acting on the bone. The multibody dynamics model then uses these forces to control the segmental kinematics.

In the literature, there are two main computational models (mathematical representations) of musculotendon dynamics : cross-bridge model [30] and Hill-type model [31]. Although the cross-bridge models' structure is closer to the physiological description of muscle, the parameters it involves are difficult to measure and scarcely used in a muscle-driven simulation for its complexity and computational tractability. The Hill-type model, on the other hand, has less detailed description of some specific phenomena such as the reactions of contractile proteins and electro-mechanical delay. However, it is widely used and accepted to simulate the behavior of skeletal muscles because of its solid structure, reasonable accuracy, computational efficiency and reduced number of input parameters. There exist many different levels of complexity, but in movement simulation studies, the three-component Hill-type muscle model is almost exclusively used (fig. 15).

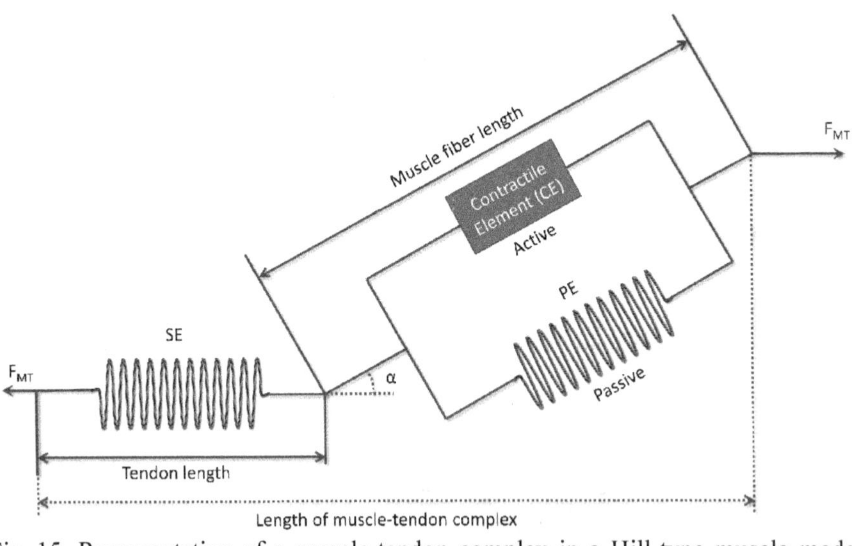

Fig. 15. Representation of a muscle-tendon complex in a Hill-type muscle model [32]. The three-element Hill-Type muscle model is composed of a contractile element (CE) and two spring elements, one in series (SE) and one in parallel (PE). The CE in the muscle fiber is a direct generator of the muscle's force-length curve. The PE in the muscle fiber represents the passive behavior of the muscle. The SE represents the tendon and the myofilaments intrinsic elasticity. F_{MT} is the force generated by the entire musculotendon unit whereas α is the muscle pennation angle.

Muscle force generation is determined using a Hill-type muscle model and mainly requires four parameters : maximal isometric force, optimal fiber length, tendon slack length and pennation angle. Different experimental methods have been proposed to estimate these parameters, but the repeatability is always questionable. For adult models, data derived from cadaveric studies are almost always used. One major limitation of cadaveric studies is the age range. The morphology, muscle masses, muscle strength may change with age. For children, these parameters are scarce. The sensitivity of the musculoskeletal models to these musculotendon parameters is widely discussed in the literature [33,35]

Muscle geometry : Insertions, paths, and wrapping surfaces

An anatomical description of the shoulder muscle origins and insertions with their main functions is already presented in section 2 of this Chapter. Our pediatric shoulder joint was modeled with 52 Hill-type muscle models to represent 14 shoulder muscles groups in 9 muscles as follows : trapezius, latissimus dorsi, pectoralis major, deltoid, infraspinatus, supraspinatus, subscapularis, teres minor, and teres major. The number of line elements per muscle was selected to proportionally represent the muscle volume, meaning larger muscles would have a greater number of fascicles and so on.

One of the major challenges of musculoskeletal modeling is to define muscle paths and design wrapping surfaces for muscles to accurately mimic the way in which muscles glide over the bones and other musculoskeletal constraints. The challenge is posed in defining the muscle paths during all the range of motion (RoM) tasks. Wrapping surfaces are typically used to guide the muscle paths over the joints and along the bones. Such wrapping surfaces form an intrinsic part of any musculoskeletal model. Many previous musculoskeletal models were affected by the lack of muscle wrapping surfaces or absence of muscle path definitions that lead to exerting wrong forces on the connecting bones or muscles penetrating the adjacent bones without restrictions for certain movements. To avoid this in the current model, muscle path was defined by either a fixed point or a wrap points as defined in OpenSim software. For these wrapping surfaces, bony contours are represented by analytical geometric shapes (sphere, ellipsoid, cylinder) to wrap the muscle around and avoid penetrating through the bone (fig. 16).

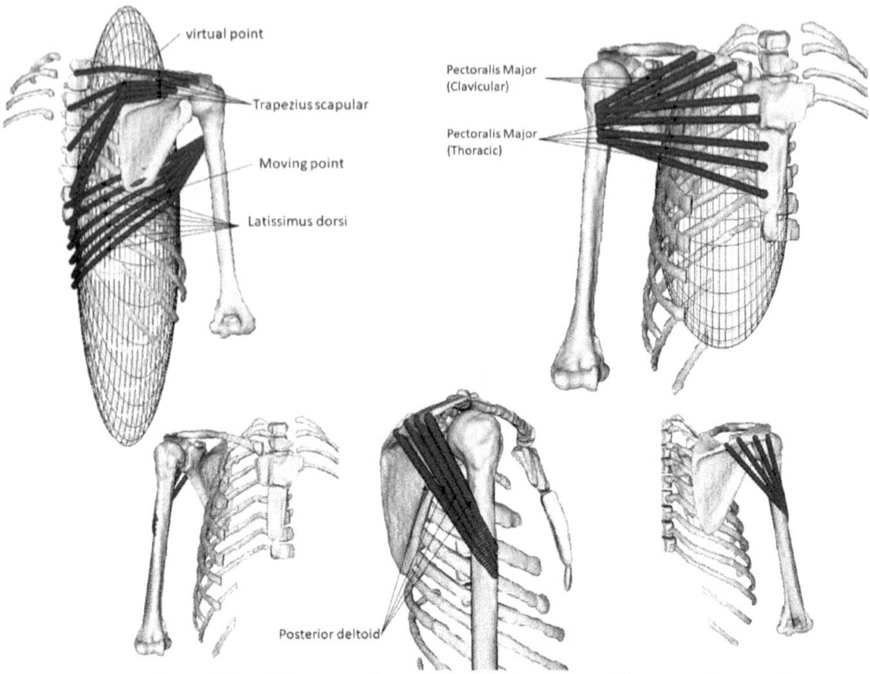

Fig. 16. Modeling of shoulder muscles and muscle paths with wrapping surfaces. Top left figure shows latissimus dorsi and trapezius muscles with scapular insertion wrapping around the posterior ribs. Top right figure shows how we modeled pectoralis major muscle with clavicular insertion and pectoralis major muscle with sternum insertion wrapping around the anterior ribs. Bottom three figures show humeral column wrapping surface (cylinder) with posterior deltoid wrapping.

Joint geometry modeling

A joint in the model is defined by rotation and translation of a distal bone segment relative to the proximal bone segment, as a mobilizer, and using the associated degrees of freedoms (DoFs). At the time of defining a new segment, we define its connection to its proximal segment. For example, clavicle with respect to thorax, scapula with respect to thorax and humerus with respect to scapula etc. The international society of biomechanics (ISB) [29] proposed a definition of joint coordinate system (JCS) for each articulating joint in the musculoskeletal structure. The main aim of these recommendations is to standardize the procedure of model development and the protocol of data collection to facilitate communication among researchers and clinicians. In our shoulder model, the SC joint JCS was constructed using the ISB recommendations. For GH and ST joints, we used more clinically relevant definition of the JCS. Joint motions in the OpenSim model are defined with Euler sequences. Joints in OpenSim can have different constructs depending on the use of DoF associated with the joint to be modeled. These include 1) Pin joint (no DoFs, only two bodies are constrained to move together), 2) Hinge joint (one rotational DoF), 3) Ball and socket joint (3 rotational DoF), 4) Free joint (all translational and rotational DoFs, and 5) Custom joint (Up to 6 DoFs that can be customized for any combination). These predefined joints come with their predefined type of Euler sequence, except the custom joint for which you can customize the rotation sequence. In our model, all the joints (except the joint between ground and thorax) were defined as custom joints with the appropriate Euler sequences. The joint between the ground and the thorax is defined as a free joint since the individual can move his/her torso in any direction in the space.

Body segment parameters

Since in musculoskeletal modeling, the upper arm is divided into segments considered as rigid bodies, determining the inertial characteristics of these segments is a key model building step. These characteristics are known as the body segment parameters that include segment masses, centers of each segment mass and segment inertia properties and have an important influence on the musculoskeletal kinetics and kinematics output [36]. Typically, body segment parameters are derived from the literature which hosts data on healthy adult population. Not surprisingly, for pediatric population, these parameters are scarce. Most of the available anthropometric pediatric data in the literature are available from product safety design studies [37]. Further, such data is reported in terms of a ratio of limb segments over body segments (humerus over upper limb, tibia over lower leg etc.). For lower limb, it is still possible to use this ratio as the bone segments (foot, leg, thigh, etc.) are directly measurable. But for upper limb, we lack these measures for bones that are not directly measurable (scapula) or not reported in these studies (clavicle). The body segment parameters for each segment are mostly expressed as ratio of the body properties (weight, height, size). There are different ratios for child and adult, and this is obviously due to the growth pattern in human body [37]. In our modeling framework, we referred to the body segment parameters reported in Li Dangerfield [38]. Whenever not available, we used the appropriate ratios proposed by David Winter [39]. A description of these body segment parameters used in the model is provided in Table 2.

Segment	Mass (kg)	Center of mass (m)			Inertia (kg.m²)		
		Rx	Ry	Rz	Ixx	Iyy	Izz
Thorax	9 936	-0.02095	-0.1245	0	1	0,5	1
Clavicle	0.1018	0	0	0.06941	0	0	0
Scapula	0.4507	0	-0.03346	-0.07287	0,001	0,001	0,001
Humerus	1.3064	0	-0.11153	0	0.0101	0.00059	0.0101

Table 2 : Inertial parameters for the body segments

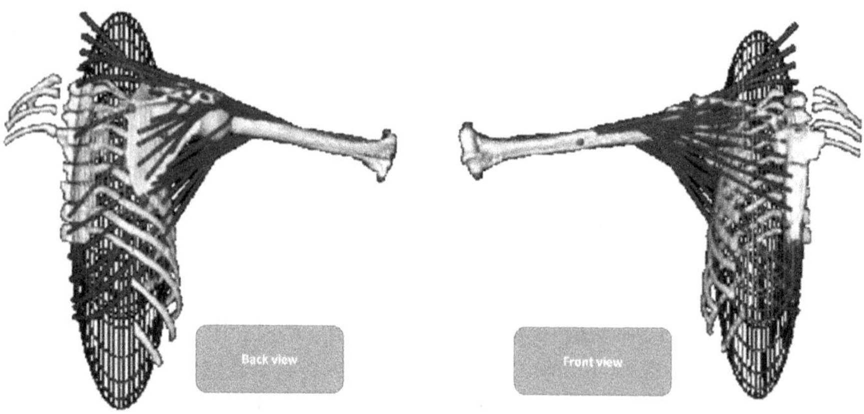

Fig. 17. Developed pediatric shoulder model with back and front view. It can be seen how the muscles are represented as line elements and how they wrap around the bones to simulate realistic motions.

Muscle dynamics

Number of studies have shown the sensitivity of the muscle force estimations to the variations of the parameters used to describe the muscle-tendon actuation (optimal muscle-fiber length, muscle physiological cross-sectional area (PCSA), tendon slack length) [33,35]. Many studies have evaluated the significance of these parameters between adult and children, and they have concluded that these parameters should not be scaled across these two populations [40,41]. Hence, it is important to select these parameters carefully, especially for pediatric population. Muscle dynamics is modeled in OpenSim using a modified Hill-type equation by Millard et al. [42] and available as a plugin. This model is a generic muscle-tendon actuator model as described first by Zajac [32] and later modified by Thelen [43]. The model parameters define the force-length and force-velocity relationship of the muscle contraction and thus control the muscle contraction dynamics in the modified Hill-type muscle model.

The ultimate aim of muscle modeling is typically to identify muscle structure and muscle dynamics parameters from the experimental data. With lack of such a data and experiments, we extracted as many parameters as possible from the available MR imaging dataset. These included muscle and tendon lengths of most of the muscles and their insertion/origin locations. Rest of the structural and model parametric data was derived using the muscle and tendon length data and data adopted from the literature wherever available. For certain parameters like optimal fiber lengths, other researchers have used sarcomere lengths from adult studies. We derived the optimal fiber lengths based on the average ratios obtained from other muscles.

The outcome of this model is a an OpenSim *.osim* file which retains all the parameters in the model and can be used by other researchers for their own research (fig. 17). The developed model is named as French Pediatric Shoulder Model (FPSM) and is now uploaded as OpenSim project (https://simtk.org/projects/fpsm). User will soon be able to download the *.osim* file.

<u>Leonardo da Vinci, the mind of a twenty-first century scientist ?</u>

Leonardo da Vinci described anatomy with rigor and precision, from surface to depth. He acted as an artist and a researcher at the same time while balancing the act of not overburdening each side. Through his biomechanical analysis of shoulder complex, he represented the muscles as cables (fig. 18) that are functionally delineated for each muscle group (insertion - path - termination). Leonardo clearly thought about the fundamental reductionist approach of understanding the mechanics of a joint which is prevalent in the current musculoskeletal model building process as described earlier and shown here (fig. 18). In the upper sketch of figure 18, we can clearly see the pectoralis major muscle being depicted by about six strings (three for thoracic and three for clavicular sub-group). In the same sketch, you can also see the strings representing deltoid muscle group – along with the wrapping over humerus shown by the characteristic bulge as arm is abducted. In the lower sketches of figure 18, we can clearly see trapezius scapular muscle strings. We have already seen Leonardo's sketch representing all the shoulder musculature by functional string elements in figure 6 before. A true Renaissance, Leonardo da Vinci did not have the current digital tools but laid the conceptual bases of today's movement simulators, where the computer gives movement to the humerus through these cables representing the muscles of the shoulder. If Leonardo did not literally provide movement simulations through his boards, he envisioned it through the biomechanical approach of his sketches.

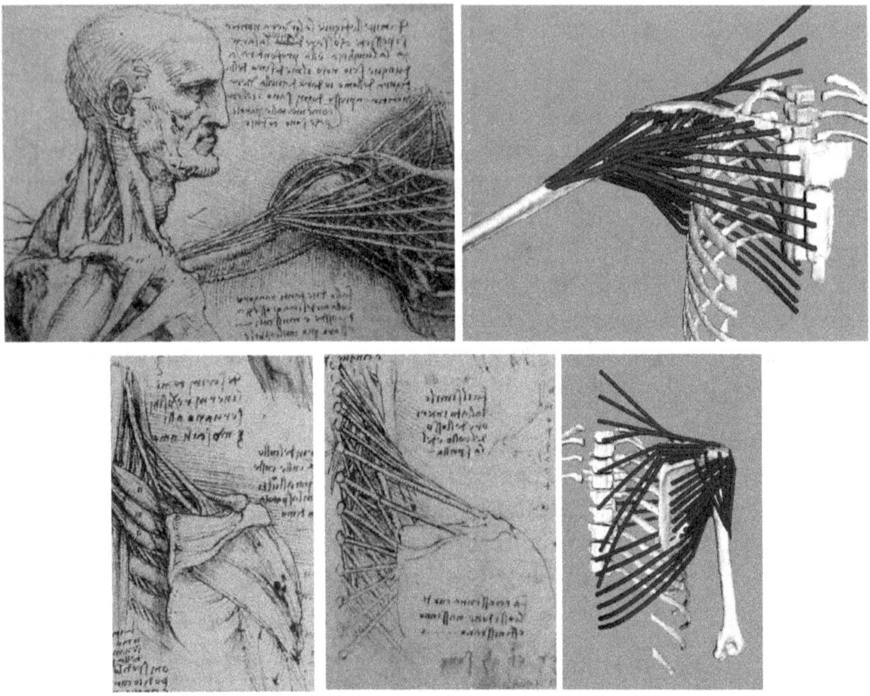

Fig. 18. Comparisons between Leonardo's illustrations about shoulder function and our computational shoulder model developed with state-of-the-art computational tools (Details : The muscles of the shoulder. RL 19003v/The muscles of the upper spine. RL 19015r/Royal Collection Trust/© Her Majesty Queen Elizabeth II 2021)

Reverse engineering is the activity of studying an object to determine its internal functioning or method of manufacture. This yet another sketch (fig. 19) by Leonardo da Vinci combines machine and anatomy. His gaze on man is the same as that of an engineer on an unknown machine, which arouses his curiosity and whose mysteries he tries to unravel. In 1515, Leonardo da Vinci wrote : "*What I have ultimately sought, through all my work, and particularly through my paintings, what I have sought all my life, is to understand the mystery of human nature [...]*". This suggests that painting was not the end for Leonardo da Vinci, but rather the means to describe - to memorize - to transmit his knowledge about human nature.

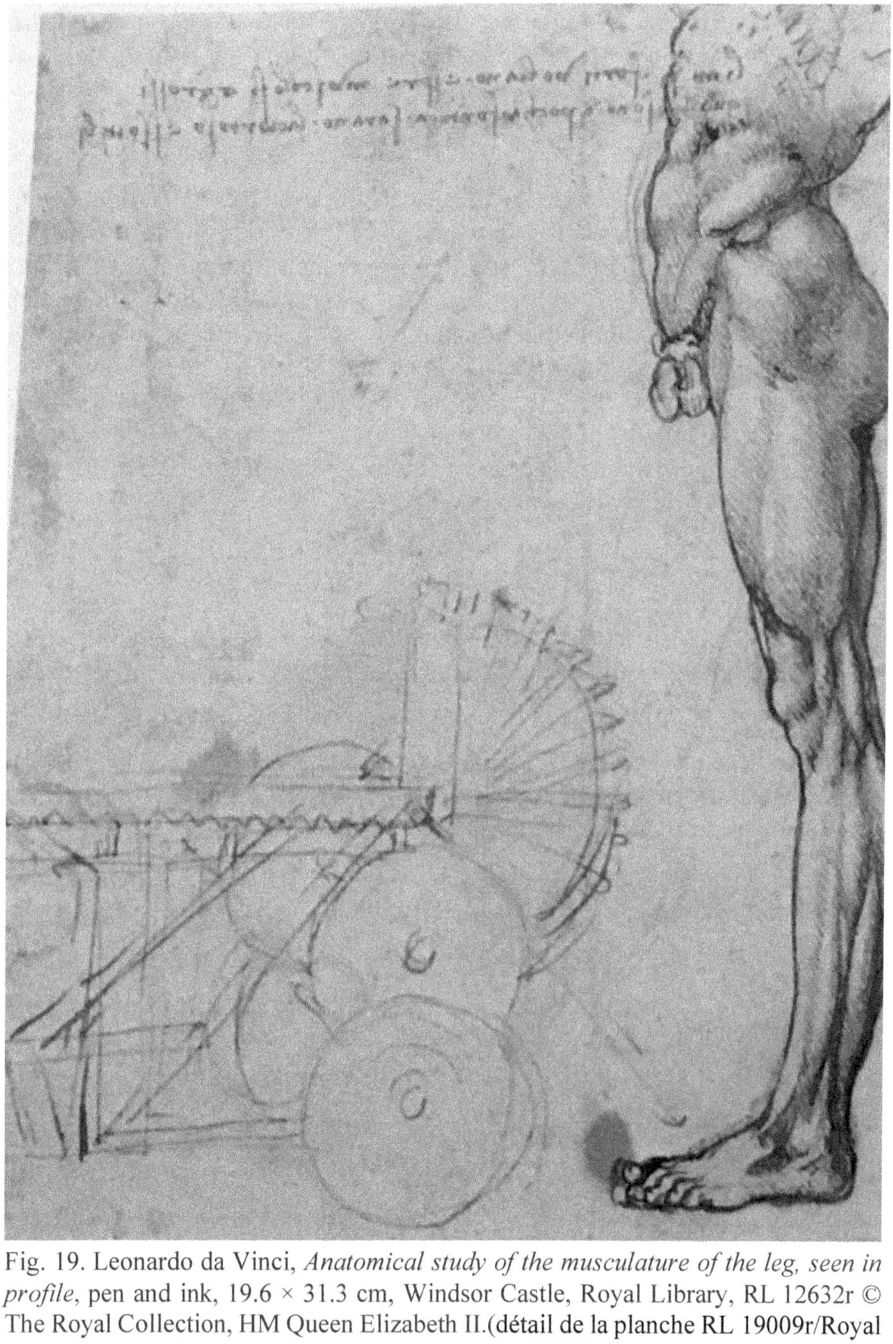

Fig. 19. Leonardo da Vinci, *Anatomical study of the musculature of the leg, seen in profile*, pen and ink, 19.6 × 31.3 cm, Windsor Castle, Royal Library, RL 12632r © The Royal Collection, HM Queen Elizabeth II.(détail de la planche RL 19009r/Royal Collection Trust/© Her Majesty Queen Elizabeth II 2021)

Leonardo da Vinci did not have the similar means of digital expression that we have today. But he had the same scientific methods and same thinking as scientists of today : describe in order to understand and in order to learn and transmit. And to describe, he had the gift of turning a two-dimensional image on his board into a 3D motion.

Acknowledgements

We would like to acknowledge the Royal collection trust, UK for allowing the use of Leonardo da Vinci's drawings and illustrations of anatomy in this chapter. We would like to acknowledge the French funding agency PHRC 2015 (project POPB 282) for their support. We would like to acknowledge the Brittany region in France and Institute Carnot MINES for their funding support. We would like to thank Dr. Christelle Pons of Ildys Foundation, Brest France and Prof. Sylvain Brochard of CHRU de Brest for their involvement in patient administration and clinical data management. We also would like to thank the department of Radiology, CHRU de Brest, for their help in radiographic image acquisitions.

References

1. Winter D.A., *The biomechanics and motor control of human gait : normal, elderly and pathological*, 2nd ed. Waterloo, Ont. : University of Waterloo Press, 1991.

2. Charles A., Rockwood Jr MD, Michael A., Wirth MD, and Steven B. Lippitt MD, Rockwood and Matsen's *The Shoulder*, 2 Volume Set : Expert Consult - Online and Print, 4 edition. Philadelphia, PA : Saunders, 2009.

3. Kibler W.B., and Sciascia A.D., Eds., *Disorders of the Scapula and Their Role in Shoulder Injury : A Clinical Guide to Evaluation and Management.* Springer International Publishing, 2017.

4. Veeger H.E.J., Van der Helm F.C.T., « Shoulder function : the perfect compromise between mobility and stability, » *J. Biomech.*, vol. 40, no. 10, p. 2119–2129, 2007.

5. « 3D4Medical – Award-winning 3D Anatomy and Medical Apps. » [Online]. Available : https://3d4medical.com/. [Accessed : 14-Apr-2019].

6. Gray H., Carter H. V., *Anatomy of the human body*, 20 th éd. / thoroughly rev. and re-edited by Warren H. Lewis. Philadelphia : Lea & Febiger, 1918.

7. Hauser E.D., "Avulsion of the tendon of the subscapularis muscle," *J. Bone Joint Surg. Am.*, vol. 36-A, no. 1, p. 139–141, Jan. 1954.

8. Carey J., Small C.F., D. R. Pichora D.R., "In situ compressive properties of the glenoid labrum," *J. Biomed. Mater. Res.*, vol. 51, no. 4, p. 711–716, Sep. 2000.

9. Veeger H.E.J., Van der Helm F.C.T., « Shoulder function : the perfect compromise between mobility and stability, » *J. Biomech.*, vol. 40, no. 10, p. 2119–2129, 2007.

10. Ackland D.C., Goodwin C.J., Pandy M. G., "Computational Modelling in Shoulder Biometrics," *http://services.igi-global.com/resolvedoi/resolve.aspx?doi=10.4018/978-1-59140-836-9.ch013*, 01 — Jan-2001. [Online]. Available : https://www.igi-global.com/gateway/chapter/6818. [Accessed : 09 — Nov-2018].

11. Martini F., *Fundamentals of Anatomy & Physiology, 5th edition, hc, 2001.* AI 0130172928, 2001.

12. Lippert L.S., Hurrell J., *Clinical Kinesiology and Anatomy.* F. A. Davis Company, 2017.

13. Brown J.M.M., Wickham J. B., McAndrew D.J., Huang X.F., « Muscles within muscles : Coordination of 19 muscle segments within three shoulder muscles during isometric motor tasks, » *J. Electromyogr. Kinesiol. Off. J. Int. Soc. Electrophysiol. Kinesiol.*, vol. 17, no. 1, p. 57 – 73, Feb. 2007.

14. Magee D.J., *Orthopedic Physical Assessment.* W.B. Saunders, 1997.

15. Nigg B.M., Herzog W., Eds., *Biomechanics of the Musculo-skeletal System*, 3 éd. New Jersey : Wiley, 2007.

16. Schiehlen W., "Computational dynamics : theory and applications of multibody systems," *6th EUROMECH Solid Mech. Conf.*, vol. 25, no. 4, p. 566 – 594, Jul. 2006.

17. Delp S.L. and al., "OpenSim : open-source software to create and analyze dynamic simulations of movement," *IEEE Trans. Biomed. Eng.*, vol. 54, no. 11, p. 1940–1950, Nov. 2007.

18. Arnold E.M., Ward S.R., Lieber R.L., Delp S.L., "A model of the lower limb for analysis of human movement.," *Ann. Biomed. Eng.*, vol. 38, no. 2, p. 269 – 279, Feb. 2010.

19. Gilchrist L.A., Winter D.A., *"À multisegment computer simulation of normal human gait," IEEE Trans Rehabil Eng.*, vol. 5, no. 4, p. 290-299, Dec. 1997.

20. Crowninshield R.D., Brand R.A., "The prediction of forces in joint structures ; distribution of intersegmental resultants.," *Exerc. Sport Sci. Rev.*, vol. 9, p. 159–181, 1981.

21. Hatze H., "The complete optimization of a human motion," *Math. Biosci.*, vol. 28, no. 1, p. 99–135, Jan. 1976.

22. Zajac F. E., Neptune R.R., Kautz S.A., « Biomechanics and muscle coordination of human walking : part II : lessons from dynamical simulations and clinical implications., » *Gait Posture*, vol. 17, no. 1, p. 1 – 17, Feb. 2003.

23. Vaughan C.L., « Theories of bipedal walking : an odyssey., » *J. Biomech.*, vol. 36, no. 4, p. 513–523, Apr. 2003.

24. Van den Bogert A. J., « Analysis and simulation of mechanical loads on the human musculoskeletal system : a methodological overview., » *Exerc. Sport Sci. Rev.*, vol. 22, p. 23–51, 1994.

25. Fregly B.J., Reinbolt J.A., Rooney K.L., Mitchell K.H., Chmielewski T.L., "Design of patient-specific gait modifications for knee osteoarthritis rehabilitation.," *IEEE Trans. Biomed. Eng.*, vol. 54, no. 9, p. 1687–1695, Sep. 2007.

26. Favre P., Snedeker J.G., Gerber C., "Numerical modelling of the shoulder for clinical applications," *Philos. Transact. À Math. Phys. Eng. Sci.*, vol. 367, no. 1895, p. 2095–2118, May 2009.

27. Mollier S., *Ueber die Statik und Mechanik des menschlichen Schultergürtels unter normalen und pathologischen Verhältnissen : mit 7 Tabellen.* Fischer, 1899.

28. De Duca C.J., Forrest W. J., « Force analysis of individual muscles acting simultaneously on the shoulder joint during isometric abduction, » *J. Biomech.*, vol. 6, no. 4, p. 385 – 393, Jul. 1973.

29. Wu G., and al., "ISB recommendation on definitions of joint coordinate systems of various joints for the reporting of human joint motion--Part II : shoulder, elbow, wrist and hand," *J. Biomech.*, vol. 38, no. 5, p. 981–992, May 2005.

30. Eisenberg E., Hill T.L., Chen Y., "Cross-bridge model of muscle contraction. Quantitative analysis," *Biophys. J.*, vol. 29, no. 2, p. 195 – 227, Feb. 1980.

31. Hill A.V., « The Heat of Shortening and the Dynamic Constants of Muscle, » *Proc. R. Soc. Lond. B Biol. Sci.*, vol. 126, no. 843, p. 136–195, 1938.

32. Zajac F.E., "Muscle and tendon : properties, models, scaling, and application to biomechanics and motor control.," *Crit. Rev. Biomed. Eng.*, vol. 17, no. 4, p. 359–411, 1989.

33. Ackland D.C., Lin Y. C., Pandy M. G., « Sensitivity of model predictions of muscle function to changes in moment arms and muscle tendon properties :

a Monte-Carlo analysis, » *J. Biomech.*, vol. 45, no. 8, p. 1463–1471, May 2012.

34. Nam Y., Uhm H.W., "Tendon slack length and its effect on muscle force-generation characteristics," *J. Mech. Med. Biol.*, vol. 11, no. 02, p. 445–456, Apr. 2011.

35. Redl C., Gfoehler M., Pandy M.G., "Sensitivity of muscle force estimates to variations in muscle-tendon properties," *Hum. Mov. Sci.*, vol. 26, no. 2, p. 306–319, Apr. 2007.

36. Rao G., Amarantini D., Berton E., Favier D., "Influence of body segments' parameters estimation models on inverse dynamics solutions during gait," *J. Biomech.*, vol. 39, no. 8, p. 1531–1536, 2006.

37. Crandall J.R., Myers B.S., Meaney D.F., Schmidtke S.Z., Eds., *Pediatric Injury Biomechanics : Archive & Textbook.* New York : Springer-Verlag, 2013.

38. Li Y., Dangerfield P.H., "Inertial characteristics of children and their application to growth study," *Ann. Hum. Biol.*, vol. 20, no. 5, p. 433–454, Oct. 1993.

39. Winter D.A., *Biomechanics and Motor Control of Human Movement.* John Wiley & Sons, 2009.

40. Vidt M. E., Daly M., Miller M. E., Davis C.C., Marsh A.P., Saul K. R., « Characterizing upper limb muscle volume and strength in older adults : A comparison with young adults, » *J. Biomech.*, vol. 45, no. 2, p. 334–341, Jan. 2012.

41. O'Brien T. D., Reeves N. D., Baltzopoulos V., Jones D. A., Maganaris C.N., « Muscle-tendon structure and dimensions in adults and children, » *J. Anat.*, vol. 216, no. 5, p. 631–642, May 2010.

42. Millard M., Uchida T., Seth A., Delp S.L., "Flexing computational muscle : modeling and simulation of musculotendon dynamics," *J. Biomech. Eng.*, vol. 135, no. 2, p. 021005, Feb. 2013.

43. Thelen D.G. « Adjustment of muscle mechanics model parameters to simulate dynamic contractions in older adults, » *J. Biomech. Eng.*, vol. 125, no. 1, p. 70 – 77, Feb. 2003.

REMERCIEMENTS

– *Jocelyne Cormier* pour ta disponibilité, ta compétence, ta gentillesse, et toute l'organisation logistique du colloque.
– *François Cuillandre,* Maire de BREST, pour nous avoir accueillis et aidés à organiser ce colloque.
– *Philippe El Saïr,* Directeur Général du CHRU de BREST en 2019. Vous avez su adhérer pleinement à ce projet et nous accompagner. Nos sincères remerciements.
– *François Saint Bris.* Directeur du Musée Vinci — Le Clos-Lucé. Nous avons toujours eu votre soutien. Nos projets à venir sont le garant de cette fidélité et de votre confiance.
– *Gaël Priser et ses élèves de l'école de CM2 du petit Paris — Brest.* Vous avez su nous émouvoir et montrer avec quel talent de jeunes enfants peuvent se passionner pour l'œuvre Léonard de Vinci.
– *Céline Sénéchal*, pour la conception de l'affiche du colloque et dont l'aide nous a été précieuse.
– *Izabela Staszewska* pour son exposition lors du colloque, consacrée à « La Dame à l'hermine ».
– *Clémence de Villecourt* pour son exposition itinérante consacrée à Léonard de Vinci.
– La troupe du théâtre de la Mascara : *Nicolas Jobert, Aurélie Videlier, Martin Jobert, Hubert Klein et Pascal Brioist, conseiller scientifique.*
– Les membres du Centre François Viète : *Delphine Acolat, Pierre Tessier, Lisa Rougetet, Hervé Ferrière, Sylvain Laubé, Stéphane Tirard, Grégory Chambon, Anne-Claire Déré* (†), *Évelyne Barbin.*
– *Édouard Coudurier, Claude Delangle et Yann Jolivet*, pour votre aide précieuse.
– *Aurélia Derischbourg,* pour votre écoute et votre adhésion à ce projet.
– *Régis Condon*
– *Christelle Collec*
– *Florence Saint Cas*
– *Le Dauphin Gildas*
– *Christine Kaddar*
– *Alain Lelièvre*
– *Yann Legeas*
– *Sylvestre Rebour*
– *Delphine Le Borgne*
– *Jean Menthéour*
– *Hélène Menthéour*
– *Julia Dasic*
– *Hélène Boucher*
– *Monique Laudicina*
– *Denise Abyven*

– *Claire Kerbrat*
– *Benoit Robert*
– *Apolline Le Maire*
– *Laure Lucas*

Les orateurs du colloque

– *Domenico Laurenza*
– *Carly Collier*
– *Joachim Graf Von Finkestein*
– *Philippe Comar*
– *Corinne Pieters*
– *Robert Gauthier*
– *Jean Jacques Monsuez*
– *Michel Rongières*
– *Patrick Cronier.*
– *Pascal Gleyze*
– *Jacky Laulan*
– *Christine de Langle*
– *Stéphane Tirard*
– *Patrice Le Floch-Prigent*
– *Romuald Seizeur*
– *Douraied Bensalem*
– *Frédéric Dubrana*
– *Joël Savéan*
– *Christian Lefèvre*
– *François Gaucher*
– *Hoël Letissier*
– *Bhushan Borotikar*
– *Enola Barboux*
– *Cécile Petitjean*

Nos partenaires :

– *Société Française de Chirurgie Orthopédique et Traumatologique*
– *Société Orthopédique de l'Ouest*
– *Académie Nationale de Chirurgie*
– *Société Medartis*
– *Le Clos-Lucé*
– *Art majeur*
– *Centre d'Étude supérieure de la Renaissance de TOURS*
– *Royal Collection Trust*
– *Centre François Viète*
– *CHRU de BREST*

– *La ville de BREST*
– *Le Télégramme*
– *Crédit Mutuel ARKEA*
– *Les ateliers des Capucins*
– *Océanopolis*

Sans oublier

– *Grégoire Le Guily*
– *Téo Dugast*
– *Pierre-Alexandre Morio*
– *Lisa Aidonidis*
– *Noémie Rioual*
– *Morgane Menguy*
– *Fabrice Daguet*
– *Marc Garetier*
– *Asma Salhi*

TABLE DES MATIÈRES

PARTIE I – « Le corps dans le contexte de la Renaissance »

PARTIE II – « Léonard de Vinci »

PARTIE III – Applications contemporaines de l'œuvre de Léonard

Structures éditoriales du groupe L'Harmattan

L'Harmattan Italie
Via degli Artisti, 15
10124 Torino
harmattan.italia@gmail.com

L'Harmattan Hongrie
Kossuth l. u. 14-16.
1053 Budapest
harmattan@harmattan.hu

L'Harmattan Sénégal
10 VDN en face Mermoz
BP 45034 Dakar-Fann
senharmattan@gmail.com

L'Harmattan Cameroun
TSINGA/FECAFOOT
BP 11486 Yaoundé
inkoukam@gmail.com

L'Harmattan Burkina Faso
Achille Somé – tengnule@hotmail.fr

L'Harmattan Guinée
Almamya, rue KA 028 OKB Agency
BP 3470 Conakry
harmattanguinee@yahoo.fr

L'Harmattan RDC
185, avenue Nyangwe
Commune de Lingwala – Kinshasa
matangilamusadila@yahoo.fr

L'Harmattan Congo
219, avenue Nelson Mandela
BP 2874 Brazzaville
harmattan.congo@yahoo.fr

L'Harmattan Mali
ACI 2000 - Immeuble Mgr Jean Marie Cisse
Bureau 10
BP 145 Bamako-Mali
mali@harmattan.fr

L'Harmattan Togo
Djidjole – Lomé
Maison Amela
face EPP BATOME
ddamela@aol.com

L'Harmattan Côte d'Ivoire
Résidence Karl – Cité des Arts
Abidjan-Cocody
03 BP 1588 Abidjan
espace_harmattan.ci@hotmail.fr

Nos librairies en France

Librairie internationale
16, rue des Écoles
75005 Paris
librairie.internationale@harmattan.fr
01 40 46 79 11
www.librairieharmattan.com

Librairie des savoirs
21, rue des Écoles
75005 Paris
librairie.sh@harmattan.fr
01 46 34 13 71
www.librairieharmattansh.com

Librairie Le Lucernaire
53, rue Notre-Dame-des-Champs
75006 Paris
librairie@lucernaire.fr
01 42 22 67 13

www.ingramcontent.com/pod-product-compliance
Lightning Source LLC
LaVergne TN
LVHW011149061026
849535LV00003B/667
* 9 7 8 2 1 4 0 2 9 1 3 0 2 *